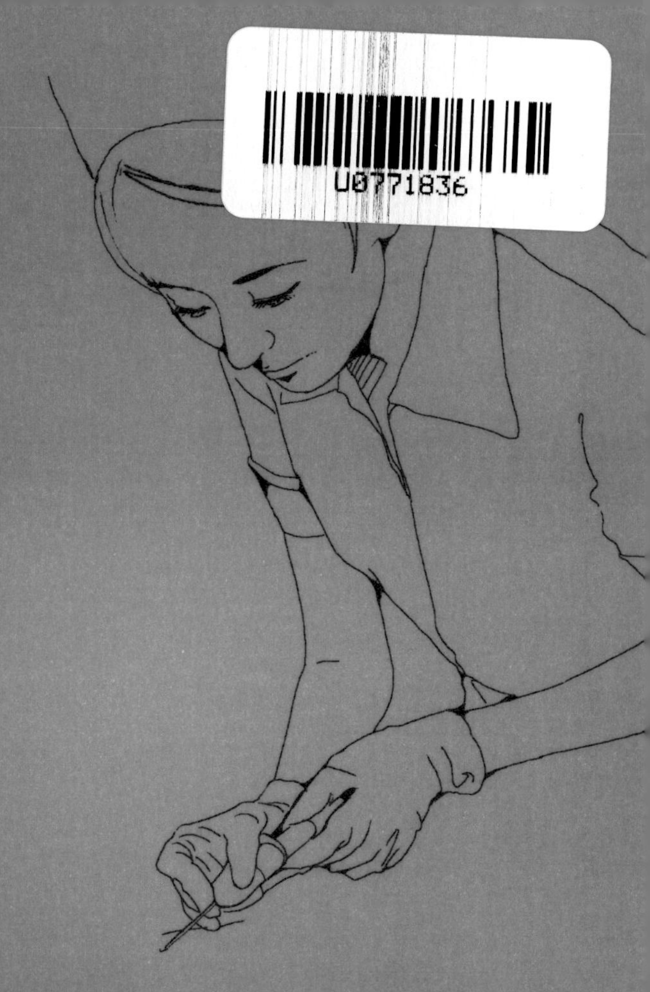

以心灵沟通心灵

用生命温暖生命

——与学习护理的同学共勉

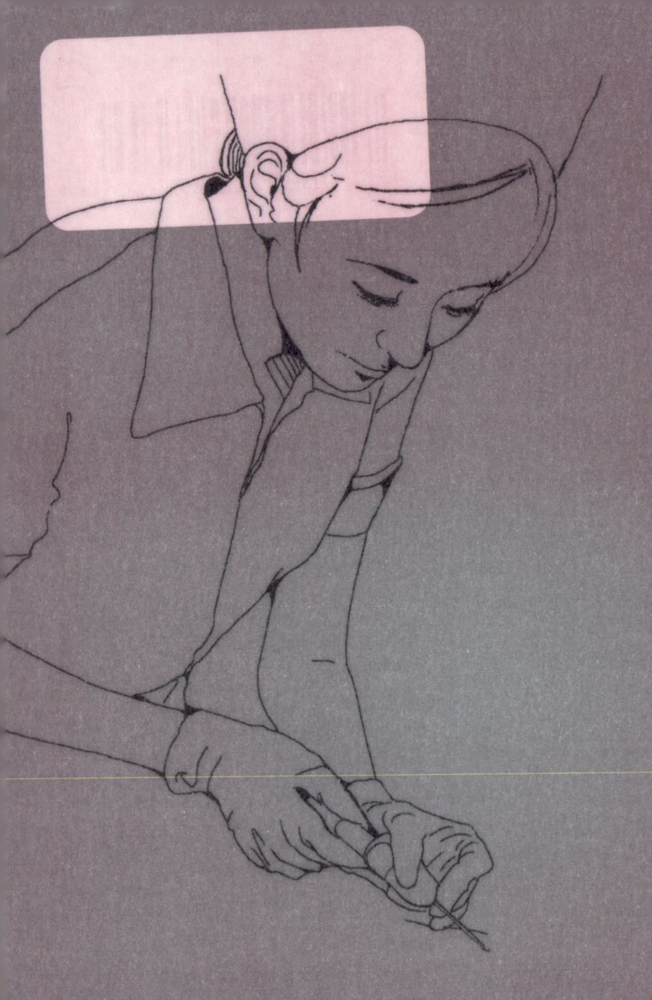

以心灵沟通心灵

用生命温暖生命

——与学习护理的同学共勉

“十二五”职业教育国家规划教材

经全国职业教育教材审定委员会审定

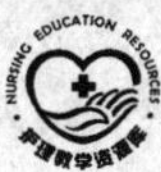

国家职业教育护理专业教学资源库配套教材

WAIKE HULI

外科护理

主编 王慧玲 杨桂荣

高等教育出版社·北京

内容简介

本书是“十二五”职业教育国家规划教材。本教材以护理程序为框架进行内容的编排，分为上、下两篇，上篇为外科护理总论，包括绪论、体液平衡失调患者的护理、外科休克患者的护理、麻醉患者的护理、手术前后患者的护理、手术室护理工作、外科感染患者的护理、损伤患者的护理、肿瘤患者的护理、微创手术患者的护理、器官移植患者的护理；下篇为外科护理各论，包括颅脑外科疾病患者的护理、颈部疾病患者的护理、胸部疾病患者的护理、腹部疾病患者的护理、肝胆胰疾病患者的护理、周围血管疾病患者的护理、泌尿及男性生殖系统疾病患者的护理、骨与关节疾病患者的护理。通过学习使学生具备外科常见疾病护理知识，并能运用护理程序对外科常见疾病患者实施整体护理。

本书可供高等专科、高等职业教育护理专业学生使用，也可供护理专业各类成人高等教育学生及广大临床护理工作者使用和参考。

图书在版编目（CIP）数据

外科护理/王慧玲，杨桂荣主编．—北京：高等教育出版社，2013.8（2017.8重印）
ISBN 978-7-04-037966-2

Ⅰ．①外…　Ⅱ．①王…　②杨…　Ⅲ．①外科学-护理学-高等职业教育-教材　Ⅳ．①R473.6

中国版本图书馆CIP数据核字（2013）第164573号

策划编辑　夏　宇　　责任编辑　夏　宇　　封面设计　季　倩　杨立新　　版式设计　杜微言
插图绘制　尹　莉　　责任校对　张小镝　　责任印制　耿　轩

出版发行　高等教育出版社
社　　址　北京市西城区德外大街4号
邮政编码　100120
印　　刷　北京鑫海金澳胶印有限公司
开　　本　787mm×1092mm　1/16
印　　张　28.25
字　　数　590千字
购书热线　010-58581118
咨询电话　400-810-0598
网　　址　http://www.hep.edu.cn
　　　　　http://www.hep.com.cn
网上订购　http://www.landraco.com
　　　　　http://www.landraco.com.cn
版　　次　2013年8月第1版
印　　次　2017年8月第7次印刷
定　　价　49.70元

物 料 号　37966-A0

《外科护理》编写人员

主　编

王慧玲　杨桂荣

副主编

高希海　张学桐　朱正康

编　者（以姓氏笔画为序）

王慧玲　沧州医学高等专科学校

尤雪剑　沧州医学高等专科学校

朱正康　武汉大学医学职业技术学院

刘　萍　天津医学高等专科学校

杨桂荣　湖北职业技术学院

吴小红　孝感市中心医院

吴元勇　重庆市江津区中心医院

张庆祝　河北中医学院

张学桐　贵阳护理职业学院

陈婉萍　泉州医学高等专科学校

赵润平　沧州市人民医院

高希海　滨州职业学院

常金兰　宁波卫生职业技术学院

葛　虹　安徽医学高等专科学校

穆万丹　雅安职业技术学院

国家职业教育护理专业教学资源库建设参与院校

（按首字笔画排序）

上海医药高等专科学校	大庆医学高等专科学校
山东医学高等专科学校	广西卫生职业技术学院
天津医学高等专科学校	长春医学高等专科学校
四川中医药高等专科学校	乐山职业技术学院
宁波卫生职业技术学院	永州职业技术学院
江西护理职业技术学院	江苏建康职业学院
安徽医学高等专科学校	苏州卫生职业技术学院
沧州医学高等专科学校	武汉大学医学职业技术学院
昌吉卫生学校	金华职业技术学院
贵阳护理职业学院	重庆三峡医药高等专科学校
重庆医药高等专科学校	泉州医学高等专科学校
济南护理职业学院	泰州职业技术学院
盐城卫生职业技术学院	聊城职业技术学院
廊坊卫生职业学院	商丘医学高等专科学校
淄博职业学院	雅安职业技术学院
黑龙江护理高等专科学校	湖北职业技术学院
滨州职业学院	福建卫生职业技术学院
漯河医学高等专科学校	漳州卫生职业学院
黔南民族医学高等专科学校	襄阳职业技术学院

出版说明

教材是教学过程的重要载体，加强教材建设是深化职业教育教学改革的有效途径，推进人才培养模式改革的重要条件，也是推动中高职协调发展的基础性工程，对促进现代职业教育体系建设，切实提高职业教育人才培养质量具有十分重要的作用。

为了认真贯彻《教育部关于"十二五"职业教育教材建设的若干意见》(教职成〔2012〕9号)，2012年12月，教育部职业教育与成人教育司启动了"十二五"职业教育国家规划教材(高等职业教育部分)的选题立项工作。作为全国最大的职业教育教材出版基地，我社按照"统筹规划，优化结构，锤炼精品，鼓励创新"的原则，完成了立项选题的论证遴选与申报工作。在教育部职业教育与成人教育司随后组织的选题评审中，由我社申报的1 338种选题被确定为"十二五"职业教育国家规划教材立项选题。现在，这批选题相继完成了编写工作，并由全国职业教育教材审定委员会审定通过后，陆续出版。

这批规划教材中，部分为修订版，其前身多为普通高等教育"十一五"国家级规划教材(高职高专)或普通高等教育"十五"国家级规划教材(高职高专)，在高等职业教育教学改革进程中不断吐故纳新，在长期的教学实践中接受检验并修改完善，是"锤炼精品"的基础与传承创新的硕果；部分为新编教材，反映了近年来高职院校教学内容与课程体系改革的成果，并对接新的职业标准和新的产业需求，反映新知识、新技术、新工艺和新方法，具有鲜明的时代特色和职教特色。无论是修订版，还是新编版，我社都将发挥自身在数字化教学资源建设方面的优势，为规划教材开发配备数字化教学资源，实现教材的一体化服务。

这批规划教材立项之时，也是国家职业教育专业教学资源库建设项目及国家精品资源共享课建设项目深入开展之际，而专业、课程、教材之间的紧密联系，无疑为融通教改项目、整合优质资源、打造精品力作奠定了基础。我社作为国家专业教学资源库平台建设和资源运营机构及国家精品开放课程项目组织实施单位，将建设成果以系列教材的形式成功申报立项，并在审定通过后陆续推出。这两个系列的规划教材，具有作者队伍强大、教改基础深厚、示范效应显著、配套资源丰富、纸质教材与在线资源一体化设计的鲜明特点，将是职业教育信息化条件下，扩展教学手段和范围，推动教学方式方法变革的重要媒介与典型代表。

教学改革无止境，精品教材永追求。我社将在今后一到两年内，集中优势力量，全力以赴，出版好、推广好这批规划教材，力促优质教材进校园、精品资源进课堂，从而更好地服务于高等职业教育教学改革，更好地服务于现代职教体系建设，更好地服务于青年成才。

高等教育出版社

2014 年 7 月

序

为了更好地贯彻《国家中长期教育改革和发展规划纲要(2010—2020年)》关于"大力发展职业教育"的精神,根据《关于全面提高高等职业教育教学质量的若干意见》(教高〔2006〕16号)中"不断推进教学资源的共建共享"的要求,来自全国示范性高职院校、骨干高职院校等30余所高职高专院校的护理专业带头人及这些院校所在地的护理行业专家共同组成建设团队,自2010年起开展国家职业教育护理专业教学资源库建设。在护理专业教学资源库建设初具规模之际,全国高职高专医药类专业教学资源建设专家委员会共同携手,以多种形式积极推广资源库建设成果,不断扩大资源库项目影响力,深入发掘资源库的内在价值,有力地促进护理专业的教学改革和教学模式转变。而建设教学资源库配套教材,即是此项工作的关键一环。现在,我们欣喜地看到,在专家委员会强有力的规划指导和整体部署下,在高等教育出版社的统筹组织下,经过所有编者的不懈努力,"国家职业教育护理专业教学资源库配套教材"即将完成。

根据高职高专院校护理专业教学的实际需要,专家委员会在资源库建设的课程体系框架和强大项目团队的基础上,为本套教材总计规划了33种选题,遴选了62位主编,最终由38所院校分别牵头,400余位来自院校的专业骨干教师和来自医疗单位的资深行业人士作为编者,共同完成了全套教材的编写。

本套教材的建设理念与护理专业教学资源库建设一脉相承,即以临床护理岗位任务引领为出发点,以技术应用为重点,注重临床技术与教学过程有效对接,教学资源与教学内容有效对接,打破传统教学的固定思维,努力改变护理职业教育的教学形态,是护理职业教育教学改革的一次创新体验。我们真诚地希望,通过本套教材的建设和使用,与全国护理职业院校分享教学经验与改革成果,继续为医药卫生职业教育的教学改革、内涵建设和人才培养水平提升贡献力量。

国家职业教育护理专业教学资源库建设项目组
2012年6月于上海

前　言

“外科护理”是护理专业核心课程之一，是阐述外科护理工作基本知识、基本理论和基本技能的一门学科，其内容也是护士资格考试的必考内容。

根据2011年11月在泉州召开的全国医学高职高专护理专业教学资源库配套教材编写会议精神的要求，为适应医学新模式的需要，重视职业技能训练，立足“教、学、做”一体化的教学特色，设计了本教材内容。同时，将教材内容与资源库素材相匹配，打造立体化、能适应自主学习的新型教材。在现代护理观的指导下，结合我国临床护理工作的现状与发展趋势，突出外科护理专业特征和专业需要，注重与外科临床护理工作及国家执业护士资格考试大纲相接轨，对相关内容进行整合。力求坚持实用性、科学性、先进性原则，突出职业性和技能性，体现了思想性和实用性，让学生好学、教师好教。

为培养学生独立思考、分析问题、解决问题的能力，激发学生学习兴趣，本教材在编写过程中插入了临床典型案例，创设贴近护理岗位的学习情境。为提高学生自主学习的能力，拓宽知识面，充分利用网络资源，本教材将拓展内容、教学资源库等内容以知识卡片、链接的形式展现。在教材编写的过程中参照了《临床护理实践指南(2011版)》，以满足临床需求，同时参照国内外最新指南，以体现循证教学。

全书分为外科护理总论、外科护理各论两篇，共19章。由11所院校、3家医院的15位教师共同编写。王慧玲编写第一、九章；尤雪剑编写第二、十三章；穆万丹编写第三、七章；赵润平、尤雪剑编写第四、十七章；葛虹编写第五、十章；张学桐编写第六章；张庆祝编写第八章；吴元勇编写第十一、十二章；朱正康编写第十四章；刘萍编写第十五章的第一至第五节；常金兰编写第十五章的第六至第九节；陈婉萍编写第十六章；高希海编写第十八章；杨桂荣编写第十九章的第一、二节；吴小红编写第十九章的第三至第六节。

本书适用于高等职业教育护理专业的学生使用，建议教学学时为136学时。

本书编写过程中得到编者所在院校领导及教师的大力支持与无私帮助，书中理论知识与插图参考了国内各种版本的《外科护理》《外科学》及《解剖学》等教材，在此一并表示衷心感谢！由于编者水平有限，教材编写中疏漏和错误在所难免，恳请各院校师生和同行不吝指正，以促进本教材在今后的修订过程中日臻完善。

王慧玲　杨桂荣

2013年1月

教学资源示例

资源标识	资源类型	资源内容
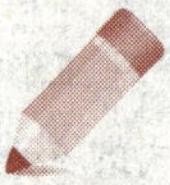	文本	学习内容、电子教案 案例分析、实践指导
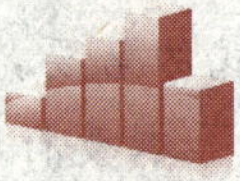	图片	教学图片
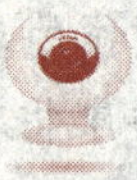	视频	教学视频
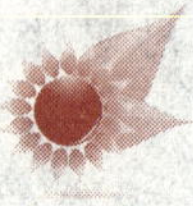	动画	虚拟演示
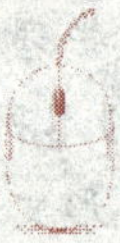	互动	虚拟互动

请登录高等职业教育教学资源中心 www.cchve.com.cn 按路径查找资源.

目　录

上篇　外科护理总论

第一章　绪论 …………………… 3

第一节　外科护理的范畴及发展 ……… 3

第二节　外科护士应具备的素质 ……… 5

第三节　如何学习外科护理 ……… 5

第二章　体液平衡失调患者的护理 …………………… 7

第一节　概述 ……………………… 7

第二节　水、钠代谢失调患者的护理 ……………………… 9

第三节　钾代谢失调患者的护理 …… 16

第四节　钙代谢失调患者的护理 …… 21

第五节　酸碱平衡失调患者的护理 … 22

第三章　外科休克患者的护理 …… 31

第一节　概述 ……………………… 31

第二节　外科休克患者的护理 ……… 37

第四章　麻醉患者的护理 ………… 43

第一节　概述 ……………………… 43

第二节　各类麻醉患者的护理 ……… 46

第五章　手术前后患者的护理 …… 60

第一节　手术前患者的护理 ……… 60

第二节　手术后患者的护理 ……… 67

第六章　手术室护理工作 ………… 76

第一节　手术室环境和管理 ……… 76

第二节　手术室物品的准备 ……… 80

第三节　手术人员的准备 ………… 90

第四节　患者的准备 ……………… 95

第五节　手术中的无菌操作原则及手术配合 ……………… 102

第七章　外科感染患者的护理 …… 107

第一节　概述 ……………………… 107

第二节　软组织化脓性感染患者的护理 ……………………… 109

第三节　全身性化脓性感染患者的护理 ……………………… 113

第四节　外科特异性感染患者的护理 ……………………… 116

第八章　损伤患者的护理 ………… 124

第一节　创伤患者的护理 ………… 124

第二节　烧伤患者的护理 ………… 130

第三节　冷伤患者的护理 ………… 140

第四节　咬伤患者的护理 ………… 144

第五节　清创术与更换敷料 ……… 148

第九章　肿瘤患者的护理 ………… 153

第一节　概述 ……………………… 153

第二节　外科肿瘤患者的护理 ……… 160

第十章　微创手术患者的护理 …… 167

第一节　概述 ……………………… 167

第二节　常用微创手术的护理 ……… 169

第十一章　器官移植患者的护理 …………………… 174

下篇　外科护理各论

第十二章　颅脑外科疾病患者的护理 …………………… 187

第一节　颅内压增高患者的护理 …… 187

第二节　颅脑损伤患者的护理 ……… 193

第三节　颅内肿瘤患者的护理 …… 202

第四节　脑卒中外科治疗患者的护理 …… 205

第十三章　颈部疾病患者的护理 …… 210

第一节　甲状腺功能亢进患者的护理 …… 210

第二节　甲状腺肿瘤患者的护理 …… 217

第十四章　胸部疾病患者的护理 …… 222

第一节　胸部损伤患者的护理 …… 222

第二节　脓胸患者的护理 …… 228

第三节　食管癌患者的护理 …… 231

第四节　肺癌患者的护理 …… 235

第五节　乳房疾病患者的护理 …… 239

第六节　胸膜腔闭式引流患者的护理 …… 252

第十五章　腹部疾病患者的护理 …… 255

第一节　急性化脓性腹膜炎患者的护理 …… 255

第二节　腹部损伤患者的护理 …… 261

第三节　腹外疝患者的护理 …… 265

第四节　胃十二指肠溃疡外科治疗患者的护理 …… 271

第五节　胃癌患者的护理 …… 277

第六节　阑尾炎患者的护理 …… 281

第七节　肠梗阻患者的护理 …… 287

第八节　大肠癌患者的护理 …… 292

第九节　直肠肛管疾病患者的护理 …… 300

第十六章　肝胆胰疾病患者的护理 …… 309

第一节　门静脉高压症外科治疗患者的护理 …… 309

第二节　原发性肝癌患者的护理 …… 312

第三节　肝脓肿患者的护理 …… 317

第四节　胆道疾病患者的护理 …… 320

第五节　胰腺炎患者的护理 …… 330

第六节　胰腺癌和壶腹周围癌患者的护理 …… 335

第十七章　周围血管疾病患者的护理 …… 339

第一节　单纯性下肢静脉曲张患者的护理 …… 339

第二节　血栓闭塞性脉管炎患者的护理 …… 343

第十八章　泌尿及男性生殖系统疾病患者的护理 …… 348

第一节　概述 …… 348

第二节　泌尿系损伤患者的护理 …… 354

第三节　泌尿系结石患者的护理 …… 363

第四节　泌尿、男性生殖系统结核患者的护理 …… 368

第五节　良性前列腺增生患者的护理 …… 371

第六节　泌尿系肿瘤患者的护理 …… 376

第十九章　骨与关节疾病患者的护理 …… 383

第一节　骨折患者的护理 …… 383

第二节　关节脱位患者的护理 …… 408

第三节　急慢性骨髓炎患者的护理 …… 413

第四节　骨关节结核患者的护理 …… 419

第五节　骨肿瘤患者的护理 …… 423

第六节　颈肩痛及腰腿痛患者的护理 …… 426

参考文献 …… 437

上篇　外科护理总论

第一章　绪　论

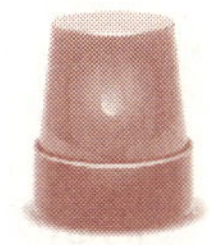

学习内容

1. 外科护理的基本概念。
2. 外科护理的发展与范畴。
3. 外科护理的学习方法。
4. 外科护士应具备的素质。

第一节　外科护理的范畴及发展

一、外科护理的范畴

现代护理学认为，人是具有“生物-心理-社会”特性的整体，护理时要注意各方面因素对人健康的影响；人是一个开放的系统，要注意人与环境的相互作用；人具有应激与适应能力，护理的功能是增进人的适应能力；人具有满足其基本需要的自理能力，护理的功能是帮助人保持或恢复自理能力。

外科护理是阐述和研究如何对外科患者实施整体护理的一门临床护理学科，是护理学的重要组成部分。其包含了基础医学、外科学理论、护理学基础理论及护理技术，还包括社会学、护理伦理、护理心理等人文学科知识，解决外科患者身心存在或潜在健康问题，是为人类健康事业服务的综合性应用性学科。人类对新生事物认识的不断加深和各学科间的交叉，极大地丰富了外科护理的内涵，外科护理现已成为现代医学科学体系中一门综合自然科学和社会科学知识的独立学科，对从事外科护理专业者的要求也越来越高。外科护理以创伤、感染、肿瘤、畸形、结石、功能障碍等外科患者为研究对象，其范畴是在现代医学模式和现代护理观的指导下，外科护士在病房、手术室对各类外科患者，提供身心整体的护理和个体化健康教育，真正体现以“人的健康”为中心，应用护理程序，向患者提供整体护理。

外科护理的范畴基本依据外科学的范畴而定。外科以手术为特有的、主要的疾病治疗手段，而外科护理以对患者进行围术期护理成为主要的业务内容。随着外科范畴外延和内容的不断增加，外科护理也发生相应的变化。根据外科疾病的性质，外科护理的对象包括损伤患者、外科感染患者、肿瘤患者、畸形患者以及其他需要手术治疗的患者，如功能障碍性疾病、结石或梗阻等；根据外科临床特点，外科护理的对象可分别按人体部位、人体系统、疾病性质、年龄特点、手术方式等划分，如按人体部位分为头颈外科、胸心外科、腹部外科等,按人体系统可分为神经外科、泌尿外科、血管外科、骨科等,按疾病性质可分为急诊外科、创伤外科、肿瘤外科等,按年龄特点分为成人外科、小儿外科,按手术方式分为显微外科、微创外科、整复外科等。随着专业的不断细化,外科护理的内容也在不断调整和重新组合,目的是更好地适应外科的发展和满足外科患者对健康和护理的需要。

另外,按整体护理的要求,外科护理的范畴不仅限于医疗机构的临床护理,还应外延至家庭、社区,为残障或恢复期患者提供指导并进行家庭护理。

二、外科护理的发展

外科护理的发展是在外科学和现代护理学的指导下逐步发展和完善的。伴随着医学模式的转变,现代护理学经历了以疾病护理为中心、以患者护理为中心和以人的健康护理为中心的三个发展阶段。

外科(surgery)一词来源于拉丁语 chirurgia,即希腊手语(cheir)和操作(ergon)。古希腊时期,外科仅限于排脓、处理烧伤、清创、拔除异物等体表操作;外科护理仅限于器材、敷料的准备,协助包扎,生活护理等。

19 世纪 40 年代以后,解剖学、病理解剖学、病理组织学,尤其是实验外科的建立,为现代外科学的建立提供了理论基础;消毒灭菌和无菌技术、止血和输血技术、麻醉止痛技术的问世,解决了以往外科手术中的感染、出血和疼痛三大难题,大大推进了外科学的发展进程。与此同时,弗洛伦斯·南丁格尔在克里米亚战争中成功地应用清洁、消毒、换药、包扎伤口、改善休养环境等护理手段,使伤员的死亡率由 42.7%下降到 2.2%,充分显示了护理在外科中的重要作用,南丁格尔以此为基础,创立了护理专业,外科护理也见雏形。

20 世纪中叶,基于“人和环境的相互关系学说”和世界卫生组织(WHO)提出的“健康”新概念,即“健康不仅是身体上没有疾病和缺陷,还要有完整的心理状态和良好的社会适应能力”的理念,人们对健康的认识发生根本性改变。从此,护理工作转向以患者护理为中心。护士既是护理者,同时也是教育者、研究者和管理者,医护关系也由从属关系转为合作关系。

20 世纪 70 年代后期,随着疾病谱和健康观的改变,WHO 提出“2000 年人人享有卫生保健”的战略目标,极大地推动了护理事业的发展。进入 21 世纪以后,生命科学的高新尖技术不断涌进外科领域,尤其是医学分子生物学的发展,为外科学和外科护理提供了新的机遇和挑战。外科护理的发展,减轻了手术创伤,系统而科学的术后护理减少了术后并发症,使手术死亡率大大减低。同时,以人的健康为中心的护理理念使护理对象从患者扩展到包括健康者在内的所有人,工作场所也从医院延伸到社区、家庭;护理方式也变为以护理程序为框架的整体护理,从事外科及外科护理的医护人员越来越多,并且分工越来越细。外科护理工作者应着眼本学科的发展趋势以及与先进国家的差距,遵照以人为本的原则,不断提高自身素质,为外科护理建设做出贡献。

第二节 外科护士应具备的素质

生物-心理-社会的医学护理模式要求每一位护士具有较好的素质，而外科护理工作的特点又是急诊多、抢救多、工作强度大。外科疾病的突发性、病情的危重性、病情演变的急骤性、手术与麻醉的风险性，常使患者承受巨大的痛苦和精神压力，促使外科护理工作同时具有紧迫性和有条不紊性。以上特点，对外科护士的综合素质提出了更高的要求。

1. 具有高尚的职业道德及高度的责任感　这是对外科护士应具备的思想素质的基本要求。护理人员的职责是救死扶伤、维护生命和促进健康，每位护士要树立爱岗敬业的精神，认识到外科护理的重要性，如果护士在工作中疏忽大意、掉以轻心，就可能增加患者的痛苦，甚至丧失抢救患者的有利时机。因此，每个外科护士都要有无私奉献的精神，明确自己的职责，治病救人、维护生命、促进健康、全心全意为人民服务。

2. 具备良好的业务素质　外科护士应具备扎实的基本理论、基本知识和基本技能，这是对一个合格外科护士业务素质的基本要求。因此，在学习阶段，力求掌握外科护理的基本理论、基本知识和基本技能，建立评判性思维方式，提高应急事件处理能力，学会观察患者的病情变化，及时发现患者现存的及潜在的护理问题，为外科临床护理工作打下扎实的基础；再通过临床实践，使理论知识不断提升，护理操作技能更加熟练，并不断更新知识，以适应时代发展的步伐和满足快速发展的外科护理需要。

3. 具有健康的身体素质，随时处于最佳的健康状态　外科护理工作具有节奏快、突击性强、劳动强度大、突发事件多等特点。因此，要求外科护士必须具备健全的体魄、开朗的性格和饱满的精神状态，完成紧张而繁忙的外科护理工作。

第三节 如何学习外科护理

学好外科护理，是做好外科护理工作的基础，根据自身特点在学习时明确学习目的，掌握学习方法及外科护理特点，理论联系实践。

一、热爱外科护理工作，明确学习目的

学习外科护理的目的是为了更好地为外科患者服务，更好地为人类的健康服务。这就要求，学生首先要了解外科护理工作，热爱这项事业，这样学习才有动力、有劲头，才能激发强烈而持久的求知欲，才会全身心投入。因此，学习外科护理首先要热爱外科护理事业，明确学习目的。只有学习目的明确、具有学习的欲望和乐于为外科护理事业无私奉献者，才会心甘情愿地付出精力并学好外科护理。当一个人所学的知识为人所需、为人所用时，才能真正体现出它的价值。也只有当患者康复出院，露出感激的微笑时，护士才会为自己的事业感到自豪。

二、掌握外科护理特点，以现代护理观指导学习

随着医学技术的发展，尤其是随着外科学的发展，外科护理也在不断地发展。新的医学模式拓宽了护士的职能。护士不仅要帮助和护理患者，还需提供健康教育和指导。因此，护士不但是护理的提供者、决策者、管理者，也是教育者。护士所具有的这种特殊地位和职能，有助于与患者建立良好的信任关系。护理是护士与患者之间的互动过程，护理的目的是增强患者的应对和适应能力，满足患者对健康的各种需要，使之达到最佳的健康状态。围术期护理是外科护理工作中最重要的内容。如术前消除患者的紧张情绪、增强其信心和力量，使之从被动护理转向主动参与和配合；术中、术后严格遵循操作规范和无菌原则，减少并发症的发生；对恢复期的患者进行健康教育和指导。概括而言，外科护士在护理实践中，应以现代护理观为指导，努力为患者提供优质的护理服务。

三、密切理论联系实践

外科护理是一门动手能力极强的学科。要想学好外科护理，必须自觉地运用理论与实践相结合的原则，在外科临床实践中，将医学基础知识、护理基本理论及外科护理专业知识有机结合，使学习过程不仅仅停留在继承的水平，更应使之成为吸收、总结、提高的过程。此外，学习外科护理应结合病例，进一步印证和强化理论知识，解决护理实践中的一系列问题，提高发现问题、分析问题和解决问题的能力，不断拓展自己的知识和提高业务水平。

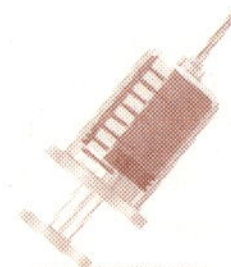

【思考题】

1. 外科护理的概念是什么？
2. 外科护理包括哪些范畴？
3. 外科护士应具备哪些基本素质？

（王慧玲）

第二章　体液平衡失调患者的护理

学习内容

1. 高渗性脱水、低渗性脱水、等渗性脱水的护理要点。
2. 低钾血症、高钾血症的护理要点，补钾的原则。
3. 酸碱平衡失调的护理要点。

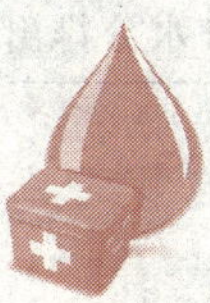

典型案例

患者，男性，36 岁，体重 60 kg。因阵发性腹痛伴频繁呕吐 2 天入院。患者于入院前 2 天出现腹痛，为阵发性，伴频繁呕吐，呕吐物为胃内容物，继而为黄色混浊液体带臭味，曾在当地医院给予对症治疗未见明显好转，今为进一步明确诊治而来院，门诊以"急性肠梗阻"收住院。患者自发病以来精神欠佳，未进食，无排气排便，入院前排尿 1 次，深黄色，量约 200 ml。

查体：T 37℃，P 109 次/min，R 28 次/min，BP 92/68 mmHg。眼窝下陷，口唇干燥，皮肤弹性明显减退，心肺检查未发现异常，腹部膨隆，可见肠型及蠕动波，肠鸣音阵发性高亢。

辅助检查：尿比重 1.030；血清钠 137 mmol/L，血清钾 2.9 mmol/L；pH 7.30，$[HCO_3^-]$为 18 mmol/L。心电图：T 波低平，ST 段下降，有 U 波。腹部 X 线平片发现梯形液面，小肠充气。

问题导向：

如何评估该患者水、电解质及酸碱失衡的情况？如何护理？

第一节　概　　述

体液由水和溶解于其中的电解质、低分子有机化合物以及蛋白质等组成，具有一定的容量、一定的分布和一定的浓度，其稳定状态是机体正常新陈代谢和各器官功能正常进行的基本保证。因生命过程中每时每刻都有水、电解质的摄入及排出，故体液总是处于变化之中，由于神经-内分泌的正常调节，体液保持着一定的动态平衡。

一、水、电解质代谢和渗透压平衡

体液可分为细胞内液和细胞外液两部分，其量与性别、年龄及胖瘦有关。一般正常青壮年男性体液总量约占体重的 60%（女性 55%），其中细胞内液占体重 40%（女性 35%），而细胞外液均为体重的 20%。细胞外液又可分为组织间液和血管内液，前者约占体重的 15%，后者为血浆，占 5%。以上体液分布的比例相对恒定，但它们之间又不断进行交换，保持着动态平衡。

体液的主要成分是水和电解质。每日水的出入量可因生活习惯、季节因素、活动情况及体型特点而有所不同，但正常情况下每日水的总体出入量是动态平衡的，即摄入量等于排出量（表 2-1-1）。

表 2-1-1　正常成人每日水分摄入量和排出量

每日水分摄入量(ml)		每日水分排出量(ml)		
饮水	1 000～1 500	尿液		1 000～1 500
食物水	700	粪便		150
内生水	300	无形失水	皮肤蒸发	350
			呼吸蒸发	500
总入量	2 000～2 500	总出量		2 000～2 500

电解质在体液中解离为离子，分布于细胞内外。细胞外液中主要的阳离子是 Na^+，主要的阴离子是 Cl^-、HCO_3^- 和蛋白质。细胞内液中的主要阳离子是 K^+ 和 Mg^{2+}，主要阴离子是 HPO_4^{2-} 和蛋白质。这些离子参与细胞代谢、酸碱平衡的调节，维持体液渗透压，并影响神经-肌肉和心肌的兴奋性，具有重要的生理功能。正常情况下，每日需要摄入氯化钠 5～9 g，氯化钾 3～4 g，可以大致维持 Na^+、K^+、Cl^- 的平衡。

体液中溶质"粒子"数的多少，决定着渗透压的大小，细胞外液和细胞内液的渗透压基本相等，正常血浆渗透压为 280～310 mmol/L。渗透压的相对稳定对维持细胞内、外液平衡具有非常重要的意义，在有半透膜存在的前提下，水总是向高渗透压的一侧流动。

水、电解质代谢及渗透压的平衡是由神经-内分泌系统调节的：① 体液正常渗透压主要通过下丘脑-神经垂体-抗利尿激素（ADH）系统来恢复和维持，当体内丧失水分，细胞外液渗透压增高时，可刺激神经垂体释放 ADH 增多，促进肾远曲小管和集合管对水的重吸收，使尿量减少；反之尿量则增多；② 正常血容量主要通过肾素-血管紧张素-醛固酮（ADS）系统来恢复和维持，当血容量下降及细胞外液缺钠时，ADS 分泌增多，肾保钠、保水、排钾作用增强；反之排尿、排钠增加。血容量与渗透压相比，前者对机体更为重要，所以当血容量锐减又兼有血浆渗透压降低时，血容量对 ADH 的促进分泌作用远远强于低渗透压对 ADH 分泌的抑制作用，优先保持和恢复血容量，使重要器官的灌注得到保证，以维护生命安全。

二、酸碱平衡

酸碱度适宜的体液环境是机体进行正常生理活动和代谢过程的保证。通常人的体液内维持一定的 H^+ 浓度，使动脉血浆 pH 保持在 7.35～7.45，机体 pH 在 6.8 以下或 7.8 以上均不能生存。

酸碱平衡的维持有赖于机体一系列的调节机制，主要通过体液中的缓冲系统、肺的呼吸和肾的排泄来进行调节。

创伤、手术及许多外科疾病均可能导致机体内水、电解质代谢和酸碱平衡的失调，若代谢失调的程度超出机体的代偿能力，便可影响疾病的转归，严重时将危及生命。因此，护理人员在临床护理工作中必须了解水、电解质代谢和酸碱平衡的基本理论，正确评估体液、酸碱失衡的原因及临床表现，从而为患者提供有效的、有预见性的护理措施，维持体液平衡，预防体液失调的发生和发展。

第二节　水、钠代谢失调患者的护理

一、缺水与缺钠患者的护理

【护理评估】

问题探究：如何评估患者的缺水状态？

(一) 缺水性质(类型)的评估

在细胞外液中，水和钠在体液平衡中总是密切关联的，故一旦发生代谢紊乱，缺水和缺钠常常同时存在，但有的以缺钠为主，有的以缺水为主，或水和钠按比例缺失。临床上常根据缺水与缺钠的比例不同分为高渗性缺水、低渗性缺水、等渗性缺水三种类型。

1. 高渗性缺水(hypertonic dehydration)　又称原发性缺水。水和钠同时缺失，但缺水比例多于缺钠，故血清钠高于正常范围，细胞外液呈高渗状态，使细胞内水分向细胞外转移，结果细胞内缺水重于细胞外。

(1) 病因：① 水分摄入不足，如食管癌致吞咽困难、危重患者给水不足、在高温环境劳动而饮水不足或遭水源断绝者；② 水分丧失过多，如高热大量出汗(汗水中含氯化钠 0.25%)、大量应用渗透性利尿药、大面积烧伤暴露疗法、糖尿病未控制致大量尿液排出等。

(2) 临床表现：最早、最突出的表现是口渴，随后出现皮肤弹性减退、黏膜干燥及眼窝内陷等缺水征。因体液渗透压升高，抗利尿激素分泌增加，尿量减少。严重缺水时出现中枢神经功能障碍，如高热、狂躁、谵妄、抽搐、神志不清，甚至昏迷，或出现循环功能障碍，如脉搏细速、血压下降甚至休克。

(3) 辅助检查：血常规可见血液浓缩，红细胞计数、血红蛋白量和血细胞比容均升高；尿常规检查尿比重升高；血清钠浓度高于 150 mmol/L。

2. 低渗性缺水(hypotonic dehydration)　又称慢性缺水或继发性缺水。水和钠虽同时缺失，但缺钠比例多于缺水，故血清钠低于正常，细胞外液呈低渗状态，水分由细胞外向细胞内转移，引起细胞水肿，而使细胞外液缺水更严重。

(1) 病因：① 胃肠道消化液持续性丢失，以致大量钠随消化液而排出。例如反复呕吐、长期胃肠减压引流或慢性肠梗阻等；② 大面积创面的慢性渗液；③ 长期使用排钠利尿药如氯噻酮、依他尼酸(利尿酸)等，未注意补给适量的钠盐，造成体内缺钠多于缺水；④ 任何原因失液后，只补给水分而未补充盐(主要指钠盐)或虽补水补盐而补盐总量不足。

(2) 临床表现：低渗性缺水的临床表现随缺钠程度而不同。一般均无口渴感。较早出现周围循环衰竭表现，如站立性晕倒、血压下降，甚至休克等；因渗透压低，缺钠所致乏力、头晕、表情淡漠、恶心、呕吐、腓肠肌抽搐等较明显。

(3) 辅助检查：血常规可见血液浓缩，红细胞计数、血红蛋白量和血细胞比容均升高；尿常规检查尿比重常在 1.010 以下；血清钠浓度低于 135 mmol/L。

3. 等渗性缺水(isotonic dehydration)　亦称急性缺水或混合性缺水，是外科临床最常见的缺水类型。缺水和缺钠的比例大致相当，血清钠浓度在正常范围内，细胞外液的渗透压可保持正常，早期主要丢失细胞外液，持续时间较久后，细胞内液也将逐渐外移，随同细胞外液一起丧失，引起细胞内缺水。

(1) 病因：① 消化液的急性丧失，如肠外瘘、肠梗阻、剧烈呕吐等；② 感染或软组织损伤引起的体液丧失，如急性腹膜炎、大面积烧伤早期等；③ 血浆液体转移至组织间隙，如腹腔积液、胸腔积液、全身水肿等。

(2) 临床表现：因水与钠成比例丢失，故既有缺水表现，又有缺钠表现。患者有乏力、厌食、恶心、少尿、唇舌干燥、皮肤弹性减退、眼窝内陷，但口渴不明显；颈静脉塌陷、脉搏细速、肢端湿冷，严重时出现血压下降等休克表现。

(3) 辅助检查：血常规可见血液浓缩，红细胞计数、血红蛋白量和血细胞比容均升高；尿常规检查尿比重增高；血清钠浓度在正常范围内。

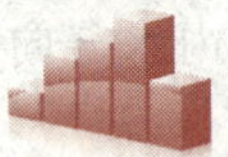

护理专业教学资源库/课程中心/疾病学基础/学习单元 6/教学图片/水、电解质代谢紊乱图片

(二) 缺水与缺钠程度的评估

根据临床表现将缺水与缺钠分为轻、中、重 3 度(表 2-2-1、表 2-2-2)，临床上常据此估计患者的已经丧失量(缺水或缺钠的量)，对补液具有一定的指导意义。

表 2-2-1　缺水程度的评估

缺水程度	临床表现	已经丧失量
轻度	只有缺水症状：口渴、尿少	体重的 2%～4%
中度	除缺水症状外，出现缺水体征：唇舌干燥、眼窝内陷、皮肤弹性减退。尿少且尿比重高	体重的 4%～6%
重度	除缺水症状和体征外，出现中枢神经系统功能障碍或循环系统功能障碍表现	体重的 6%以上

表 2-2-2　缺钠程度的评估

缺钠程度	临床表现	血清钠值 (mmol/L)	缺 NaCl 量 (g/kg 体重)
轻度	疲乏、头晕、尿量正常或多、尿比重低、尿钠及氯含量下降(低渗尿)	130～135	0.5
中度	除上述症状外,皮肤弹性减退、眼窝内陷,尿量减少但比重仍低,表情淡漠,血压不稳或下降,脉压小	120～130	0.5～0.75
重度	上述表现加重,少尿,并有休克,或中枢神经系统严重抑制等	<120	0.75～1.25

(三) 心理、社会状况

体液失衡大多起病急骤,容易引起患者及家属的焦虑、恐惧。体液失衡常是外科疾病的并发症,患者常有原发疾病所致的心理与社会反应。还应了解家属对患者的支持情况,以便采取针对性措施。

【护理问题】

1. 体液不足　与体液丢失过多或水、钠摄入量不足有关。
2. 焦虑　与担心体液失衡的预后有关。
3. 有受伤的危险　与低血压和意识障碍有关。
4. 知识缺乏　缺乏有关治疗和疾病预防方面的知识。
5. 潜在并发症:低血容量性休克、电解质紊乱、酸碱平衡失调等。

【护理目标】

1. 患者体液量尽快恢复平衡,无脱水症状和体征。
2. 患者情绪稳定,焦虑减轻或消失。
3. 患者未发生意外损伤。
4. 患者具备疾病相关的知识。
5. 患者未发生并发症或出现并发症能被及时发现和处理。

【护理措施】

(一) 控制病因

按医嘱配合治疗,积极处理原发疾病,是防治体液失衡的根本措施。

(二) 液体疗法护理

问题探究:如何针对脱水患者实施液体疗法?

液体疗法是通过补液来防治体液失衡的方法。一般应注意补多少(补液总量)、补什么(补液种类)、怎么补(输液方法)、补得如何(疗效观察)四个方面的问题。

1. 补液总量　原则上按“缺多少,补多少”补给,一般包括下列三部分液体量。

(1) 生理需要量:即在静息状态下,正常成人的每日生理需要量。一般成人每日需要水分 2 000～2 500 ml。

(2) 已经丧失量:即患者从起病到就诊时累计已丢失的体液总量,又称累积失衡量。

对高渗性、等渗性缺水患者，可根据缺水程度估计；而对低渗性缺水患者，可根据缺钠程度估计。例如，一位 60 kg 体重的中度等渗性脱水患者，失水量是 60 kg×5%＝3 kg(约 3 000 ml)；一位 60 kg 体重的中度低渗性脱水患者，失盐量约是 60 kg×0.6 g/kg＝36 g(相当 0.9%NaCl 等渗盐水 4 000 ml)。已经丧失量的估计只是临床上粗略的估计，为避免一次输入过多，一般在第 1 日只补给估算量的 1/2，其余量在第 2 日再酌情补给。

(3) 继续损失量：即在治疗过程中又继续丧失的体液量，又称额外丧失量。如在液体疗法方案执行以后，患者又发生高热、出汗、呕吐、胃肠减压等体液丢失情况。这部分损失量的补充原则是“丢多少，补多少”。如发热患者，体温每升高 1℃，每日每千克体重皮肤蒸发水分增加 3～5 ml；如明显出汗，失水更多，大汗湿透一身衬衣裤时约丢失低渗液体 1 000 ml；气管切开患者呼吸中失水是正常人的 2～3 倍，故成人气管切开者每日水分丢失增加 700～1 000 ml。在临床上，当日的继续损失量一般安排在次日补给。

每日补液量可按以下简易公式计算：

第 1 日补液量＝生理需要量＋1/2 已经丧失量

第 2 日补液量＝生理需要量＋1/2 已经丧失量(酌情调整)＋前 1 日继续损失量

第 3 日补液量＝生理需要量＋前 1 日继续损失量

在临床上制定补液量时应根据病情变化边补液、边观察、边调整。

2. 补液种类　原则上按“缺什么，补什么”补给，但要“宁少勿多”，充分发挥机体的代偿调节作用而达到正常平衡，避免矫枉过正所导致的更复杂体液平衡紊乱。

(1) 生理需要量：成人每日需要氯化钠 5～9 g，氯化钾 3～4 g，葡萄糖 100～150 g，故每日可补给 5%葡萄糖生理盐水 500～1 000 ml，5%～10%葡萄糖溶液 1 500 ml，酌情补给 10%氯化钾溶液 30～40 ml。

(2) 已经丧失量：根据缺水性质(类型)选择补充液体种类。高渗性缺水可先给 5%葡萄糖溶液，待缺水情况基本改善后，再补给适量生理盐水，葡萄糖溶液量与生理盐水量比例可粗略按 2∶1 估计。等渗性缺水一般补给生理盐水和葡萄糖溶液各半量(1∶1)即可。低渗性缺水以生理盐水为主，中、重度缺钠者可给适量高渗盐水。血容量不足或已发生休克者，应以平衡盐溶液为主进行扩容，同时要补给适量胶体溶液。一般情况下，每输入晶体液 3 000 ml，需同时补给胶体液 500 ml，以有利于维持血浆胶体渗透压，恢复和稳定血容量。

有酸中毒、缺钾、缺钙、缺镁者可分别适当补给碳酸氢钠、氯化钾、葡萄糖酸钙或氯化钙、硫酸镁溶液。

(3) 继续损失量：按实际丢失成分补给。如发热、气管切开患者主要补充 5%葡萄糖溶液。消化液丢失一般可用林格溶液或平衡盐溶液补给。

常用液体有晶体溶液和胶体溶液。葡萄糖溶液滴入静脉后，糖迅速进入细胞内氧化利用，很快失去渗透压作用，故临床上只作水分补充。0.9%氯化钠溶液渗透压与血浆渗透压相同，但其中 Cl^- 含量远高于血浆，大量输入静脉后可能致细胞外液高氯，根据电中性基本规律，细胞外液 Cl^- 浓度增高，势必使另一阴离子 HCO_3^- 浓度降低，即有可能发生高氯性酸中毒。平衡盐溶液是电解质含量接近于血浆内含量的等渗电解质溶液，更符合生理，故临床常用。平衡盐溶液包括乳酸钠林格溶液、碳酸氢钠等渗盐水，其中乳酸钠林格溶液不宜用于休克和肝功能不全的患者，以免加剧乳酸蓄积和肝内转化的负担。胶体溶液包括全血、血浆、人体白蛋白以及右旋糖酐等。

3. 补液方法　液体补充以口服最安全。若无法口服或口服不能满足患者需要，必须静脉输液时，可遵循以下原则：

(1) 先盐后糖：一般先补充无机盐等渗溶液，然后再补充葡萄糖溶液，因为葡萄糖进入体内迅速被细胞利用，对维持体液渗透压意义不大，先盐有利于稳定细胞外液渗透压和恢复细胞外液容量。但是，高渗性缺水患者要先输入 5% 葡萄糖溶液，以求迅速降低细胞外液高渗状态；而对严重酸中毒患者则应首先给予补充碱性溶液。

(2) 先晶后胶：一般是先输入一定量的晶体溶液，因晶体溶液可改善血液浓缩状态，有利于改善微循环，从而恢复和稳定血容量，达到扩容的效果。常首选平衡盐溶液。然后输入适量胶体溶液以维持血浆胶体渗透压，恢复和稳定血容量。但是，大失血所致的低血容量性休克，在抢救时应尽早地补给胶体溶液。

(3) 先快后慢：明显缺水患者，初期输液要快，以迅速改善缺水、缺钠状态。待患者一般情况好转后，就应减慢滴注速度，以免加重心肺负担。但是，对于有心肺等重要器官功能障碍者，静脉滴注高渗盐水，或经静脉特殊用药（钾盐、血管活性药物等）都要控制滴注速度，不可过快。

(4) 液种交替：液体量较多时，对盐类、糖类、胶体类等各种液体要交替输入，有利于机体发挥代偿调节作用。如果在较长时间内单纯输入一种液体，可能造成医源性的体液失衡。但是，高渗性缺水初期宜持续补充葡萄糖溶液，低渗性缺水初期宜持续补充盐溶液，这是临床治疗的特殊需要。

(5) 尿畅补钾：缺水、缺钠也常伴缺钾，缺水及酸中毒纠正后，钾随尿排出增多，亦会使血清钾进一步下降，故应及时补钾。注意必须在尿量达到 40 ml/h 方可补钾，否则有发生高钾血症的危险。但是，严重创伤、大手术后因组织细胞破坏，大量 K^+ 自细胞内释出，即使尿量正常，一般在 2～3 d 内也不需补钾。

4. 疗效观察　补液过程中，必须严密观察治疗效果，注意有无不良反应的发生，随时调整护理方案，积极处理各种异常情况。

(1) 保持输液通畅：注意输液管内液体滴注是否顺利，按要求控制滴注速度。观察穿刺部位有无液体渗出与肿胀。

(2) 记录液体出入量：严格记录 24 h 液体出入量，以供调整输液方案时参考。

(3) 观察治疗反应，主要观察指标有：① 精神状态，如昏迷者转为苏醒，躁动者趋向安静入睡，但对刺激有反应，是病情好转的征象；② 缺水征象，如口渴、皮肤弹性减退、眼窝内陷等程度有所减轻，说明缺水已有改善；③ 生命体征，如血压稳定、脉搏减慢、呼吸平稳说明血容量趋于稳定；④ 辅助检查，复查血常规、尿常规、电解质等了解血容量是否接近或恢复正常。

快速或大量输液时，要特别注意心肺功能监测，如患者心率增快、呼吸急促、咳粉红色泡沫样痰、两肺有湿啰音等，则有心力衰竭和肺水肿的可能，应立即减慢或停止输液。

输液开始或中途突然出现寒战、高热等，可能为输液反应，应减慢输液速度或停止输液，并遵医嘱用药，必要时送检液体及输液器具。

(三) 心理护理

由于患者对疾病及手术治疗的恐惧，易产生紧张、焦虑、烦躁不安等心理变化，护理人员应加强对患者和家属的心理支持和疏导，最大程度地减少患者的不适感，以加强其对治疗和护理的信心。

(四) 健康教育

问题探究：如何针对存在脱水高危因素的患者进行健康指导，预防脱水的发生？

1. 向患者宣传易导致体液失衡的因素和原发疾病，如呕吐、腹泻、大量出汗等应及早诊治或补充水分，高温环境作业者和进行高强度体育活动者出汗较多时，最好补充含盐饮料；对矿井下、野外、航海作业者，应主动接受水源断绝环境下的生存知识教育。
2. 正确评估每日的生理需要量，注意已经丧失量和继续损失量的补充。定期监测患者治疗期间血清钠的浓度。
3. 为老人、婴幼儿及慢性疾病患者治疗时应加强体液失衡的防治。
4. 对患者和家属进行出院指导，使其掌握健康教育的有关知识。

【护理评价】

1. 患者体液量是否恢复平衡，有无脱水症状和体征。
2. 患者情绪是否稳定，焦虑是否减轻或消失。
3. 患者有无发生意外损伤。
4. 患者是否具备疾病相关的知识。
5. 患者有无并发症发生，若发生并发症，能否被及时发现和处理。

【知识拓展】

第一间隙液是指组织间液（简称组织液）。

第二间隙液是相对于第一间隙而言的，是指血液循环系统中的快速循环运动的血浆。

第三间隙液包括腹膜腔（腹水）、胸膜腔（胸腔积液）、肠腔、关节腔、滑膜腔、蛛网膜下腔（脑脊液）以及眼球前房（房水）内的液体。

二、水中毒患者的护理

水中毒（water intoxication）又称稀释性低钠血症，是指机体摄入水的总量超过了排出水量，水分潴留体内，引起血浆渗透压下降和循环血量增多。因细胞外液极度稀释而明显低渗，水向细胞内渗入而引起全身细胞尤其是脑细胞水肿。水中毒较少发生。

【护理评估】

1. 健康史

(1) 各种原因引起的抗利尿激素分泌过多，如急性感染、严重创伤、大手术后等应激状态。

(2) 肾功能不全，排尿能力下降。

(3) 机体摄入水分过多，如出汗后饮用大量不含电解质的液体、灌肠时采用大量低渗液体以及静脉补充水分过多。

2. 身体状况　根据起病的急缓程度，分为急性水中毒和慢性水中毒。

(1) 急性水中毒：起病急，过多的水导致脑细胞水肿，可造成颅内压增高，引起一系列神经精神症状，如头痛、呕吐、嗜睡、躁动、精神紊乱、定向力失常、谵妄，甚至昏迷。严重者可发生脑疝而出现相应的神经定位体征。

(2) 慢性水中毒：慢性水中毒的症状往往被原发疾病的症状所掩盖。可表现为软弱无力、恶心、呕吐、嗜睡、泪液和唾液增多等。体重明显增加，皮肤苍白而湿润。

3. 辅助检查　血常规可见红细胞计数、血红蛋白量、血细胞比容和血浆蛋白量均降低的血液稀释现象。血清钠低于正常。

4. 心理、社会状况　体内水分的增加，特别是脑水肿所引起的头痛、嗜睡、谵妄等神经精神症状，肺水肿所造成的呼吸困难，可使患者产生烦躁、焦虑、恐惧等心理反应。皮肤苍白湿润、体重增加可使患者感觉自我形象受损。另外，还要了解患者及家属对疾病的认知程度和家属对患者的支持程度，以便针对性采取护理措施。

【护理问题】

1. 体液过多　与水分摄入过多、排出减少造成体内水潴留有关。

2. 知识缺乏　缺乏药物治疗及疾病预防方面的知识。

3. 潜在的并发症：脑水肿、肺水肿等。

【护理目标】

1. 患者体液量恢复正常。

2. 患者了解与疾病相关的知识，能理解水中毒的症状和体征，积极配合治疗和护理。

3. 患者未发生并发症或出现并发症能被及时发现和处理。

【护理措施】

(一) 一般护理

加强皮肤护理，防止皮肤破损和压疮的发生。做好意识障碍患者的安全防护，去除环境中的危险因素，避免患者受伤害。

(二) 治疗护理

1. 维持适当的体液平衡　严格控制水的摄入量，每日摄入水量 700～1 000 ml，并停止可能继续增加体液量的治疗，如应用大剂量低渗性液体或清水洗胃、灌肠等。

2. 水中毒严重者　应遵医嘱静脉缓慢输入3%～5%氯化钠溶液(一般用量每千克体重5 ml),以纠正细胞外液低渗,缓解细胞内水肿。同时使用呋塞米(速尿)等利尿药,以促进体内过多水分的排出。使用利尿药者注意电解质变化,防止低钾血症等并发症的发生。

3. 急性肾衰竭患者　必要时采取透析疗法超滤出体内积水,并做好透析疗法的护理。

(三) 病情观察

严密观察病情变化,监测生命体征,每日测量体重,严格记录24 h液体出入量,监测血钠值和尿比重,了解缺钠和水肿程度,判断水平衡情况;同时注意脑水肿、脑疝、肺水肿的症状及体征的发生发展情况。

(四) 心理护理

对焦虑患者,解释水肿发生的原因和需采取的护理措施,鼓励其使用放松方法缓解焦虑。

(五) 健康教育

1. 向患者及家属讲解水对维持健康的重要性,告知正常成人每日的饮水量和尿量,一旦出现异常应及时就诊。

2. 告知患者和家属水中毒发生的原因、症状和体征,解释治疗方案,鼓励患者配合治疗;告知患者及家属当大量出汗、口渴需饮水时,不能只喝白开水,应适当补充淡盐水,以免发生水中毒。水中毒时,严格限制水的摄入量,准确记录出入液量。

3. 保证足够的营养,注意饮食应进食富含高热量、高蛋白的食物,但减少纯水分的摄入,以免水分过度潴留,加重病情。

【护理评价】

1. 患者体液量是否恢复正常。

2. 患者是否了解与疾病相关的知识,能否理解水中毒的症状和体征,积极配合治疗和护理。

3. 患者有无发生潜在并发症或并发症能否得到及时救治。

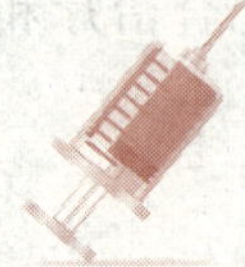

【思考题】

1. 外科临床上最常见的水、钠失衡是什么?其诊断要点和处理原则如何?
2. 试述液体疗法护理的注意事项。

第三节　钾代谢失调患者的护理

正常血清钾浓度为3.5～5.5 mmol/L。钾具有很多重要的生理功能:参与和维持细胞的正常代谢,维持细胞内液的渗透压和酸碱平衡,维持神经肌肉组织的兴奋性,以及维持心肌的正常生理功能等。钾的代谢失调有低钾血症和高钾血症两类。因肾脏对于钾的调节能力较弱，在禁食或血钾很低时，每日仍有一定量的钾盐从尿中排出，故临床上低钾血症常见。

一、低钾血症患者的护理

血清钾浓度低于 3.5 mmol/L 时即为低钾血症(hypokalemia)。

【护理评估】

(一) 健康史

1. 钾摄入不足　多因疾病或手术而禁食或不能进食，以及补液患者长期接受不含钾盐的液体，或钾盐补充不足。

2. 钾丢失过多　① 肾性排钾增多：长期应用排钾利尿药(如呋塞米)、糖皮质激素等药物可加快钾的丢失；② 肾外途径丢失：如呕吐、腹泻、胃肠减压、消化道瘘等可导致消化液中的钾离子大量丢失。

3. 钾体内转移　① 大量输注葡萄糖或多种氨基酸时，部分钾转移到细胞内，参与糖原或蛋白质合成；② 碱中毒时可促使钾向细胞内转移。

(二) 身体状况

低钾血症主要引起神经、肌肉应激性降低及心肌应激性增强。

1. 骨骼肌抑制表现　肌无力是最早的临床表现，先是累及四肢肌，表现为四肢软弱无力，以后延及躯干和呼吸肌，可出现抬头及翻身困难或吞咽困难(呛咳)，查体可见腱反射减弱或消失。一旦呼吸肌受累，可致呼吸困难甚至窒息。

2. 平滑肌抑制表现　因胃肠道平滑肌兴奋性降低，可出现厌食、恶心、呕吐和腹胀等表现，听诊肠鸣音减弱或消失。

3. 心功能异常　因心肌兴奋性增高，可有心动过速、心律失常，血压下降，严重时可发生心室纤颤或心脏停搏于收缩期。

4. 中枢神经抑制表现　因脑细胞代谢功能障碍，可有烦躁、淡漠、嗜睡，严重时神志不清。

5. 继发性碱中毒　血清钾过低时，K^+ 从细胞内移至细胞外，而 H^+ 则进入细胞内(每移出 3 个 K^+，就有 2 个 Na^+ 和 1 个 H^+ 移入细胞内)，使细胞外液的 H^+ 浓度下降，发生碱中毒。另一方面，肾为了保存 K^+，肾远曲小管 Na^+-K^+ 交换减少，Na^+-H^+ 交换增加，使排 H^+ 增多，尿液呈酸性(反常性酸性尿)。

(三) 辅助检查

1. 血清钾　<3.5 mmol/L。

2. 心电图　表现为 T 波低平或倒置，ST 段压低，QT 间期延长，出现 U 波。

(四) 心理、社会状况

由于低钾血症时肌无力、恶心、呕吐、腹胀和心律失常使患者产生焦虑、烦躁、恐惧等心理反应。应了解患者及家属对疾病的认知程度，帮助患者恢复信心。观察患者与其家属的沟通情况、家庭关系和社会关系等，以便采取针对性的护理措施，协助患者康复。

【护理问题】

1. 有受伤的危险　与骨骼肌软弱无力、眩晕及意识改变有关。

2. 活动无耐力　与低血钾和骨骼肌无力有关。

3. 知识缺乏　缺乏低钾血症方面的知识。

【护理目标】

1. 患者对受伤危险的认知程度提高，并能采取有效措施予以预防，未发生意外损伤。

2. 患者血钾恢复正常，活动耐力增强。

3. 患者及家属能理解有关低钾血症预防、治疗等相关知识，积极配合治疗和护理。

【护理措施】

（一）一般护理

根据病情，需卧床休息者采取合适的体位，一般状况稳定者采取半坐卧位；协助乏力、软瘫患者更换体位，增进舒适度、预防压疮形成；病情允许时，提倡患者循序渐进离床活动。加强陪护，防止意外损伤发生。

（二）治疗护理

1. 控制病因　积极治疗造成低钾血症的原发病，病情允许时，尽快恢复正常饮食，同时防止钾继续丢失。

2. 及时补钾　能口服者，首选口服补钾，常用10%氯化钾溶液10～20 ml，每日3次。口服氯化钾溶液会刺激胃黏膜，引起恶心、呕吐等反应，需用水稀释后口服。

不能口服者可经静脉补钾。为防止高钾血症的发生，静脉补钾应遵循以下原则：① 浓度不高：静脉滴注的液体中，氯化钾浓度不可超过0.3%，禁忌静脉推注10%氯化钾溶液；② 滴速不快：成年人静脉滴注速度一般不宜超过每分钟60滴；③ 总量不多：一般禁饮食患者而无其他额外失钾者，每日可补生理需要量氯化钾2～3 g；对一般性缺钾患者（临床症状较轻，血钾常为3.0～3.5 mmol/L），每日补氯化钾总量4～5 g；严重缺钾者（血钾多在3 mmol/L以下），每日补氯化钾总量不宜超过6～8 g；④ 见尿补钾：尿量超过40 ml/h时说明肾功能基本正常，方可补钾。

（三）病情观察

严密观察患者精神状态，监测生命体征、尿量、原发病情况，监测血钾水平，复查心电图了解有无心律失常发生，必要时给予持续心电监护。

（四）心理护理

向患者及家属讲解相关知识，缓解患者心理压力，减轻其焦虑恐惧心理，增强患者治疗信心。

（五）健康教育

1. 向患者及家属介绍钾的作用及钾摄入方面的相关知识，鼓励患者在病情允许的情况下，尽早恢复正常饮食，多进食含钾丰富的食物。

2. 向患者及其家属讲解造成低钾血症的常见原因和原发疾病的有关知识，讲解低钾血症对人体的危害性。出现肌无力症状时，应注意卧床休息，防止发生意外损伤。

3. 治疗期间定期监测患者血清钾的浓度，及时观察疗效。

【护理评价】

1. 患者对受伤危险的认知程度是否提高，能否采取有效措施予以预防，有无发生意外损伤。

2. 患者血钾是否恢复正常，活动耐力是否增强。

3. 患者及家属能否理解有关低钾血症预防、治疗等相关知识，积极配合治疗和护理。

二、高钾血症患者的护理

血清钾浓度大于 5.5 mmol/L 时即为高钾血症(hyperkalemia)。

【护理评估】

(一) 健康史

1. 钾摄入过多　如静脉补钾过浓、过多、过量，大量输入保存较久的库存血等。

2. 钾排出障碍　如急性、慢性肾衰竭的少尿或无尿期，应用保钾利尿药如螺内酯(安体舒通)、氨苯蝶啶，盐皮质激素不足等。

3. 钾体内转移　酸中毒、严重挤压伤、大面积烧伤等均可使钾自细胞内逸出到细胞外。

(二) 身体状况

1. 骨骼肌抑制表现　常表现为手足麻木、四肢疲乏、软弱无力、腱反射消失，严重者可出现软瘫、吞咽困难、呼吸困难甚至窒息(因低钾血症时细胞膜超极化抑制，高钾血症时去极化抑制，两者都可表现为神经-肌肉抑制表现)。

2. 中枢神经抑制表现　常表现为烦躁不安、神志淡漠或恍惚、昏迷。

3. 心肌抑制表现　可表现为心搏徐缓、心律失常，甚至舒张期心搏骤停。

4. 微循环障碍表现　高钾刺激引起微循环血管收缩，出现皮肤苍白、湿冷，血压先升高后下降等。

5. 继发性酸中毒　血清钾浓度过高时，K^+ 从细胞外移至细胞内，而 H^+ 则进入细胞外，使细胞外液的 H^+ 浓度升高，发生酸中毒。另一方面，肾排 K^+ 增多，肾远曲小管 Na^+-K^+ 交换增加，Na^+-H^+ 交换减少，肾排 H^+ 减少，尿液呈碱性(反常性碱性尿)。

(三) 辅助检查

1. 血清钾　>5.5 mmol/L。

2. 心电图　表现为 T 波高尖，QT 间期延长，QRS 波群增宽和 PR 间期延长。

(四) 心理、社会状况

评估患者是否出现烦躁、焦虑、恐惧等心理反应，了解患者及家属对疾病的认知程度；家属对患者的关心和支持程度，以便采取针对性的护理措施，促进患者早日康复。

【护理问题】

1. 心排血量减少　与心律失常及心肌功能改变有关。

2. 有受伤的危险　与四肢软弱无力、意识恍惚有关。

3. 知识缺乏　缺乏高钾血症病情及防治方面的知识。

4. 潜在并发症：心律失常、心搏骤停等。

【护理目标】

1. 患者恢复适当的体液容积，血清钾浓度恢复正常。

2. 患者能采取有效措施预防损伤的发生。

3. 患者了解高钾血症相关的知识。

4. 患者未发生并发症或并发症发生后能被及时发现和处理。

【护理措施】

（一）一般护理

病情稳定者采取半坐卧位；协助乏力、软瘫患者更换体位，增进舒适度、预防压疮形成；病情允许时，提倡患者循序渐进离床活动。加强陪护，防止意外损伤发生。

（二）治疗护理

问题探究：如何减低高钾血症患者的血钾浓度？

1. 禁钾　禁用一切含钾药物，禁食含钾食物，禁输库存血。

2. 抗钾　心律失常者，遵医嘱应用10%葡萄糖酸钙稀释后缓慢静脉注射，以拮抗钾对心肌的抑制作用，必要时可重复应用。

3. 转钾　促使钾转入细胞内，常用方法有：① 静脉滴注葡萄糖溶液，常用25%葡萄糖溶液100～200 ml，每5 g葡萄糖加入胰岛素1 U；② 碱化细胞外液，常用5%碳酸氢钠缓慢静脉滴注。

4. 排钾　① 应用阳离子交换树脂口服，可从消化道带走较多的钾离子；② 上述治疗无效时，采用透析疗法，是最为有效的降低血钾浓度的方法，常用腹膜透析和血液透析疗法。

（三）病情观察

严密观察患者精神状态，监测生命体征、尿量、原发病病情变化，监测血钾水平，复查心电图了解有无心律失常发生，必要时给予持续心电监护。

（四）心理护理

加强与患者及家属的沟通，了解患者及家属对疾病的认知程度、关心和支持程度，以便采取针对性的护理措施，促进患者早日康复。

（五）健康指导

1. 向患者及家属讲解有关高钾血症的相关知识。

2. 讲解导致高钾血症的有关因素和原发疾病，高钾血症患者停止含钾食物和药物的摄入。

3. 定期复查，监测血钾浓度，以防高钾血症的发生。

【护理评价】

1. 患者是否恢复适当的体液容积，血清钾浓度是否恢复正常。

2. 患者能否采取有效措施预防损伤的发生。

3. 患者是否了解高钾血症相关的知识。

4. 患者有无并发症发生或并发症发生后能否及时发现和处理。

【知识拓展】

医院常采用3、6、9的简便补钾原则：即血钾实测值为3 mmol/L、2 mmol/L、1 mmol/L时，尿量正常，每日除给予生理需要量的3 g氯化钾外，还分别再补3 g、6 g、9 g氯化钾。

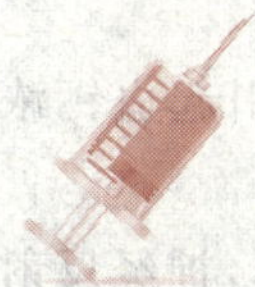

【思考题】

1. 低钾血症的典型临床表现有哪些?

2. 试述静脉补钾的原则。

第四节　钙代谢失调患者的护理

机体内钙的绝大部分(99%)以磷酸钙和碳酸钙的形式贮存于骨骼中，细胞外液钙仅是总钙量的0.1%。血钙浓度正常值为2.25～2.75 mmol/L。其中约半数与蛋白质结合，另半数为离子化钙，起着维持神经-肌肉稳定性的作用。钙代谢失调分为低钙血症(hypocalcemia)和高钙血症(hypercalcemia)。

一、低钙血症患者的护理

【护理评估】

1. 健康史　评估患者有无大面积烧伤、大量输血、肾衰竭、消化道瘘、重症胰腺炎、甲状旁腺功能受损等可导致血钙水平下降的疾病。

2. 身体状况　常表现为神经-肌肉兴奋性增加。患者常有情绪激动、口周和指(趾)尖麻木及针刺感、手足抽搐、肌肉痛、腱反射亢进，耳前叩击试验(Chvostek征)阳性。

3. 辅助检查　血清钙<2 mmol/L。

【护理问题】

1. 自理能力缺陷　与手足抽搐有关。

2. 疼痛：肌肉痛　与低钙血症造成的神经-肌肉兴奋性增加有关。

【护理目标】

1. 患者自理能力得到提高。

2. 患者的舒适状态得到改善。

【护理措施】

1. 治疗原发病　遵医嘱积极治疗原发病。

2. 纠正低钙血症　遵医嘱给予10%葡萄糖酸钙或5%氯化钙10 ml缓慢静脉注射。静脉注射钙剂需注意：① 不可使其外渗至皮下，以免造成组织坏死；② 钙剂不可与碳酸氢钠或磷酸盐类溶液混合使用，以免发生沉淀；③ 同时应用洋地黄制剂者，应密切观察有无毒副反应发生。

【护理评价】

1. 患者自理能力是否得到提高。

2. 患者的舒适状态是否得到改善。

二、高钙血症患者的护理

【护理评估】

1. 健康史　评估患者有无甲状旁腺功能亢进、骨转移癌、长期卧床等引起血钙浓度升高的情况。

2. 身体状况　常表现为神经-肌肉兴奋性减退。患者常有肌张力下降，神经反射受抑制，呼吸功能减弱，疲倦，乏力，厌食，恶心、呕吐，体重下降。严重者头、背、四肢疼痛，口渴，多尿。

3. 辅助检查　血清钙>2.75 mmol/L。

【护理问题】

1. 活动无耐力　与肌张力降低、神经反射抑制有关。

2. 有体液不足的危险　与厌食、恶心呕吐、多尿有关。

【护理目标】

1. 患者活动耐力增强。

2. 患者体液平衡，无脱水症状和体征。

【护理措施】

1. 治疗原发病　遵医嘱积极治疗原发病。

2. 对症治疗

(1) 鼓励患者下床活动，以防骨质脱钙。

(2) 给予低钙饮食，鼓励患者摄取足够的水分，以利于钙的排泄和预防体液不足发生。

【护理评价】

1. 患者活动耐力是否增强。

2. 患者体液是否平衡，有无脱水症状和体征。

第五节　酸碱平衡失调患者的护理

人体在代谢过程中，不断摄入及产生酸性和碱性物质，但人体能通过体液的缓冲系统和肺及肾的调节作用，维持体液的酸碱度在正常范围内，即维持血液的pH在7.35～7.45。血液中的HCO_3^-/H_2CO_3是最重要的一对缓冲物质。当体内酸增多时，

由 HCO_3^- 与 H^+ 结合($H^+ + HCO_3^- \rightarrow H_2CO_3 \rightarrow CO_2\uparrow + H_2O$),使酸中和;碱增多时,由 H_2CO_3 释放 H^+ 去中和碱($OH^- + H_2CO_3 \rightarrow HCO_3^- + H_2O$),以维持血液 pH 在正常范围内。缓冲系统的作用发生快,但持续时间短,最终还要依靠肺和肾将酸排出体外。肺通过排出 CO_2 量的改变来调节体液的酸碱度,故只对挥发性酸具有调节作用。肾对酸碱平衡的调节主要是排出 H^+,重吸收 Na^+ 和 HCO_3^-。一切非挥发性和过剩的碳酸氢盐都必须经过肾排出。肾的调节作用虽发生缓慢,但作用持久,对酸碱平衡的调节能力最强。此外,组织细胞也可通过细胞内 K^+ 与 Na^+、H^+ 的相互交换而发挥强大的酸碱平衡调节能力。

在某些疾病因素影响下,机体调节功能障碍或酸碱异常超出了机体的调节能力时则可发生酸碱代谢失衡。pH 低于 7.35 为酸中毒,高于 7.45 为碱中毒;pH 在 6.80 以下或 7.80 以上时,机体均无法生存。机体酸碱平衡失调基本类型为代谢性酸中毒、代谢性碱中毒、呼吸性酸中毒和呼吸性碱中毒 4 种,可分别单独存在,也可同时 2 种或 2 种以上并存,后者则称为混合型酸碱平衡失调。

问题探究:pH 在正常范围内一定是酸碱平衡状态吗?

一、代谢性酸中毒患者的护理

代谢性酸中毒(metabolic acidosis)是指由各种原因引起的体内酸性物质积聚或产生过多,或 HCO_3^- 丢失过多而致血中[HCO_3^-]原发性降低,是外科临床最常见的酸碱平衡失调类型。

【护理评估】

(一) 健康史

1. 酸性物质生成过多　① 高热、脱水、休克等导致机体微循环障碍,组织细胞缺血缺氧,产生乳酸等大量酸性代谢产物,发生乳酸性酸中毒;② 糖尿病或长期不能进食,体内脂肪分解过多,形成大量酮体,引起酮症酸中毒;③ 心搏骤停、抽搐等引起的组织缺氧也同样能导致体内有机酸形成过多。

2. 碱性物质丢失过多　① 严重腹泻、肠梗阻、肠瘘、胆瘘或胰瘘等可致碱性消化液大量丢失;② 应用碳酸酐酶抑制剂(如乙酰唑胺),可使肾小管排 H^+ 及重吸收 HCO_3^- 减少,引起酸中毒。

3. 酸性物质排出障碍或碱性物质重吸收障碍　肾功能不全时,由于肾小管功能障碍,内生性 H^+ 不能排出体外,或 HCO_3^- 吸收减少,导致酸中毒。

(二) 身体状况

1. 呼吸功能代偿　酸中毒时肺代偿调节加强,以加速排出 CO_2,降低 H_2CO_3 浓度。早期最突出的表现是呼吸加深加快(Kussmaul 呼吸),有时呼出气可带有酮味(烂苹果味)。

2. 中枢神经系统抑制　酸中毒时脑内抑制性神经递质生成增多,脑细胞代谢活动受抑制,患者可有疲乏、眩晕、嗜睡、感觉迟钝或烦躁,严重者神志不清甚至昏迷。

3. 心肌抑制、血管扩张　酸中毒时 H^+ 浓度增高,且常伴高钾血症,二者都可抑制心肌收缩力，出现心律失常、心音低弱、血压偏低。H^+浓度增高可刺激毛细血管扩张，患者可有面色潮红，口唇樱桃红色，但休克所致酸中毒常因缺氧而发绀。

(三) 辅助检查

血气分析：血液 pH＜7.35，标准碳酸氢根离子(SB)浓度降低，二氧化碳结合力(CO_2CP)降低，碱剩余(BE)降低；电解质：血钾可升高；尿常规：尿液呈强酸性。

(四) 心理、社会状况

由于疾病影响心肺功能，出现心律失常、呼吸频率加快，使患者产生恐惧和焦虑的心理。另外，乏力和眩晕也可增加患者的不适感觉。了解患者及家属对疾病的认知程度、关心和支持程度，以便采取针对性的护理措施，促进患者早日康复。

【护理问题】

1. 低效性呼吸型态　与呼吸代偿或呼吸困难有关。
2. 皮肤完整性受损　与酸中毒致皮肤干燥、潮红有关。
3. 知识缺乏　缺乏药物治疗和疾病预防方面的知识。
4. 潜在并发症：高钾血症、心律失常等。

【护理目标】

1. 患者能维持有效的呼吸型态，患者的呼吸状态得到改善，能满足机体的需要。
2. 患者皮肤干燥、潮红现象逐渐改善，未发生皮肤受损。
3. 患者及家属了解和掌握本病的有关知识。
4. 患者未发生严重并发症或发生并发症能被及时发现并处理。

【护理措施】

(一) 一般护理

1. 患者常有疲乏、精神萎靡，卧床期间应协助其变换体位，改善舒适度，防止压疮；病情允许可下床活动者，应加强看护，防止发生意外损伤。

2. 加强饮食指导，应注意酸性食物与碱性食物的搭配，以避免造成酸性物质的蓄积。

(二) 病情观察

注意观察病情的动态变化，密切观察患者的意识、生命体征及原发疾病的变化，监测血清电解质、血气分析等化验结果。

(三) 治疗护理

1. 消除或控制病因　纠正高热、缺水、休克等引发代谢性酸中毒的原发病因；保证充足热量供给，减少分解代谢而生成过多的酮体，加重酸中毒。

2. 纠正代谢性酸中毒

(1) 对于轻度代谢性酸中毒患者($[HCO_3^-]$＞16 mmol/L)，消除病因，补液纠正缺水后酸中毒常可自行纠正，不需应用碱性药物治疗。

(2) 对于重度代谢性酸中毒患者($[HCO_3^-]$＜15 mmol/L)，应遵医嘱补充适量碱性溶液，常用5%碳酸氢钠溶液，但应遵循“宁酸勿碱”的补碱原则。根据酸中毒的严重程度，首次补给5%碳酸氢钠溶液100～250 ml，用后2～4 h复查动脉血气分析和电解质，根据检验结果决定是否继续输注及输注量。应用过程中需注意以下几点：① 5%碳酸酸氢钠溶液（等渗液的 $NaHCO_3$ 浓度为 1.25%）不必稀释，可直接供静脉滴注，但滴速应缓慢；② 碱性溶液宜单独滴入，其中不加入其他任何药物；③ 酸中毒时血离子化钙（Ca^{2+}）增多，血 K^+ 亦趋增多，故常掩盖低钙血症或低钾血症。在补充碳酸氢钠后应注意观察缺钙或缺钾症状的发生，并及时给予纠正。

（四）心理护理

应加强对患者和家属的心理支持和疏导，最大程度地减轻其思想顾虑，减少患者的不适感，以增强患者对治疗和护理的信心。

（五）健康指导

1. 向患者及家属宣传有关原发病和本疾病的知识，高度重视易导致代谢性酸中毒的因素和原发疾病的治疗。

2. 定期监测患者治疗期间的血电解质浓度和血气分析结果。

3. 向患者及家属讲解安全及相关陪护知识，讲解出院后健康恢复的有关知识。

【护理评价】

1. 患者能否维持有效的呼吸型态，患者的呼吸状态是否得到改善，能否满足机体的需要。

2. 患者皮肤干燥、潮红现象是否改善，有无发生皮肤受损。

3. 患者及家属是否了解和掌握本病的有关知识。

4. 患者有无发生严重并发症或发生并发症能否被及时发现并处理。

二、代谢性碱中毒患者的护理

代谢性碱中毒（metabolic alkalosis）是由各种原因引起机体内的 H^+ 丢失或 HCO_3^- 增多而致血中[HCO_3^-]原发性增高。

【护理评估】

（一）健康史

1. 酸性物质丢失过多　如长期胃肠减压、瘢痕性幽门梗阻、严重呕吐等，导致酸性胃液大量丢失，体内 HCO_3^- 增多，造成代谢性碱中毒；同时因 Cl^- 大量丢失，根据电中和原理可造成低氯性碱中毒；随胃液大量丢失的 K^+ 则可造成低钾性碱中毒。

2. 碱性物质摄入过多　常因补碱过量，如长期服用碱性药物或静脉补碱过量所致；大量输注库存血，抗凝剂入血后转化成的 HCO_3^- 也可导致碱中毒。

3. 转移性因素　低钾血症时大量的 K^+ 由细胞内向细胞外转移，每 3 个 K^+ 从细胞内释出，就有 1 个 H^+ 和 2 个 Na^+ 进入细胞内，以致碱中毒。

4. 利尿药的作用　呋塞米和依他尼酸等药物可抑制肾脏近曲小管对 Na^+、Cl^- 的重吸收，导致低氯性碱中毒的发生。

（二）身体状况

1. 呼吸系统代偿表现　呼吸浅慢以减少 CO_2 的排出，从而引起 H_2CO_3 浓度继发性升高。

2. 中枢神经系统功能障碍表现　碱中毒时血红蛋白氧离曲线左移，氧与血红蛋白的结合不易分离可致组织缺氧，脑细胞因缺氧代谢障碍可致头昏、嗜睡、精神错乱，严重时可致昏迷。

3. 电解质紊乱表现　碱中毒可继发低钾血症，患者可有低钾血症的表现；碱中毒时血清中离子化钙（Ca^{2+}）减少，可致低钙血症，患者可表现为手足麻木、抽搐、腱反射亢进等。

(三) 辅助检查

血气分析：血液 pH＞7.35，SB 升高，CO_2CP 升高，BE 升高；电解质：血钾可下降；尿常规：尿液呈碱性，但低钾性碱中毒时尿液呈酸性。

(四) 心理、社会状况

由于患者情绪波动比较大，容易激动、烦躁不安，可发生沟通障碍，也可由于病情的变化，患者产生紧张、焦虑。了解患者及其亲属的心理状况，对疾病治疗方式和效果有无充分了解，有何种心理反应。了解患者家属经济承受能力。

【护理问题】

1. 低效性呼吸型态　与呼吸效力减低有关。
2. 意识障碍　与碱中毒时脑细胞代谢活动障碍致精神神经异常有关。
3. 体液不足　与呕吐、胃肠减压有关。
4. 潜在并发症：低钾血症。

【护理目标】

1. 患者能维持有效的呼吸型态。
2. 患者意识障碍的程度减轻或恢复正常。
3. 患者体液恢复平衡，无酸碱失衡的症状和体征。
4. 患者未发生严重并发症或并发症能被及时发现并处理。

【护理措施】

(一) 病情观察

注意观察病情的动态变化，密切观察患者的意识、生命体征及原发疾病的变化，监测血清电解质、血气分析等化验结果。应用稀盐酸溶液时必须经中心静脉导管缓慢滴入，切忌将该溶液经周围静脉输入，因药液一旦外渗将会导致局部软组织坏死的严重后果。

(二) 治疗护理

1. 配合医疗方案，积极治疗原发病　控制呕吐，减少胃肠液的丧失，减少碱性物质的摄取，纠正细胞外液不足等诱发代谢性碱中毒的原因，呕吐时及时清理呕吐物，避免误吸引起窒息。

2. 纠正代谢性碱中毒

(1) 对于丧失胃液所致的轻度代谢性碱中毒患者，可给予输注等渗盐水和氯化钾溶液，既恢复了细胞外液量，又补充了 Cl^- 和 K^+，从而有利于纠正低氯低钾性碱中毒。

(2) 对于重度代谢性碱中毒患者，为迅速中和细胞外液中过多的 HCO_3^-，可应用稀释的盐酸精氨酸溶液，但应注意纠正碱中毒不宜过于迅速，一般也不要求完全纠正。关键是及时积极解除病因（如完全性幽门梗阻），碱中毒就很容易纠正。

（三）心理护理

应加强对患者和家属的心理支持和疏导，最大程度地减轻其思想顾虑，减少患者的不适感，以加强患者对治疗和护理的信心。

（四）健康指导

1. 向患者和家属讲解代谢性碱中毒和有关原发病的知识。
2. 介绍代谢性碱中毒对人体的危害及预防知识。
3. 定期监测患者治疗期间的血电解质浓度和血气分析结果。
4. 向患者及家属交代安全及相关陪护知识，讲解出院后健康恢复的有关知识。

【护理评价】

1. 患者能否维持有效的呼吸型态。
2. 患者意识障碍的程度是否减轻或恢复正常。
3. 患者体液是否恢复平衡，有无酸碱失衡的症状和体征。
4. 患者有无严重并发症发生或并发症能否被及时发现并处理。

三、呼吸性酸中毒患者的护理

呼吸性酸中毒（respiratory acidosis）是指由于肺泡通气及换气功能减弱，不能充分排出体内生成的 CO_2，使体内 CO_2 蓄积，导致血中 $PaCO_2$ 增高而引起的高碳酸血症。

【护理评估】

（一）健康史

1. 呼吸中枢抑制　如颅脑外伤、麻醉过深、镇静剂过量等。
2. 呼吸道梗阻　如上呼吸道分泌物或异物阻塞、窒息、支气管痉挛、喉痉挛等。
3. 胸部疾患　如肺水肿、血气胸、肺不张、肺炎、重度肺气肿等。
4. 呼吸肌麻痹　如高位截瘫致呼吸功能障碍。

（二）身体状况

患者可有胸闷、气短、呼吸困难、烦躁不安等，因换气不足致缺氧，可有头痛及发绀。随酸中毒的加重可有血压下降、谵妄，甚至昏迷等。脑缺氧可致脑水肿、脑疝，甚至呼吸骤停而危及患者生命。

（三）辅助检查

血气分析：pH<7.35，$PaCO_2$ 升高。

（四）心理、社会状况

由于疾病影响所造成的呼吸困难、胸闷、头痛等，易引起患者的焦虑与不安。护士应及时评估患者及家属对疾病的认知程度、心理反应、承受力以及家庭经济状况等，以便采取针对性的护理措施。

【护理问题】

1. 低效性呼吸型态　与呼吸道梗阻、大量 CO_2 潴留体内等因素有关。

2. 急性意识障碍　与缺氧及酸中毒有关。

3. 舒适的改变：疼痛　与颅内血管扩张导致头痛有关。

4. 潜在并发症：心律失常、低血压。

【护理目标】

1. 患者呼吸道恢复通畅，恢复正常的气体交换型态。

2. 患者意识状态恢复正常。

3. 患者的头痛得到解除。

4. 患者未发生严重并发症或并发症能被及时发现并处理。

【护理措施】

（一）一般护理

患者病情允许，可取半坐卧位，以增加横膈活动幅度，有利于呼吸。

（二）病情观察

密切观察患者病情变化，尤其注意加强呼吸功能监测，监测患者的呼吸频率、节律、深度及呼吸困难的程度，注意复查血气分析，以便及早发现病情变化并及时处理。

（三）对症护理

对意识障碍者，注意观察意识的改变，采取有效的保护措施，避免发生意外损伤。

（四）治疗护理

1. 积极配合治疗，消除病因。

2. 改善患者通气功能：① 鼓励患者深呼吸、有效咳嗽排痰，改善换气；② 遵医嘱应用抗生素，防治感染；③ 患者痰液黏稠不易咳出者，给予超声雾化吸入，以稀释痰液利于痰液排出，必要时给予吸痰；④ 上述方法不能改善患者呼吸功能时，可给予气管插管或气管切开术，并使用呼吸机进行机械通气支持治疗，注意护理配合，做好呼吸机治疗患者的呼吸道管理，预防呼吸机相关性肺炎的发生。

3. 酸中毒较重者遵医嘱给予补液、补碱。

（五）心理护理

主动与患者沟通，耐心倾听患者的诉说，以增强其对疾病恢复的信心。

（六）健康指导

1. 向患者和家属宣传与呼吸性酸中毒有关的因素和原发疾病的知识。

2. 定期监测患者治疗期间的血电解质浓度和血气分析结果。

3. 与患者及其家属交流出院后健康恢复的有关知识。

【护理评价】

1. 患者呼吸道是否恢复通畅，是否恢复正常的气体交换型态。

2. 患者意识状态是否恢复正常。

3. 患者的头痛有无得到解除。

4. 患者有无严重并发症发生或并发症能否被及时发现并处理。

四、呼吸性碱中毒患者的护理

呼吸性碱中毒(respiratory alkalosis)是由于肺泡通气过度、体内 CO_2 排出过多，致使血 $PaCO_2$ 降低而引起的低碳酸血症。

【护理评估】

(一) 健康史

凡引起机体过度通气的因素均可导致呼吸性碱中毒。注意评估有无致病因素如癔症、焦虑、疼痛、发热、创伤、中枢神经系统疾病、麻醉或呼吸机辅助通气等引起的过度通气。

(二) 身体状况

1. 神经-肌肉兴奋性增加的表现　患者可有手足和口周麻木或针刺感，肌肉震颤及手足抽搐。

2. 中枢神经系统表现　患者可有眩晕、表情淡漠及意识障碍等表现。

3. 呼吸系统表现　患者呼吸初期深快，随后转为浅慢或呼吸不规则。

(三) 辅助检查

血气分析：$pH>7.35$，$PaCO_2$ 降低。

(四) 心理、社会状况

患者常有不同程度的紧张、焦虑和恐惧，加强与患者沟通，使患者产生安全感、信任感，同时主动与家属交流，评估患者和家属对疾病治疗方式和效果有无充分了解，心理支持是否有力，以取得其理解、支持和配合。

【护理问题】

1. 焦虑　与感觉异常、肌肉震颤有关。
2. 低效性呼吸型态　与呼吸深快、过度换气有关。
3. 有受伤的危险　与中枢神经系统受抑制及神经-肌肉应激性增强有关。
4. 舒适状态的改变　与反射亢进、手足抽搐有关。

【护理目标】

1. 患者的心理压力得以缓解，情绪稳定。
2. 患者能维持有效的呼吸型态。
3. 患者未发生意外损伤。
4. 患者的舒适状态得到改善。

【护理措施】

(一) 病情观察

密切观察患者病情变化，尤其注意加强呼吸功能监测，监测患者的呼吸频率、节律、深度及呼吸困难的程度，注意复查血气分析，以便及早发现病情变化并及时处理。

(二) 对症护理

对手足抽搐者可给予10%葡萄糖酸钙缓慢静脉注射；同时注意密切观察患者意识状态的改变并加以保护，防止意外损伤的发生。

(三) 治疗护理

1. 遵医嘱积极配合治疗，消除病因。

2. 纠正呼吸性碱中毒。指导患者练习屏气，必要时用纸袋罩住口鼻以增加呼吸道死腔，减少 CO_2 的呼出，从而提高血 $PaCO_2$。

3. 如为呼吸机使用不当造成的通气过度，应调整呼吸机的参数，通过减少呼吸频率和降低潮气量来予以纠正。

(四) 心理护理

主动与患者沟通，耐心倾听患者的诉说，以增强其对疾病恢复的信心。

(五) 健康指导

1. 高度警惕易导致呼吸性碱中毒的因素，重视原发疾病的治疗。

2. 向患者和家属宣传有关呼吸性碱中毒的防治及护理方面的知识。

3. 与患者及其家属交流出院后健康恢复的有关知识。

【护理评价】

1. 患者的心理压力是否缓解，情绪是否稳定。

2. 患者能否维持有效的呼吸型态。

3. 患者有无发生意外损伤。

4. 患者的舒适状态是否得到改善。

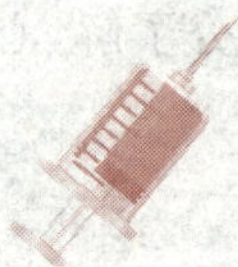

【思考题】

1. 试述体液酸碱平衡的调节机制。

2. 简述代谢性酸中毒的特点、临床表现及治疗原则。

(尤雪剑)

第三章　外科休克患者的护理

第一节　概　　述

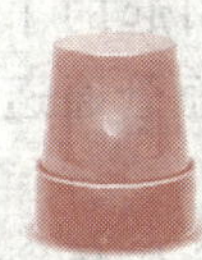

学习内容

1. 休克的概念、病因及分类。
2. 休克的病理生理与临床表现。
3. 休克的治疗原则。

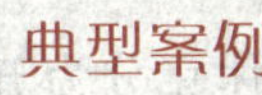

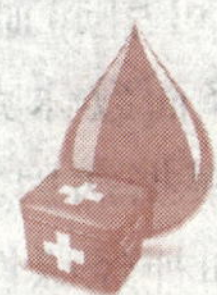

典型案例

患者，男，43岁。因车祸伤致腹痛3 h入院。患者3 h前被汽车撞伤右胸腹部，右上腹部持续性疼痛，并向右肩背部放射。此后感觉疼痛范围逐渐扩大，波及全腹，以右侧为重。1 h来渐觉口渴、头晕、心悸。查体：T 37.5℃，P 120次/min，R 24次/min，BP 85/50 mmHg；痛苦表情，轻度烦躁；右下胸压痛，未及骨擦感；腹稍膨隆，全腹压痛、反跳痛、肌紧张，以右上腹明显，腹部叩诊呈鼓音，移动性浊音(+)，肠鸣音减弱；双下肢未见明显水肿。辅助检查：血常规示Hb 90 g/L、WBC 12×10^{9}/L；B超示肝右叶膈面有液性暗区，肠间隙增宽，胆、脾、胰、肾未见异常；立位腹X线平片示膈下未见游离气体影。入院诊断为肝破裂。

问题导向：

1. 该患者目前主要发生了什么情况？其发生的病理生理基础是什么？
2. 针对该患者目前的情况，应怎样进行救护处理？

休克(shock)是机体有效循环血容量减少、组织灌注量不足、细胞代谢紊乱和功能受损的病理生理过程，它是一个由多种病因引起的综合征。休克的本质是氧供给不足和需求的增加，特征是炎症介质的产生，因此恢复对组织细胞的氧供、促进其有效的利用，重新建立氧的供需平衡和保持正常的细胞功能是治疗休克的关键环节。由于休克起病急，进展快，并发症严重，护理人员要时刻关注患者的病情变化，积极配合医生进行抢救。

【病因及分类】

1. 失血与失液　外伤出血、肝脾破裂、上消化道出血等直接引起循环血容量锐减、组织灌注不足；剧烈呕吐、严重腹泻、肠梗阻、大量出汗等液体显著丧失，机体严重脱水致使有效循环血容量减少。

2. 烧伤与创伤　大面积烧伤可引起烧伤性休克，早期与剧烈疼痛和大量血浆丢失有关，晚期往往是因为继发感染。严重创伤，由于疼痛和失血常可导致休克，战伤时尤为多见。

3. 感染　严重感染特别是革兰阴性菌感染，由于细菌及其毒素的作用，可引起感染性休克。如急性化脓性腹膜炎、绞窄性肠梗阻、重症胆道感染等。

4. 过敏　某些药物（如青霉素、链霉素）或生物制品（如破伤风抗毒素）引起的Ⅰ型变态反应，由于组胺和缓激肽类物质大量释放，造成血管床容积扩张、毛细血管通透性增加，引起急性循环功能障碍。

5. 急性心力衰竭　大面积急性心肌梗死、急性心肌炎、严重心律失常及心脏压塞等，因心排血量明显减少，有效循环血容量和组织灌流量急剧下降引发休克。

6. 强烈神经刺激　剧烈疼痛、脑脊髓损伤及麻醉意外可引起血管紧张度突然丧失，反射性周围血管扩张，使有效血容量相对减少、血压下降而致休克。

休克的分类方法很多，目前尚无一致意见。临床上常根据病因将休克分为五类，即低血容量性休克、感染性休克、心源性休克、过敏性休克和神经源性休克。外科休克中以低血容量性休克和感染性休克最为常见，由于创伤和失血引起的休克均划入低血容量性休克。

【病理生理】

各类休克共同的病理生理基础是有效循环血容量锐减、组织灌注不足，以及炎症介质的产生。

（一）微循环的变化

1. 微循环收缩期　休克早期，由于有效循环血容量锐减，引起循环血容量降低、动脉血压下降。此时机体通过一系列代偿机制调节和纠正所发生的病理变化：刺激主动脉弓和颈动脉窦压力感受器引起血管舒缩中枢加压反射，交感-肾上腺轴兴奋导致大量儿茶酚胺释放及肾素-血管紧张素分泌增加等，引起心搏加快、心排血量增加以维持循环相对稳定；选择性地收缩外周（皮肤、骨骼肌）和内脏（如肝、脾、胃肠）的小血管，使循环血容量重新分布，保证心、脑等重要器官的有效灌注。由于内脏小动、静脉血管平滑肌及毛细血管前括约肌受儿茶酚胺等激素的影响发生强烈收缩，动静脉间短路开放，结果外周血管阻力和回心血量均有所增加；毛细血管前括约肌收缩和后括约肌相对开放有助于组织液重吸收和血容量得到部分补偿。故此期为休克代偿期。但微循环内因前括约肌收缩而致“只出不进”，血量减少，组织仍处于低灌注、缺氧状态。若能在此时去除病因积极处理，则休克常较易得到纠正。

2. 微循环扩张期　若休克进一步进展，微循环将因动静脉短路和直捷通路的大量开放，加重原有的组织灌注不足，使细胞因严重缺氧处于无氧代谢状态，并出现能量不足、乳酸类产物蓄积和舒血管物质如组胺、缓激肽等释放。这些物质可直接引起毛细血管前括约肌舒张，而毛细血管后括约肌因对其敏感性低仍处于收缩状态，导致大量血液滞留在毛细血管内。结果微循环内“只进不出”，毛细血管网内静水压升高、通透性增强致血浆外渗、血液浓缩和血液黏稠度增加，又进一步降低了回心血量，导致心排血量继续下降，心、脑等重要器官灌注不足，休克加重而进入抑制期。此时微循环的特点是广泛扩张，临床上患者表现为血压进行性下降、意识模糊、发绀及酸中毒。

3. 微循环衰竭期　此时病情继续发展，休克进入不可逆期。由于微循环内血液浓缩、血液黏度增加，血液在酸性环境中处于高凝状态，红细胞和血小板容易发生凝集并在血管内形成微血栓，甚至引起弥散性血管内凝血（disseminated intravascular coagulation，DIC）。此时，由于组织缺少血液灌注，细胞处于严重缺氧和缺乏能量的状态，细胞内的溶酶体膜破裂，多种酸性水解酶溢出，引起细胞自溶并损害周围其他细胞，最终引起大片组织、整个器官乃至多个器官功能受损。

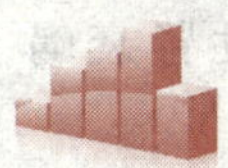

护理专业教学资源库/课程中心/疾病学基础/教学内容/学习单元10/教学图片/休克图片

（二）代谢改变

1. 无氧代谢引起代谢性酸中毒　当氧释放不能满足细胞对氧的需求时，细胞发生无氧糖酵解。在缺氧状态下，丙酮会在胞质内转变成乳酸，随着细胞供氧的减少，乳酸的生成增多。当发展至重度酸中毒（pH<7.2）时，心血管对儿茶酚胺的反应性降低，表现为心搏缓慢、血管扩张和心排血量下降，还可使氧合血红蛋白解离曲线右移。

2. 能量代谢障碍　创伤和感染使机体处于应激状态，交感神经-肾上腺髓质系统和下丘脑-垂体-肾上腺皮质轴兴奋，使机体儿茶酚胺和肾上腺皮质激素明显升高，抑制蛋白的合成并促进其分解，以便为机体提供能量和合成急性期蛋白的原料。此外，上述激素水平的变化还可促进糖异生、抑制糖降解，引起血糖水平升高。在应激状态下，蛋白质作为底物被消耗，当具有特殊功能的酶类蛋白质被消耗后，则无法完成复杂的生理过程，进而导致多器官功能障碍综合征（multiple organ dysfunction syndrome，MODS）。应激时脂肪分解代谢明显增强，成为危重患者机体获取能量的主要来源。

（三）炎症介质释放和细胞损伤

严重创伤、感染、休克可刺激机体释放过量炎症介质，形成“瀑布样”连锁放大反应。炎症介质包括白介素、肿瘤坏死因子、集落刺激因子、干扰素、血管扩张剂氧化亚氮（NO）等。活性氧代谢产物可引起脂质过氧化和细胞膜破裂。

代谢性酸中毒和能量不足还会影响细胞各种膜的屏障功能。细胞膜受损后除通透性增加外，还出现细胞膜上离子泵（如 Na^+-K^+ 泵、钙泵）的功能障碍。表现为细胞内外离子及体液分布异常，导致血钠降低、血钾升高，细胞外液随钠离子进入细胞内，引起细胞外液减少和细胞肿胀、死亡，而大量钙离子进入细胞内从多方面破坏线粒体。溶酶体膜破裂后除释放出许多引起细胞自溶和组织损伤的水解酶外，还可产生心肌抑制因子(MDF)、缓激肽等毒性因子。线粒体膜发生损伤后，引起膜脂降解产生血栓素、白三烯等毒性产物，呈现线粒体肿胀、线粒体嵴消失，细胞氧化磷酸化障碍而影响能量生成。

(四) 内脏器官的继发性损害

1. 肺　休克时低灌注和缺氧可损伤肺毛细血管内皮细胞和肺泡上皮细胞，一方面引起血管壁通透性增加和肺间质水肿，另一方面致使肺泡表面活性物质生成减少，肺泡萎缩致肺不张。此外，休克时通气/血流比例失调，这些都可导致严重的低氧血症，甚至出现急性呼吸窘迫综合征(acute respiratory distress syndrome，ARDS)，也称为休克肺。ARDS 多发生于休克期内或病情稳定后 48～72 h 内。

2. 肾　休克时，由于儿茶酚胺、血管升压素、醛固酮分泌增加，使肾血管收缩，肾血流量减少，肾小球滤过率下降，尿量减少。此时，肾内血流重新分布，主要转向髓质，不但导致滤过尿量减少，还可导致皮质区的肾小管缺血坏死，可发生急性肾衰竭(acute renal failure，ARF)。

3. 心　冠状动脉血流减少，导致缺血和酸中毒，引起心肌损伤，当心肌微循环内血栓形成，可引起心肌的局灶性坏死。由于心肌含有丰富的黄嘌呤氧化酶，易遭受缺血-再灌注损伤，而电解质异常将影响心肌的收缩功能。

4. 脑　休克早期，儿茶酚胺释放增加对脑血管的作用甚小，故对脑血流的影响不大。但随着动脉血压持续进行性下降，脑灌注压和血流量下降将导致脑缺氧。缺血、CO_2 潴留和酸中毒会引起脑细胞肿胀、血管通透性增高而导致脑水肿和颅内压增高。

5. 胃肠道　因肠系膜血管的血管紧张素Ⅱ受体的密度比其他部位高，故对血管加压物质的敏感性高，休克时肠系膜上动脉血流量可减少 70%。肠黏膜因灌注不足而遭受缺氧性损伤。另外，肠黏膜细胞也富含黄嘌呤氧化酶系统，易产生缺血-再灌注损伤，可引起胃应激性溃疡和肠源性感染。因正常黏膜上皮细胞屏障功能受损，导致肠道内的细菌或其毒素经淋巴或门静脉途径侵害机体，称为细菌移位和内毒素移位，形成肠源性感染，这是导致休克继续发展和形成多器官功能障碍综合征(MODS)的重要原因。

6. 肝　休克时肝缺血、缺氧以及血流淤滞而导致肝的合成与代谢功能受损。另外，胃肠道的有害物质可激活肝 Kupffer 细胞，从而释放炎症介质。组织学方面可见肝小叶中央出血、肝细胞坏死等。生化检测有转氨酶、血氨升高等异常。此时，受损肝的解毒和代谢能力均下降，可引起内毒素血症，并加重已有的代谢紊乱和酸中毒。

【临床表现】

根据休克的发病过程，临床上常将休克分为代偿期和抑制期，或称休克早期与休克期。

1. 休克代偿期　此期由于机体的代偿，患者的中枢神经系统兴奋性增加，交感-肾上腺轴兴奋。患者表现为神志清醒、精神紧张、兴奋或烦躁不安、皮肤苍白、四肢厥冷、心率加快、呼吸急促、脉压减小、尿量减少等。此时，如处理及时、得当，休克可很快得到纠正。否则，病情将继续发展而进入抑制期。

2. 休克抑制期　患者表现出神志淡漠、反应迟钝，甚至出现意识模糊或昏迷；出冷汗、口唇及肢端发绀；脉搏细速、血压进行性下降。严重时，患者全身皮肤、黏膜明显发绀，四肢厥冷，脉搏摸不清、血压测不出，少尿甚至无尿。若皮肤、黏膜出现淤斑或消化道出血，提示病情已发展至弥散性血管内凝血(DIC)阶段。若出现进行性呼吸困难、脉速、烦躁、发绀，采用一般吸氧不能改善呼吸状态，则应考虑并发急性呼吸窘迫综合征(ARDS)。

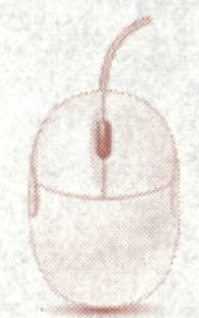

护理专业教学资源库/资源中心/资源类型/虚拟互动/休克互动

休克程度及其临床表现见表3-1-1。

【治疗原则】

无论哪种休克，都有循环血容量不足、微循环障碍和不同程度的体液代谢紊乱，因此休克的治疗原则是尽早去除病因，尽快恢复有效循环血容量，纠正微循环障碍，改善细胞缺氧，恢复人体正常代谢，维护重要器官功能。

(一) 一般紧急措施

1. 迅速止血　对于创伤所致大出血的患者，应立即采取有效措施控制出血，如对伤口进行加压包扎、扎止血带等，必要时可使用抗休克裤。

2. 保持呼吸道通畅　早期用鼻导管或面罩间歇给氧，增加动脉血氧含量，减轻组织缺氧状态。呼吸困难者，可行气管插管或气管切开术。

3. 体位　采取中凹位(头和躯干抬高20°～30°，下肢抬高15°～20°)，以增加回心血量。

4. 其他　注意保暖，避免过多搬动患者。对于骨折患者应做临时固定。及早建立静脉通路，并用药维持血压。

(二) 补充血容量(扩容)

扩容是抗休克最基本的措施，是纠正组织低灌注和缺氧的关键。应迅速建立静脉通道，根据监测指标估算补液量，予以快速输液并判断补液效果。一般首先采用晶体液和人工胶体液复苏，必要时成分输血。近年来，临床上有用高张盐溶液(3%～7.5%氯化钠)或高张高渗液(7.5%氯化钠、12%右旋糖酐)进行休克复苏治疗，取得较好效果，但高渗液体用量不宜过多(不超过400 ml)，避免血液高渗及电解质紊乱。

表 3-1-1 休克的程度及其临床表现

分期	程度	神志	口渴	皮肤黏膜		脉搏	血压	体表血管	尿量	*估计失血量
				色泽	温度					
休克早期	轻度	神志清楚，伴有痛苦表情，精神紧张	口渴	开始苍白	正常或发凉	100 次/min 以下，尚有力	收缩压正常或稍升高，舒张压增高，脉压缩小	正常	正常	20%以下（800 ml 以下）
休克期	中度	神志尚清楚，表情淡漠	很口渴	苍白	发冷	100～120/次 min	收缩压为 70～90 mmHg 脉压小	表浅静脉塌陷，毛细血管充盈迟缓	尿少	20%～40%（800～1 600 ml）
	重度	意识模糊，甚至昏迷	非常口渴但可能无主诉	显著苍白，肢端青紫	厥冷（肢端更明显）	速而细弱，或摸不清	收缩压在 70 mmHg 以下或测不到	表浅静脉塌陷，毛细血管充盈非常迟缓	尿少或无尿	40%以上（1 600 ml 以上）

* 成人的低血容量性休克，估计失血量占全身血容量的百分比

（三）积极处理原发疾病

外科疾病引起的休克多需要手术处理原发病变，如内脏大出血的控制、创伤的清创缝合、坏死肠袢的切除、消化道穿孔的修补及梗阻性化脓性胆管炎的切开引流等。一般应在尽快恢复有效循环血容量后，及时实施手术以有效控制休克。紧急时需在积极抗休克的同时进行手术，以免延误抢救时机。

（四）纠正酸碱平衡失调

休克时机体代谢紊乱，可出现酸碱平衡失调，常见的是代谢性酸中毒，此外，休克早期由于过度通气还可发生呼吸性碱中毒。一般经积极扩容治疗，组织灌注改善后，酸中毒多可消失。目前对休克患者酸碱失衡的处理，多主张“宁酸勿碱”，早期不宜立即应用缓冲剂，当重度休克、pH＜7.20 时应静脉滴注碳酸氢钠 0.5～1.0 mmol/kg，并根据血气分析结果调整药量。

（五）血管活性药物的应用

随着对休克发病机制和病理生理变化的深入研究，对血管活性药物的应用和疗效也不断进行重新评价。在充分容量复苏的前提下配合应用血管活性药物，可迅速改善循环和升高血压，尤其是感染性休克的患者，提高血压是应用血管活性药物的首要目标。理想的血管活性药物应能迅速提高血压，改善心脏和脑血流灌注，同时改善肾和肠道等内脏器官的血流灌注。应根据具体病情灵活选用血管收缩药、血管扩张药及强心药。

（六）治疗 DIC、改善微循环

当休克发展至 DIC 阶段，需用肝素抗凝治疗，一般 1.0 mg/kg，每 6 h 一次。DIC 晚期，纤维蛋白溶解系统亢进，可用抗纤溶药物如氨甲苯酸、氨基己酸等，以及抗血小板黏附和聚集的阿司匹林、双嘧达莫及小分子右旋糖酐等。

（七）皮质类固醇和其他药物的应用

皮质类固醇可用于感染性休克及其他较严重的休克患者，一般主张短期、大剂量应用，采取静脉滴注方式、一次滴完。其主要作用是：① 阻断 α-受体兴奋作用，使血管扩张，降低外周血管阻力，改善微循环；② 保护细胞内溶酶体，防止溶酶体破裂；③ 增强心肌收缩力，增加心排血量；④ 增进线粒体功能和防止白细胞凝集；⑤ 促进糖异生，使乳酸转化为葡萄糖，减轻酸中毒。

应用于抗休克的其他类药物还包括钙通道阻断剂（如维拉帕米、硝苯地平），吗啡类拮抗剂（如纳洛酮），氧自由基清除剂（如超氧化物歧化酶）等。

第二节　外科休克患者的护理

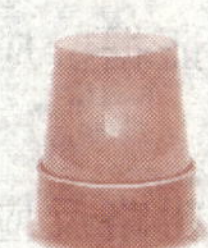

学习内容

1. 休克患者的护理评估。
2. 休克患者的护理问题及护理目标。
3. 休克患者的护理措施。

典型案例

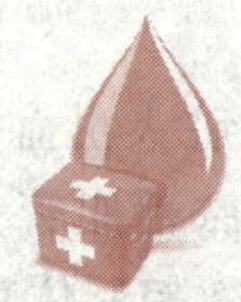

患者，男性，62岁。因车祸外伤后右大腿疼痛、不能站立2 h入院。患者2 h前步行回家途中被汽车撞倒，伤后右大腿疼痛、畸形、创口出血，不能站立行走，渐出现意识间断性朦胧，急来医院就诊。查体：T 37.9℃，P 120次/min，R 28次/min，BP 80/50 mmHg。意识尚清。右大腿中段畸形，向外侧成角，反常活动，大腿外侧可见长约12 cm不规则创口，可见骨折断端及多个骨碎块，创口出血较多，创口周围无污物，右足背动脉搏动弱。胸腹部及其他部位体检未见明显异常。初步诊断：右股骨干开放性骨折，失血性休克。

问题导向：

1. 患者目前主要的护理问题是什么？
2. 应该对该患者采取哪些护理措施？

【护理评估】

（一）健康史

了解患者是否存在引起休克的各种原因，如有无大量失血、失液、严重烧伤、损伤或感染等。

（二）身体状况

评估患者的意识状态、皮肤黏膜色泽与温度、生命体征、周围循环状况及尿量，密切监测休克病情的严重程度及发展变化。

1. 意识和表情　意识状态可反映脑组织灌流和全身循环情况。休克早期患者可出现轻度兴奋，烦躁不安或焦虑、紧张；加重时出现表情淡漠、意识模糊、反应迟钝，甚至昏迷。

2. 皮肤黏膜色泽及温度　皮肤黏膜色泽、温度常反映体表灌流情况。应特别注意患者面颊、口唇、甲床和耳垂等部位的色泽、温度和湿度。若皮肤黏膜从苍白转为青紫、湿冷，提示病情加重；从青紫发展至皮下淤点、淤斑，常表明已有DIC可能。反之，如发绀减轻、色泽红润，肢体皮肤干燥、温暖，说明休克好转。

3. 脉搏　休克时脉搏加快常出现在血压下降之前，故常作为早期判断休克的重要体征之一。随着病情的发展，脉搏细速或出现脉律不齐，甚至摸不到。

4. 血压与脉压　血压监测是休克病情监测最重要、最基本的内容，观察时尚需注意脉压的变化。休克早期，由于循环系统的代偿反应，血压常正常或接近正常，但可有脉压的缩小。通常认为收缩压＜90 mmHg、脉压＜20 mmHg是休克存在的证据。应定期测量血压并进行比较，必要时还可进行有创血压监测。

临床观察中，还经常用到休克指数，即脉率与收缩压（mmHg）的比值，可粗略反应有无休克及其程度。当该指数为0.5时，说明无休克；若超过1.0～1.5，提示存在休克;在 2.0 以上,常为严重休克。

5. 呼吸　注意呼吸频率、节律及幅度。休克早期,呼吸常较快,并可有代偿性过度通气情况。休克加重时呼吸急促、表浅、不规则。若呼吸增至 30 次/min 以上或 8 次/min 以下,呼吸费力,进行性呼吸困难,严重发绀等,均为病情危重的信号。

6. 体温　休克患者大多体温偏低,但感染性休克患者可有高热,若体温突升至 40℃以上或骤降至 36℃以下,则预示病情危重。

7. 尿量及尿比重　尿量不仅可反映肾的血液灌注情况,同时也是反映组织灌注最佳的有定量意义的指标,而尿比重对于鉴别少尿是由于血容量过低还是肾器质性病变所致很有价值。尿量<25 ml/h,尿比重高,说明血容量不足;血压正常,但尿量仍少(<17 ml/h),尿比重降低(<1.016),提示可能发生急性肾衰竭;尿量稳定在 30 ml/h 以上时,说明休克已纠正。

(三) 心理、社会状况

由于休克起病急,病情进展快,在抢救中使用的监测治疗仪器较多,易使患者和家属有病情危重及面临死亡的感受,出现不同程度的紧张、焦虑或恐惧。护理过程中,注意评估患者及家属对疾病的情绪反应、心理承受能力及对治疗和预后的了解程度。

(四) 辅助检查

1. 周围血检查　红细胞计数、血红蛋白值降低可提示失血情况。血细胞比容增高反映血液浓缩。白细胞计数和中性粒细胞比例升高常提示感染存在。

2. 动脉血气分析　有助于了解有无酸碱平衡失调。休克时,因肺过度换气,可致 $PaCO_2$ 低于正常;若换气不足,$PaCO_2$ 明显升高。$PaCO_2$ 高于 60 mmHg,吸入纯氧后仍无改善,应考虑 ARDS 的发生。

3. 动脉血乳酸盐测定　反映细胞缺氧程度,正常值为 1.0～1.5 mmol/L。休克时间越长,血流灌注障碍越严重,动脉血乳酸盐浓度也愈高,提示病情严重,预后不良。

4. 血浆电解质测定　测定血钠、钾、氯等电解质变化可了解体液代谢或酸碱平衡失调的情况。

5. DIC 的监测　疑有 DIC 时,应测血小板计数、出凝血时间、纤维蛋白原含量、凝血酶原时间及其他凝血因子。当血小板低于 $80×10^9$/L,纤维蛋白原少于 1.5 g/L,凝血酶原时间较正常延长 3 s 以上时,应考虑有 DIC。

6. 中心静脉压(central venous pressure,CVP)　代表右心房或者胸腔段腔静脉内的压力,其变化可反映血容量和右心功能。CVP 正常值为 5～12 cmH_2O。低于 5 cmH_2O 表示血容量不足;高于 15 cmH_2O 表示心功能不全;高于 20 cmH_2O 则提示充血性心力衰竭。

7. 肺毛细血管楔压(pulmonary capillary wedge pressure,PCWP)　反映肺静脉、左心房和左心室的功能状态。应用 Swan－Ganz 漂浮导管测量。PCWP 正常值为 8～12 mmHg。当 PCWP>18 mmHg 时常提示肺淤血;PCWP≥30 mmHg 时提示急性左心功能不全;PCWP 降低提示血容量不足、心脏前负荷降低。

8. 心排血量(cardiac output,CO)和心脏指数(cardiac index,CI)　CO 是心率和

每搏排血量的乘积，可通过 Swan－Ganz 漂浮导管应用热稀释法测得，成人 CO 的正常值为 4～6 L/min。休克时，CO 多见降低，但有些感染性休克时可增高。单位体表面积的心排血量称为 CI，正常值为 2.5～3.5 L/(min·m^2)。

【护理问题】

1. 体液不足　与大量失血、失液有关。

2. 心排血量减少　与体液不足、回心血量减少或心功能不全有关。

3. 组织灌注量改变　与大量失血、失液引起循环血容量不足所致的心、肺、脑、肾及外周组织血流减少有关。

4. 气体交换受损　与心排血量减少、组织缺氧、呼吸型态改变有关。

5. 有感染的危险　与免疫力降低有关。

6. 有受伤的危险　与烦躁不安、神志不清、疲乏无力等有关。

7. 焦虑/恐惧　与病情严重，担心疾病预后有关。

【护理目标】

1. 患者体液维持平衡，生命体征平稳。

2. 患者心排血量增加。

3. 患者的组织灌注量得到改善。

4. 患者呼吸道通畅，气体交换正常。

5. 患者免疫力增强，感染得以预防或无感染表现。

6. 患者未发生意外损伤。

7. 患者焦虑/恐惧状态消除，情绪稳定。

【护理措施】

（一）一般护理

1. 体位　将患者头和躯干抬高 20°～30°，下肢抬高 15°～20°，可增加回心血量及改善脑血流。严重休克时宜取平卧位，以利脑部血液供应。

2. 保持呼吸道通畅　观察患者呼吸型态，了解缺氧程度。及时清除气道分泌物，病情许可时，鼓励患者做深呼吸及有效咳嗽。协助患者做双上肢运动，促进肺的扩张，改善缺氧状况。昏迷患者，头应偏向一侧或置入通气管，以免舌后坠或呕吐而引起误吸。

3. 增进舒适和休息　调节适宜的环境温度，以 18～20℃较好，不应过高或过低。保持环境安静，减少不必要的活动，让患者充分休息。

4. 改善营养状况　能进食者可给予高热量、高维生素的流质饮食，不能进食者给予鼻饲或静脉营养支持。

（二）对症护理

1. 保持正常体温

（1）密切观察体温变化。如有异常，及时处理。

（2）适当保暖：休克时体温降低，应予以保暖。可通过盖棉被、毛毯等措施，或提高室温来保暖。切忌应用热水袋、电热毯等进行体表加温，以防烫伤及皮肤血管扩张，使心、肺、脑、肾等重要脏器的血流灌注进一步减少。此外，加热可增加局部组织耗氧量，加重缺氧，不利于休克的纠正。

(3) 高热降温：感染性休克高热时，应予物理降温，可将冰帽或冰袋置于头部、腋下、腹股沟等处降温；必要时采用药物降温。

(4) 库存血复温：低血容量性休克时，若快速输入大量低温保存的库存血，易使患者体温降低。因此，输血前应将库存血复温后再输入。

2. 改善缺氧状况　遵医嘱给予吸氧。必要时配合医生进行气管插管或气管切开，以及使用呼吸机辅助呼吸，加强相应护理。

3. 预防感染　休克时机体免疫力下降，容易继发感染，应注意预防。

4. 预防意外损伤　对于烦躁或神志不清的患者，应加床栏以防坠床；必要时，可将四肢用约束带固定于床旁。

(三) 病情观察

每 15～30 min 测体温、脉搏、呼吸、血压 1 次。观察患者的意识状态、皮肤色泽、肢端温度、瞳孔及尿量等变化。若患者从烦躁转为平静，淡漠、迟钝转为对答自如，唇色红润，肢体转暖，尿量>30 ml/h，提示休克好转。

(四) 治疗护理

1. 补充血容量，恢复有效循环血容量

(1) 建立静脉通路：迅速建立 1～2 条静脉输液通路。如周围血管萎陷或肥胖患者静脉穿刺困难时，应立即行中心静脉插管，可同时监测 CVP。

(2) 合理补液：一般先快速输入晶体液，如生理盐水、平衡盐溶液、葡萄糖溶液，以增加回心血量和心搏出量，再输胶体液，如全血、血浆、白蛋白等，以减少晶体液渗入血管外第三间隙。根据血流动力学监测情况调整输液速度(表 3-2-1)。

表 3-2-1　中心静脉压与补液的关系

CVP	BP	原因	处理原则
低	低	血容量严重不足	加快补液速度
低	正常	血容量不足	适当补液
高	低	心功能不全或血容量相对过多	给强心药，纠酸，舒张血管
高	正常	容量血管过度收缩	舒张血管
正常	低	心功能不全或血容量不足	补液试验*

* 补液试验：取等渗盐水 250 ml，于 5～10 min 内经静脉滴入，若血压升高而 CVP 不变，提示血容量不足；若血压不变而 CVP 升高 0.29～0.49 kPa(3～5 cmH_2O)，则提示心功能不全。

(3) 记录液体出入量：输液时，尤其在抢救过程中，要有专人准确记录输入液体的种类、数量、时间、速度等，并详细记录 24 h 液体的出入量作为后续治疗的依据。

2. 血管活性药物的应用　在充分容量复苏的前提下需应用血管活性药物，以维持脏器灌注压。应用过程中，严密监测血压的变化，及时调整输液速度，预防血压骤降引起不良后果。使用时从低浓度、慢速度开始，每 5～10 min 测 1 次血压，待血压平稳后每 15～30 min 测 1 次，并按药物浓度严格控制滴速。血压平稳后，逐渐降低药物浓度，减慢速度后逐渐撤除，以防突然停药引起不良反应。用药过程中需注意保护血管，加强巡视，严防药液外渗。

3. 强心药物的使用　对于有心功能不全的患者，应遵医嘱给予增强心肌功能的药物。用药过程中，注意观察心率变化及药物的不良反应。

（五）心理护理

护理过程中，护理人员应保持镇静的态度和适度的关心，神志清醒的患者需注意其心理反应，并应给予家属必要的心理支持，使其情绪稳定、积极配合。各项抢救措施忙而不乱，快速有序地进行，及时做好解释，尊重患者及其家属的知情同意权。

（六）健康教育

1. 加强自我保护，避免受伤或意外事故。

2. 掌握常见意外伤害的自救知识。

3. 如出现大量失血、频繁呕吐、剧烈腹泻及严重感染等易致休克病因，应及时到医院就诊。

【护理评价】

1. 患者生命体征是否平稳；血容量是否充足；尿量是否正常。

2. 患者休克是否得到控制；周围循环是否改善；四肢末梢是否温暖。

3. 患者的组织灌注量是否改善；器官功能是否得到改善或恢复正常。

4. 患者是否维持正常的气体交换功能；酸碱平衡失调是否得到纠正；血气分析是否在正常范围。

5. 患者有无感染发生。

6. 患者有无发生意外损伤。

7. 患者情绪是否稳定，有无焦虑/恐惧心理。

【思考题】

1. 休克的概念、临床分期及抗休克的关键措施是什么？

2. 在抗休克过程中，应重点监测哪些内容？

3. 结合教材内容，说说该怎样对休克患者进行护理。

（穆万丹）

第四章　麻醉患者的护理

第一节　概　　述

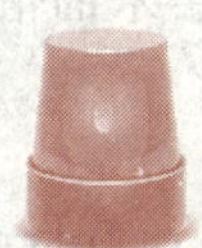

学习内容

1. 麻醉的意义、分类、方法，常用的麻醉药。
2. 麻醉、局部麻醉、椎管内麻醉的定义。
3. 麻醉前的准备要点。

典型案例

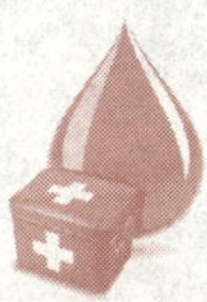

患者，男性，31 岁。因车祸致腹部损伤 1 h 入院。患者于入院前 1 h 饱食后被摩托车撞伤右上腹部，被他人送至急诊科，当时测血压 75/55 mmHg，给予积极对症处理后，病情略有好转，行床旁 B 超示：肝破裂。遂收住肝胆外科，拟急症行剖腹探查术。

问题导向：

1. 为该患者选择何种麻醉方法比较合适？
2. 该患者饱食状态下紧急接受手术，可能会发生什么情况？麻醉前应做好哪些准备工作才能尽可能保障患者麻醉手术过程中的安全？
3. 在麻醉手术期间和麻醉后易发生哪些并发症？如何预防和护理？

麻醉（anesthesia）是应用药物或其他方法，使患者在手术时痛觉暂时消失，为手术创造良好条件的技术。根据麻醉作用部位和所用药物的不同，临床常将麻醉分为三大类，即局部麻醉、椎管内麻醉、全身麻醉。理想的麻醉要求达到安全、无痛、精神安定和适当的肌肉松弛的目的。麻醉对于手术必不可少，但麻醉对机体的生理功能有不同程度的干扰，甚至可能会危及患者生命。因此，护理人员应熟悉临床麻醉的基础知识，做好麻醉前准备、麻醉中配合和麻醉后护理，从而更好地保障患者安全。

【护理评估】

（一）健康史

询问患者年龄、性别、饮食习惯，有无烟酒嗜好；有无麻醉手术史；有无药物过敏史；有无高血压、心脏病、糖尿病及肝肾疾病等病史；近期有无糖皮质激素、抗凝药等用药史。

(二) 身体状况

问题探究: 如何利用健康评估所学内容对麻醉前患者进行身体状况的评估?

1. 评估患者生命体征、神志、精神状态以及营养发育状况。

2. 评估患者心、肺、肝、肾等重要器官功能状况。

3. 评估患者水、电解质和酸碱平衡状况。

4. 评估患者有无牙齿缺损、松动或义齿。

5. 评估患者脊柱有无畸形、穿刺部位有无皮肤感染。

(三) 心理、社会状况

麻醉和手术常引起患者不同程度的焦虑、恐惧心理,评估患者对麻醉和手术的情绪反应程度。

(四) 辅助检查

1. 实验室检查　血、尿、便常规;出凝血时间;肝肾功能;电解质;乙肝六项、甲肝抗体、丙肝抗体等。

2. 心电图和胸部 X 线检查。

3. 针对疾病的专项检查。

【护理问题】

1. 焦虑或恐惧　与担心麻醉和手术有关。

2. 知识缺乏　缺乏麻醉及麻醉配合方面的知识。

【护理目标】

1. 患者情绪稳定,焦虑或恐惧减轻。

2. 患者能够描述麻醉的相关知识。

【护理措施】

(一) 一般护理

1. 提高患者对麻醉的耐受力　指导患者注意休息,保证睡眠;麻醉禁食前,能进食者,应指导患者加强营养,必要时遵医嘱补液、输血,以纠正营养不良、体液失调及贫血,从而提高患者对麻醉的耐受力。

2. 保障重要脏器功能　合并呼吸系统疾病者,术前进行肺功能检查,吸烟者戒烟至少 2 周,并进行呼吸功能锻炼,痰液黏稠不易咳出者给予雾化吸入稀释痰液,必要时遵医嘱应用抗生素控制肺部感染;合并心脏病者,应改善心功能;合并高血压者,应将血压控制在 180/100 mmHg 以下;总之,应做好术前准备,使重要器官功能处于较好的生理状态,从而为麻醉创造良好条件。

3. 胃肠道准备　为预防麻醉后的呕吐和误吸,成年人择期手术,麻醉前常规禁食 12 h、禁饮 4 h。乳儿于麻醉前禁食(奶)4～8 h,禁饮 2～3 h。术前晚应灌肠或给缓泻剂。急症手术如时间允许亦应适当准备,胃饱满患者如必须在全麻下施行手术时,可先做清醒气管插管,以主动控制呼吸道,避免误吸。

4. 麻醉物品准备　麻醉前应常规准备好麻醉器械、药品,以保证麻醉顺利进行。

器械准备包括吸引器、面罩、喉镜、气管导管、供氧设备、麻醉机、监测仪器等;药品包括各种麻醉药及各种急救药等。所有的麻醉器械和急救设备必须处于完好备用状态,即使是小手术或简单的麻醉操作,也应慎重对待。

(二) 病情观察

1. 生命体征　应观察患者呼吸是否平稳;脉率、血压有无异常;心律是否规则;有无发热。

2. 原有病情　病情是否平稳,能否按计划进行手术;重要器官功能是否处于较好状态。

3. 其他　手术日晨了解女患者是否月经来潮;有无牙齿松动,义齿是否取出。

(三) 麻醉前用药

麻醉前用药的目的是稳定患者情绪,减轻患者的焦虑和恐惧;抑制呼吸道腺体分泌,保持呼吸道通畅;减少麻醉药的副作用,消除因麻醉或手术引起的不良神经反射;提高患者痛阈,缓解术前疼痛,减少麻醉药的剂量,增强麻醉镇痛效果。常用药物有以下四类。

1. 催眠药　常用巴比妥类药,具有镇静、催眠和抗惊厥作用,能预防局麻药的毒性反应。常用苯巴比妥钠 0.1 g,麻醉前 30 min 肌内注射。

2. 抗胆碱药　具有抑制腺体分泌,减少呼吸道黏液和口腔唾液的分泌物,解除平滑肌痉挛;抑制迷走神经兴奋,避免术中心动过缓或心搏骤停等作用,是全麻和椎管内麻醉前不可缺少的药物。常用阿托品,成年人用量为 0.5 mg,麻醉前 30 min 肌内注射。因阿托品能加快心率、提高基础代谢率、抑制汗腺分泌影响机体散热,故心动过速、甲状腺功能亢进、发热等患者不宜应用,必要时可改用东莨菪碱 0.3 mg 肌内注射。

3. 镇痛药　具有镇痛作用,提高痛阈,可减少麻醉药的用量。术前不作常规用药,于局部麻醉前用药,可强化麻醉效果;椎管内麻醉前应用可减轻腹部手术中的内脏牵拉反应。成年人常用哌替啶 50～100 mg 肌内注射,或吗啡 5～10 mg 皮下注射。此类药物易引起呼吸抑制,故小儿、老年人应慎用,孕妇、新生儿及呼吸功能不全者禁用。

4. 安定镇静药　具有镇静、催眠、抗焦虑、抗惊厥及中枢性肌肉松弛作用,并且可以预防局麻药中毒。成年人常用地西泮,5～10 mg,麻醉前 30 min 肌内注射。

(四) 心理护理

根据患者和家属的心理状况,采取适当的措施向患者和家属介绍麻醉的方法和实施过程及如何配合麻醉,告知在麻醉实施前需与麻醉师签署麻醉知情同意书。通过指导,使患者和家属对麻醉有正确的认识,减轻焦虑和恐惧,增强信心,以最佳心态接受并配合麻醉。

(五) 健康教育

教会患者配合好麻醉前的各项护理工作,如麻醉前按时禁食禁饮,以减少麻醉中、麻醉后呕吐的可能性;如果发生恶心、呕吐,清醒患者头部应主动偏向一侧防止误吸,同时放松情绪、深呼吸，配合护士清理口腔内呕吐物。

【护理评价】

1. 患者情绪是否稳定，焦虑或恐惧是否减轻。
2. 患者能否描述有关麻醉的相关知识。

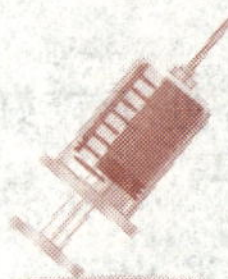

【思考题】

1. 麻醉分为几大类？
2. 麻醉前用药的目的是什么？常用药物有哪些？

第二节　各类麻醉患者的护理

一、局部麻醉患者的护理

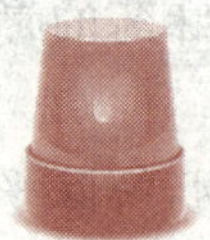

学习内容

1. 局部麻醉、表面麻醉、局部浸润麻醉、区域阻滞麻醉、神经阻滞麻醉的定义。
2. 局部麻醉患者的护理措施。

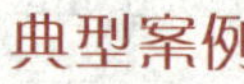

典型案例

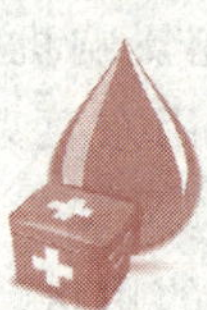

患者，女性，56 岁。主因左下肢体表肿块 3 个月入院。患者于入院前 3 个月无意中发现左下肢肿块，当时未予诊治，近期自觉肿块体积增大，为求进一步诊治而住院。初步诊断为：左下肢脂肪瘤。手术治疗，给予普鲁卡因行局部麻醉后，出现精神紧张、出冷汗、呼吸急促、心率增快，随后烦躁不安、肌肉震颤、血压升高。

问题导向：

1. 患者出现这种情况最可能的原因是什么？
2. 怎样进行急救护理？

局部麻醉（local anesthesia）简称局麻，又称部位麻醉，指麻醉药作用于周围神经系统，使相应区域的痛觉暂时消失。根据麻醉药物阻滞的部位不同分为表面麻醉、局部浸润麻醉、区域阻滞麻醉、神经阻滞麻醉。

【常用局麻药物和局麻方法】

（一）常用局麻药物

局麻药物常用的有利多卡因、布比卡因、普鲁卡因和丁卡因，前两者属于酰胺类，后两者属于酯类。酯类可发生过敏反应，而酰胺类则极少引起过敏反应。应用中要注意药物的毒性、强度、使用浓度及最大剂量（表 4－2－1）。

表 4－2－1 常用局麻药物比较

药名	普鲁卡因	利多卡因	布比卡因	丁卡因
麻醉强度*	1	4	16	12
毒性*	1	4	10	12
表面麻醉	无作用	2％～4％	无作用	0.5％～1％
局部浸润	0.5％	0.25％～0.5％	少用	不用
神经阻滞	1％～2％	1％～2％	0.25％～0.5％	0.1％～0.3％
持续时间(min)	45～60	60～120	180～360	120～180
最大剂量(mg)	1 000	100(表面麻醉) 400(局部浸润、神经阻滞)	150	40(表面麻醉) 80(神经阻滞)

*麻醉强度和毒性以普鲁卡因为 1。

(二) 常用局麻方法

1. 表面麻醉　是将穿透力强的局麻药作用于黏膜表面，使其透过黏膜阻滞黏膜下的神经末梢而使黏膜麻醉的方法。常用 2％～4％利多卡因，用于眼、鼻、咽喉等部位的手术，也可用于尿道、食管的内镜检查。

表面麻醉应使用浓度较高的局麻药，以保证快速而持久的麻醉作用，而眼内滴入或尿道灌注给药，则应选择浓度较低的局麻药，以防因局麻药物吸收过快而引起毒性反应。

2. 局部浸润麻醉　是将局麻药注射于手术区域的组织内，阻滞其中的神经末梢的麻醉方法。常用 0.5％普鲁卡因、0.5％氯普鲁卡因或 0.25％～0.5％利多卡因。

局部浸润麻醉操作要点：① 分层注射，注射前先在皮内推注少许麻醉药液形成皮丘，再经皮丘刺入，分层注射麻醉药；② 注药前回吸，经抽吸证实无回血后，方可继续注射给药；③ 为延缓局麻药物的吸收、延长作用时间、预防毒性反应、减少创面渗血，可在局麻药液内加入肾上腺素 2.5 μg/ml；但老年人、高血压患者和四肢末梢手术者不用，以防引起意外或组织坏死。

3. 区域阻滞麻醉　是将局麻药注射在手术区域四周和基底部，阻滞通过手术区的神经纤维而使手术区域麻醉的方法。该法较适用于体表肿块（如乳房良性肿瘤）切除术、头皮手术、腹股沟疝修补术等。其具有避免穿刺肿瘤组织、不影响局部解剖层次辨认等优点。常用药物和注药方法同局部浸润麻醉。

4. 神经阻滞麻醉　是将局麻药注入神经干、神经丛、神经节的周围，阻滞神经冲动的传导，使其支配的区域产生麻醉作用的方法。常使用穿透力强的麻醉药，如 2％

利多卡因或1%罗哌卡因，临床常用于肋间、指(趾)、神经干阻滞，颈丛、臂丛神经阻滞。

【护理评估】

问题探究：如何评估局麻药毒性反应的发生？

1. 评估患者有无局麻手术史，是否发生过局麻药的毒性反应和过敏反应等情况。

2. 评估心、肺、肝、肾等器官功能，估计患者对局麻药物的耐受力，是否可以应用肾上腺素。

3. 评估有无局麻药的毒性反应发生。局麻药吸收进入血液循环，当单位时间内血药浓度超过一定阈值时，就可发生毒性反应。

(1) 引起局麻药毒性反应的常见原因有：① 一次用量超过机体的耐受量；② 误注入血管内；③ 作用部位血运丰富，局部吸收过快；④ 药物浓度过高；⑤ 患者因体质衰弱、特殊体质等原因而耐受力降低；⑥ 药物间相互影响使毒性增加。

(2) 毒性反应的临床表现可分为兴奋型和抑制型：① 兴奋型：较多见，患者中枢神经和交感神经兴奋，表现为精神紧张、出冷汗、呼吸急促、心率增快。严重者表现为谵妄、狂躁、肌肉震颤、血压升高，甚至意识丧失、惊厥、发绀、心律失常、窒息和心搏停止；② 抑制型：较少见，表现为嗜睡、呼吸浅慢、脉搏徐缓、血压下降。严重者昏迷、心律失常、发绀，甚至休克和呼吸心搏停止。

4. 评估有无局麻药的过敏反应发生。产生过敏反应的局麻药以酯类较多见，酰胺类极罕见。表现为荨麻疹、喉头水肿、支气管痉挛、低血压以及血管神经性水肿等，严重者可发生过敏性休克而死亡。

【护理问题】

1. 焦虑、恐惧　与面临麻醉及手术风险和对手术室的环境陌生有关。

2. 潜在并发症：局麻药毒性反应、局麻药过敏反应等。

【护理目标】

1. 患者焦虑或恐惧程度减轻。

2. 患者未发生并发症或并发症能被及时发现并处理。

【护理措施】

(一) 心理护理

观察患者对手术室陌生环境所产生的心理变化，以和蔼的态度接待患者，耐心询问和说明有关问题，让患者感到亲切可信，减轻其紧张、焦虑或恐惧。

(二) 禁食水

麻醉前常规禁食水，可以预防术中呕吐引起的误吸。

(三) 局麻药毒性反应的护理

1. 局麻药毒性反应的预防　① 麻醉前应用镇静催眠药可预防或减轻局麻药的毒性反应；② 严格掌握一次限量，普鲁卡因一次用量不超过1 g，利多卡因不超过0.4 g，布比卡因不超过0.15 g；③ 注药前回吸，防止注入血管；④ 血液循环丰富的部位，可在局麻药中加入肾上腺素1：(20万～40万)；⑤ 根据患者具体情况或用药部位酌情减量。

2. 毒性反应的处理　发生毒性反应后，应立即停止用药；确保呼吸道通畅并吸入氧气；一般兴奋型患者，可用地西泮 0.1 mg/kg 肌内或静脉注射；抽搐和惊厥者静脉注射硫喷妥钠 1～2 mg/kg，气管内插管，机械通气；抑制型患者给予面罩吸氧，机械通气，静脉输液加适当血管收缩剂（如麻黄碱、间羟胺）以维持循环功能；如发生呼吸心搏骤停，立即给予心肺复苏术。

（四）局麻药过敏反应的护理

预防过敏反应的关键是麻醉前询问药物过敏史和进行药物过敏试验。一旦发生过敏反应立即抗过敏处理，对严重患者应立即静注肾上腺素 0.2～0.5 mg，然后给予糖皮质激素和抗组胺药物。

（五）麻醉后护理

局麻手术对机体影响较小，除术中出现过毒性反应或过敏反应外，一般不需特殊护理。必要时适当静脉输液。

门诊手术患者如术中用药较多，应嘱患者在手术室外休息，无异常反应方可离去。

【护理评价】

1. 患者焦虑或恐惧程度是否减轻。
2. 患者有无并发症发生或并发症能否被及时发现并处理。

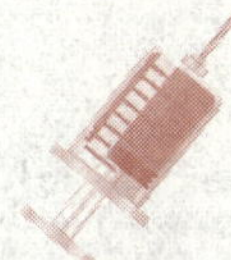

【思考题】

1. 局麻药出现毒性反应的原因有哪些？
2. 如何做好局麻患者的护理？

二、椎管内麻醉患者的护理

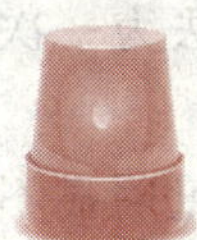

学习内容

1. 椎管内麻醉、蛛网膜下腔阻滞、硬脊膜外腔阻滞的定义。
2. 椎管内麻醉患者的护理措施。

典型案例

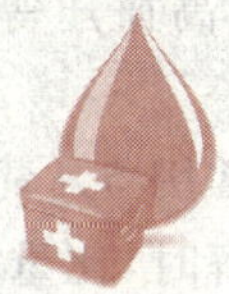

赵某，男性，25 岁。因转移性右下腹痛 3 h 入院。入院诊断为：急性阑尾炎。给予积极术前准备，完善术前检查后，拟行阑尾切除术，选用硬膜外麻醉，拔出针芯时见有少许血液流出，未做回吸，注入试验剂量麻药，观察数分钟无特殊反应，再给予追加剂量麻药，10 min 后发现患者呼之不应、呼吸停止、心搏骤停。

问题导向：

1. 患者出现这种情况最可能的原因是什么？
2. 怎样进行急救护理？

椎管内麻醉(intraspinal anesthesia)是将局麻药注入椎管内的蛛网膜下隙或者硬脊膜外隙，阻断部分脊神经的冲动传导，使一定区域的感觉、运动及反射消失(图 4-2-1)。分为蛛网膜下隙阻滞和硬脊膜外隙阻滞。椎管内麻醉时，患者神志清楚、镇痛效果确切，有一定的肌肉松弛作用，但可以引起血压下降、恶心、呕吐、呼吸抑制等不良反应。

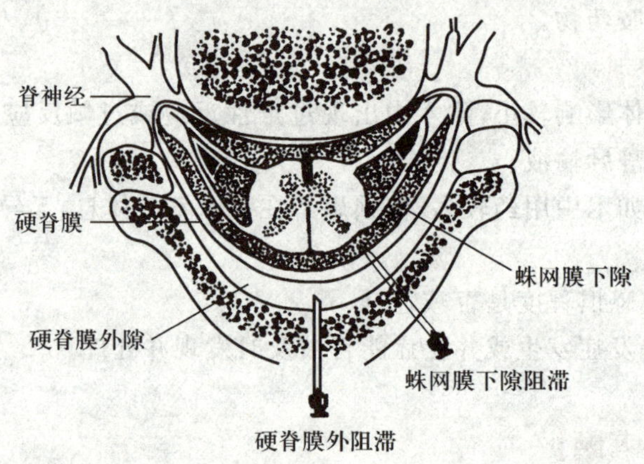

图 4-2-1　椎管内麻醉

【蛛网膜下隙阻滞】

蛛网膜下隙阻滞(简称腰麻)是将局麻药注入蛛网膜下隙，阻滞部分脊神经的传导功能，使其所支配区域产生麻醉作用的方法。

1. 适应证　适用于下腹部、盆腔、肛门、会阴部及下肢手术。此麻醉方法为一次性注药，维持时间较短，只适用于 2～3 h 的手术。

2. 禁忌证　① 中枢神经系统疾病，如脑脊膜炎、颅内压增高等；② 血容量明显不足；③ 穿刺部位皮肤感染；④ 脓毒血症；⑤ 脊柱外伤或结核；⑥ 急性心力衰竭或冠心病发作；⑦ 精神病或小儿等不合作者。对老年人、心脏病、高血压等患者应严格控制用药量和麻醉平面。

3. 常用药物　普鲁卡因、丁卡因或布比卡因，使用时常用 5% 葡萄糖溶液或脑脊液溶解，其比重较脑脊液高，称为重比重液；用注射用水溶解时，比重低于脑脊液，称为轻比重液。临床常用重比重液，有利于控制麻醉平面的高度。

4. 麻醉方法　患者取侧卧位，低头、弓腰、抱膝姿势，使棘突间隙张开以利于穿刺(图 4-2-2)，常选择第 1 至 4 腰椎($L_{3\sim4}$)或第 4 至 5 腰椎($L_{4\sim5}$)间隙为穿刺点穿刺，见脑脊液流出后注入药物，调节患者体位以达到调节和控制手术所需麻醉平面。影响麻醉平面的因素很多，以药物剂量最为重要，此外与药物的比重和容积有密切关系。

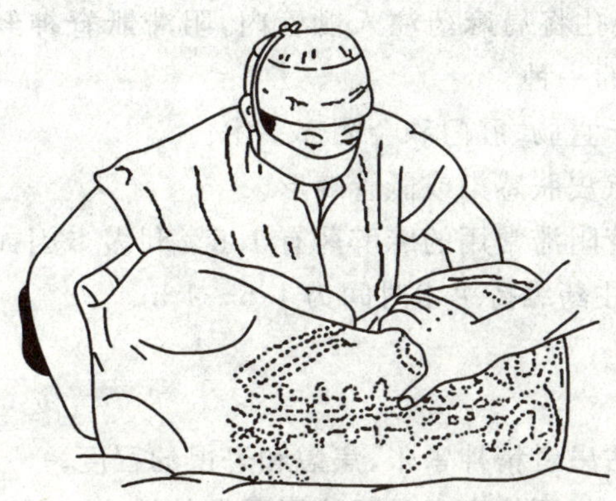

图 4-2-2 蛛网膜下隙阻滞体位与穿刺点

【硬脊膜外隙阻滞】

硬脊膜外隙阻滞（又称硬膜外阻滞或硬膜外麻醉）是将局麻药注入硬脊膜外隙，阻滞部分脊神经，使其支配区域内产生麻醉作用的方法。有单次法和连续法两种，临床常用连续法。

1. 适应证　适用于横膈以下的各种腹部、腰部和下肢手术，尤其适用于上腹部手术。也可用于颈、胸壁和上肢手术。

2. 禁忌证　与腰麻相似。中枢神经系统疾病、休克、穿刺部位皮肤感染、脊柱严重畸形或结核、凝血机制障碍等均列为禁忌证。对老年、妊娠、贫血、高血压、心脏病、血容量不足等患者，应谨慎应用，但是相对蛛网膜下隙阻滞影响较小。

3. 麻醉方法　硬脊膜外隙阻滞常用的麻醉药为 2%利多卡因、1%罗哌卡因、0.5%布比卡因。为延长麻醉时间，可在局麻药液内加入肾上腺素。根据手术的部位选择穿刺点，一般硬膜外阻滞的范围可达到 5 个脊神经的支配范围。取低头、弓腰、抱膝姿势，使棘突间隙张开以利穿刺。进入硬膜外隙后留置导管，退出穿刺针，麻醉中在导管内可随时注药，所以麻醉时间不受限制（图 4-2-3）。

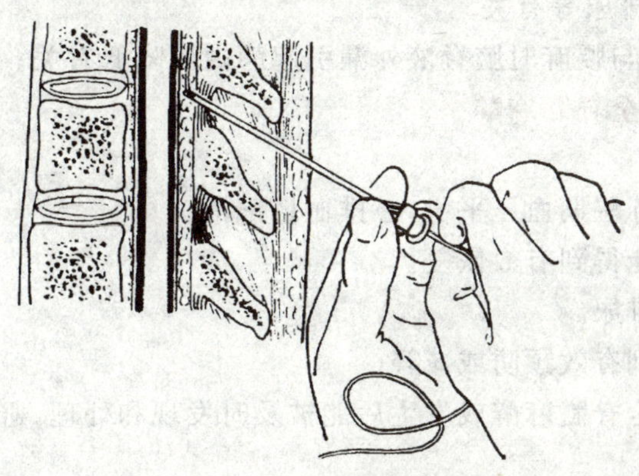

图 4-2-3 硬膜外麻醉

【骶管阻滞】

骶管阻滞是经骶裂孔将局麻药注入骶管内，阻滞骶脊神经而产生麻醉作用的方法，是硬脊膜外隙阻滞的一种。

1. 适应证　适用于直肠、肛门和会阴部手术。

2. 禁忌证　穿刺点皮肤感染或骶管畸形。

3. 麻醉方法　骶管阻滞常用的麻醉药有1.5%利多卡因或0.5%布比卡因，于骶裂孔穿刺注药，一次性注药维持手术时间为1.5～4 h。

【护理评估】

（一）麻醉前评估

1. 心理状态　评估患者精神紧张、焦虑和恐惧的程度。

2. 麻醉前准备情况　评估患者是否按照要求禁饮食、是否接受了麻醉前用药、麻醉部位皮肤有无感染、脊柱有无畸形。

3. 生命体征　测量体温、脉搏、呼吸、血压等。

4. 麻醉或手术史　了解有无麻醉或手术史，注意局麻药过敏史。

（二）麻醉中护理

麻醉过程中巡回护士需做好以下配合工作：① 备好已经灭菌处理过的腰麻或硬膜外麻醉器械包；② 协助麻醉师摆放好患者的相应体位；③ 协助麻醉师做好病情观察及麻醉意外的抢救工作；④ 执行医嘱，如输液、用药等。

（三）麻醉后护理

椎管内麻醉对循环、呼吸、消化、泌尿系统的生理功能都会产生不同程度的影响，因此麻醉后应重点关注不同的麻醉方法可能导致的并发症。

【护理问题】

1. 心排血量减少　与麻醉后部分交感神经阻滞有关。

2. 低效性呼吸型态　与麻醉平面过高或硬脊膜外隙阻滞时麻药误入蛛网膜下隙所致的全脊髓麻醉有关。

3. 排尿异常：尿潴留　与骶神经被阻滞后恢复较晚、腹部和会阴手术后切口疼痛、患者不习惯卧床排尿等有关。

4. 疼痛：头痛　与腰麻时脑脊液外漏引起颅内压降低有关。

5. 潜在并发症：全脊髓麻醉。

【护理目标】

1. 患者在麻醉苏醒期血压平稳，心排血量正常。

2. 患者呼吸功能得到有效恢复。

3. 患者能自主排尿。

4. 患者头痛得到有效预防或减轻。

5. 患者未发生全脊髓麻醉或发生后能被及时发现和处理，避免严重后果。

【护理措施】

(一) 术中观察和护理

1. 严密观察病情　密切观察患者的呼吸、血压,一旦发生麻醉意外,立即配合麻醉师进行抢救,如给氧、辅助呼吸、应用血管收缩药、心肺复苏等。

2. 蛛网膜下隙阻滞术中并发症的护理

(1) 呼吸抑制:常出现于高平面腰麻的患者,麻醉平面愈高,呼吸抑制愈严重。因胸段脊神经阻滞,肋间肌麻痹,患者常表现为胸闷气短,吸气无力,说话费力,胸式呼吸减弱,严重者可出现发绀。当全部脊神经被阻滞,即发生全脊髓麻醉,患者呼吸停止,血压下降甚至心脏停搏。呼吸功能不全时应给予面罩吸氧或辅助呼吸。一旦呼吸停止,应立即做气管内插管和辅助呼吸进行急救。

(2) 血压下降、心率减慢:腰麻时血压下降可因脊神经被阻滞后,麻醉区域的血管扩张,回心血量减少,心排血量降低所致。血压下降的严重程度与麻醉平面密切相关。若麻醉平面超过 T_4,交感神经被阻滞,迷走神经相对亢进,易引起心动过缓。血压明显下降者可快速静脉输液 200～300 ml,以扩充血容量,必要时可静注麻黄碱。心率过缓者可静脉注射阿托品。

(3) 恶心呕吐:常见于① 麻醉平面过高,发生低血压和呼吸抑制,造成脑缺血缺氧而兴奋呕吐中枢;② 迷走神经亢进,胃肠蠕动增强;③ 牵拉腹腔内脏;④ 患者对术中辅助用药较敏感。应针对具体原因采取治疗措施,如提升血压,吸氧,麻醉前应用阿托品,暂停手术牵拉等。此外,氟哌利多、昂丹司琼等药物也对恶心呕吐有一定的预防和治疗作用。

3. 硬脊膜外隙阻滞术中并发症的护理

(1) 全脊髓麻醉:是硬脊膜外隙阻滞中最危险的并发症,原因是由于硬膜外麻醉所用局麻药的大部分或全部误注入蛛网膜下隙,引起全部脊神经被阻滞的现象。患者可在注药后几分钟内发生呼吸困难、血压下降、意识模糊或消失,继而呼吸和心搏停止。一旦发生全脊髓麻醉,应立即面罩加压给氧,并紧急行气管内插管施行辅助呼吸,加速输液,并以血管加压药维持循环稳定。心搏呼吸停止时需立即给予心肺复苏术。为防止全脊髓麻醉的发生,施行硬脊膜外隙阻滞时,必须严格遵守操作规程,穿刺时仔细谨慎,导管置入硬脊膜外隙后应回吸,明确有无脑脊液,用药时必须给试验剂量,确定未误入蛛网膜下隙后方可继续给药。

(2) 其他:血压下降、呼吸抑制、恶心、呕吐等并发症的防治与护理与腰麻相同。

(二) 术后观察和护理

1. 体位　腰麻术后必须去枕平卧 6～8 h,硬膜外麻醉术后平卧 4～6 h,不需去枕。

2. 观察要点　观察生命体征,尤其是呼吸和循环功能,出血情况,恶心、呕吐等情况。

3. 蛛网膜下隙阻滞术后并发症的护理

(1) 腰麻后头痛:多发生于腰麻后 1～2 天,第 3 天最剧烈,可持续 10～14 天。特点是患者在抬头或坐起站立时头痛加重，平卧后减轻或消失。头痛部位不定，但以枕部最多，顶部和额部次之。常见原因是反复多次穿刺或穿刺针太粗，脑脊液从穿刺孔漏入硬脊膜外隙或体外，导致颅内压下降和颅内血管扩张而引起血管性头痛。蛛网膜下隙出血、某些麻醉药品或消毒时的碘酊随针带入脑脊液等，也可刺激脑膜而引起头痛。穿刺前皮肤上所涂碘酊用乙醇彻底脱碘，麻醉时选择细针穿刺，避免穿刺时出血，应用高纯度局麻药，术中输入足量液体，术后常规去枕平卧6～8 h等措施可预防头痛的发生。发生头痛后，嘱患者平卧休息；必要时使用镇静、镇痛药或针刺太阳、合谷、印堂等穴位；顽固性头痛可向硬脊膜外隙注入生理盐水或右旋糖酐15～30 ml。

(2) 尿潴留：是腰麻后较常见的并发症。主要是支配膀胱的骶神经被阻滞后恢复较迟引起。下腹部或肛门会阴部手术后切口疼痛以及患者不习惯床上排尿，也是发生尿潴留的重要因素。可采用热敷，针刺足三里、三阴交、关元等穴位，或肌内注射副交感神经兴奋药卡巴胆碱治疗，必要时留置尿管导尿。

4. 硬脊膜外隙阻滞术后并发症的护理

(1) 硬膜外血肿和截瘫：若硬膜外穿刺和置管时损伤血管，可引起出血，血肿压迫脊髓可并发截瘫。应密切观察患者情况，一旦发生，应争取在血肿形成8 h内进行椎板切开减压术，清除血肿。

(2) 硬膜外脓肿：常因无菌操作不严格，或穿刺针经过感染组织，引起硬脊膜外隙感染并逐渐形成脓肿。常表现为脊髓和神经根受刺激和压迫的症状，如放射性疼痛、肌无力及截瘫，并伴有感染征兆。应给予大剂量抗生素治疗，并尽早行椎板切开引流术。

【护理评价】

1. 患者麻醉苏醒期血压是否平稳，心排血量是否正常。
2. 患者呼吸功能是否得到有效恢复。
3. 患者能否自主排尿。
4. 患者头痛是否得到有效预防或减轻。
5. 患者有无全脊髓麻醉等并发症发生，或并发症能否被及时发现和处理。

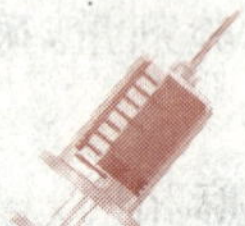

【思考题】

1. 蛛网膜下隙阻滞常见的并发症有哪些？如何护理？
2. 硬脊膜外隙阻滞常见的并发症有哪些？如何护理？

三、全身麻醉患者的护理

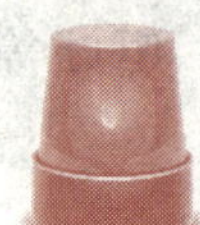

学习内容

1. 全麻的定义、分类。
2. 全麻患者的护理措施。

全身麻醉(general anesthesia)是麻醉药物经呼吸道吸入或静脉、肌内注射等途径进入人体内,产生中枢神经系统暂时抑制的麻醉方法,表现为意识消失、全身痛觉消失、反射活动减弱和一定程度的肌肉松弛。全麻药对中枢神经的抑制作用是可控制、可逆转的,无时间限制,患者清醒后不留后遗症,与局部麻醉和神经阻滞比较,具有舒适、安全的优点,故适用于全身各个部位的手术。

【全身麻醉方法】

按全麻药进入体内的途径不同分为吸入麻醉、静脉麻醉和复合麻醉。

1. 吸入麻醉　是将气体或挥发性液体麻醉药经呼吸道吸入而引起全身麻醉作用的方法。挥发性麻醉药的麻醉性能强,吸入后患者意识、痛觉消失,能单独维持麻醉,但肌松作用并不满意,因此,必要时可加用肌松药。全麻实施常规进行气管内插管,并施行辅助或控制呼吸。

2. 静脉麻醉　是一种将静脉麻醉药注入患者静脉内,通过血液循环作用于中枢神经系统而产生全身麻醉的方法。目前所用的静脉麻醉药中,除氯胺酮外,多数都属于催眠药,缺乏良好的镇痛作用。因此,单一的静脉全麻药仅适用于全麻诱导和短小手术,而对复杂或时间较长的手术,多选择复合麻醉。

3. 复合麻醉　采用两种或两种以上全麻药和(或)麻醉方法施行麻醉,称为复合麻醉。是当前临床研究和使用最广的一种麻醉方法。

(1) 全静脉复合麻醉:静脉麻醉诱导后,采用静脉镇静药、麻醉性镇痛药和肌松药复合应用。这样既可发挥各种药物的优点,又可克服其不良作用,具有诱导快、操作简便、可避免吸入麻醉药引起的环境污染等优点。

(2) 静吸复合麻醉:全静脉麻醉的深度缺乏明显的标志,给药时机较难掌握。因此,一般在静脉麻醉的基础上,于麻醉渐浅时,间断吸入挥发性麻醉药。这样既可维持相对麻醉稳定,又可减少吸入麻醉药的用量,且有利于麻醉后迅速苏醒。

【全身麻醉药物】

1. 吸入全麻药　常用吸入麻醉药物有氧化亚氮、恩氟烷、异氟烷、七氟烷等(表 4-2-2)。

表 4-2-2　常用吸入麻醉药物的作用特点

药名	理化性质	作用特点
氧化亚氮(笑气)	不燃烧、不爆炸的气体	麻醉作用较弱,经常和其他麻醉药复合使用。毒性小,对循环系统抑制作用小,不刺激呼吸,对肝肾无影响
恩氟烷(安氟醚)	新的含卤素不燃烧的吸入麻醉药,化学性能稳定	麻醉效能较强,麻醉诱导和苏醒迅速。对中枢神经系统和心肌收缩力有抑制作用,对外周血管有轻度舒张作用,可引起血压下降和心率增快;对呼吸的抑制作用较强

续表

药名	理化性质	作用特点
异氟烷（异氟醚）	恩氟烷的异构体，物理性质稳定	麻醉效能强，诱导和苏醒快。对肝肾毒性低，对心血管功能影响小，有肌松作用。能抑制呼吸，可引起高热，价格昂贵
七氟烷（七氟醚）	无色透明液体，无刺激性，可溶于乙醇和乙醚，不溶于水，在空气中无可燃性	适用于小儿的麻醉诱导，麻醉苏醒迅速，对循环功能影响小，但对呼吸有抑制作用

2. 静脉全麻药

(1) 氯胺酮：镇痛作用显著，静脉注射后 30～60 s 患者意识消失，作用时间 15～20 min。可用于全麻诱导。主要副作用有幻觉、噩梦及精神症状，眼压和颅内压升高。

(2) 丙泊酚（异丙酚、普鲁泊福）：具有镇静、催眠作用，有轻微镇痛作用。起效快，停药后苏醒快而完全。用于全麻静脉诱导、复合麻醉维持、门诊手术的麻醉。副作用为对静脉有刺激作用，对呼吸抑制作用也较明显，必要时应行人工辅助呼吸。

(3) 依托咪酯：为短效催眠药，无镇痛作用，作用方式与巴比妥类近似。起效快，主要用于全麻诱导，适用于年老体弱和危重患者的麻醉，一般剂量为 0.15～0.3 mg/kg。注射后常可发生肌阵挛，对静脉有刺激性，术后易发生恶心、呕吐。

(4) 羟丁酸钠：具有镇静和催眠作用，镇痛作用很弱。用于全麻诱导和维持，也是一种很好的小儿基础麻醉药。适用于小儿、老年及体弱者。毒性低，副作用也较少，但可引起锥体外系症状，用量过大时可抑制呼吸。

3. 全麻辅助用药　应用一些辅助药物以加强麻醉效能，其本身并无麻醉作用，但可减少麻醉药物的用量，从而使麻醉更平稳，安全性更大。常用药物有地西泮（安定）、咪达唑仑（咪唑安定）、氟哌利多（氟哌啶）、吗啡、芬太尼等。

4. 肌肉松弛药　又称肌松药，是全麻用药的重要组成部分，使用肌松药便于手术操作，减少深麻醉对患者的生理影响。肌松药无镇静、镇痛作用，不能单独应用，应在全麻状态下辅助应用；使用肌松药后呼吸抑制，应进行气管内插管，并施行辅助或控制呼吸。常用肌松药有琥珀胆碱（司可林）、筒箭毒碱（管箭毒碱）、泮库溴铵（潘可罗宁）、维库溴胺（万可罗宁）、阿曲库铵（卡肌宁）等。

【全身麻醉深度】

由于复合麻醉技术在临床的应用，给全身麻醉深度的判断带来困难。目前，通常将麻醉深度分为浅麻醉期、手术麻醉期和深麻醉期（表 4－2－3），以作为全身麻醉深度判断的参考。

【护理评估】

全麻过程中，麻醉药物对呼吸系统甚至全身的影响比较大，患者可能出现中枢系统、循环、呼吸等方面意外。因此，全麻患者护理的主要任务是保持静脉通路通畅，与麻醉师密切配合监测生命体征、尿量等变化，及时发现和协助处理异常情况，保证患者安全。

表 4-2-3 通用临床麻醉深度判断标准

麻醉分期	呼吸	循环	眼征	其他
浅麻醉期	不规则 呛咳 气道阻力↑ 喉痉挛	血压↑ 心率↑	睫毛反射(－) 眼球运动(＋) 眼睑反射(＋) 流泪	吞咽反射(＋) 出汗 分泌物↑ 刺激时体动
手术麻醉期	规律 气道阻力↓	血压稍低但稳定， 手术刺激无改变	眼睑反射(－) 眼球固定中央	刺激时无体动， 黏膜分泌物消失
深麻醉期	膈肌呼吸 呼吸↑	血压↓	对光反射(－) 瞳孔散大	

(一) 呼吸系统并发症

1. 呼吸道梗阻

(1) 呕吐与误吸:易发生于麻醉前未禁饮食、肠梗阻、胃扩张等患者。另外,某些麻醉药物刺激胃肠道或呕吐中枢也可引起呕吐。呕吐物误吸入气道,可引起吸入性肺炎甚至窒息。

(2) 舌后坠:麻醉后患者下颌肌肉松弛致舌根后坠,可引起上呼吸道不全梗阻而出现鼾声。

(3) 呼吸道分泌物增多:手术前未应用抗胆碱药或用量过小、麻醉药物的刺激等均可导致呼吸道分泌物增多。患者可出现呼吸困难、发绀,听诊可闻及干、湿性啰音。

(4) 喉痉挛:麻醉药物刺激或麻醉变浅可诱发喉痉挛。患者表现为吸气困难、发绀,喉部高调鸡鸣音。

2. 呼吸抑制　麻醉过浅或过深,都会导致呼吸节律和深度的改变,出现肺通气量不足,尤其麻醉过深,可致呼吸减弱,甚至呼吸停止。

3. 肺不张和肺炎　在麻醉过程中,由于麻醉药和气管插管的刺激,使呼吸道分泌物增多,痰液阻塞支气管,是引起肺不张的主要原因;若麻醉前有呼吸道感染、吸烟史等,均可能引起肺炎。

(二) 循环系统并发症

1. 血压下降　常见原因是麻醉过深、血容量不足、术中大量失血失液、手术牵拉内脏反应或直接刺激迷走神经引起反射性的低血压及心率减慢。

2. 心律失常　是麻醉和手术中最严重的意外情况。手术刺激、低血容量、缺氧及高碳酸血症,可引起心动过速;内脏牵拉反应、体温过低可引起心动过缓;原有器质性心脏疾病术前未纠正、麻醉过浅或过深、高钾血症或低钾血症等患者,在术中或术后更容易发生心律失常,甚至心脏停搏。

(三) 神经系统并发症

1. 高热与惊厥　常见于小儿,主要是因为婴幼儿的体温调节中枢尚未发育健全、全麻药的不良反应,引起中枢性体温失调而出现高热,甚至发生惊厥。严重者可导致呼吸和循环衰竭而死亡。

2. 苏醒延迟或不醒　全麻后苏醒时间的长短与麻醉药种类、麻醉深浅程度、有无呼吸和循环系统并发症等因素有密切关系。有眼球活动，睫毛反射恢复，瞳孔稍大，呼吸加快，甚至有呻吟、躁动，是患者即将苏醒的表现，此时易发生意外损伤。若患者术后长时间昏睡不醒、瞳孔散大，是麻醉过深或继发性脑损伤的表现。

【护理问题】

1. 有窒息的危险　与麻醉前未禁饮食有关。

2. 心排血量减少　与麻醉前患者的血容量不足、体液平衡失调及麻醉过深等有关。

3. 体温过高或过低　与手术、麻醉和输液有关。

4. 有受伤的危险　与患者的意识障碍、躁动有关。

【护理目标】

1. 患者能保持呼吸道通畅，无窒息发生。

2. 患者能摄入充足的液体。

3. 患者体温维持正常。

4. 患者能避免意外损伤的发生。

【护理措施】

1. 密切观察患者病情　全麻苏醒前，由专人守护患者，每15～30 min测血压、脉搏、呼吸1次，直至患者完全清醒，循环和呼吸稳定。

2. 维持呼吸功能

(1) 呕吐与误吸：通常发生在麻醉诱导期和苏醒期。术前严格禁食禁饮，使胃充分排空；肠梗阻或饱食患者，应插胃管吸除胃内容物；饱胃者采用清醒气管插管。一旦发生误吸，应立即头低位，偏向一侧，以防呕吐物进入呼吸道；并及时清除口咽部的呕吐物；必要时立即气管插管，反复吸除气管内的异物。

(2) 舌后坠：当出现鼾声时，用手托起下颌以解除呼吸道梗阻，必要时插入口咽通气管或鼻咽通气管。

(3) 喉头水肿：多发生于婴幼儿及气管插管困难者，也可因手术牵拉或刺激喉头引起。轻者遵医嘱静脉注射地塞米松或雾化吸入肾上腺素；严重者应紧急行气管切开。

(4) 喉痉挛：应去除诱因，经面罩加压给氧，严重者可经环甲膜穿刺给氧，在手术中可以加深麻醉深度或给肌松药，再行气管插管，以麻醉机控制呼吸。

(5) 肺不张：术前戒烟，给予抗胆碱药减少呼吸道分泌物，术后镇痛、鼓励患者咳嗽和深呼吸，痰多而黏稠者应稀释痰液，以利痰液排出。

(6) 呼吸抑制：一旦发生应立即加压给氧，必要时气管插管机械通气。

3. 维持循环功能

(1) 低血压和高血压：应调整麻醉深度，同时补充血容量。必要时通过尿量、中心静脉压监测来指导输血、输液。术中减少内脏牵拉，应用利多卡因封闭内脏神经。高血压除与患者原有疾病有关外，还可与麻醉过浅、镇痛药用量不足、未能控制手术刺激而引起强烈反应有关。

(2) 心律失常：手术牵拉内脏因迷走神经反射导致心动过缓，严重时导致心搏骤停，应立即停止手术操作，使用抗心律失常药物治疗。

(3) 心搏骤停：一旦发生，即刻人工呼吸，胸外心脏按压，在手术中可以开胸心脏按摩。

4. 维持体温正常　婴幼儿由于体温调节中枢尚未发育完善，体温极易受环境温度影响。如高热不及时处理，可引起抽搐，甚至惊厥。所以小儿麻醉应注意体温监测，一旦体温升高，应积极物理降温，头部加冰帽防止脑水肿。如发生抽搐，应立即吸氧，保持呼吸道通畅，并可静脉注射小剂量镇静药。如体温过低，应注意保暖，如无休克可用热水袋保暖。

5. 防止意外损伤　全麻苏醒前，应专人守护患者。对小儿及躁动患者需加床栏，必要时适当加以约束。

6. 麻醉恢复室的护理

(1) 恢复室的准备要求：应邻近手术室，有氧气、负压吸引管道，心电监护仪等，床头备消毒吸引盘、氧气面罩、氧气管等。室内备通气道、气管插管、气管切开包、呼吸机等辅助呼吸器材，除颤器、起搏器、药品齐全的急救车、换药车等。

(2) 评定患者苏醒进展，达到以下标准可转回病房：① 神志清醒，有定向力，回答问题正确；② 呼吸平稳，能深呼吸及咳嗽，$SpO_2 > 95\%$；③ 血压及脉搏稳定 30 min 以上，心电图无严重心律失常和 ST－T 波改变。

【护理评价】

1. 患者能否保持呼吸道通畅，有无窒息发生。
2. 患者能否摄入充足的液体。
3. 患者体温是否维持正常。
4. 患者能否避免意外损伤发生。

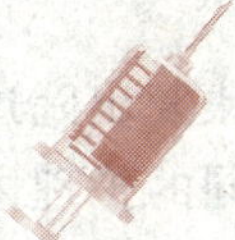

【思考题】

1. 常用的全麻方法有哪些？
2. 如何做好全麻术后并发症的护理？

(赵润平　尤雪剑)

第五章　手术前后患者的护理

第一节　手术前患者的护理

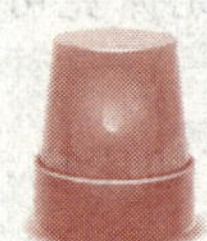

学习内容

1. 手术前患者的护理评估、护理问题。
2. 手术前患者的护理措施、护理评价。

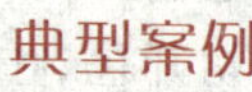

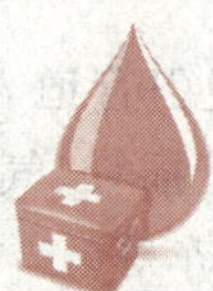

典型案例

患者，男性，45 岁。因饱食后腹痛半小时入院。患者于入院前半小时饱餐后突感上腹剧痛，难以忍受，迅速延及全腹，急来我院就诊。既往有“溃疡”病史 6 年。查体：T 37.5℃，P 110 次/min，R 24 次/min，BP 90/60 mmHg。痛苦面容，面色苍白，全身冷汗。全腹压痛及反跳痛，腹肌紧张呈板状，叩诊肝浊音界消失，听诊肠鸣音减弱。腹腔穿刺见少许浑浊液状物。门诊以“腹腔脏器穿孔、急性腹膜炎”收入我科，拟急诊手术。

问题导向：

1. 作为患者的责任护士，你如何对患者进行评估？
2. 手术前护士需要为该患者做哪些护理工作？

围术期（perioperative period）是指从患者决定手术治疗开始到手术后康复出院这段时期，包括手术前期、手术期和手术后期三个阶段，每个阶段都有各自不同的护理内容。围术期护理工作重点在于全面评估患者术前至术后整个诊治期间的身心状况，充分做好术前准备，认真进行手术配合，并提供精心的术后护理，通过优质的护理提高手术的安全性，减少术后并发症的发生，促进患者早日康复。

手术前期指从患者决定手术之日起到进入手术室为止的一段时间。手术对于患者来说是一种特殊的经历，大多数患者在术前会出现焦虑、紧张，甚至恐惧等心理反应。手术前护理（preoperative care）的任务就是帮助拟行手术的患者做好心理和身体两方面的准备，提高机体对手术的耐受力，使其在最佳状态下接受手术，以达到最佳手术效果。

患者手术前的准备与疾病的轻重缓急、手术范围的大小均有密切的关系。按照手术的时限,可将外科手术分为三类:① 择期手术:施行手术的早晚不影响治疗效果,可在充分的术前准备后施行手术,如未嵌顿的腹外疝修补术、一般的良性肿瘤切除术;② 限期手术:手术的时间虽然可以选择,但不宜延迟过久,而应在尽可能短的时间内做好术前准备,尽早手术治疗,如各种恶性肿瘤根治术;③ 急症手术:患者病情危急,应在最短时间内进行必要的术前准备后迅速实施手术,如外伤性脾破裂、肝破裂等。

【护理评估】

(一) 健康史

1. 现病史　了解患者的年龄、性别、受教育程度、职业、生活习惯、宗教信仰等一般情况;了解患者本次患病的可能原因、主要症状和体征、治疗和护理经过、入院诊断等。

2. 既往史

(1) 患病史:有无呼吸、心血管、血液、消化、泌尿、神经、生殖、运动及内分泌等系统疾病史,尤应注意有无高血压、心绞痛、新发(半年内发生)的心肌梗死、肺气肿、糖尿病等病史。

(2) 用药及过敏史:有无降压药、抗凝药、糖皮质激素等药物应用史;有无抗生素、麻醉等药物过敏史。

(3) 手术史:既往有无手术经历,手术情况、手术效果和康复情况。

3. 个人史　了解患者生活、工作的环境,有无烟酒嗜好等。

4. 月经及婚育史　女性患者要了解月经初潮的年龄、周期、经量、末次月经时间、结婚的年龄、生育情况等。

5. 家族史　了解患者家族中有无类似疾病或遗传性疾病、传染病等病史。

(二) 身体状况

1. 营养状况　患者的营养状况与其手术耐受力及术后恢复直接相关。手术前根据患者身高、体重、食欲、精神、活动能力等,结合病情和实验室检查结果,全面评判患者的营养状况。

2. 体液平衡状况　手术前常规检测患者的血电解质情况,包括血 Na^{+}、K^{+}、Mg^{2+}、Ca^{2+} 等。全面评估患者有无水、电解质代谢紊乱和酸碱平衡失调,及时发现并纠正体液失衡状况。

3. 有无感染　评估患者有无呼吸系统、消化系统、泌尿系统等感染性疾病,尤其要观察手术区域的皮肤、穿刺部位有无损伤和感染。

4. 重要器官/系统功能

(1) 神经系统功能:术前评估患者有无头痛、眩晕、眼花、耳鸣、呕吐、步态不稳和抽搐等情况,观察瞳孔大小、形状、对光反射等情况。

(2) 心血管功能:术前评估患者的血压、脉搏、心率、皮肤颜色和温度等;术前做常规心电图检查,必要时行动态心电图监测。

(3) 呼吸功能:术前评估患者的呼吸频率、节律及深度;评估有无咳嗽、咳痰、咯血、胸痛、呼吸困难等情况。

(4) 血液系统功能:术前评估患者有无牙龈出血、鼻出血、皮下淤斑、外伤后出血不止等情况,评估凝血功能是否正常。

(5) 肝功能:术前评估患者有无黄疸、腹水、肝掌、蜘蛛痣等。

(6) 泌尿系统功能:术前评估患者有无尿频、尿急、尿痛、排尿困难;评估尿液颜色、性状和尿量;了解患者肾功能情况。

(7) 内分泌功能:术前评估患者内分泌功能状况。

(三) 心理、社会状况

患者面对病情的诊断和即将接受的手术治疗,会产生焦虑、恐惧、担忧等一系列情绪反应。情绪的变化会影响患者的休息、治疗的配合以及对手术的耐受力,从而影响手术治疗的效果。又由于患者不同的教育背景、经济条件、社会地位、性格及家庭与社会的支持力度等,都会在一定程度上影响患者的心理状态,因此,手术前要评估患者的心理状态,以利于及时采取有效的心理护理干预,提高患者的手术耐受力。

(四) 辅助检查

1. 实验室检查　血常规、尿常规、便常规检查,血生化检查(包括肝功能、肾功能、血电解质、血糖等),凝血功能检查,血型鉴定及交叉配血试验等。

2. 影像学检查　根据病情选择X线、B超、CT或磁共振成像(MRI)等影像学检查,可明确病变部位、大小、范围及性质。

3. 其他　心电图检查、内镜检查等。

(五) 手术耐受力

根据患者的全身情况、营养状态及重要脏器/系统功能,综合评估患者对手术的耐受力,以预测手术的危险性。

1. 耐受良好　全身情况较好,外科疾病对全身影响较小,重要脏器无器质性病变或其功能处于代偿阶段,手术风险相对较低,术前只需一般准备便可接受手术。

2. 耐受不良　全身情况欠佳,外科疾病对全身影响明显,或重要脏器有器质性病变,功能濒临丧失或已失代偿,手术风险大,需要做好充分的术前准备后方可进行手术。

【护理问题】

1. 焦虑、恐惧　与医院环境陌生、担心麻醉与手术效果、可能的器官损害和身体形象改变,以及家庭经济负担过重等因素有关。

2. 营养失调:低于机体需要量　与疾病、禁食等有关。

3. 知识缺乏　缺乏疾病、手术等方面的知识。

4. 疼痛　与外科疾病有关。

5. 体液不足　与疾病导致的呕吐、腹泻和出血等有关。

6. 睡眠型态紊乱　与疾病痛苦、担忧手术、不适应医院环境等因素有关。

【护理目标】

1. 患者情绪稳定,焦虑缓解或消除。

2. 患者营养状况改善。

3. 患者获得疾病治疗及护理方面的相关知识。

4. 患者的疼痛得到有效控制。

5. 患者体液平衡失调得以纠正。

6. 患者能得到充分休息和睡眠。

【护理措施】

(一) 手术前常规准备

1. 心理护理　护士主动、热情地迎接患者入院，根据其性别、年龄、职业、文化程度等特点，做好入院宣教及术前宣教。建立良好的护患关系，缓解和消除患者及家属焦虑、恐惧的心理。

2. 饮食与休息　根据病情指导或协助患者进食，保证患者营养需求。原则上给予高热量、高蛋白质、高维生素易消化的饮食，必要时遵医嘱行肠内或肠外营养支持。注意保持病房安静，保证患者休息与睡眠，必要时遵医嘱给予镇静药物。

3. 维持体液平衡　水、电解质代谢及酸碱平衡失调的患者，应遵医嘱给予纠正。

4. 胃肠道准备

(1) 饮食：胃肠道手术患者术前1～2日开始进少渣饮食，非胃肠道手术一般不限制饮食种类，但都应在手术前12 h开始禁食、4～6 h禁饮水，以保持胃肠道空虚状态，防止麻醉和手术过程中呕吐引起窒息或吸入性肺炎。

(2) 置胃管或洗胃：胃肠道手术患者术前常规放置胃管，以减轻术后腹胀。对于幽门梗阻的患者，术前3日开始每晚用温生理盐水洗胃，以减轻胃黏膜水肿，有利于吻合口愈合，减少术后并发症。

(3) 灌肠：除急诊手术患者禁忌灌肠外，一般手术患者，常于术前晚用肥皂水灌肠1次，或服用导泻剂以促进肠道排空，防止麻醉后肛门括约肌松弛导致粪便不自主排出，增加手术污染的机会，同时也可防止术后腹胀。直肠或结肠手术患者，于术前2～3日起口服肠道不吸收抗生素，术前1日及术日晨酌情进行清洁灌肠或结肠灌洗，以利于手术操作及减少术后感染的机会。

5. 呼吸道准备　① 对吸烟者应要求其术前戒烟2周以上，以减少呼吸道的分泌物，保持呼吸道通畅；② 有肺部感染的患者，遵医嘱使用抗菌药物控制感染；③ 痰液黏稠者应用抗生素及糜蛋白酶、地塞米松超声雾化吸入，每日2次，使痰液稀释，易于排出；④ 指导患者学会有效咳嗽、咳痰及深呼吸的方法。

有效咳嗽排痰法训练：指导并帮助患者取坐位或半坐卧位，先轻咳数次使痰液松动，再深吸气后用力咳嗽。

深呼吸运动训练：如为胸部手术，则指导患者训练腹式呼吸，即指导患者先从鼻慢慢深吸气，使腹部隆起；呼气时腹肌收缩，由口慢慢呼出；如此反复数次。如为腹部手术患者，应着重训练胸式呼吸。

6. 手术区皮肤准备　简称备皮，是预防手术切口感染的重要环节，主要是充分清洁手术区皮肤和剃除或剪去毛发。若切口周围毛发比较短少、不影响手术操作，可不必剃除毛发。手术前 1 日协助患者沐浴、洗头、修剪指(趾)甲，更换清洁衣服。一般皮肤准备在手术前 1 日进行为宜，若备皮时间超过 24 h，应重新准备。

(1) 常用手术皮肤准备的范围见表 5-1-1。

表 5-1-1　常用手术皮肤准备的范围

手术部位	备皮范围
颅脑手术	整个头部和颈部的毛发，包括前额、两鬓及颈后皮肤，保留眉毛
颈部手术	上自唇下，下至乳头水平线，两侧至斜方肌前缘
胸部手术	上自锁骨上，下至脐水平，前后胸范围均应超过中线 5 cm 以上，包括患侧上臂、肩及腋窝
乳腺手术	上起锁骨上窝，下至脐水平，患侧至腋后线，对侧至锁骨中线或腋前线，包括同侧上臂上 1/3、肩部和腋窝部
上腹部手术	上自乳头连线，下至耻骨联合，两侧至腋后线
下腹部手术	上自剑突水平，下至大腿上 1/3 的前、内侧及会阴部，两侧至腋后线，剃除阴毛
会阴及肛门部手术	上自髂前上棘，下至大腿上 1/3 的前、内、后侧，包括会阴及臀部
肾区手术	上自乳头水平线，下至耻骨联合，前后均过正中线
四肢手术	以切口为中心包括上、下方各 20 cm 以上，一般多为患侧整个肢体，并应修剪指(趾)甲

(2) 特殊手术部位的皮肤准备

1) 颅脑手术：术前 3 日剪短头发，且每日洗头 1 次(急诊例外)，术前 2 h 剃净全部头发及颈部毛发，剃后洗头，洗头后戴清洁帽子。

2) 颜面手术：以清洁为主，保留眉毛。

3) 口腔手术：入院后保持口腔清洁，手术前 3 天开始用复方硼酸溶液漱口。

4) 骨、关节、肌腱手术：术前 3 日开始备皮。第 1、2 日用肥皂水洗净，70%乙醇消毒，用无菌巾包裹。第 3 日剃毛、清洗，70%乙醇消毒后，再用无菌巾包裹。术日晨重新消毒后，用无菌巾包裹。

5) 阴囊、阴茎手术：入院后每日用温水浸泡，肥皂水洗净局部。术前 1 日备皮，备皮范围同会阴部手术。

(3) 皮肤准备的方法

1) 用物准备：托盘内放置剃毛刀架及刀片、弯盘、治疗碗(内盛皂液棉球数只)、持物钳、毛巾、棉签、乙醚、手电筒、橡胶单及治疗巾；脸盆内盛热水。骨科手术还应准备软毛刷、70%乙醇、无菌巾、绷带。可使用一次性备皮包。

2) 操作步骤：备皮一般在备皮室进行，如在病室内应以屏风遮挡。① 向患者说明备皮目的、范围；② 安置合适体位，铺橡胶单和治疗巾保护床单，暴露备皮部位；③ 用软毛刷蘸肥皂液(或使用滑石粉)涂于备皮区，一手用纱布绷紧皮肤，另一手持备皮刀分区剃除毛发；④ 剃毕，用手电筒检查有无毛发残留或皮肤损伤；⑤ 再以浸热水的毛巾擦净局部毛发和肥皂液；⑥ 如为腹部手术，应以棉签蘸乙醚或汽油清除脐部污垢，然后用70%乙醇消毒；⑦ 整理用物，妥当安排患者。

3）注意事项：① 剃毛时，应绷紧皮肤，顺着毛发生长的方向剃除毛发，不能逆行，以免损伤毛囊，切忌剃破皮肤；② 剃毛后应检查皮肤有无损伤，一旦发现应详细记录并通知医生；③ 操作过程中应关心爱护患者，动作轻柔、熟练，注意为患者保暖。

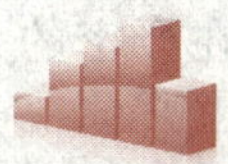

护理专业教学资源库/课程中心/成人护理(下)/教学内容/学习单元2/教学图片/手术前护理-备皮图片

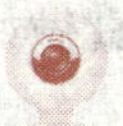

护理专业教学资源库/资源中心/媒体属性/视频/备皮视频

7. 备血和药物过敏试验　对可能需要输血的手术患者，术前应遵医嘱做好血型鉴定及交叉配血试验，备足术中用血。根据麻醉方法及病情需要，遵医嘱术前1日做好普鲁卡因、抗生素等药物过敏试验。

8. 适应性训练　根据患者病情及手术需要，术前进行相关的适应性训练。如手术后需要卧床的患者，为防止患者手术后不习惯在床上大小便，术前练习床上使用便盆排便，男性患者练习床上使用尿壶。教会患者床上翻身方法。练习术中适应性体位，如甲状腺功能亢进症准备行甲状腺手术的患者，术前给予肩部垫枕，练习头低肩高的体位，以适应手术需要。

(二) 手术日晨准备

1. 测量体温、脉搏、呼吸、血压等，如发现患者有不明原因的发热或女性患者月经来潮等情况要及时通知医生，必要时延期手术。

2. 检查手术前各项准备工作是否完善，如备皮情况、胃肠道准备情况等。

3. 进入手术室前嘱患者排空膀胱，遵医嘱灌肠、插胃管、插导尿管等。

4. 妥善保管患者随身物品，术前帮助患者取下身上饰物、眼镜、义齿等，贵重物品交由患者家属妥善保管。嘱患者拭去口红、指甲油等化妆品。

5. 遵医嘱给予术前用药。

6. 将手术需要的物品，如病历、X线片、CT片、MRI片、药物、引流瓶等随患者一同带入手术室。

7. 务必与手术室护士认真交接患者的科室、床号、姓名、性别、年龄、住院号、手术名称等。

8. 根据手术及麻醉要求，准备好术后床单位及床旁用物，如心电监护仪、吸氧装置、输液架及抢救物品等，以便迎接手术后患者。

(三) 特殊患者的术前准备

1. 营养不良　低蛋白血症和贫血的患者，术前尽可能给予纠正，以利于手术后切口的愈合、预防感染。当患者血浆清蛋白低于 30 g/L，或转铁蛋白<0.15 g/L 时，需进行术前营养支持。

2. 心血管疾病　高血压患者应继续服用降压药物。若血压在 160/100 mmHg 以下，无需特殊准备。血压过高者（>180/100 mmHg），应遵医嘱使用药物控制血压，使血压稳定在一定水平，但不强求血压必须降至正常水平才手术。

对心脏病患者施行手术的死亡率明显高于非心脏病患者，因此需要与医生、麻醉师共同评估和处理。严重心律失常患者，尽可能用药物使心律恢复正常再实施手术；急性心肌梗死患者 6 个月内不宜施行手术，6 个月以后，没有心绞痛发作，可在严密的监护条件下手术；心力衰竭患者要控制病情 3～4 周后，再施行手术。

3. 呼吸系统疾病　对有支气管哮喘和肺气肿的患者，术前应常规进行血气分析和肺功能检查，以评估其对手术的耐受性；并应按照术前一般护理工作要求，认真做好呼吸道的护理。

4. 肝脏疾病　对存在严重肝功能损害者，应给予高糖、适量优质蛋白、高维生素饮食，必要时给予保肝药物，补充维生素 K 和维生素 C，输注人体清蛋白，以改善肝功能，纠正低蛋白血症和凝血功能异常。

5. 肾脏疾病　麻醉、手术创伤、某些药物会加重肾的负担。术前应最大限度地改善患者的肾功能，维持水、电解质及酸碱平衡。合并有其他肾衰竭危险因素时，应避免使用肾毒性药物，如氨基糖苷类抗生素、非甾体抗炎药物、麻醉药物等。

6. 糖尿病　糖尿病影响切口愈合，感染等并发症的发生概率增加，且常伴发无症状的冠状动脉疾病，因此，糖尿病患者手术耐受性差，术前应通过控制饮食、使用降糖药物等措施，使血糖控制在轻度升高（5.6～11.2 mmol/L）状态较为适宜。

（四）急诊手术患者的术前准备

外科急症手术患者病情往往危急，应在短时间内做好必要的术前准备，以保证手术治疗能及时、顺利地进行。

1. 密切观察病情变化，如生命体征、瞳孔、神志、皮肤颜色及温度等，并做好记录，发现问题及时通知医生。

2. 有伤口者应配合医生对伤口进行必要的处理，以防进一步污染或加重损伤。有休克征象者，应立即建立静脉通路，迅速补充血容量，并采取其他抗休克措施。

3. 迅速做好手术前必要准备，如通知患者禁饮食，采集标本、备皮、配血及备血、药物过敏试验、术前用药等，必要时进行胃肠减压、留置导尿管等护理工作。

4. 一般急诊手术前应禁饮食，禁忌灌肠，禁服泻剂，未明确诊断前禁用镇痛药，危重患者不宜做复杂的特殊检查。

（五）术前健康教育

1. 向患者及家属说明手术的名称、目的、麻醉方式，教会患者应对术中、术后不适的方法。

2. 向患者及家属介绍术前各种常规检查和特殊检查的方法、意义、注意事项，告知患者如何配合，介绍术前用药的方法及注意事项。

3. 解释术后可能带有的各种管道及其意义。
4. 描述手术室的环境，介绍相关规则。
5. 做好患者家属的陪护指导。

【护理评价】

1. 患者情绪是否稳定，焦虑、紧张或恐惧心理有无减轻或消除。
2. 患者营养状况是否改善，体重是否增加或维持正常。
3. 患者是否获得有关疾病及手术所需的知识。
4. 患者的疼痛是否得到有效控制。
5. 患者水、电解质和酸碱平衡失调是否得到纠正。
6. 患者是否得到充分休息和睡眠。

【知识拓展】

手术区皮肤准备的新进展

2010年11月29日，卫生部办公厅印发《外科手术部位感染预防与控制技术指南（试行）》，文件中指出"正确准备手术部位皮肤，彻底清除手术切口部位和周围皮肤的污染。术前备皮应当在手术当日进行，确需去除手术部位毛发时，应当使用不损伤皮肤的方法，避免使用刀片刮除毛发"。

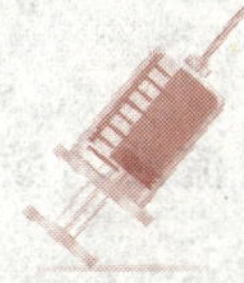

【思考题】

1. 外科手术区备皮的目的、方法和注意事项包括哪些？
2. 外科手术前胃肠道准备包括哪些内容？

第二节　手术后患者的护理

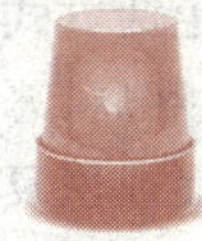

学习内容

1. 外科手术后患者的护理评估、护理问题。
2. 手术后患者的护理措施。
3. 手术后常见并发症的防治及护理。

典型案例

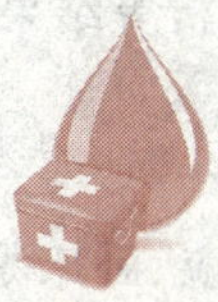

患者，男性，73岁。因患胃癌而在全麻下接受"胃癌根治术"，手术顺利，术毕安返病房。术后第7天，患者于用力咳嗽后自觉腹部有崩裂声，并可见淡红色血水浸染切口敷料。检查发现切口裂开,有约 1 cm 小肠脱出。

问题导向:

1. 该患者可能出现哪种手术后并发症?
2. 作为患者的责任护士,你应如何护理该患者?

手术后期是指从患者手术完毕离开手术室,直到痊愈出院为止的一段时期。手术后护理(postoperative care)的重点是尽可能减轻患者的痛苦,预防术后并发症,帮助患者早日康复。

【护理评估】

问题探究:护士应从哪些方面对手术后患者进行护理评估?

(一) 健康史

与麻醉师、手术医生及手术室护士交接,了解患者的麻醉和手术方式,术中生命体征是否平稳,手术经过是否顺利,术中补液及用药情况,引流管放置的部位、名称、作用及注意事项。

(二) 身体状况

患者术后返回病房,护士应对其进行全面的评估。

1. 评估病情　包括意识、体温、脉搏、呼吸、血压、排尿功能、肠蠕动、语言能力、肢体活动能力、水电解质与酸碱平衡、营养状况等。

2. 评估疼痛等不适　了解患者疼痛的部位、性质、程度、持续时间。有无恶心、呕吐、腹胀、呃逆等手术引起的不舒适。

3. 切口情况　观察切口有无渗血、渗液、疼痛、感染征象等。

4. 引流情况　了解引流管(物)放置位置,检查引流是否通畅,观察引流液的颜色、性状和量等。

5. 排便情况　评估患者有无尿潴留,观察尿量、性质、颜色和气味等有无异常。评估肠蠕动恢复情况,询问患者有无肛门排气。

(三) 心理、社会状况

手术后患者面临疾病、手术带来的器官结构与功能损害、身体外形改变、生活方式改变等,可出现焦虑、情绪低落等心理反应。术后出现的各种不舒适如切口疼痛、恶心、呕吐,以及生活不能自理等,会增加其焦虑的程度。如果手术后出现并发症或恢复不顺利,还将导致患者产生疑虑和恐惧心理。

(四) 辅助检查

了解各项辅助检查如血、尿、便常规,生化检查,血气分析等结果,以便更全面地掌握患者手术后的基本情况,了解器官功能恢复情况。

【护理问题】

1. 舒适的改变:疼痛、恶心呕吐、腹胀　与手术创伤反应、卧床等有关。
2. 有体液不足的危险　与手术中失血、失液,术后禁饮食以及摄入不足等有关。
3. 营养失调:低于机体需要量　与术后禁饮食、创伤后分解代谢增强有关。

4. 焦虑与恐惧　与疾病、术后不舒适、自我形象改变等因素有关。

5. 知识缺乏　缺乏术后治疗、护理和康复等方面的知识。

6. 潜在并发症：术后出血、切口感染、切口裂开、肺不张和肺炎、尿路感染、静脉血栓形成等。

【护理目标】

1. 患者术后不适减轻或消失。
2. 患者术后能维持体液平衡。
3. 患者营养状况得以维持或改善。
4. 患者焦虑程度减轻，情绪稳定。
5. 患者能复述术后治疗、护理和康复等方面的有关知识。
6. 患者术后并发症能得以预防，或被及时发现且得到有效处理。

【护理措施】

(一) 做好患者的交接工作

手术结束后回到病房，病房护士应与麻醉师、手术医生、手术室护士做好交接班，了解患者术中情况。轻缓地将患者搬到病床上且安置好。搬运过程中动作要轻稳，妥善保护好患者及切口敷料、各种引流管。遵医嘱给予吸氧。

(二) 心理护理

应根据患者麻醉和手术的具体情况，做好患者和家属的解释工作。避免各种不良刺激，缓解不良心理反应，做好针对性的心理疏导，以利早日康复。

(三) 选择合适体位

应根据患者的麻醉方式、手术部位、病情来安置体位。在麻醉作用未消失之前，根据麻醉方式安置体位：全麻未清醒患者，一般去枕平卧、头偏向一侧，以免误吸；蛛网膜下隙阻滞的患者，应去枕平卧 6～8 h，以防头痛发生；硬膜外麻醉患者平卧(可不去枕)4～6 h。患者全麻清醒后，或局麻作用消失后，可根据手术部位、病情来安置体位。

1. 颅脑手术　患者若无休克或昏迷，应取床头抬高 15°～30°的头高斜坡卧位，以促进颅内静脉回流，防止或减轻脑水肿发生。

2. 颈、胸、腹部手术　一般安置半卧位。颈、胸部手术取高半卧位，腹部手术取低半卧位。半卧位有利于改善血液循环；有利于颈、胸、腹部引流液的引流；使膈肌下降，增加肺通气量；可减低腹壁切口张力，使患者感到舒适；可使腹部手术后渗血、渗液流至盆腔，避免形成膈下脓肿。

3. 脊柱手术　安置仰卧或俯卧位，卧于硬板床上。

4. 臀部手术　可取仰卧、侧卧或俯卧位，以利于引流或防止切口受压。

5. 四肢手术　患肢抬高位，以利于静脉和淋巴回流，减轻患肢肿胀和疼痛。

6. 休克患者　取仰卧中凹位。

(四) 密切观察病情

1. 观察生命体征　一般中、小型手术者，手术当日每 2～4 h 测量和记录体温、脉搏、呼吸、血压 1 次，至病情平稳。对施行大型手术、全麻及危重患者，应每 15～30 min 测量并记录 1 次，病情稳定后改 2～4 h 一次或遵医嘱。有条件者应进入监护病房，进行连续监测直至病情稳定。

术后遵医嘱持续或间歇给氧，保持呼吸道通畅。发现有舌后坠时，可用双手托起下颌，必要时安放通气道。若由其他原因引起的呼吸道梗阻，一般措施不能解决时，应配合医生做气管插管或气管切开，实施人工辅助呼吸。做好气管插管或气管切开患者的护理。

中型以上手术的患者，术后体温可升高，一般不超过 38.5℃，主要是由于机体对手术创伤产生炎症反应及渗血、渗液吸收所致，临床上称为外科热或吸收热，2～3 日体温可逐渐恢复正常。一般不需处理，但应密切观察。

2. 观察体液平衡情况　术后遵医嘱做好输液护理，根据病情调整输液速度及输液量。对于中等及以上手术及重症患者，应观察并详细记录 24 h 液体出入量。

3. 其他　根据病情需要及手术情况进行其他方面的监测，如大量输液患者、休克患者应监测中心静脉压，颅脑手术后监测颅内压，肢体血管手术后监测指（趾）端末梢循环状况，呼吸功能障碍者监测氧分压、二氧化碳分压、氧饱和度等。

（五）用药护理

手术后常规进行止血、输血、抗炎、补液等治疗。护士要及时执行医嘱，正确用药，并注意观察药物的疗效和副作用，发现异常应及时通知医生并配合处理。

（六）饮食护理

术后饮食应视患者的手术、病情而定。尽可能提供足够的营养，以利于切口愈合及各系统、器官功能的恢复。

1. 非胃肠道手术　局麻或小手术患者一般术后不限制饮食；椎管内麻醉无恶心、呕吐者，术后 4～6 h 可进流质饮食，以后逐渐改为半流质、普通饮食；全麻患者神志清楚、无恶心呕吐方可进食。

2. 胃肠道手术　一般禁食 2～3 日，待肠道功能恢复、肛门排气、拔出胃管后开始进流质饮食，以后逐渐改为半流质，直至普通饮食。术后禁食及不能完全恢复饮食期间，应遵医嘱由静脉补液，必要时输注血浆、全血、人体白蛋白等。

（七）合理休息与活动

1. 原则　术后应保持病房的安静、舒适，保证患者足够的休息与睡眠，以利于疾病的恢复。对于手术后患者，原则上病情稳定后，鼓励患者尽早活动，以利于机体各功能的恢复。对于休克、心力衰竭、内出血、严重感染等重症患者和极度衰弱患者，以及施行某些有特殊固定、制动要求的患者，不宜过早下床活动。

2. 早期活动的优点　① 增加肺通气量，有利于肺扩张和分泌物排出，预防肺部并发症的发生；② 促进血液循环，预防压疮和深静脉血栓形成；③ 促进肠蠕动恢复，减轻腹胀，预防肠粘连的发生；④ 促进排尿功能的恢复，预防尿潴留和尿路感染发生。护士应根据患者的病情决定活动的强度和范围。

3. 手术后患者活动的方法

(1) 床上活动：一般手术当日可进行床上活动，如指导和协助患者进行深呼吸和有效咳嗽咳痰、四肢自主活动、自行翻身和坐起等。

(2) 离床活动：病情允许可下床活动，协助患者坐起，床边先坐几分钟，随后扶患者逐渐站起，沿床走几步，逐渐增加离床活动的范围。在患者活动时，要注意观察患者面色、呼吸和脉搏，并询问其感受。注意防止患者摔倒及其他损伤。

(八) 切口护理

密切观察切口有无渗血、渗液、红肿，敷料有无松脱，以及切口愈合情况。必要时更换敷料、重新包扎及固定，保持切口敷料的清洁、干燥。一般无菌手术切口于术后第3日更换敷料，观察有无红、肿、热、痛等感染征象，若无异常可待其愈合后拆除缝线；若切口有感染征象，按感染切口护理。

切口的愈合分为三级，分别以甲、乙、丙级表示。

1. 甲级愈合　切口愈合优良，无不良反应。

2. 乙级愈合　切口处有炎症反应，如红肿、硬结、血肿、积液等，但未化脓。

3. 丙级愈合　切口已化脓，需行切开引流处理。

切口缝线拆除时间依据患者年龄、切口部位、局部血液供应等情况而决定。一般来说，头、面、颈部手术后4～5天拆线；下腹部、会阴部为6～7天拆线；胸部、上腹部、背部、臀部为7～9天拆线；四肢手术10～12天拆线(近关节处可适当延长)；减张缝合切口14天拆线。必要时根据患者情况采用间隔拆线。

(九) 引流护理

根据手术需要，术中可能会在切口、体腔和空腔脏器内放置不同引流管。外科手术后引流管的种类繁多，其共同的护理原则为：① 妥善固定：护士应区分不同引流管放置的位置和作用，正确连接，按引流需要做好固定；② 保持引流通畅：应定时挤捏引流管，防止引流管折叠、扭曲、受压或堵塞，必要时遵医嘱用无菌生理盐水冲洗；③ 观察引流液的颜色、性质和量，并准确记录；④ 严格无菌操作：定时更换引流瓶或引流袋，预防感染；⑤ 掌握引流管的拔管指征：协助医生拔管，做好拔管后的观察和护理。

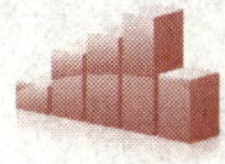
护理专业教学资源库/课程中心/成人护理(下)/教学内容/学习单元2/教学图片/手术后护理图片

(十) 术后常见不适的护理

1. 切口疼痛　随着麻醉作用的消失，患者会感觉到切口疼痛。切口疼痛以术后24 h内最明显，2～3日后逐渐缓解。切口疼痛可影响呼吸、循环等功能，甚至引起并发症，因此护士应向患者提供减轻疼痛的措施：① 解释切口疼痛的原因及持续的时间，协助患者选择舒适卧位以减轻疼痛，教会患者翻身、深呼吸、咳嗽时用手按住切口两侧；② 分散患者的注意力，如深呼吸、听音乐、交谈等；③ 必要时遵医嘱给予药物镇痛，还可根据情况选用自控镇痛泵等方法镇痛。

2. 恶心、呕吐　多为麻醉反应所引起，麻醉作用消失后缓解，可不做特殊处理。对其他原因引起的呕吐，如急性胃扩张、肠梗阻、颅内压增高、低钾血症等，应配合医生进行相应的治疗护理。患者呕吐时要做好护理工作，将患者的头部偏向一侧，及时清除呕吐物，记录呕吐次数、呕吐物性状和量，加强口腔护理。必要时遵医嘱给予镇静、止吐的药物如甲氧氯普胺、氯丙嗪等，以缓解症状。

3. 腹胀　常由于麻醉药物作用、手术刺激使肠蠕动受抑制引起，一般在手术 48 h 后，随肠蠕动的恢复、肛门排气，腹胀会逐渐消失。若手术后腹胀较重，可采用持续胃肠减压、腹部按摩或热敷、肛管排气、高渗溶液低压灌肠等措施帮助患者减轻腹胀。若上述措施无效，应考虑腹腔炎症、低钾血症、肠粘连或其他原因导致的腹胀，遵医嘱给予相应的处理措施。

4. 呃逆　可能是神经中枢或膈肌直接受刺激引起，多为暂时性，但有时可为顽固性的呃逆。对于手术后早期发生者，可采用压迫眶上缘、短时间吸入二氧化碳、抽吸胃内积气或积液等方法处理，也可遵医嘱给予镇静药或解痉药。如上腹部手术后患者出现顽固性呃逆，要警惕膈下积液或感染的可能，应在诊断明确后做及时处理。

5. 尿潴留　多由麻醉后排尿反射受到抑制，肛门或会阴部手术后切口疼痛引起括约肌痉挛，以及不习惯床上使用便器等引起。若手术后 6～8 h 患者尚未排尿，或虽有排尿但尿量少、次数频繁，应叩诊耻骨上区，如呈浊音则可判断有尿潴留。尿潴留可引起患者不舒适及尿路感染。明确尿潴留后，先稳定患者情绪，增强自行排尿的信心；如病情许可，可采取变换排尿的体位或姿势、下腹部热敷、膀胱区按摩、冲洗会阴部、让患者听流水声等措施诱导患者自行排尿；必要时，可遵医嘱给予卡巴胆碱等药物促使膀胱壁肌肉收缩，使患者自行排尿。若上述处理措施无效，应考虑在严格的无菌操作下行导尿术，并做好导尿的护理。

（十一）术后常见并发症的护理

1. 术后出血

（1）造成术后出血的原因：可能是术中止血不完善、创面渗血未完全控制、结扎线脱落、凝血机制障碍、术中痉挛的小动脉术后舒张等。出血可发生在手术切口、空腔器官或体腔内。

（2）护理观察：术后出血一般出现在术后 24～48 h，故术后早期应密切观察患者的生命体征、引流管引流出血液的量、切口敷料渗血等情况，以便及早发现出血并及时处理。观察要点：① 若切口敷料被血渗湿，疑有手术切口出血时，应打开敷料检查切口，以明确出血情况及原因；② 了解各引流管引流液体的性质、量和色泽，帮助判断体腔内出血，如胸腔手术后，胸腔引流管内每小时血性引流液持续超过 200 ml，提示有活动性出血；③ 没有放置引流管的患者，应通过密切的临床观察来判断，如腹部手术后腹腔内出血，早期由于出血量不大，临床表现不明显，必要时行 B 超及腹腔穿刺方可早期发现。若术后患者早期出现休克的各种表现，大量呕血、黑便，中心静脉压低，尿量减少，特别在补液后，休克征象或实验室指标未得到改善、甚至加重或曾一度好转后又恶化，都提示有术后出血。

(3) 护理要点：对少量出血的患者更换敷料、加压包扎，遵医嘱输液、使用止血药物等。对出血量大的患者应及时通知医生，给予休克卧位，迅速建立静脉通道，镇静，遵医嘱输液、输血和使用止血药物等，并做好再次手术的术前准备。

(4) 预防措施：凝血机制障碍者，可于围术期输注新鲜血液、凝血因子及凝血酶原复合物等；手术中应严格止血；术中渗血较多者，必要时术后应用止血药物。

2. 切口感染

(1) 切口感染的原因及临床表现：与手术无菌操作不严，感染性病灶、术中污染，切口残留死腔、异物、血肿，以及患者全身营养状况不佳或合并有糖尿病、肥胖等有关。切口感染多发生在术后3～5日，患者主诉切口疼痛加重或减轻后又加重，伴随着出现体温升高、脉搏增快、白细胞计数增加等症状，切口有红、肿、热、痛、分泌物或波动感等典型体征。

(2) 护理要点：一旦发现感染征象，早期可局部热敷、理疗和使用有效抗生素等措施；若已形成脓肿，应拆除切口缝线，充分引流脓液，定时换药，同时行细菌培养，遵医嘱合理使用抗生素控制感染。

(3) 预防措施：手术严格无菌操作；加强营养，提高机体抵抗力；手术操作技术精细，避免切口残留死腔、血肿；保持切口敷料清洁、干燥；合理使用抗生素。

3. 切口裂开　切口裂开是指手术切口的任何一层或全层裂开。除皮肤缝线完整未裂开，深层组织全层裂开者称为部分裂开。切口全层裂开，甚至有肠管或网膜脱出者，称为完全裂开。切口裂开常发生在手术后1周之内，可以发生在身体各处，但多见于腹部及肢体邻近关节的部位。

(1) 引起切口裂开的原因：多为年老体弱、营养不良、低蛋白血症、切口缝合有缺陷、腹内压突然增高、切口感染等。腹部切口裂开，患者往往在一次腹部突然用力后，感到切口疼痛和突然松开，可有缝线崩裂的响声，有淡红色液体流出或伴肠管、网膜脱出。

(2) 护理要点：切口部分裂开者，用腹带加压包扎；若为切口全层裂开，护士应嘱患者立即平卧位休息，并安慰和稳定其情绪，立即用无菌生理盐水纱布覆盖切口，并用腹带包扎；及时通知医生，在良好的麻醉下重新缝合。

(3) 预防措施：① 手术前加强营养支持；② 手术时选用减张缝线，术后延缓拆线时间；③ 在良好麻醉、腹壁松弛条件下缝合切口，避免强行缝合造成腹膜等组织撕裂；④ 及时处理腹胀；⑤ 切口外适当用腹带或胸带包扎；⑥ 避免用力咳嗽，咳嗽时注意保护切口部位。

4. 肺不张和肺部感染

(1) 原因及临床表现：肺不张和肺部感染常见于胸、腹部大手术后。多发生在老年人、长期吸烟、有呼吸系统疾病史、实施全麻的患者。若术后早期出现发热、呼吸急促、心率增快等，应首先考虑肺不张；如同时伴有血白细胞增高，提示合并肺部感染。

肺部叩诊呈浊音或实音，听诊有局限性啰音，肺底部呼吸音减弱、消失或为管状呼吸音，血气分析 PaO_2 下降和 $PaCO_2$ 增高等，可证实判断。

(2) 护理要点：应指导和协助患者进行深呼吸、有效咳嗽、咳痰，按时为患者翻身、拍背，以促使痰液排出，痰液黏稠者给予超声雾化吸入，遵医嘱使用敏感抗生素、祛痰药物，并加强支持疗法，增强机体抵抗力。有呼吸道置管的患者，护士要严格做好管道的护理工作，积极预防感染。

(3) 预防措施：① 术前指导患者掌握正确的深呼吸、咳嗽、咳痰的方法；② 术前戒烟 2 周以上；③ 术前积极治疗原有的呼吸系统疾病；④ 术中及术后避免呕吐物或口腔分泌物误吸；⑤ 术后做好呼吸道的护理，如协助患者翻身、拍背、咳痰、雾化吸入等；⑥ 注意胸、腹带包扎松紧适宜，避免包扎过紧限制呼吸；⑦ 注意保暖，防止呼吸道感染。

5. 尿路感染

(1) 原因及临床表现：尿潴留是并发尿路感染的主要原因，长时间留置导尿或反复导尿也可引起尿路感染。感染常起自膀胱，上行感染可引起肾盂肾炎。若有尿频、尿急、尿痛，排尿困难，轻度发热，尿中有较多红细胞和脓细胞，应考虑急性膀胱炎。急性肾盂肾炎患者多见于女性，表现为畏寒、发热，肾区疼痛与触痛，尿中有大量白细胞和细菌。

(2) 护理要点：一旦诊断为尿路感染，应遵医嘱输液，使用有效抗生素，并指导患者多饮水，同时做好导尿管的护理。

(3) 预防措施：术后协助患者自行排尿，预防并及时处理尿潴留。

6. 深静脉血栓形成

(1) 原因及临床表现：深静脉血栓形成最常见于下肢深静脉。常发生于长期卧床的老年人或肥胖患者。开始时患者自感腓肠肌疼痛和紧束，继之下肢出现凹陷性水肿，沿静脉走行有触痛，可扪及条索状变硬的静脉。

(2) 护理要点：出现深静脉血栓形成后，应停止经患肢静脉输液；患肢抬高、制动；局部湿热敷、理疗；禁止患肢局部按摩，以防血栓脱落造成栓塞；遵医嘱使用抗凝药物（如阿司匹林、复方丹参、低分子右旋糖酐）、溶栓药物（如尿激酶）和抗生素等。在抗凝治疗期间，要加强凝血功能的监测。

(3) 预防措施：① 鼓励患者早期下床活动，卧床期间多做肢体的主动及被动运动；② 血液处于高凝状态者，可预防性的服用小量阿司匹林或复方丹参片；③ 避免对下肢静脉反复的物理刺激和药物刺激。

(十二) 健康教育

1. 心理指导　根据患者不同的心理状态给予指导，帮助患者正确面对疾病，学会自我调节，保持良好心态，逐渐适应术后的身体状况和生活方式。

2. 饮食与活动指导　讲解手术后体位安置、饮食管理、携带引流管、早期活动的目的和注意事项。指导患者根据疾病性质和手术后的要求，建立良好的饮食及卫生习惯；规律作息，劳逸结合；按医嘱进行功能锻炼。

3. 用药指导　对继续使用药物治疗的患者，应严格执行医嘱，并注意药物的不良反应。

4. 复诊指导　说明复诊的必要性，并交代复诊的时间、地点和应携带的资料等。

【护理评价】

1. 患者术后不适有无减轻，是否得到充足的休息与睡眠。

2. 患者术后体液平衡是否得到维持，有无水、电解质或酸碱平衡紊乱的情况发生。

3. 患者术后营养状况是否得到改善。

4. 患者术后情绪是否稳定，能否配合治疗。

5. 患者是否得到关于手术后治疗、护理和康复等方面的知识。

6. 患者术后有无并发症发生或发生并发症是否得到及时诊治。

【知识拓展】

快速康复外科的新理念

近年来，国内外外科文献检索资料中，快速康复外科（fast track surgery）一词频繁出现。快速康复外科是围术期（术前、术中、术后）处理的一种全新理念，它革新了近100年来形成的传统的外科围术期处理的思维和行为原则。快速康复外科包括以下几个重要内容：① 术前患者教育；② 更好的麻醉、止痛及外科技术以减少手术应激反应、疼痛及不适反应；③ 强化术后康复治疗，包括早期下床活动及早期肠内营养。它包括了一些比传统方法更有效的围术期处理的方法，通过这些方法，快速康复外科可以缩短住院时间，降低住院费用，减少术后并发症的发生，达到快速康复的目的。

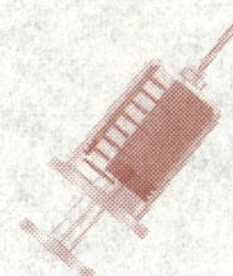

【思考题】

1. 试述手术后安置半卧位和早期活动的好处。
2. 试述手术后引流管的护理要点。
3. 试述手术后常见并发症的护理要点。

（葛　虹）

第六章　手术室护理工作

第一节　手术室环境和管理

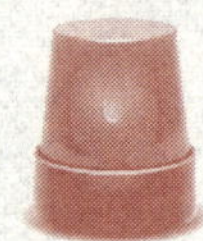

学习内容

1. 手术室的建筑要求、手术室内常用设备及手术室分区。
2. 手术室一般管理制度、手术室参观制度、患者接送制度、手术室清洁消毒制度。

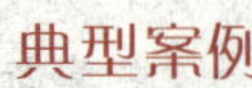

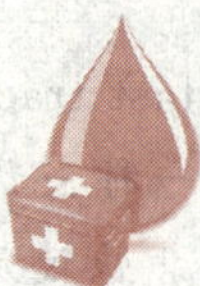

典型案例

患者，男性，48 岁。因转移性右下腹痛 3 h 入院。患者于入院前 3 h 无明显诱因出现腹痛，开始为脐周痛，后疼痛转移至右下腹，伴恶心、呕吐、发热。查体：T 38.6℃，右下腹固定压痛。门诊以“急性阑尾炎”收住院。入院后经积极术前准备，行急诊阑尾切除术。术后第 3 天患者诉切口疼痛，检查发现切口有红肿、压痛、波动感。

问题导向：

1. 患者术后感染的原因是否和手术室的环境有关？
2. 手术室的各项管理制度对预防术后患者感染有何意义？

一、手术室环境

(一) 手术室的建筑要求

手术室应安排在医院内空气洁净、安静的地段，靠近手术科室，以方便接送患者；与监护室、血库等相关科室相邻，最好有直接的通道和通讯联系设备；周围道路设立安静标志；手术室应配备两套供电设备，以保证不因意外停电而影响手术。

手术室内设有手术间及附属工作间、办公室等。手术间、洗手间及无菌附属间等都布置在内走廊的两侧，手术室内走廊宽度不少于 2.5 m，便于手术人员、患者、手术用品（器械、敷料等）的进出。洁净级别要求高的手术间应设在手术室的尽端或干扰最小的区域。

手术间应按不同用途设计大小。普通手术间仅放置一个手术床，每间 30～40 m^2 为宜。用作大型手术的手术间因辅助仪器设备较多，需 60 m^2 左右。门窗结构都应考虑其密闭性能，一般为封闭式无窗手术间，外走廊一般也不作开窗设计。手术间的门应宽大，最好采用感应自动开启门；地面用易清洗、耐消毒液的材料铺设，有微小倾斜度，并有下水地漏（不用时可封闭）；墙壁和天花板应光滑无孔隙，最好使用防火、耐湿和易清洁材料；墙角呈弧形，不易蓄积灰尘。室内应设有隔音、空调和净化装置，防止各手术间相互干扰和保持空气洁净。

手术间的数量应与手术科室的实际床位数成比例，一般为 1∶(20～25)。但至少应有两间，分成无菌手术间和污染手术间。

（二）手术室内设备

1. 手术间的设置 手术间内只允许放置必需的器具和物品，各种物品应有固定的放置地点。手术间的基本配备包括多功能手术床、大小器械桌、升降台、麻醉机、无影灯、药品柜、敷料柜、读片灯、吸引器、输液轨、垫脚凳、各种扶托架及固定患者的物品。现代手术室有中心供氧、中心负压吸引和中心压缩空气等装备设施，配备各种监护仪、X 线摄影和显微外科装置等，有电视录像装置或参观台供教学、参观之用。墙上设有足够的电源插座，并有双电源、防火花和防水装置。手术间内光线均匀柔和，手术灯光应为无影、低温、聚光和可调。手术室内温度控制在 22～25℃，相对湿度 50%～60%为宜。

2. 其他工作间的设置 物品准备用房包括器械清洗间、器械准备间、敷料间和灭菌间等，应有单独的快速灭菌装置，以便进行紧急物品灭菌；同时设有无菌物品贮藏室以存放无菌敷料和器械等；库房用于存放必要的药品、器材和仪器。刷手间设备包括感应或脚踏式水龙头、无菌刷子、洗手液、无菌擦手巾、泡手桶等。其他附属工作间，如更衣室、接待患者处、护士站、值班室、厕所、沐浴间和污物间等亦应设置齐全、布局合理，以将细菌减少至最低限度和防止交叉污染为目标。

（三）手术室分区

一般将手术室分为三个区域：限制区、半限制区和非限制区。分区的目的是控制无菌手术的区域及卫生程度，减少各区之间的相互干扰，防止医院内感染。

1. 限制区 包括手术间、刷手间、手术间内走廊、无菌物品间等，洁净要求最为严格，应设在内侧。非手术人员或非在岗人员禁止入内，此区内的一切人员及其活动都需严格遵守无菌原则。

2. 半限制区 包括器械室、敷料室、洗涤室、消毒室、手术间外走廊等，设在中间。该区实际是由非限制区进入限制区的过渡性区域，进入者不可大声谈笑和高声喊叫，凡已做好手臂消毒或已穿无菌手术衣者，不可再进入此区，以免污染。

3. 非限制区 包括办公室、标本室、污物室、资料室、值班室、更衣室、医护人员休息室和手术患者家属等候区。一般设在最外侧。交接患者处应保持安静，核对患者及病历无误后，患者换乘手术室平车进入手术间，以防止外来车轮带入细菌。

（四）出入路线

出入路线的布局设计需符合功能流程及洁污分区要求，应设 3 条出入路线，即患者出入路线、工作人员出入路线、器械敷料等循环供应路线，尽量做到相互隔离，避免交叉污染。

二、手术室的管理

建立健全各项规章管理制度，明确各类人员职责是提高工作效率和护理质量、防止差错事故的重要保证。

（一）手术室一般管理制度

1. 除参加手术及相关人员外，其他人员一律不准随便进入手术室。患有急性上呼吸道感染、急慢性皮肤感染性疾病者，不可进入手术室，更不能参加手术。

2. 凡进入手术室的人员，必须按规定更换手术室的清洁衣裤、口罩、帽子、鞋等；外出时换外出衣和鞋。

3. 手术室内保持肃静，严禁吸烟，不可随意走动。

4. 所有工作人员应严格执行手术无菌规则，并相互监督。

5. 手术室工作人员应坚守岗位，随时准备接收急诊手术患者。

6. 无菌手术与有菌手术严格分开，若在同一手术间内接台，则先安排无菌手术，后做污染或感染手术。

7. 手术室内备齐急救物品，择期手术提前一天准备好手术器械和用品。

（二）手术室参观制度

1. 凡来参观者必须经有关部门同意，由手术室护士长安排，在指定的手术间和限定的时间内参观。有条件者最好在教学参观室观看闭路电视。

2. 根据手术间面积等因素严格限定入室参观人数，一般手术间不超过 4 人。

3. 参观者应遵守手术室管理规则，接受医护人员的指导，参观时不能距离手术人员和无菌区域过近，参观者距手术无菌区应在 30 cm 以上，避免污染。

（三）患者接送制度

1. 手术前使用手术专用平车将患者接入手术间。接患者时严格查对姓名、床号、住院号等，确认无误。

2. 患者进入手术室后需戴清洁帽、换鞋等。巡回护士需核查术前准备是否完善，检查病历、特殊用药、X 线和 CT 片等是否带齐。不要带贵重物品进手术室，若已带来，需当面点清，术后交接。

3. 手术结束后，待生命体征平稳、病情许可后，护送患者回病房。

（四）手术室清洁消毒制度

1. 每台手术完毕后，撤去污染布类，清除污物，清洗器械。对手术间通风，用消毒液擦拭各处的污迹和地面，更换清洁手术床单及枕套，紫外线消毒 60 min 或臭氧消毒

30 min。

2. 每日早晨或晚上，用紫外线消毒 60 min 或臭氧消毒 30 min。

3. 每周彻底大扫除一次，冲洗地面、墙壁，擦净门窗、家具、无影灯等，然后关闭门窗进行熏蒸消毒。

4. 特殊感染手术后，立即做室内空气熏蒸消毒，必要时可重复；布类打包后注明特殊感染，再送供应室；器械用消毒液浸泡或煮沸消毒后再彻底冲洗，然后灭菌备用；污染敷料集中焚毁。

5. 每日检查一次灭菌包，超过 1 周需重新灭菌；每周集中更换一次泡盘及器械浸泡消毒液；每月定期做细菌培养，包括手术室内空气、灭菌物品、手术人员刷洗后的手等。

【知识拓展】

手术室的分级

层流手术室是采用空气净化技术对微生物污染采取程度不同的控制，达到控制空间环境中空气洁净度，适于各类手术的要求，并提供适宜的温、湿度，创造一个洁净舒适的手术空间环境。根据手术室洁净程度分级见表 6－1－1。

表 6－1－1　洁净手术室分级

等级	手术室名称	手术切口类别	适用手术提示
Ⅰ	特别洁净手术室（100 级）	Ⅰ	关节置换手术、器官移植手术及脑外科、心脏外科和眼科等手术中的无菌手术
Ⅱ	标准洁净手术室（1 000 级）	Ⅰ	胸外科、整形外科、泌尿外科、肝胆外科、骨外科和普通外科中的Ⅰ类切口无菌手术
Ⅲ	一般洁净手术室（10 000 级）	Ⅱ	普通外科（除去Ⅰ类切口手术）、妇产科等手术
Ⅳ	准洁净手术室（300 000 级）	Ⅲ	肛肠外科及污染类等手术

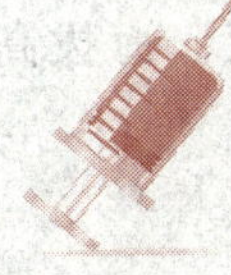

【思考题】

1. 手术室的分区包括哪些？
2. 如何进行手术室的清洁消毒？

第二节 手术室物品的准备

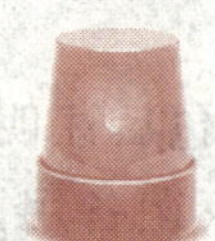

学习内容

1. 手术器械、物品的消毒和灭菌法。
2. 常用手术器械的名称、使用及传递。
3. 手术衣、手术单的规格及折叠方法。

典型案例

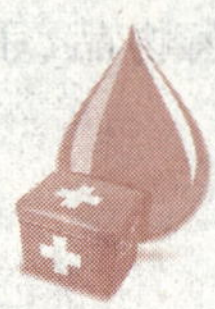

患者，男性，52岁。因进食哽噎、胸骨后异物感和烧灼样痛3个月入院。患者乏力、口渴、尿少色深。查体：生命体征平稳，唇干舌燥，皮肤弹性差。经纤维食管镜检查，诊断为食管癌，入院手术治疗。

问题导向：

1. 该患者手术所需的器械、布单、敷料有哪些？
2. 手术所需的器械、布单、敷料如何进行消毒、灭菌？

一、手术器械、物品的灭菌和消毒法

（一）高压蒸汽灭菌法

应用最普遍，效果可靠。高压蒸汽灭菌器可分为下排气式和预真空式两类。目前在国内广泛应用的是下排气式灭菌器。这种灭菌器的式样很多，有手提式、立式和卧式等多种。但其基本结构和作用原理相同，由一个具有两层壁的耐高压的锅炉构成，蒸汽进入消毒室内，积聚而产生压力，蒸汽的压力增高，温度也随之增高。当蒸汽压力达104.0～137.3 kPa时，温度可达121～126℃，维持30 min，即能杀死包括具有顽强抵抗力的细菌芽孢在内的一切微生物，达到灭菌目的。物品灭菌后，一般可保留2周。

高压蒸汽灭菌法多用于一般能耐受高温的物品，如金属器械、搪瓷、玻璃、敷料、橡胶类物品等。

（二）煮沸法

适用于金属器械、玻璃制品及橡胶类物品，在水中煮沸至100℃并持续15～20 min，一般细菌即可被杀灭，但带芽孢的细菌至少需煮沸1 h才能被杀灭。海拔高度每增高300 m，灭菌时间应延长2 min。

（三）火烧法

金属器械的灭菌可用此法。将器械放在搪瓷或金属盆内，倒入95%乙醇溶液少许，点火直接燃烧，也可达到灭菌目的。此方法可使锐利器械变钝，失去光泽，所以只

能在紧急情况下应用。

(四) 药液浸泡法

锐利器械、内镜和腔镜等不适于热力灭菌的器械，可用化学药液浸泡消毒。常用的化学灭菌剂和消毒剂见表 6-2-1。

表 6-2-1　常用消毒灭菌剂

名称	消毒水平	使用范围	注意点
戊二醛	高效	2%溶液用于刀片、剪刀、缝针及各种内镜消毒，浸泡时间为 30 min；灭菌时间为 10 h	消毒后的物品于使用前用无菌生理盐水冲洗；每周过滤 1 次；每 2～3 周更换消毒剂 1 次
碘酊	高效	2%溶液用于皮肤消毒，擦后 20 s 再用 75%乙醇脱碘	对皮肤有较强的刺激作用，高浓度不能直接用，更不能用于伤口及黏膜消毒，如会阴、肛门、阴囊、眼、口、鼻部手术消毒
聚维酮碘(碘伏)	中高效	0.5%～1%碘伏液用于手术前皮肤消毒和手消毒	皮肤消毒后留有颜色可用水洗清
乙醇	中效	以 70%～75%溶液作为消毒剂，多用于消毒皮肤	易挥发，需加盖保存并定期调整其浓度；因有刺激性，不宜用于黏膜及创面的消毒
苯扎溴铵(新洁尔灭)	低效	0.01%～0.05%溶液用于黏膜消毒；0.1%～0.2%溶液用于皮肤消毒；用于消毒金属器械，浸泡 15～30 min(加入 0.5%亚硝酸钠以防锈)	对肥皂、碘、高锰酸钾等阴离子表面活性剂有拮抗作用；有吸附作用，会降低药效，所以溶液内不可投入纱布、棉花等
氯己定(洗必泰)	低效	0.02%溶液用于手的消毒浸泡 3 min；0.05%溶液用于创面消毒；0.1%溶液用于物体表面的消毒	同苯扎溴铵

(五) 甲醛蒸气熏蒸法

用有蒸格的容器，在蒸格下放一量杯，按容器体积加入高锰酸钾及 40%甲醛(福尔马林)溶液(用量以每 0.01 m^3 加高锰酸钾 10 g 及 40%甲醛 4 ml 计算)。物品置蒸格上部，容器盖紧，熏蒸 1 h 即可达消毒目的，但灭菌需6～12 h。

清洁、保管和处理：一切器械、敷料和用具在使用后，都必须经过一定的处理，才能重新进行消毒，供下次手术使用。其处理方法随物品种类、污染性质和程度而不同。

凡金属器械、玻璃、搪瓷等物品，在使用后都需用清水洗净，特别需注意沟、槽、轴节等处的去污；各种导管均需注意冲洗内腔。凡属铜绿假单胞菌（绿脓杆菌）感染、破伤风或气性坏疽伤口，或乙型肝炎抗原阳性患者，所用的布类、敷料、注射器及导管应尽量选用一次性物品，用后即焚烧处理，以免交叉感染。金属物品冲洗干净后置于20%碘伏原液（0.1%有效碘）内浸泡1 h。

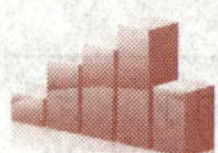
护理专业教学资源库/课程中心/病原微生物与免疫/教学内容/学习单元2/教学图片/消毒与灭菌图片

二、布类物品的准备

手术室的布类用品包括手术衣和各种手术单。一般应选择质地细柔且厚实的棉布，颜色以白色、深绿色或深蓝色为宜。现在临床上也使用无纺布制成并经灭菌处理的一次性手术衣和手术单，免去了清洗、折叠、消毒所需的人力、物力和时间，但不能完全替代布类物品。手术室常用布类物品的规格、用途及折叠法见表6-2-2。

表6-2-2　手术室常用布类物品

名称	规格	用途	折叠法
普通手术衣	型号有大小，袖口有松紧，左右各有一长70 cm腰带，胸腹部及衣袖为双层布，胸前有护手袋	遮盖参加手术人员的身体，起无菌隔离作用	衣身反面向外折叠。腰带打活结。衣袖顺身长方向摆平整。将衣身之后身两侧部分向正面内折叠两折，再对折使其重叠。然后将身长两端按1/3内折，领口在外
手术巾	单层80 cm×50 cm	覆盖手术切口周围皮肤等	两边以宽幅的1/4作扇形折叠，两端做2次对折
中单	单层200 cm×80 cm	遮盖手术切口之上下端及器械台和手术台等	两边做2个对折，两端也做2个对折
剖腹单	300 cm×160 cm	用于腹部（胸、颈部）手术，覆盖于手术巾及中单之上。开孔处对准手术切口	以孔裂为中心，四周做扇形折叠。即先扇式折脚端于孔裂部之上，再扇式折头端相继于其上。然后扇折左右两侧，并使两侧合缝于孔裂处，再以孔裂为折缘，将两侧对折
洞巾	80 cm×50 cm，正中开直径为7～9 cm的圆孔，孔周20 cm为双层	用于小手术、椎管麻醉及各种穿刺等	两边以宽幅的1/3扇形折叠，两端做2次对折

三、敷料类物品的准备

敷料类包括吸水性强的脱脂纱布类和脱脂棉花类，用于术中止血、拭血及压迫、包扎等，有不同规格及制作方法。

1. 纱布类　纱布类敷料包括不同大小尺寸的纱布垫、纱布块、纱布球及纱布条。

2. 棉花类　常用的有棉垫、带线棉片、棉球及棉签。

各种敷料制作后包成小包，或存放于敷料罐内，经高压蒸汽灭菌后供手术时用。用于消毒止血的聚维酮碘纱条，因聚维酮碘加热后升华而失效，严禁高压蒸汽灭菌，应按无菌操作技术制成后保存于消毒、密闭容器内。对于感染性手术，尤其是特异性感染手术用过的敷料不可乱丢，应用黄色医用大塑料袋集中包好，并在袋外注明“特异性感染，送室外指定处焚烧”。

四、线类物品的准备

手术缝线分为可吸收缝线及不吸收缝线两大类。粗的缝线以号码表示，号码越大缝线越粗；细的缝线以零表示，零数越多缝线越细。

（一）可吸收缝线类

可吸收缝线主要为羊肠线和合成纤维线。

1. 肠线　为羊的小肠黏膜下层制成。有普通与铬制两种，普通肠线吸收时间较短(4～5 天)，多用于结扎及皮肤缝合。铬制肠线吸收时间长(14～21 天)，用于缝合深部组织。肠线属异体蛋白质，在吸收过程中，组织反应较重。因此，使用过多、过粗的肠线时，创口炎性反应明显。其优点是可被吸收，不存异物。

目前肠线主要用于内脏如胃、肠、膀胱、输尿管、胆道等黏膜层的缝合，一般用1-0至3-0的铬制肠线。此外，较粗的(0～2 号)铬制肠线则常用于缝合深部组织或炎症的腹膜。在感染的创口中使用肠线，可减少由于其他不能吸收的缝线所造成的难以愈合的窦道。使用肠线时，应注意以下问题：① 肠线质地较硬，使用前应用盐水浸泡，待变软后再用，但不可用热水浸泡或浸泡时间过长，以免肠线肿胀、易折，影响质量。② 不能用持针钳或血管钳夹肠线，也不可将肠线扭曲，以至扯裂易断。③ 肠线一般较硬、较粗、光滑，结扎时需要三叠结。剪断线时线头应留较长，否则线结易松脱。一般多用连续缝合，以免线结太多或术后异物反应。④ 胰腺手术时，不用肠线结扎或缝合，因肠线可被胰液消化吸收，进而继发出血或吻合口破裂。⑤ 尽量选用细肠线。⑥ 肠线价格较丝线稍贵。

2. 合成纤维线　品种较多，如聚羟基乙酸缝合线、聚甘醇碳酸缝合线等。优点有：① 组织反应较轻。② 吸收时间延长。③ 有抗菌作用。

（二）不吸收缝线类

不吸收缝线有丝线、棉线、不锈钢丝、尼龙线、钽丝、银丝、麻线等数十种。

1. 丝线　最常用，其优点是柔韧性高，操作方便，对组织反应较小，能耐高温消毒，价格低，来源易。缺点是在组织内为永久性的异物，伤口感染后易形成窦道，长时间后线头排出，愈合延迟。一般 1 号丝线用于皮肤、皮下组织和结扎血管等，4 号线用于缝合筋膜及结扎较大的血管，7 号线用于缝合腹膜和张力较大的伤口组织。

2. 金属合金线　习惯称“不锈钢丝”，用于缝合骨、肌腱、筋膜、减张缝合或口腔内牙齿固定。

3. 尼龙线　组织反应少，且可以制成很细的线，多用于小血管缝合及整形手术。用于小血管缝合时，常制成无损伤缝合线，其缺点是线结易于松脱，且结扎过紧时易在线结处折断，因此不适于有张力的深部组织的缝合。

目前已研制出许多种代替缝针、缝线的切口粘合材料，使用时方便、速度快，切口愈合后瘢痕小。主要有三大类：① 外科拉链，主要用于皮肤的关闭，最大优点是切口内无异物。② 医用粘合剂，可分为化学性粘合剂和生物性粘合剂，主要用于皮肤切口、植皮和消化道漏口的粘合，使用时将胶直接涂擦在切口创缘，加压拉拢切口即可。③ 金属钉直接钉合。

五、引流物品的准备

外科引流是指将人体组织间或体腔中的积液通过引流物导流出体外的技术。常用的引流物如下。

1. 乳胶片引流条　一般用于浅部切口和少量渗液的引流。

2. 纱布引流条　包括凡士林纱条、浸有抗生素的纱条等，用于浅表部位或感染创口的引流。

3. 烟卷式引流条　将乳胶片卷曲粘合成圆筒状，其中充填网格纱布卷，高压灭菌后备用。常用于腹腔内较短时间的引流。

4. 引流管　有各种型号的橡胶、硅胶或塑料类制品，应用广泛。包括普通引流管、双腔（或三腔）引流套管、T 形引流管及蕈状引流管等。普通的单腔引流管可用于创腔引流；双腔（或三腔）引流套管多用于腹腔脓肿和胃、肠、胆或胰瘘等的引流；T 形引流管用于胆道减压和胆总管引流；蕈状引流管用于膀胱及胆囊的引流。此类引流管可按橡胶类物品灭菌或压力蒸汽灭菌处理。

六、手术器械的准备

手术器械是外科手术操作必备物品，其更新与发展对手术质量和速度的提高起了很大作用，但最常用的还是刀、剪、钳、镊和拉钩等。

（一）常用器械

1. 手术刀　用于切开和剥离组织。手术刀分刀片和刀柄两部分，用时将刀片安装在刀柄上，常用型号为 20～24 号大刀片，适用于大创口切割，9～17 号属于小刀片，适用于眼科及耳鼻喉科；根据刀刃的形状又分为圆刀、弯刀、球头刀及三角刀。刀柄根据长短及大小分型，其末端刻有号码，一把刀柄可以安装几种不同型号的刀片。刀片宜用持针钳夹持安装，避免割伤手指。传递手术刀时，应持手术刀柄中部，刀锋朝上，将刀柄后部递给术者(图 6-2-1)。

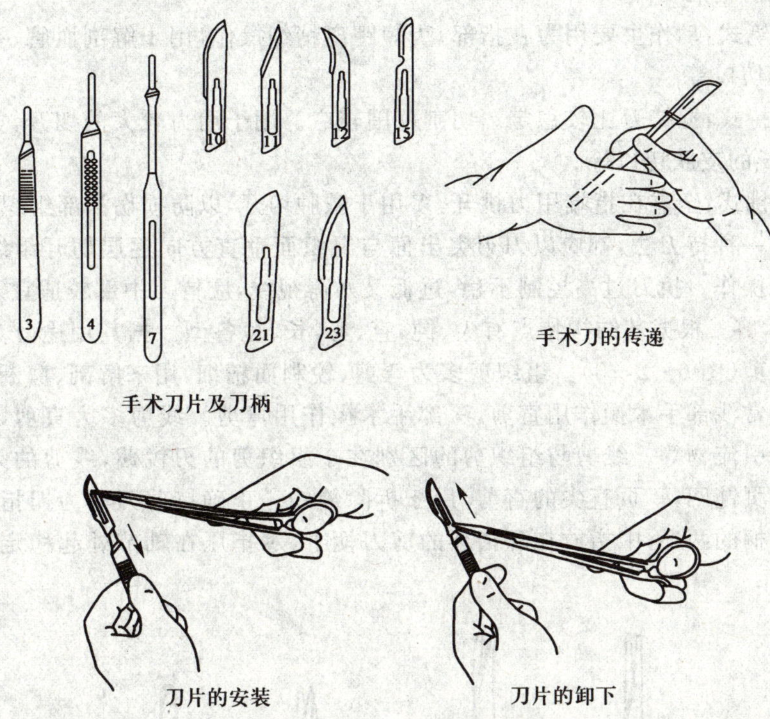

图 6-2-1　手术刀的使用方法

目前已有同时具备止血功能的手术刀,如各种电刀、激光刀、微波刀、等离子手术刀及高压水刀等,用于肝脾等实质性脏器或手术创面较大需反复止血的手术。但这些刀具多需一套完整的设备及专业人员操作。另外还有一次性使用的手术刀片、柄,操作方便,并可防止院内感染。

正确执刀方式有以下 4 种(图 6-2-2)。

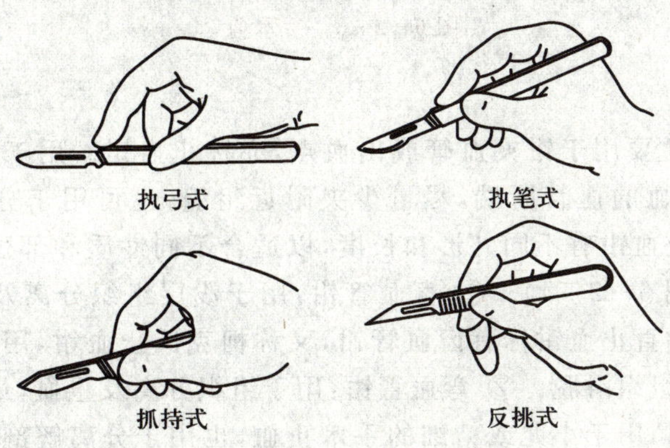

图 6-2-2　正确执刀方式

（1）执弓式：最常用的执刀法，动作涉及上肢力最主要在腕力，用于较长的皮肤切口及腹直肌前鞘的切开等。

（2）执笔式：动作主要用力在指部，为短距离精细操作，用于解剖血管、神经、腹部切开和短小切口等。

（3）抓持式：握持刀比较稳定。切割范围较广。用于用力较大的切开，如截肢、肌腱切开、较长的皮肤切口等。

（4）反挑式：全靠在指端用力挑开，多用于脓肿切开，以防损伤深部组织。

无论哪一种持刀法，都应以刀刃突出面与组织面垂直方向逐层切开组织，不要以刀尖部用力操作。执刀过高控制不稳，过低又妨碍视线，应持刀中部较适宜。

2. 手术剪　根据其结构特点有尖、钝，直、弯，长、短各型。据其用途分为组织剪、线剪及拆线剪（图 6-2-3）。组织剪多为弯剪，锐利而精细，用来解剖、剪断或分离剪开组织。通常浅部手术操作用直剪，深部手术操作用弯剪。线剪多为直剪，用来剪断缝线、敷料、引流物等。线剪与组织剪的区别在于组织剪的刃锐薄，线剪的刃较钝厚。拆线剪是一页钝凹，一页直尖的直剪，用于拆除缝线。正确持剪刀法为拇指和环指分别插入剪刀柄的两环，中指放在环指环的剪刀柄上，示指压在轴节处起稳定和向导作用，有利操作。

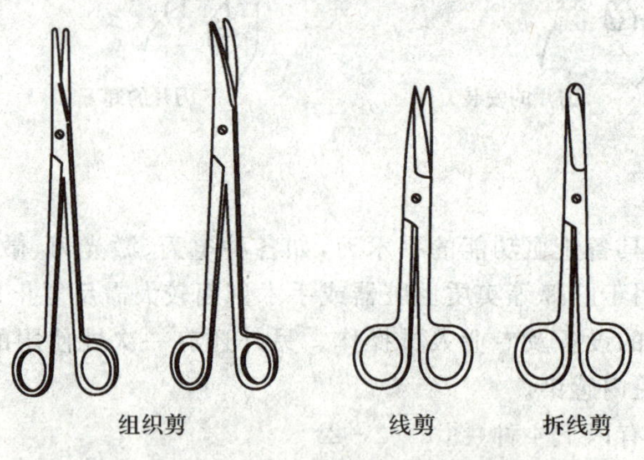

图 6-2-3　手术剪

3. 钳类

（1）血管钳：主要用于钳夹血管或出血点，亦称止血钳。用于止血时尖端应与组织垂直，夹住出血的血管断端，尽量少夹附近组织，也可用于分离组织，牵引缝线，拔出缝针等，止血钳有不同外形和长度，以适合不同性质和部位手术的需要，一般分直、弯两型（图 6-2-4）。① 直血管钳：用于浅层组织分离及止血，协助拔针等。前端有钩齿的直止血钳称有齿血管钳，又称柯克氏止血钳，用于夹持较大块组织的出血，可避免组织滑脱。② 弯血管钳：用于组织分离及止血，最小的直、弯血管钳又称蚊式血管钳，用于小儿或精细的手术止血，也用于分离解剖组织。血管钳使用方法基本同手术剪，但打开时拇指和示指持住血管钳一个环口，中指和环指挡住另一环口，将拇指和环指轻轻用力对顶一下即可松开后方的咬合齿。要注意：血管钳不得夹持皮肤、肠管等，以免组织坏死；止血时只扣上一至二个齿即可；要检查扣锁是否失灵，有时钳柄会自动松开，造成出血；使用前应检查前端二页横形齿槽是否吻合，如不相吻合者不能用，以防止血管钳夹持组织滑脱；传递血管钳时，应将血管钳夹闭，持钳前端，将后部递给术者。

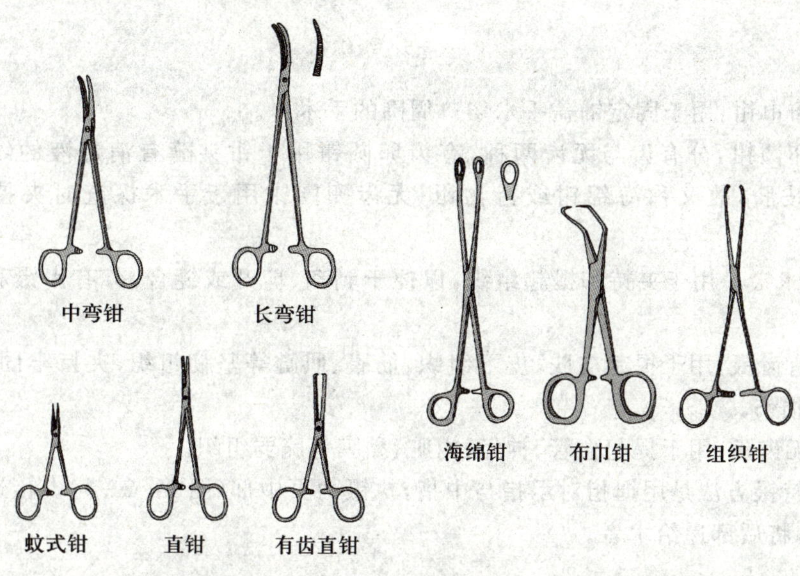

图 6-2-4　血管钳

(2) 持针钳：也称持针器。主要用于夹持缝针缝合各种组织，有时也用于器械打结。用持针器的尖夹住缝针的中、后 1/3 交界处为宜，多数情况下夹持的针尖应向左，特殊情况可向右，缝线应重叠 1/3，且将绕线重叠部分也放于针嘴内，以利于操作，若将针夹在持针器中间，则容易将针折断。执持的方法原则上同手术剪，为了方便，可不必将拇指和环指套入钳的环中(图 6-2-5)。传递时应先托住，握钳中部，针尖朝上，将后部递给术者。

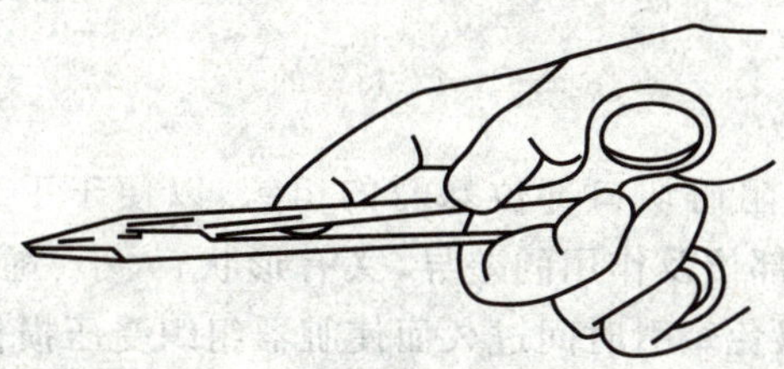

图 6-2-5　持针钳

(3) 组织钳：用于夹持牵引被切除组织部位和切口边缘皮下组织，以显露手术野利于手术施行(图 6-2-6)。执持的方法同止血钳。

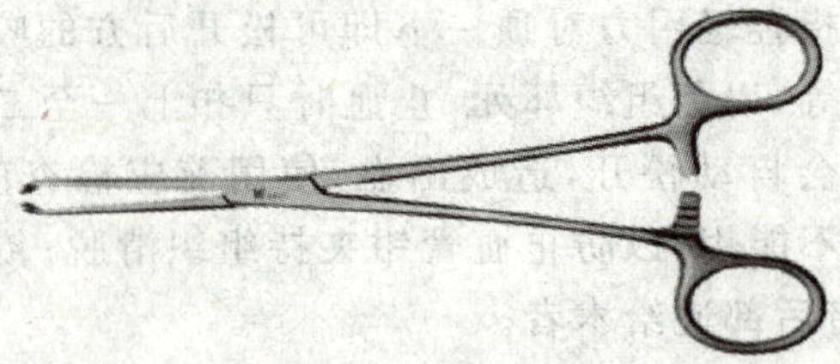

图 6-2-6　组织钳

(4) 布巾钳：用于固定铺盖手术切口周围的手术巾。

(5) 卵圆钳：分有齿与无齿两种，有齿卵圆钳用于钳夹蘸有消毒液的纱布消毒手术野的皮肤，故又称海绵钳或持物钳；无齿卵圆钳用于手术探查时夹持肠管等内脏。

4. 手术镊　用于夹持和提起组织，以便于剥离、剪开或缝合，分有齿镊和无齿镊两种。

(1) 有齿镊：用于提起皮肤、皮下组织、筋膜、肌腱等坚韧组织，夹持牢固，但对组织有一定损伤。

(2) 无齿镊：用于提起血管、神经、内脏、黏膜等脆弱组织。

正确持镊方法是用拇指对示指与中指，执镊两页中部(图 6-2-7)。传递时持手术镊前部，将后部递给术者。

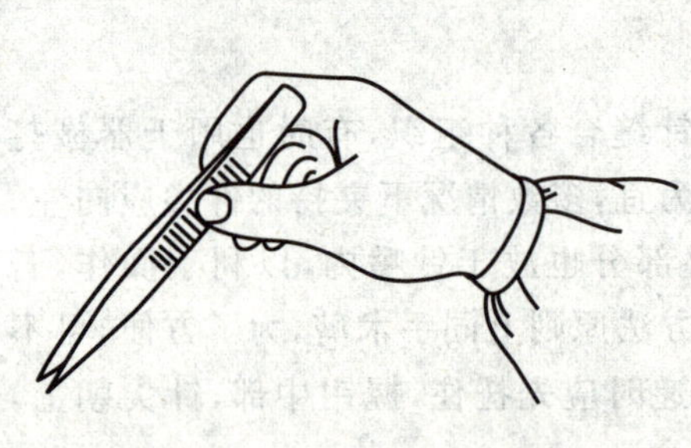

正确持镊

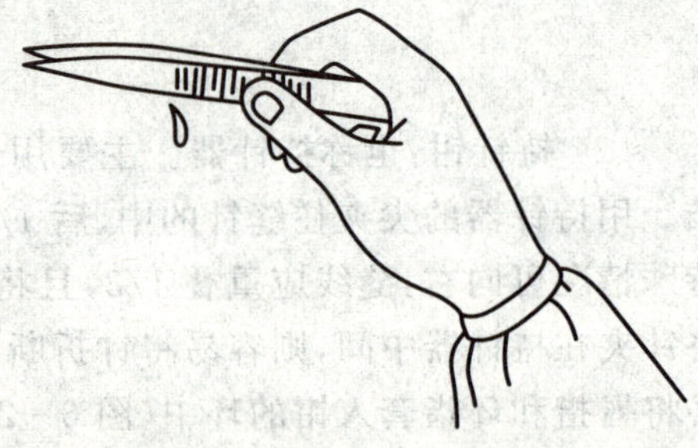

错误持镊

图 6-2-7　持镊的方法

5. 拉钩　用于牵开阻碍切口部位暴露的组织，以便于手术顺利进行，拉钩分手持、自动两种，由于使用部位及作用的差异，又有形状、大小、宽窄的不同，在牵开脏器时应垫纱布于其下方，以免牵引时间过久而使脏器组织受压损伤(图 6-2-8)。

6. 缝合针　缝针有三角针及圆针两种，用于对合组织或贯穿结扎(图 6-2-9)。

(1) 三角针：前端有锐利的三棱刃缘，适用于缝合坚韧的组织，如皮肤、韧带、软骨及有较多瘢痕的组织，但因损伤太大不适用于其他组织缝合。

(2) 圆针：前端圆滑无刃缘，损伤小，适用于缝合较软组织，如腹膜、血管、神经、脏器等。

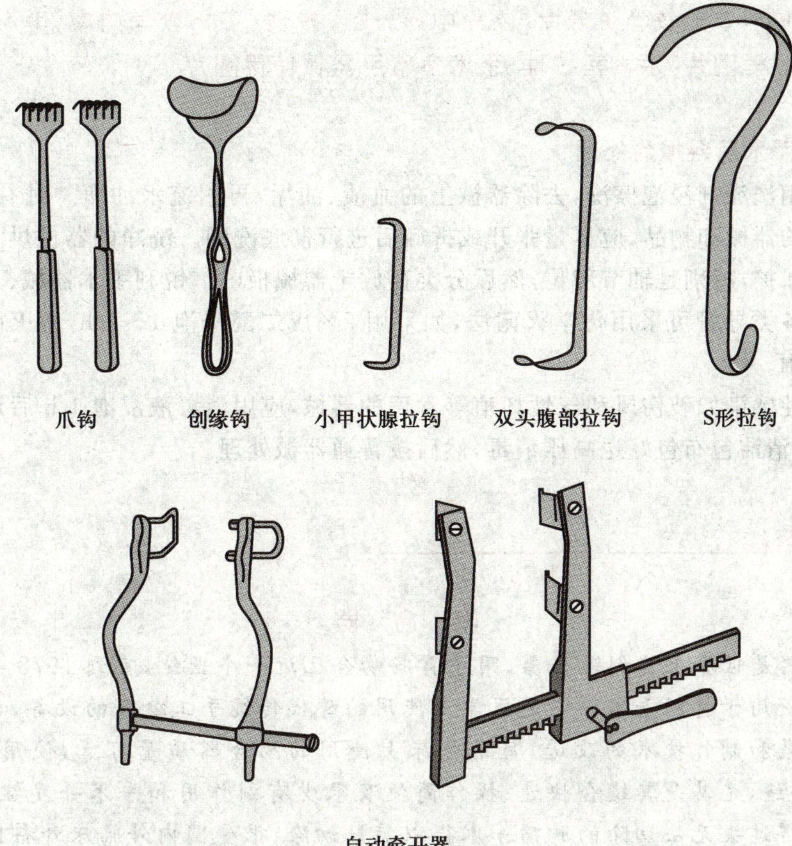

图 6-2-8　手术拉钩类

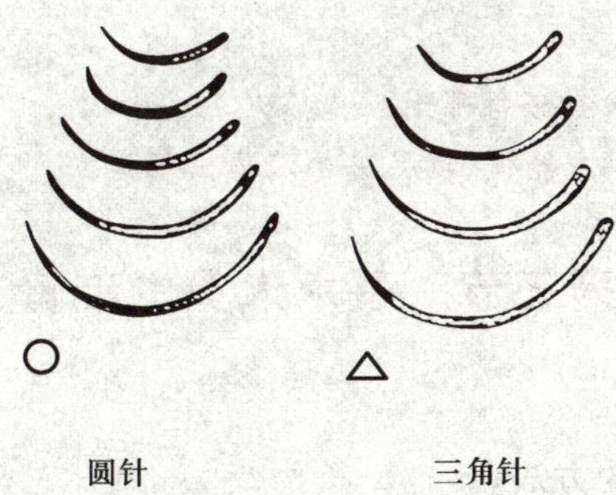

图 6-2-9　缝合针

7. 吸引器　用于吸引手术野中出血、渗出物、脓液、空腔脏器中的内容物，使手术野清晰，减少污染机会。吸引器由吸引头、橡皮管、玻璃接头、吸收瓶及动力部分组成，动力部分又分电动和脚踏吸引器两种，后者适用于无电力地区；吸引头结构及外形有多种，主要有单管及双管型；尾部以橡皮管接于吸引瓶上待用。

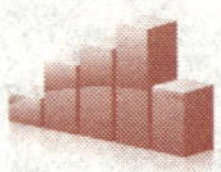

护理专业教学资源库/课程中心/成人护理(下)/教学内容/学习单元2/教学图片/手术室护理-手术室常用器械使用图片

(二) 手术后器械的处理

术后用洗涤剂浸泡擦洗,去除器械上的血渍、油垢,再用流水冲净。对有关节、齿槽和缝隙的器械和物品,应尽量张开或拆卸后进行彻底洗刷。洗净的器械烘干后涂上液状石蜡保护,特别是轴节部位,然后分类存放于器械柜内。锐利手术器械、不耐热手术用品或各类导管可采用化学灭菌法,如采用2%戊二醛浸泡1～2 h,用灭菌水冲净后方能使用。

特异性感染如破伤风和气性坏疽等术后的器械,应用消毒液浸泡1 h后用清水冲净,然后用清洁包布包好送高压消毒,然后按普通器械处理。

【知识拓展】

吻合器

吻合器是世界上首例缝合器,用于胃肠吻合已近一个世纪,直到1978年管型吻合器才广泛用于胃肠手术。它是医学上使用的替代传统手工缝合的设备,由于现代科技的发展和制作技术的改进,目前临床上使用的吻合器质量可靠,使用方便,严密、松紧合适,尤其是其缝合快速、操作简便及很少有副作用和手术并发症等优点,有时还使得过去无法切除的肿瘤手术得以病灶切除,很受国内外临床外科医生的青睐和推崇。

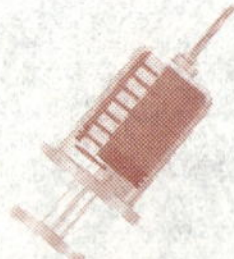

【思考题】

1. 常用手术器械有哪些?
2. 如何对手术器械、物品进行消毒灭菌?

第三节　手术人员的准备

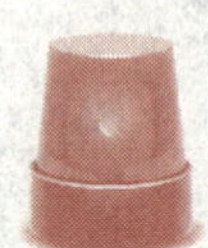

学习内容

1. 手臂消毒的方法。
2. 穿无菌手术衣和戴无菌手套的方法。

典型案例

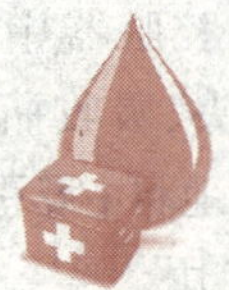

患者,女性,50岁。因车祸致腹痛2 h入院。患者2 h前被汽车撞伤腹部,感腹部

疼痛，伴恶心、呕吐，呕吐物为胃内容物。查体：T 38.5℃，P 108 次/min，R 22 次/min，BP 90/70 mmHg，急性病容，心肺未见明显异常。腹稍隆，腹式呼吸减弱，全腹有压痛、反跳痛、肌紧张，肝浊音界存在，移动性浊音(＋)，肠鸣音减弱。入院初步诊断为小肠破裂，拟行手术治疗。

问题导向：

作为该台手术的器械护士，你应该做好哪些术前准备？

一、一般准备

进手术室要换穿手术室准备的清洁鞋和衣裤，戴好口罩及帽子。口罩要盖住口和鼻孔，帽子要盖住全部头发。剪短指甲，并除去甲缘下积垢。手臂皮肤破损有化脓感染时，不能参加手术。

二、手臂消毒法

通过机械性刷洗及化学消毒的方法，尽可能除去手臂的暂存菌和部分居留菌，以预防患者术后感染。肥皂刷手法应用已久，逐渐被应用新型灭菌剂的刷手法所代替。后者刷洗手时间短，灭菌效果好，能保持较长时间的灭菌作用。常用洗手方法有以下几种：

1. 肥皂刷手法

(1) 参加手术者先用肥皂做一般的洗手后，再用无菌毛刷蘸煮过的肥皂水刷洗从指尖到肘上 10 cm 的区域，两臂交替刷洗，特别注意甲缘、甲沟、指蹼等处的刷洗。一次刷完后，手指朝上肘朝下，用清水冲洗手臂上的肥皂水。反复刷洗 3 遍，共约 10 min。用无菌毛巾从手到肘部擦干手臂，擦过肘部的毛巾不可再擦手部。

(2) 将手和前臂浸泡在 70%乙醇内 5 min。浸泡范围到肘上 6 cm 处。

(3) 如用苯扎溴铵代替乙醇，则刷手时间可减为 5 min。手臂在彻底冲净肥皂和擦干后，浸入 1∶1 000 苯扎溴铵溶液中，用桶内的小毛巾轻轻擦洗 5 min 后取出，待其晾干。手臂上的肥皂必须冲净，因为苯扎溴铵是一种阳离子除污剂，肥皂是阴离子除污剂，带入肥皂将明显影响苯扎溴铵的杀菌效力。配制的 1∶1 000 苯扎溴铵溶液一般在使用 40 次后，不再继续使用。

(4) 洗手消毒完毕，保持拱手姿势，手臂不应下垂，也不可再接触未经消毒的物品。否则，即应重新洗手。

2. 聚维酮碘刷手法 肥皂水擦洗双手、前臂至肘上 10 cm 一遍，约 3 min，清水冲净，用无菌纱布擦干。用浸透 0.5%碘伏的纱布球涂擦手和前臂 1 遍，稍干后穿手术衣并戴手套。

3. 灭菌王刷手法 灭菌王是不含碘的高效复合型消毒液。清水洗双手、前臂至肘上 10 cm 后，用无菌刷蘸灭菌王 3～5 ml 刷手和前臂 3 min。流水冲净，用无菌纱布擦干，再取吸足灭菌王的纱布球涂擦手和前臂。皮肤干后穿手术衣并戴手套。

4. 紧急手术洗手法　当情况紧急，手术人员来不及作常规洗手消毒时，可先用普通肥皂洗去手和前臂的污垢，而后用2.5%～3%碘酊涂擦双手及前臂，再用70%乙醇拭净脱碘。戴无菌手套、穿手术衣后，再戴第二副无菌手套。

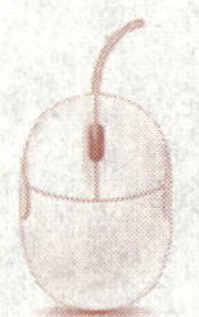

护理专业教学资源库/资源中心/资源类型/虚拟互动/外科洗手

三、穿无菌手术衣和戴手套的方法

如用干手套，应先穿手术衣，后戴手套；如用湿手套，则应先戴手套，后穿手术衣。

1. 穿对开式无菌手术衣

(1) 进入手术间，自器械台上拿取折叠好的无菌手术衣，选择较宽敞处站立，手提衣领，抖开，使衣的另一端下垂。注意勿使衣触碰到其他物品或地面。

(2) 两手提住衣领两角，衣袖向前位将衣展开，使衣的内侧面面对自己。

(3) 将衣向上轻轻抛起，双手顺势插入袖中，两臂前伸，不可高举过肩，也不可向左右侧撒开，以免碰触污染。

(4) 巡回护士在穿衣者背后抓住衣领内面，协助将袖口后拉，露出双手，并系住衣领后带。

(5) 穿衣者双手交叉，身体略向前倾，用手指夹起腰带递向后方，由背后的巡回护士接住并系好腰带。穿好手术衣后，双手保持在腰以上、胸前及视线范围内，并注意双手不能触摸衣服外面或其他物品(图6-3-1)。

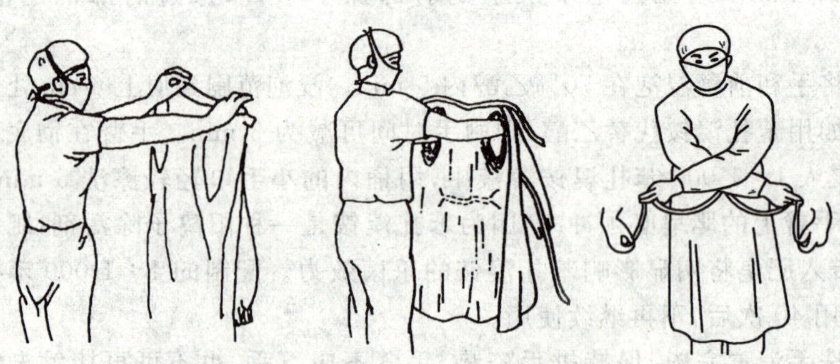

图6-3-1　穿无菌手术衣

2. 全遮盖式手术衣穿法

(1) 取手术衣，双手提起衣领两端向前上方抖开，双手插入衣袖中。

(2) 双手前伸，伸出衣袖，巡回护士从身后协助提拉并系好衣带。

(3) 戴好无菌手套。

(4) 提起腰带，由器械护士接取或由巡回护士用无菌持物钳接取。

（5）将腰带由术者身后绕到前面。

（6）术者将腰带系于腰部前方，带子要保持无菌，使手术者背侧全部由无菌手术衣遮盖（图 6－3－2）。

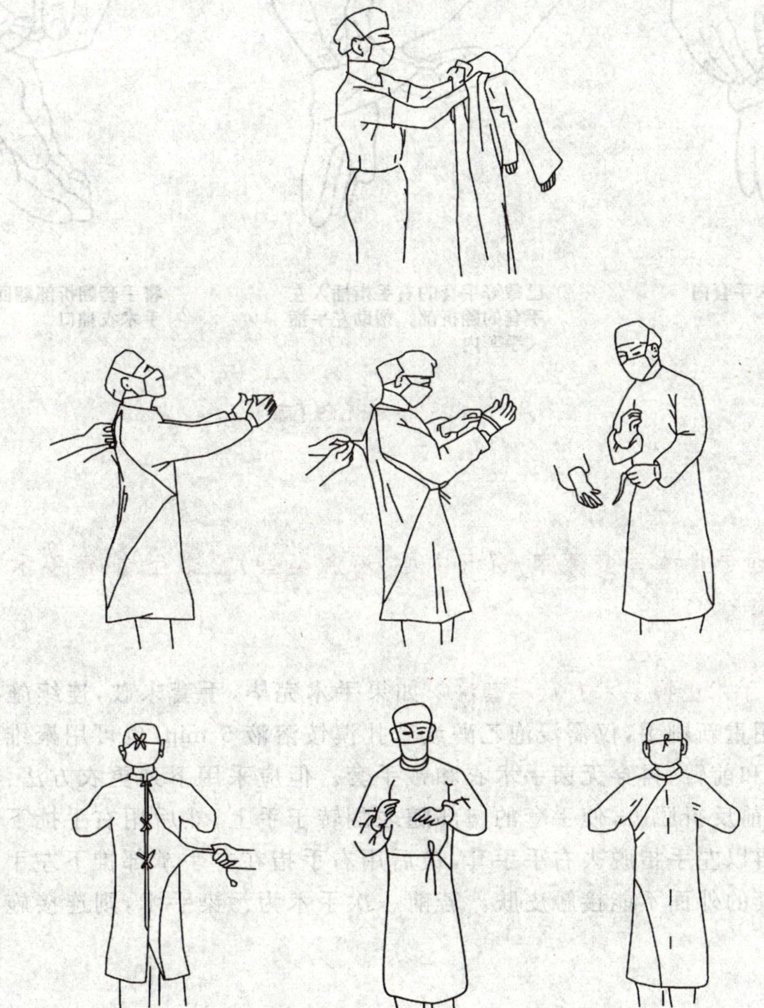

图 6－3－2　穿全遮盖式手术衣

3. 戴无菌手套

（1）戴干手套法：取出手套夹内无菌滑石粉包，轻轻地敷擦双手，使之干燥光滑。用左手自手套夹内捏住手套套口翻折部，将手套取出。先用右手插入右手手套内，注意勿触及手套外面；再用已戴好手套的右手指插入左手手套的翻折部，帮助左手插入手套内（图 6－3－3）。

（2）戴湿手套法：手套内要先盛放适量的无菌水，使手套撑开，便于戴上。戴好手套后，将手腕部向上举起，使水顺前臂沿肘流下，再穿手术衣。

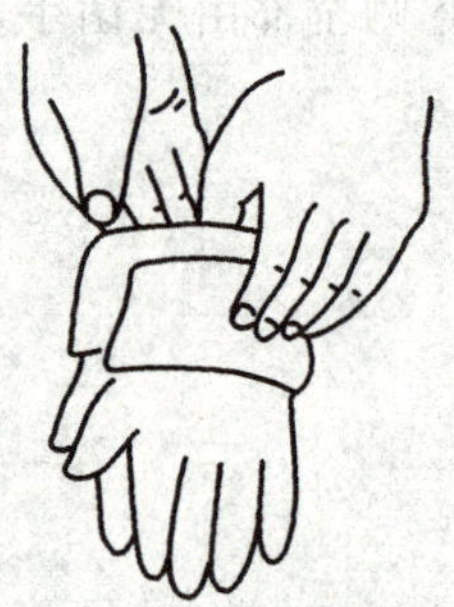

先将右手插入手套内

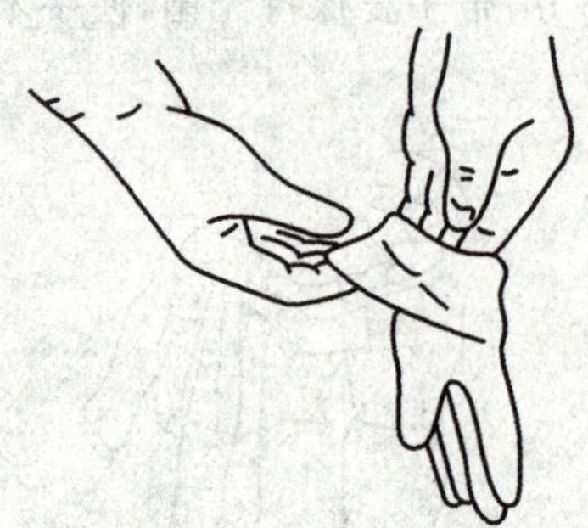

已戴好手套的右手指插入左手套的翻折部，帮助左手插入手套内

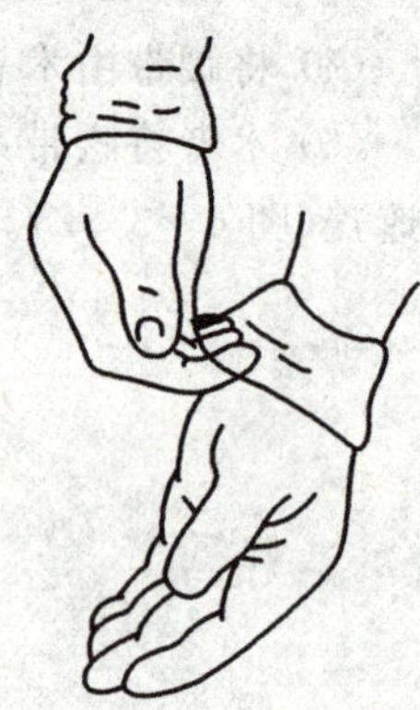

将手套翻折部翻回盖住手术衣袖口

图 6-3-3　戴无菌手套

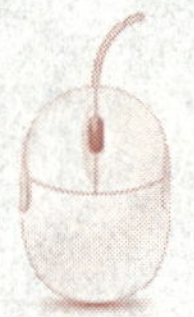

护理专业教学资源库/资源中心/资源类型/虚拟互动/穿手术衣戴无菌手套

4. 连台手术更换手术衣及手套法　如果手术完毕，手套未破，连续施行另一手术时，可不用重新刷手，仅需浸泡乙醇或苯扎溴铵溶液 5 min，也可用聚维酮碘或灭菌王涂擦手和前臂，再穿无菌手术衣和戴手套。但应采用下列更衣方法：先将手术衣自背部向前反折脱去，使手套的腕部随之翻转于手上，然后用右手扯下左手手套至手掌部，再以左手指脱去右手手套，最后用右手指在左手掌部推下左手手套。脱手套时，手套的外面不能接触皮肤。若前一次手术为污染手术，则连接施行手术前应重新洗手。

【知识拓展】

洗手消毒的重要性

据卫生部统计，我国医院感染率平均为 4%～8%，死亡率为 70%，其中由医务人员的手传播细菌而造成的医院感染约占 30%，因此，手卫生对控制医院感染有着举足轻重的意义。但在临床执行起来却相当不易，所以提高医务人员对手卫生相关知识重要性的认识，提高洗手行为的依从性，改善医务人员的手卫生状态，切断这一传播途径，是控制医院感染的重要措施之一。

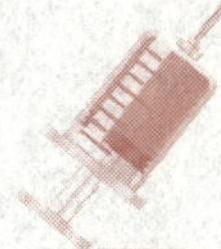

【思考题】

1. 手术人员手臂消毒有几种方法？
2. 如何穿无菌手术衣、戴无菌手套？

第四节　患者的准备

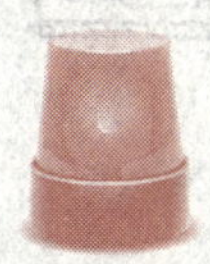

学习内容

1. 手术体位的安置。
2. 手术区皮肤的准备。
3. 手术区的铺单顺序。

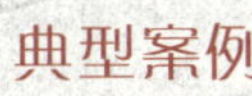

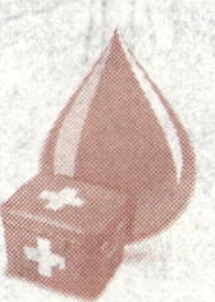

典型案例

患者，女性，52岁。主因左乳肿物1个月入院。患者于1个月前洗澡时无意间发现左乳肿物，无痛，今为进一步明确诊治而来我院住院。查体：左乳房外上象限有一肿块，2 cm×3 cm，边界不清，质地坚硬，不易推动，同侧腋窝有3个淋巴结肿大，无粘连。初步诊断为乳癌，拟行手术治疗。

问题导向：

1. 作为巡回护士，你将如何根据手术的需要来安置患者体位？
2. 作为器械护士，你将准备哪些消毒用物？

一、一般准备

手术室护士接患者时以及患者进手术室后，详细核对患者，确保手术部位无误，认真做好“三查七对”和麻醉前的准备工作。同时，加强对患者的心理护理。

二、手术体位

手术体位是指术中患者的姿势，由患者的卧姿、体位垫的使用、手术床的操纵3部分组成。根据不同的手术要求，安置相应体位，原则是既要有利于手术施行，又要让患者尽可能舒适。

（一）摆放体位的要求

1. 保证患者安全、舒适。
2. 对呼吸、循环功能影响最小。
3. 符合手术要求、暴露良好。
4. 放置体位过程中，要保护肌肉神经不受损伤，避免压迫或过度牵拉。
5. 肢体不能悬空放置，必须保持稳妥，外展不能超过90°。

6. 视患者为一个整体，重视患者的情绪与尊严，不过分暴露患者的身体。

（二）常用体位

手术常用体位见图 6－4－1。

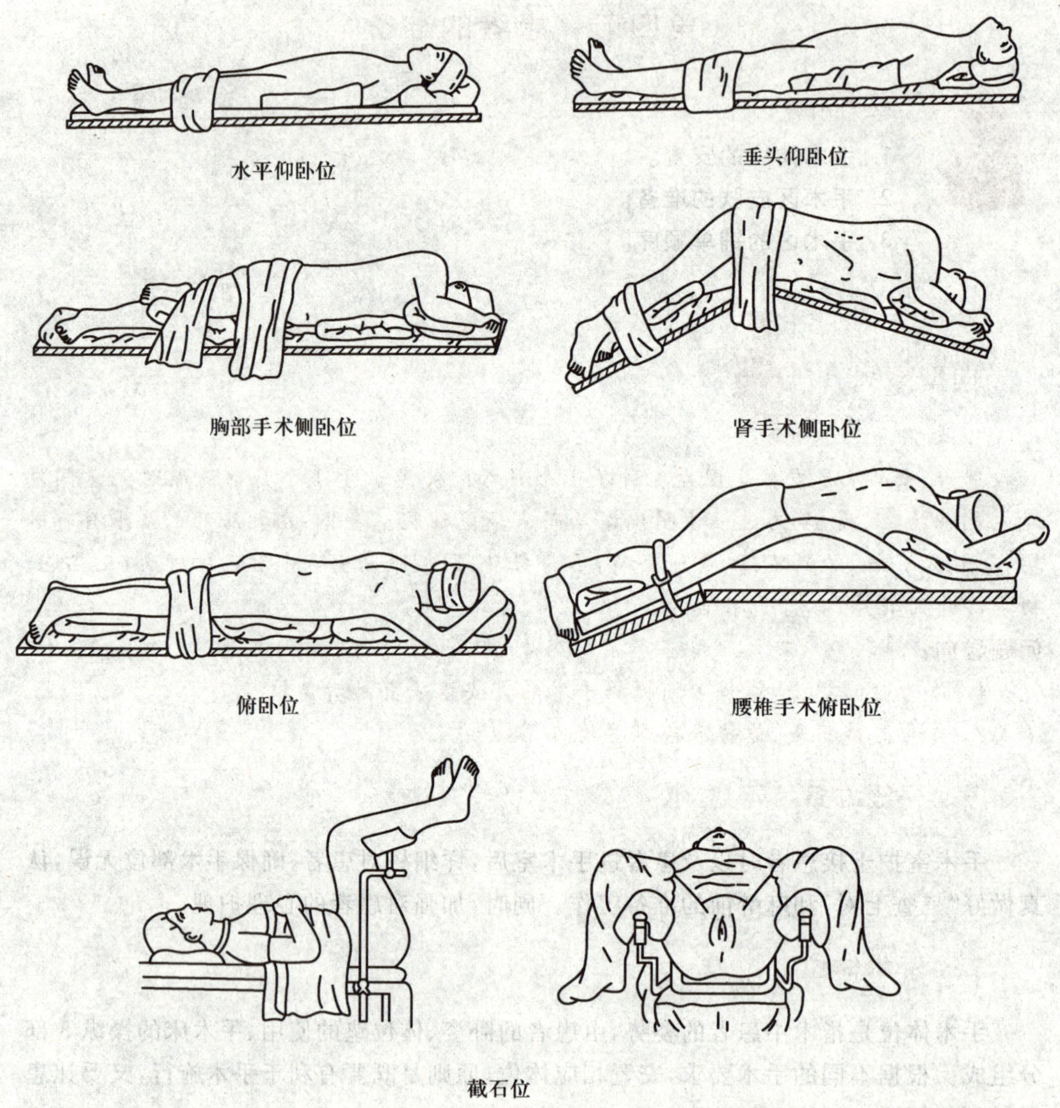

图 6－4－1　常用手术体位

1. 水平仰卧位　适用于胸、腹部、下肢等手术。

（1）物品准备：软垫 1 个，约束带 1 条。

（2）方法及步骤：患者仰卧于手术床上；双上肢自然放于身体两侧，中单固定肘关节；双下肢伸直，双膝下放一软垫，以免双下肢伸直时间过长引起神经损伤；约束带轻轻固定膝部。

肝、胆、脾手术，术侧垫一小软垫，摇手术床使患侧抬高15°，使术野显露更充分；前列腺切除术，在骶尾部下面垫一软垫，将臀部稍抬高，利于手术操作；宫颈癌广泛切除术，臀下垫一软垫，摇低手术床头背板20°、下肢下垂30°，肩部置肩托并用软垫垫好，防止滑动，充分显露术野。

2. 垂头仰卧位　适用于甲状腺、颈前路术、腭裂修补、全麻扁桃体切除、气管异物、食管异物等手术。

(1) 物品准备：肩垫1个、圆枕1个、小沙袋2个或头圈1个、约束带1条。

(2) 方法及步骤：双肩下垫一肩垫（平肩峰），抬高肩部20°，头后仰；颈下垫一圆枕，防止颈部悬空；头两侧置小沙袋或头圈，固定头部，避免晃动，术中保持头颈部正中过伸位，以利于手术操作；放置器械升降托盘（代替头架）。其余同水平仰卧位。

3. 侧头仰卧位　适用于耳部、颌面部、侧面部、头部等手术。

(1) 物品准备：软垫1个、头圈1个、约束带1条。

(2) 方法与步骤：患者仰卧于手术床上，患侧在上，健侧头下垫一头圈，避免压伤耳郭；肩下垫一软垫，头转向对侧；双下肢伸直，双膝下放一软垫；约束带轻轻固定膝部。

4. 上肢外展仰卧位　适用于上肢、乳房手术。

(1) 物品准备：托手器械台或托手板1个，并调整其高度与手术床高度一致。

(2) 方法及步骤：患侧上肢外展置于托手器械台上，外展不得超过90°，以免拉伤臂丛神经。其余同“水平仰卧位”。

5. 一般侧卧位　适用于肺、食管、侧腰部（肾及输尿管中、上段）手术等。

(1) 物品准备：腋垫1个、枕头1个、双层托手架1个、长沙袋2个、骨盆挡板2个、约束带1条、术臂带2条。

(2) 方法及步骤：患者90°健侧卧；两手臂向前伸展于双层托手架上；腋下垫一腋垫，距腋窝约10 cm，防止上臂受压损伤腋神经；束缚带固定双上肢；头下枕一25 cm高的枕垫，以免使下臂三角肌受压引起挤压综合征；胸背部两侧各垫一个大沙袋置于中单下固定（必要时加骨盆挡板，挡板与患者之间各置一小软垫，以缓冲骨盆挡板对患者身体的压力），女性患者应考虑勿压伤乳房；下侧下肢伸直、上侧下肢屈曲90°，有利于固定和放松腹部。两腿之间夹一大软垫，保护膝部骨隆突处；约束带固定髋部。肾及输尿管中上段手术，患者肾区（肋缘下3 cm）对准腰桥。若无腰桥，用软垫垫高或将手术床的头尾端同时摇低——“折床”；上侧下肢伸直、下侧下肢屈曲90°，使腰部平直舒展，充分暴露术野；大腿上1/3处用约束带固定；铺无菌巾后，升高腰桥。

6. 髋部手术侧卧位　适用于髋臼骨折合并髋关节后脱位、人工髋关节置换术、股方肌骨瓣转位治疗股骨头无菌性坏死、股骨干骨折切开复位内固定、股骨肿瘤、股骨颈骨折或股骨粗隆间骨折内固定和股骨上端接骨术等。

(1) 物品准备：腋垫1个、方垫2个、大软垫1个、长沙袋2个、挡板（肩托）2个、骨盆挡板2个、双层托手架1个、约束带1条、束臂带2条。

(2) 方法及步骤:侧卧 90°患侧向上;腋下垫一腋垫;束臂带固定双上肢于托手架上;骨盆两侧上骨盆挡板或各垫一长沙袋,固定牢靠,以免术中体位变动,影响复位效果;胸背部两侧各上肩托挡板一个,挡板与患者之间用方垫隔开,保持身体稳定防止受压;头下垫一软枕;两腿之间夹一大软垫,约束带将大软垫与下侧下肢一并固定(切口在髋部,上侧下肢不约束)。

7. 俯卧位　适用于脊柱和背部手术。

(1) 物品准备:大软垫 2 个、软垫 2 个、约束带 1 条。

(2) 方法与步骤:患者俯卧,头转向一侧或支撑于头架上(后颅窝、颈椎后入路手术);胸部两侧垫一个大软垫,使胸腹部悬空,保护胸腹部呼吸不受限制;双上肢自然弯曲放于头两侧;双足、膝部各垫一软垫,使膝部不受压,踝关节自然弯曲下垂,防止足背过伸引起足背神经拉伤。

8. 截石位　适用于直肠、肛门、会阴部的手术。

(1) 物品准备:支腿架 1 副,长木板 1 块,细长沙袋 1 个。

(2) 方法与步骤:将手术床下 1/3 部位摇下,两侧插上支腿架,调节好高度后固定;患者仰卧,臀部齐床沿,臀下垫一块长木板,上面放一细长沙袋,双腿放在支腿架上,约束带固定。

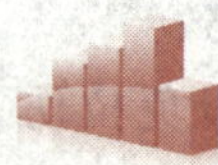

护理专业教学资源库/课程中心/成人护理(下)/教学内容/学习单元 2/教学图片/手术室护理-常见手术体位图片

三、手术区皮肤的准备

目的是消灭切口处及周围皮肤上的细菌,消毒的范围包括手术切口周围 15 cm 的区域。

(一) 消毒方法

1. 检查消毒区皮肤清洁情况。

2. 第一助手手臂消毒后,用无菌海绵钳夹持纱球(1 个纱球蘸 3%碘酊,2 个纱球蘸 70%乙醇)。

3. 先用 3%碘酊纱球涂擦手术区皮肤,待干后,再用 70%乙醇纱球涂擦 2 遍,脱净碘。

(二) 消毒方式

1. 环形或螺旋形消毒　用于小手术术野的消毒。

2. 平行或叠瓦形消毒　用于大手术术野的消毒。

(三) 消毒原则

1. 离心形消毒　清洁刀口皮肤消毒应从手术野中心部开始向周围涂擦。

2. 向心形消毒　感染伤口或肛门、会阴部的消毒,应从手术区外周清洁部向感染伤口或肛门、会阴部涂擦。

(四) 不同手术部位所采用的消毒溶液

由于手术患者年龄和手术部位不同，手术野皮肤消毒所用的消毒剂种类也不同。

1. 颅脑外科、骨外科、心胸外科、普通外科手术区皮肤消毒　用3%～4%碘酊消毒，待干后，用70%乙醇脱碘。

2. 婴幼儿皮肤消毒　婴幼儿皮肤柔嫩，一般用70%乙醇或0.75%碘酊消毒。会阴部、面部等处手术区，用0.3%或0.5%碘伏消毒。

3. 会阴部手术消毒　会阴部皮肤黏膜用1%碘伏消毒2遍。

4. 五官科手术消毒　面部皮肤用70%乙醇消毒2遍；口腔黏膜、鼻部黏膜消毒用0.5%碘伏或2%红汞消毒。

5. 植皮术对供皮区的皮肤消毒　用70%乙醇涂擦2～3遍。

四、手术区铺无菌单

手术区皮肤消毒后，即开始铺盖灭菌敷料。目前，许多医院采用在切口皮肤上加用一次性无菌手术薄膜(有的含有碘伏)的方法，切开皮肤后薄膜仍黏附于伤口边缘，可防止皮肤上尚存的细菌在术中进入伤口。为了减少灭菌敷料与消毒后的皮肤接触，铺巾前先由戴好灭菌手套的器械护士，在消毒的手术区皮肤上粘贴薄膜，然后再铺盖灭菌敷料。如果仍用传统的手术巾，则应尽量妥善固定和保持干燥。

(一) 铺单目的

除显露手术切口所必需的最小皮肤区之外，遮盖手术患者其他部位，使手术周围环境成为一个较大范围的无菌区域，以避免和尽量减少手术中的污染。

(二) 铺单原则

铺单时，既要避免手术切口暴露太小，又要尽量少显露切口周围皮肤。手术区周围一般应有4～6层无菌巾遮盖，其外周至少有2层；小手术仅铺无菌孔巾一块即可。铺无菌单时，如未穿手术衣应先铺对侧，然后铺上、下侧，最后铺近侧；穿手术衣后，先铺近侧，再铺上、下侧，最后铺对侧。再在上方、下方各铺一中单，最后铺上剖腹单。

(三) 铺单范围

中单的头端应盖过麻醉架，两侧及足端应下垂超过手术台边缘30 cm。

(四) 铺单方法

以腹部手术铺单为例见图6-4-2。

1. 铺单者(第一助手)站在患者的右侧，确定切口后，先铺4块无菌治疗巾于切口四周(近切口侧的治疗巾反折1/4，反折部朝下)。

2. 器械护士按顺序传递治疗巾，前3块折边向着手术助手，第4块折边向着器械护士。

3. 铺单者将第1块治疗巾覆盖手术野下方，然后按顺序铺置于手术野上方、对侧和同侧。

4. 4块治疗巾交叉铺于手术野后，以4把巾钳固定。使用巾钳时避免夹住皮肤及巾钳向上翘。

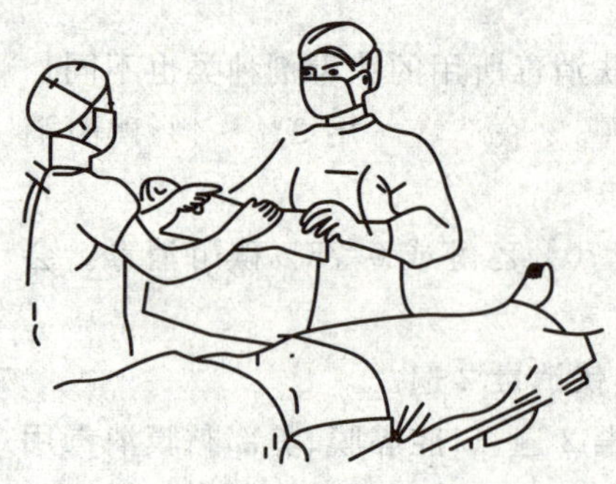

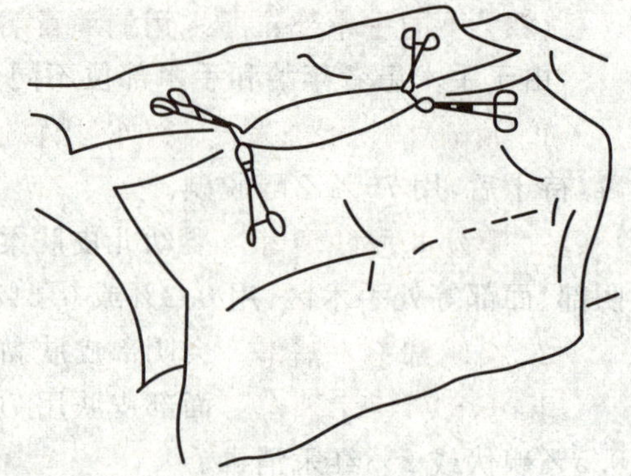

图 6-4-2　腹部手术铺单

5. 铺单者和器械护士 2 人分别站在手术床两侧，由器械护士传递中单，在切口上方、下方铺置中单，头侧超过麻醉架，足侧超过手术台。

6. 铺完中单后，铺单者应再用消毒剂泡手 3 min 或用络合碘制剂涂擦手臂，再穿无菌手术衣，戴无菌手套。

7. 最后铺带孔的剖腹大单，将开口对准切口部位，短端向头部、长端向下肢，并将其展开。铺盖时和其他助手一起，寻找到上、下两角，先展开铺上端，盖住患者头部和麻醉架，按住上部，再展开铺下端，盖住器械托盘和患者足端，两侧及足端应下垂过手术床缘 30 cm 以下。

8. 为了避免第一助手置放剖腹大单时因寻找单角而接触切口周围的手术单部分，第一助手在铺完小手术单后即离去，置放大手术单一般由手术者或其他助手穿戴好无菌手术衣和手套后进行。

(五) 常用手术部位铺单法

1. 颈部手术无菌单的铺置　第一块治疗巾横铺于胸前，自下颌始，横铺一小颈单，将小颈单上部向上翻转遮盖头架，巡回护士将小颈单的固定带由耳后系于头顶上，2 块治疗巾团成球形，填在颈部两侧，2 块治疗巾分别铺于对侧、近侧，然后一块治疗巾竖叠，竖铺于手术部位的上方，4 把巾钳固定，铺颈单，覆盖头架、全身及托盘，铺中单覆盖托盘。

2. 胸部手术无菌单的铺置　双折中单 2 块，分别垫于身体两侧。中单一块，铺于手术野上方，覆盖头架。4 块治疗巾交叉铺于手术野，以 4 把巾钳固定。手术野上方铺一中单覆盖头架。手术野下方铺中单覆盖托盘及下肢。手术部位两侧各铺一中单，以组织钳固定。托盘上铺一中单。头架上放置器械袋。头架两侧各横拉一中单。

3. 上肢手术无菌单的铺置　患肢下横铺一中单。一块双折或四折治疗巾围绕手术部位上方，裹住气囊止血带，一把巾钳固定。一块双折治疗巾或中单包裹手术部位以下的前臂和手，以绷带包扎固定。手术部位上缘横铺一中单覆盖上身及头架，与患肢下中单连接处用 2 把组织钳固定，铺中单覆盖身体。手术部位下面垫一中单。

4. 下肢手术无菌单的铺置　患肢下横铺 2 块中单，自臀部往下并覆盖健侧下肢。

双折治疗巾一块围绕手术部位上方，裹住气囊止血带，以一把巾钳固定。双折中单包裹手术野部位以下区域，绷带包扎固定。手术部位上缘铺中单覆盖上身，与患肢下所铺中单连接处用两把组织钳固定。若是大腿或膝关节手术，则应铺腹单或"丁"字形腹单，患肢从洞中伸出。手术部位下面垫一中单。

5. 眼部手术无菌单的铺置　2块治疗巾铺于患者头下，将上面一块包裹患者头部及健眼，以一把巾钳固定。将托盘摆于患者胸前，高低距患者胸部20 cm左右。铺眼孔巾覆盖头部、托盘及上身。眼孔处覆盖皮肤保护膜。托盘上铺一治疗巾。

（六）注意事项

1. 在铺巾前，应先确定切口部位。铺好4块治疗巾后，用巾钳固定，防止下滑。

2. 无菌巾铺下后，不可随意移动，如位置不准确，只能由手术区向外移，而不能向内移(以免污染手术区)。

3. 消毒的手臂不能接触靠近手术区的灭菌敷料，铺单时，双手只接触手术单的边角部。

4. 手术野四周及托盘上的无菌单为4～6层，手术野以外为2层以上。

5. 无菌单的头端应盖过麻醉架，两侧和尾部应下垂超过手术台边缘30 cm。

6. 打开的无菌单与治疗巾，勿使其下缘接触无菌衣腰平面以下及其他有菌物品。铺无菌单时如被污染应立即更换。

7. 铺置第一层无菌单者不穿手术衣，不戴手套。

8. 铺完第一层无菌单后，铺巾者要再次用70％乙醇浸泡手臂3 min或用消毒液涂擦手臂、穿无菌衣、戴无菌手套后方可铺其他层无菌单。

9. 固定最外一层无菌单或固定皮管、电灼线等不得用巾钳，以防钳子移动造成污染，可用组织钳固定。

【知识拓展】

舒适护理在手术体位安置中的运用

舒适护理是一种整体的、个性化的、创造性的、有效的护理模式。其目的是使患者在生理、心理、社会、精神上达到最愉快的状态，或缩短、降低不愉快的程度。1995年，KoLcaba提出舒适护理理论，认为舒适护理应作为整体化护理艺术的过程和追求的结果，使基础护理与护理研究更注重患者的舒适感受和满意度。我国传统的手术体位忽视了肢体生理功能和患者舒适度等问题，因此改进传统手术体位安置方法，制定新的标准手术体位，最大程度地保证患者的舒适与安全，降低因体位安置不当给患者带来的风险势在必行。标准体位的制定应由手术医生、麻醉医生、手术护士共同参与和认可。麻醉医生关注术前体位，考虑麻醉风险，手术医生关注术中体位，手术室护士则充分考虑患者整个手术期的舒适与安全。三方应达成一致意见，根据生理、解剖知识，选择功能良好的正确体位，在传统的常规体位基础上进一步改进，制定出标准手术体位。

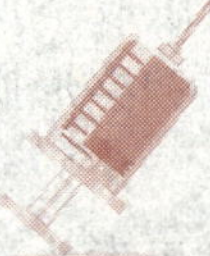

【思考题】

1. 如何根据病情进行患者体位的安置?
2. 如何配合手术医生铺无菌单?

第五节 手术中的无菌操作原则及手术配合

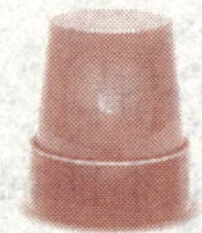

学习内容

1. 器械台的管理。
2. 手术室无菌操作原则。
3. 手术人员术中配合。

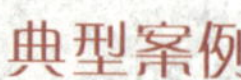

典型案例

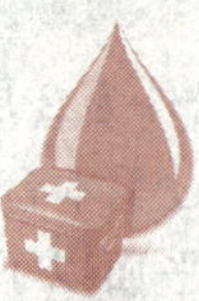

患者,男性,18岁。因车祸伤致左上腹疼痛伴恶心、呕吐1 h入院。查体:P 125次/min,BP 70/50 mmHg,面色苍白,四肢湿冷。腹腔穿刺抽出不凝血液。需抗休克的同时紧急手术治疗。

问题导向:

1. 手术过程中器械护士、巡回护士如何配合抢救患者?
2. 手术中应遵循的无菌原则有哪些?

术中无菌技术是预防切口感染、减少术后并发症、保证手术成功的重要因素之一。手术人员必须充分认识无菌操作的重要性,在手术过程中严格执行无菌操作原则。

一、无菌器械台的管理

(一) 无菌器械台的结构要求

无菌器械台要求结构简单、轻便及易于清洁消毒,有轮可推动,台边四周有栏边,栏高4～5 cm,以防手术器械滑下。一般分为大小两种:大号器械台桌长110 cm,宽60 cm,高90 cm(颅脑手术桌高120 cm);小号器械台长80 cm,宽40 cm,高90 cm。准备无菌台时,应根据手术的性质及范围,选择不同规格的器械台。

(二) 铺器械台的步骤

1. 巡回护士将无菌器械包放入器械桌上,选择范围较为宽敞的区域开台。先查器械包名称、有效期、化学指示胶带。检查无误后,用手打开包布(双层无菌单),只接触包布的外面,由里向外展开,保持手臂不穿过无菌区。

2. 用无菌持物钳打开第二层包布。

3. 器械护士刷手后，可用手打开第三层包布，铺在台面上的无菌巾共有 6 层，铺无菌单应下垂不低于 30 cm。

4. 器械护士穿好无菌手术衣及戴无菌手套后，将器械按使用先后次序及类别整齐排列在器械台上。

(三) 无菌器械台使用原则

1. 铺好备用的器械台超过 4 h 不能再用。

2. 凡垂落台缘平面以下的物品应视为已污染，不能再使用。

3. 术中污染的器械物品不能放回原处，术中接触相对不洁区域的器械应放于弯盘等容器内，勿与其他器械接触。

4. 在铺好的无菌器械台上摆放的无菌器械不可伸出台缘外，湿纱布敷料应放在无菌盘内，桌面如被水或血浸湿，应及时加盖无菌巾以保持无菌效果。

5. 手术开始后，该器械台仅对该手术者是无菌的，而对其他手术者则是污染的。

6. 器械护士应及时清理器械台上的器械及物品，以保持器械台清洁、整齐、有序，及时供应手术人员所需。

(四) 托盘的使用

托盘是器械台的补充，摆放的是反复使用的或即将使用的物品，按手术的要求和步骤应经常更换，不可大量堆积，以免影响手术。托盘为高低可调的长方形，盘面为 48 cm×33 cm。在手术准备时摆好位置，手术区铺单时用双层手术单盖好，上面再铺手术巾，摆放手术时常用的刀、剪、钳、镊、拉钩、缝线等常用器械。

二、手术中的无菌操作原则

(一) 明确无菌区域

手术人员一经洗手，手臂即不准接触未经消毒的物品。穿无菌手术衣及戴好无菌手套后，背部、腰部以下和肩部以上均应视为有菌区，不能再用手触摸。手术人员的手臂应肘部内收，靠近身体，既不可高举过肩，也不可下垂过腰或交叉放于腋下。手术台边缘以下视为有菌区，布单不可接触，凡下坠超过手术台边缘以下的器械、敷料等一概不可再取回使用。无菌桌仅桌缘平面以上属无菌，手术人员不得扶持无菌桌的边缘。

(二) 保持无菌物品的无菌状态

无菌区内所有物品都必须是灭菌的，若无菌包破损、潮湿或可疑污染时均应视为有菌。手术中若手套破损或接触到有菌物品，应立即更换无菌手套，前臂或肘部若受污染应立即更换手术衣或加套无菌袖套。无菌区的布单若被浸湿即失去无菌隔离作用，应加盖干的无菌巾或更换新的无菌单。

(三) 保护皮肤切口

切开皮肤前，一般先用无菌聚乙烯薄膜覆盖，再经薄膜切开皮肤。切开皮肤和皮下脂肪层后，边缘应以大纱布垫或手术巾遮盖并固定，仅显露手术野。凡与皮肤接触的刀片和器械不应再用，延长切口或缝合前再用 75%乙醇消毒皮肤一次。手术中途因故暂停时，切口应用无菌巾覆盖。

（四）正确传递物品和调换位置

手术者或助手需要器械时应由器械护士从器械升降台侧正面方向递给，不可在手术人员背后或头顶方向传递器械及手术用品。手术过程中，手术人员需面向无菌区，并在规定区域内活动，同侧手术人员如需调换位置时，应先退后一步，转过身背对背地转至另一位置。

（五）污染手术的隔离技术

进行胃肠道、呼吸道或宫颈等污染手术时，切开空腔脏器前，先用纱布垫保护周围组织，并随时吸除外流的内容物，被污染的器械和其他物品一般不再使用，应放在专放污染器械的盘内，避免与其他器械接触。完成全部污染步骤后，手术人员应用灭菌用水冲洗或更换无菌手套。

（六）减少空气污染

手术进行时门窗应关闭，尽量减少人员走动。不使用电扇，室内空调机风口也不能吹向手术台。手术过程中保持安静，不高声说话嬉笑，避免不必要的谈话。咳嗽、打喷嚏时需将头转离无菌区。请他人擦汗时，头应转向一侧。口罩若潮湿，应更换。

（七）连台手术的无菌操作要求

连台手术时，手术人员应重新消毒手臂、穿无菌手术衣、戴无菌手套，手术间及地面用物应用消毒液擦拭，并用紫外线照射 20 min。

三、手术配合

手术是由医护人员共同完成的，包括手术医生、手术室护士、麻醉医生等。术中配合的手术室护士分为器械护士和巡回护士。

（一）器械护士的职责

器械护士（scrub nurse）又称为洗手护士，主要职责是负责手术全过程中所需器械、物品和敷料的供给，配合手术医生完成手术。手术中其工作范围只限于无菌区内。

1. 术前访视　术前一天访视患者，了解病情和患者的需求，根据手术种类和范围准备手术器械和敷料。

2. 术前准备　术前 15～30 min 洗手、穿无菌手术衣和戴无菌手套，做好无菌桌（器械桌）的整理和准备工作。协助医生做好手术区皮肤消毒和铺手术单。

3. 清点、核对用物　分别于手术前和胸、腹腔及深部手术关闭切口前与巡回护士共同准确清点各种器械、纱布、纱垫和缝针等的数目，核实后登记。术中需增减器械、缝针等用物时，必须反复核对清楚并记录。术毕再自行清点一次，以防异物遗留在患者体内。

4. 传递用物　手术过程中按常规及术中情况向手术医生传递器械、纱布、纱垫和缝针等手术用物，做到主动迅速、准确无误。传递时，均以器械柄端轻击手术者伸出的手掌，注意手术刀的刀锋朝上；弯钳、弯剪之类应将弯曲部向上；弯针应以持针器夹住中后 1/3 交界处；缝线用无菌巾保护好。传递针线时，应事先将线头拉出 1/3，防止线脱出。

5. 保持器械和用物整洁　保持手术野、器械托盘及器械桌的整洁、干燥和无菌物品的无菌状态。器械用毕后及时取回擦净，摆放整齐，做到“快递、快收”。用于污染部位如肠道的器械要分开放置，以防污染扩散。

6. 留取标本　手术切下的组织标本应妥善保存，及时安排送检。

7. 包扎和固定　术毕协助医生处理、包扎伤口，固定好各种引流物。

8. 整理用物　术后处理手术器械、用物。

(二) 巡回护士职责

巡回护士(circulating nurse)主要任务是在台下负责手术全过程中物品、器械、布类和敷料的准备和供给，完成输液、输血及手术台上特殊物品、药品的供给，与相关科室联系等。

1. 术前物品准备　检查手术间内各种药物、物品是否备齐，电源、吸引装置和供氧系统等固定设备是否安全有效，仪器工作是否正常。调节好适宜的室温及光线，准备无菌桌，创造最佳的手术环境及条件。

2. 接收患者　按手术通知单仔细核对床号、姓名、性别、年龄、住院号、手术名称、手术部位、术前用药、手术同意书和手术间。接收随患者带至手术室的病历、X 线片和药品等。检查患者术前准备情况。核对患者血型、交叉试验结果，做好输血准备。给患者戴好帽子，为患者开通输液通路并输液。

3. 安置体位　根据麻醉要求安置患者体位并注意看护，必要时用约束带，以防坠床。麻醉后，再按照手术要求摆放体位，正确固定，确保患者舒适安全。

4. 协助手术准备　帮助手术人员穿手术衣，安排各类人员就位。暴露患者手术区、协助手术者消毒。调整好照明光源，接好电刀、电凝及吸引器等。

5. 清点核对　详细清点、登记手术台上的器械、敷料等数目，于术前、胸腹腔及深部手术关闭切口前，与器械护士共同清点、核对用物，以防遗留在患者体内。

6. 手术中的配合　手术过程中应注意手术进展情况，随时调整灯光，供应术中所需物品。密切观察病情变化，保证输血、输液通畅。术中用药、输血应 2 人核对，用有可能导致过敏的药物前应核对病历，紧急情况下执行口头医嘱时要复述一遍。用过的各种药物安瓿、储血袋应保留在指定位置，待手术后处理。

7. 保持手术间整洁安静　根据手术需要及时补充不足的物品。监督手术人员严格执行无菌操作，若见违反，及时予以纠正。

8. 手术毕安置患者和整理手术间　手术完毕，协助手术者包扎伤口和妥善固定各种引流管道，并注意患者的保暖。向护送人员清点患者携带的物品。整理手术间，物归原处，进行日常的清扫和空气消毒等。

【知识拓展】

手术机器人

外科手术的发展经历了开放式手术，小切口手术，而现在进入第三代——由机器人施行手术，外科医生做手术的手被机械臂取代。外科手术机器人系统进一步完善了微创外科手术的概念，具备传统外科手术无法比拟的优势。

1. 加入计算机技术可提高手术的操控性、精确性和稳定性。

2. 可向术者提供高清晰度三维图像，并将手术野放大10～20倍。

3. 创新的腕部可自由活动的镜下手术器械可使镜下手术器械完全重现人手动作，从而达到手眼协调。

4. 系统设计可排除主刀医生可能的手颤抖对手术所造成的不利影响。

5. 为患者带来更理想的手术效果，减少围术期后遗症以及并发症的发生。

6. 减少手术创伤及失血量，为癌症患者提供更广泛的淋巴清扫。

7. 创伤小、恢复快，使可接受手术的患者年龄范围扩大并使某些危重患者接受手术成为可能。

8. 患者恢复时间缩短，有效地提高医院病床周转率。

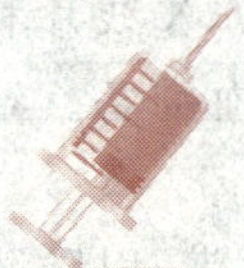

【思考题】

1. 如何铺无菌器械台？
2. 巡回护士和器械护士的职责有哪些？

（张学桐）

第七章 外科感染患者的护理

第一节 概 述

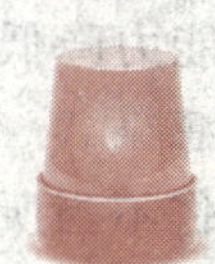

学习内容

1. 外科感染的分类、病因及病理。
2. 外科感染的临床表现、处理原则和预防。

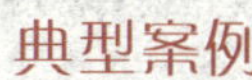

典型案例

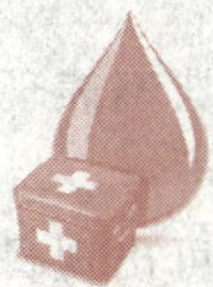

患者，女，50岁。阑尾切除术后第4天，自述切口疼痛。查体：T 38.7℃，切口处分泌物增多，局部红肿、压痛。

问题导向：

1. 该患者切口疼痛的原因是什么？
2. 对于此类情况该如何处理？

感染是由病原微生物侵入人体所引起的局部和全身性炎症反应。外科感染(surgical infection)是指需要外科治疗的感染性疾病，包括创伤、手术、烧伤及介入性诊疗操作等并发的感染，占所有外科疾病总数的1/3～1/2。外科感染一般有以下特点：① 感染可由单一细菌所致，多数为几种细菌的混合感染；② 多有明显而突出的局部症状和体征；③ 病变常使组织结构遭到破坏，修复、愈合后形成瘢痕而影响功能。

【分类】

外科感染的分类方法很多，临床常从致病菌种类、病变性质及病变进展过程进行分类。

(一) 按致病菌种类和病变性质分类

1. 非特异性感染 又称化脓性感染或一般感染，占外科感染的大多数。常见致病菌有金黄色葡萄球菌、乙型溶血性链球菌、大肠埃希菌(大肠杆菌)、变形杆菌、拟杆菌和铜绿假单胞菌(绿脓杆菌)等。引起的常见感染有疖、痈、丹毒、急性乳腺炎和急性腹膜炎等。手术后感染也多属此类。

2. 特异性感染 是指由特异性致病菌如结核分枝杆菌、破伤风梭菌、梭状芽孢杆菌等引起的感染。此类感染的致病菌可分别引起比较独特的病理变化过程，在临床表现和防治方法上各有特点。

(二) 按病变进展过程分类

1. 急性感染　病程在3周以内。

2. 慢性感染　病程超过2个月。

3. 亚急性感染　介于急、慢性感染之间。

(三) 按感染发生的条件分类

1. 二重感染　又称菌群交替症或菌群失调症，是指在应用广谱或联合的抗菌药物治疗过程中，多数敏感的致病菌被抑制和杀灭，但耐药的金黄色葡萄球菌、难辨梭菌或白色念珠菌等大量繁殖，导致机体菌群失调而产生的新感染。

2. 条件性感染　或称机会性感染，是指在人体局部和(或)全身抗感染能力降低的条件下，本来栖居于人体但未致病的菌群可以变成致病微生物从而引起的感染。

3. 医院内感染　主要指医院内患者之间的交叉感染，以及诊疗、护理操作不当所造成的医源性感染。

【临床表现】

1. 局部表现　急性感染有红、肿、热、痛和功能障碍的典型表现；慢性感染疼痛和触痛大多不明显。

2. 全身表现　轻重不一。轻者可无全身症状，较重者可出现畏寒、发热、头痛、乏力、脉搏增快、食欲减退等全身不适表现。病程较长时，由于水、电解质代谢失衡，血浆蛋白减少及肝糖原的消耗出现营养不良、贫血、水肿等表现，甚至发生感染性休克。

【治疗原则】

消除感染病因和毒性物质(脓液和坏死组织等)，积极控制感染，增强机体的抵抗力。感染早期可采取患部制动、外敷药物和物理治疗，感染较重者需全身使用抗菌药物。局部如已形成脓肿需手术切开引流。感染严重或已发展为全身化脓性感染时，应积极处理原发感染病灶，并加强抗感染治疗和全身支持疗法。

【转归】

影响外科感染病程演变的主要因素是致病菌的数量和毒力、机体局部和全身抵抗力及治疗措施。

1. 炎症消退或局限化　当机体抵抗力占优势时，感染局限、吸收或形成脓肿。若是小脓肿可自行吸收；而较大脓肿可在破溃或手术切开排脓后，感染部位肉芽组织生长，形成瘢痕组织；经有效药物治疗后，炎症消退，感染治愈。

2. 转为慢性感染　当机体抵抗力与致病菌毒性处于相持状态时，致病菌大部分被杀灭，但病灶内仍有致病菌存在，感染转为慢性。一旦机体抵抗力下降，致病菌再次繁殖，导致感染急性发作。

3. 炎症扩散　当致病菌数量多、毒力强或机体抵抗力较差时，感染扩散，甚至引起全身性感染，如菌血症、脓毒症等，可对机体造成很大危害。

【预防】

防止病原体污染、增强机体抵抗力，是预防外科感染的重要手段，主要措施如下。

1. 认真实施医院卫生管理，包括环境、病房和空气的消毒处理。

2. 诊疗器械、药物等应严格消毒灭菌处理，以杜绝微生物的污染。在诊疗、护理工作中，要严格执行无菌操作原则。

3. 改善患者的营养状态，以增强机体抵抗力。

4. 积极治疗可使抗感染能力降低的病症如糖尿病、尿毒症等。

5. 增强机体免疫功能，在恶性肿瘤的化疗、放疗期间，辅用免疫增强剂，并注意监测白细胞下降程度，必要时暂停放疗、化疗。

第二节　软组织化脓性感染患者的护理

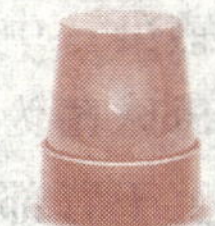

学习内容

1. 各类软组织急性化脓性感染的病因、病理生理、护理评估及护理问题。
2. 各类软组织急性化脓性感染的定义、临床表现、处理原则、护理措施。

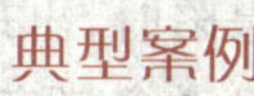

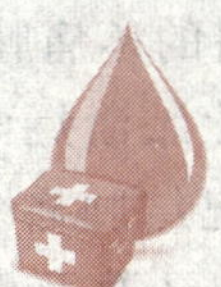

典型案例

患者，男，26岁。因鼻部疖7天，头痛、发热3天入院。患者于7天前鼻部出现疖肿，未予诊治，3天前不慎挤压患处导致疖破溃，未引起重视，后出现头痛、发热，双眼红肿而入院。查体：T 39℃，P 90次/min，神清，查体合作。两眼周围红肿，鼻部疖肿附近红肿尤为明显，有压痛。实验室检查：白细胞计数 13×10^9/L。

问题导向：

1. 该患者出现了什么并发症，出现的原因是什么？
2. 如何预防该并发症的发生？

浅部软组织感染是指发生在皮肤、皮下组织、淋巴管和淋巴结、肌间隙及周围疏松结缔组织间隙的感染。

【护理评估】

（一）疖

疖(furuncle)俗称疔疮，是单个毛囊及其所属皮脂腺的急性化脓性感染，常扩展至皮下组织。不同部位同时发生多个疖，或在一段时间内反复发生疖，称为疖病。

疖的发生与皮肤不洁、擦伤、环境温度较高或机体抵抗力低下有关，疖病常见于营养不良的小儿或糖尿病患者。致病菌以金黄色葡萄球菌为主，偶可由表皮葡萄球菌或其他致病菌引起。

疖常发生于毛囊和皮脂腺丰富的头、面、颈、背、腋窝、腹股沟等部位。初期为红、肿、痛的小硬结，以后逐渐增大呈圆锥形隆起，中心处化脓后呈黄白色，当黄白色脓栓脱落，脓液流出，局部炎症即可消退而痊愈。一般无全身症状，但若发生在血液循环丰富部位且机体抵抗力低下时，可出现畏寒、发热、头痛等全身中毒症状。

面部“危险三角区”(鼻、上唇及周围)的疖被挤压时，细菌可沿内眦静脉和眼静脉进入颅内的海绵状静脉窦，引起颅内海绵状静脉窦炎，可有寒战、高热、头痛、呕吐等全身症状，严重时出现昏迷，可危及患者生命。

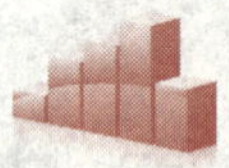

护理专业教学资源库/课程中心/疾病学基础/教学内容/学习单元4/教学图片/炎症图片

(二) 痈

痈(carbuncle)是相邻的多个毛囊及其所属皮脂腺或汗腺的急性化脓性感染。中医称为“疽”。免疫力差的老年人及糖尿病患者易患痈。致病菌以金黄色葡萄球菌为主。痈多发生于皮肤厚韧的颈部、背部。发生于颈后的痈俗称“对口疔”，发生于背部的痈俗称“搭背”。

痈初起时局部呈稍隆起的暗红色、质地坚韧、界限不清的疼痛肿胀浸润区，以后在中央部出现多个“脓头”，继而增大、增多。当中央部组织化脓溃烂而塌陷时，出现“火山口”样改变。感染可向周围和深部组织发展，伴区域淋巴结肿痛。患者多伴有明显的全身中毒症状，如畏寒、发热、头痛、全身不适等，白细胞计数及中性粒细胞比例增高。严重者可发展为全身性感染。

唇痈表现为口唇严重肿胀、张口困难，易引起颅内海绵状静脉窦炎，危险性极大，应高度重视。

(三) 急性蜂窝织炎

急性蜂窝织炎(acute cellulitis)是发生在皮下、筋膜下、肌肉间隙或深部疏松结缔组织的急性弥漫性化脓性感染。常因皮肤或软组织损伤而引起，也可由局部化脓性感染灶直接扩散或经淋巴、血液传播而发生。致病菌主要为乙型溶血性链球菌，其次为金黄色葡萄球菌、大肠埃希菌或其他类型链球菌，亦可为厌氧菌。

浅表的急性蜂窝织炎局部明显红肿、剧痛，向四周迅速扩散不易局限，病变区与正常皮肤无明显界限，病变中央常因缺血而发生坏死。深部组织的急性蜂窝织炎局部红肿多不明显，但有局部组织水肿和深部压痛。患者多伴有寒战、发热、头痛、周身乏力等全身中毒症状。口底、颌下和颈部的急性蜂窝织炎可导致喉头水肿而压迫气管，引起呼吸困难甚至窒息。

(四) 急性淋巴管炎与淋巴结炎

急性淋巴管炎(acute lymphangitis)是致病菌通过皮肤、黏膜破损处或其他感染病灶(如疖、痈、足癣等)侵入淋巴管内，引起淋巴管及其周围组织的急性感染。如致病菌扩散至区域淋巴结或淋巴管炎蔓延至所属区域淋巴结，则引起急性淋巴结炎(acute lymphadenitis)。致病菌主要为乙型溶血性链球菌、金黄色葡萄球菌等。

1. 急性淋巴管炎　分为网状淋巴管炎和管状淋巴管炎。网状淋巴管炎即丹毒，多由乙型溶血性链球菌感染所致。好发于下肢和面部，蔓延迅速，病变局部皮肤呈片状鲜红色，中心颜色稍淡，周围深，炎症区略隆起，界限清楚。局部有烧灼样疼痛。患者起病急，常有畏寒、发热、头痛等症状。此病有接触传染性，应注意接触隔离。足癣或血丝虫感染可引起下肢丹毒的反复发作，并可发生象皮肿。管状淋巴管炎常发生于四肢，以下肢多见，常因足癣而致，分为深、浅两种(以皮下浅筋膜为界)。浅层急性淋巴管炎常在原发病灶的近侧出现一条或多条“红线”，质硬而有压痛；深层急性淋巴管炎无“红线”出现，但患肢肿胀，有压痛。可有全身不适、畏寒、发热等症状。

2. 急性淋巴结炎　初期局部淋巴结疼痛、肿大和触痛。加重时多个淋巴结融合，形成肿块，疼痛剧烈，表面皮肤发红、发热。形成脓肿时有波动感，少数甚至破溃流脓。感染较重者常伴有全身症状。

(五) 脓肿

脓肿(abscess)是急性感染过程中，病变组织坏死、液化，形成局限性脓液积聚，周围有一完整脓腔壁者。患者多有局部感染病史，如伤口感染、蜂窝织炎等。致病菌多为金黄色葡萄球菌。

浅表脓肿局部红、肿、热、痛，与正常组织分界清楚，压之疼痛剧烈，有波动感。深部脓肿局部红肿不明显，但有疼痛和深压痛，一般无波动感。小脓肿多无全身反应，大或多发的脓肿常有较明显的全身中毒症状。

(六) 甲沟炎

甲沟炎(paronychia)是甲沟或其周围组织的化脓性感染。多因皮肤破损所致，如擦伤、“肉刺”等。初期表现为一侧甲沟皮肤红肿、疼痛，有的可自行消退。感染还可蔓延到甲根部和对侧甲沟，形成半环形的脓肿。严重者形成甲下脓肿。

(七) 脓性指头炎

脓性指头炎(felon)是手指末节掌面皮下组织的急性化脓性感染。多由刺伤引起，致病菌常为金黄色葡萄球菌。初期出现指头轻度发红、肿胀、刺痛。继而指头肿胀加重，出现搏动性跳痛，患肢下垂时加重。多伴有寒战、发热、全身不适等症状。若不及时治疗，可因血管受压，发生末节指骨缺血坏死和慢性指骨骨髓炎。

(八) 急性化脓性腱鞘炎和滑囊炎

1. 急性化脓性腱鞘炎　是手指屈肌腱鞘的急性化脓性感染，常因直接刺伤腱鞘或邻近组织感染蔓延所致，致病菌常为金黄色葡萄球菌。该病进展迅速，往往在 24 h 内出现明显的全身和局部症状。局部表现为患指疼痛、肿胀，以中、近指节为明显，皮肤明显紧张，患指关节仅能轻度弯曲，勉强伸直或触及肌腱处疼痛剧烈，若未及时治疗，感染可向掌深部蔓延，且可能肌腱坏死导致患指失去功能。手背伸指肌腱鞘的感染较少见。

由于拇指与小指腱鞘分别与桡、尺侧滑液囊相通，因此，此处化脓性腱鞘炎可迅速发展为桡、尺侧化脓性滑囊炎，再向上蔓延可引起前臂肌间隙脓肿。

化脓性腱鞘炎一经确诊，即需在大量使用抗生素治疗的同时切开引流，避免出现肌腱缺血坏死。

2. 化脓性滑囊炎　多由拇指或小指腱鞘炎引起。桡侧滑囊炎表现为大鱼际和拇指腱鞘区肿胀、压痛；拇指微屈，不能外展和伸直。尺侧滑囊炎表现为小鱼际和小指腱鞘区肿胀、压痛；小指和环指呈半屈状，被动伸直时剧痛。常伴有全身症状。

（九）手掌深部间隙感染

手掌深部间隙感染是指鱼际间隙和掌中间隙的感染（图 7－2－1）。当示指、中指和环指的腱鞘炎加重时，可分别向鱼际间隙和掌中间隙蔓延，导致手掌深部间隙感染。鱼际间隙感染时，大鱼际和"虎口"（拇指与示指间指蹼）肿胀明显、疼痛和压痛，但掌心凹陷仍存在；示指与拇指微曲，拇指不能对掌；被动伸直时剧痛。掌中间隙感染时，掌心正常凹陷消失，肿胀、隆起，皮肤发白、紧张；压痛明显，掌背和指蹼肿胀更明显；中指、环指和小指呈半曲状，被动伸直可引起剧痛。常伴有全身症状，如寒战、发热、全身不适、脉搏快、白细胞计数和中性粒细胞比例增加。

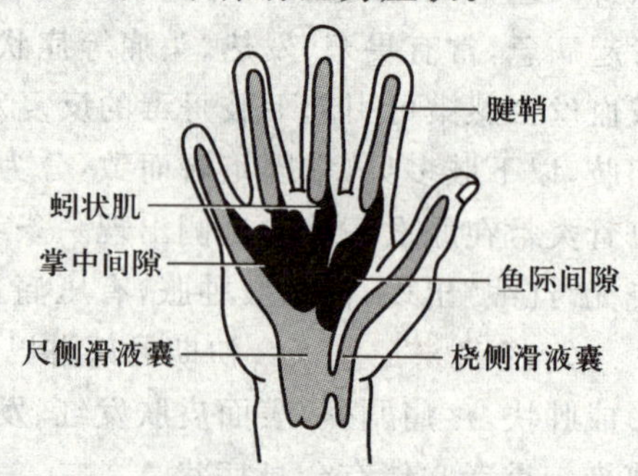

图 7－2－1　手指屈肌腱鞘、滑液囊和手掌深部间隙

【护理问题】

1. 皮肤完整性受损　与感染扩散及组织坏死有关。
2. 疼痛　与化脓性感染有关。
3. 体温过高　与毒素吸收有关。
4. 潜在并发症：颅内感染、全身化脓性感染、窒息、慢性骨髓炎等。

【护理目标】

1. 患者感染灶消除，皮肤、组织完整性恢复。
2. 患者疼痛解除或缓解。
3. 患者体温降至正常范围。
4. 患者未发生并发症或并发症被及时发现并处理。

【护理措施】

（一）一般护理

加强营养，给予高蛋白质、高热量、高维生素、易消化的饮食。必要时遵医嘱补液，防止发生水、电解质代谢和酸碱平衡失调。对贫血、低蛋白血症患者给予少量多次输新鲜血，以增强机体抵抗力。

（二）对症护理

患部制动有利于感染局限化，减轻局部疼痛和肿胀。肢体感染者应将患肢抬高并制动，颜面和口底部感染者应尽量少说话，进食流质或半流质饮食以减少咀嚼运动。疼痛剧烈者可给予适当的镇痛药，以保证患者有充分休息和睡眠。高热患者应物理降温，必要时药物降温。

（三）病情观察

观察局部感染情况和生命体征的变化，注意口底、颌下和颈部急性蜂窝织炎患者有无呼吸困难、发绀等表现，如有异常，及时报告医生并协助处理。严重感染者需警惕全身化脓性感染；观察手部局部症状，尤其对炎症进展期疼痛反而减轻者，应警惕腱鞘组织坏死或感染扩散，经久不愈的创面，应警惕骨髓炎的发生；监测体温、脉搏、血压的变化，及时发现异常并处理全身性感染。

(四) 治疗护理

1. 用药护理　遵医嘱合理、正确使用抗生素，注意观察药物的疗效和不良反应。用药前，要注意询问有无过敏史，做药物过敏试验。对用药时间较长的患者，观察有无二重感染的发生。

2. 脓肿切开引流护理　脓肿形成后要及时切开引流。注意保持引流通畅，观察引流物的量、颜色、性状；保持局部清洁干燥，敷料湿透时应及时更换。如患者体温不下降，疼痛不减轻，引流出的脓液甚少，说明引流不畅，应及时报告医生进行处理。

3. 功能锻炼　当手部感染炎症开始消退时，指导患者活动患处附近的关节；感染愈合后，指导患者进行手部锻炼，以尽快恢复手的功能。

(五) 心理护理

由于软组织感染患者局部有明显疼痛甚至会有明显全身中毒表现，而手部感染不仅疼痛，还会影响其正常功能，患者常会出现焦虑、恐惧等心理。护理人员应及时与患者沟通，向患者耐心讲解本病的相关知识、治疗措施及预后等，使其积极合作。

(六) 健康教育

1. 注意个人卫生，保持皮肤清洁，避免皮肤受伤。平时注意营养、加强锻炼，以提高机体抵抗力。

2. 教育患者及时治疗各种化脓性感染、皮肤损害性疾病，如疖、痈、足癣、口腔溃疡等，防止感染扩散。嘱患者切勿对病灶随意挤压，尤其“危险三角区”的疖严禁挤压，防止感染扩散，引起颅内感染。

3. 对手部的任何微小损伤，都应用碘酊消毒、无菌纱布包扎等处理，以防发生感染；手部的轻度感染应及早就诊，以免延误；注意保持手部清洁，剪指甲不能过短。

【护理评价】

1. 患者感染灶是否消除，皮肤、组织完整性是否恢复。
2. 患者疼痛有无解除或缓解。
3. 患者体温是否恢复正常。
4. 患者有无并发症发生或并发症能否被及时发现并处理。

第三节　全身性化脓性感染患者的护理

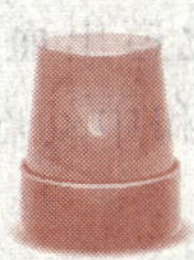

学习内容

1. 全身性化脓性感染的护理评估及护理问题。
2. 全身性化脓性感染的护理措施及健康教育。

全身性化脓性感染是指病原菌进入血液循环后引起的全身性炎症反应，可分为脓毒症和菌血症。脓毒症（sepsis）是有全身性炎症反应的表现，如体温、呼吸、循环等明显改变的外科感染。菌血症（bacteremia）是指细菌侵入血液循环，血培养中检出病原菌者。

全身性感染是由于病原菌以及内毒素、外毒素和其介导的多种炎症介质引起的炎症反应失控，常导致全身性炎症反应综合征（systemic inflammatory response syndrome，SIRS）及脏器功能损害，严重者可发生感染性休克、多器官功能障碍综合征（MODS）。

【护理评估】

（一）健康史

全身性化脓性感染多是继发，主要是由于致病菌数量多、毒力强和（或）机体抗感染能力低下引起。常见的病因有以下 3 种。

1. 严重创伤后感染和各种化脓性感染 如大面积烧伤、开放性骨折合并感染，急性弥漫性腹膜炎以及肠道、尿道感染等。

2. 长期留置静脉导管 静脉留置导管，尤其是中心静脉置管，护理不慎或留置时间过长，易成为病原菌直接侵入血液的途径。

3. 免疫功能下降 长期使用糖皮质激素、免疫抑制剂、抗癌药物的患者，免疫功能下降；糖尿病、尿毒症等慢性疾病患者抗感染能力降低；营养不良、贫血及年老体弱者机体抵抗力减弱；患化脓性感染后易导致全身性感染。

（二）身体状况

脓毒症的主要表现为：① 突发寒战、高热，体温可达 40～41℃或低于正常；② 头痛、头晕、恶心、呕吐、腹胀、面色苍白或潮红、出冷汗；③ 心率加快、脉搏细速、呼吸急促甚至呼吸困难；④ 神志淡漠或烦躁、谵妄甚至昏迷；⑤ 肝脾大，严重者出现黄疸及皮下出血、淤斑；⑥ 如病情继续发展，感染未能控制，可出现感染性休克及 MODS。

脓毒症的表现尚因感染致病菌种类的不同而具有各自不同的临床特征。

1. 革兰染色阳性细菌脓毒症 主要致病菌为金黄色葡萄球菌。临床特点：可有或无寒战，发热多呈稽留热或弛张热。患者面色潮红，四肢温暖干燥。易并发心肌炎，可出现转移性脓肿。发生休克的时间较晚。

2. 革兰染色阴性杆菌脓毒症 常由大肠埃希菌、铜绿假单胞菌、变形杆菌所引起。临床特点：突发寒战后发热，呈间歇热型，严重时体温不升或低于正常。有时白细胞计数增加不明显或反而减少。休克发生早，持续时间长。

3. 真菌性脓毒症 致病菌常为白色念珠菌。临床表现酷似革兰染色阴性杆菌脓毒症。患者突发寒战、高热，病情发展迅速。出现休克较早，少数患者有消化道出血，周围血象可呈白血病样反应，白细胞计数可达 $25\times10^{9}/L$，出现晚幼粒细胞和中幼粒细胞等。

（三）心理、社会状况

全身化脓性感染患者往往起病急、病情重、变化快，患者及家属容易产生紧张、焦虑和恐惧等情绪，形成较大的精神压力。评估时应对他们的心理状态加以了解，并了解他们对疾病、治疗方案和预后的认知程度。

（四）辅助检查

1. 血常规检查　白细胞计数显著增高，常达(20～30)×10^9/L 以上，可有明显的核左移或白细胞内出现中毒性颗粒。

2. 血培养　对可疑患者做血培养，同时做药物敏感试验，培养出致病菌是确诊的重要依据。在寒战高热时抽血送检有助于提高阳性率。

3. 脓液、胸腹水和脑脊液细菌培养　如获得与血培养相同的细菌时，则可确定诊断。

4. 影像学检查　怀疑有转移性脓肿时，可借助 X 线、B 超、CT 等检查予以确诊和定位。

【护理问题】

1. 体温过高　与全身性感染有关。
2. 营养失调：低于机体需要量　与机体代谢亢进、进食少有关。
3. 焦虑　与病情重、变化快有关。
4. 潜在并发症：感染性休克等。

【护理目标】

1. 患者体温维持在正常范围，全身感染得到控制。
2. 患者营养的摄取能满足新陈代谢的需要。
3. 患者情绪稳定，焦虑减轻或解除。
4. 患者未发生并发生或并发症能被及时发现并处理。

【护理措施】

（一）一般护理

1. 活动与休息　患者卧床休息，提供安静、舒适的环境，保证患者充分休息和睡眠。

2. 营养支持　加强患者营养，增加机体抵抗力，促进疾病康复。可给予高蛋白、高热量、富含维生素的饮食，鼓励多饮水；禁食或进食不足者应静脉输液，纠正水、电解质代谢和酸碱平衡失调；对长时间无法进食的患者可给予管饲或全胃肠道外营养，病情严重者需少量多次输新鲜血或血浆。

（二）对症护理

高热者给予物理降温，必要时药物降温；同时做好口腔和皮肤护理；有意识障碍者应加床挡以免坠床，躁动患者必要时使用约束带；保持患者呼吸道通畅，防止意外发生。

（三）病情观察

严密观察患者的面色和神志，监测生命体征变化和 24 h 液体出入量等，以便及时发现病情变化。

（四）治疗护理

1. 抗感染　遵医嘱及时、有效、联合、足量使用抗生素。及时做细菌培养和药敏试验，以指导用药。用药过程中，注意观察药物的疗效和不良反应。

2. 原发病的处理　协助医生积极处理原发感染灶并做好相应的护理。

（五）心理护理

鼓励患者讲述心理感受，耐心解答患者的疑问；给患者及家属讲解疾病的病因、临床表现、治疗方法及预后，使其充分了解疾病，消除或缓解焦虑情绪。

（六）健康教育

1. 向患者讲解全身性感染的病因、治疗方法及预后，介绍配合治疗的注意事项。

2. 注意个人日常卫生，保持皮肤清洁；加强饮食卫生，避免肠源性感染。

3. 注意劳动保护，避免损伤。对已有损伤者，要积极采取措施防止感染。

4. 发现身体局部感染病灶应及时就医，防止感染进一步发展。

【护理评价】

1. 患者体温是否维持在正常范围，全身感染是否得到控制。

2. 患者营养的摄取能否满足机体新陈代谢的需要。

3. 患者的焦虑是否减轻或解除。

4. 患者有无感染性休克发生或发生后能否被及时发现并处理。

【知识拓展】

全身炎症反应综合征

全身炎症反应综合征（SIRS）：是因感染或非感染病因作用于机体而引起的机体失控的自我持续放大和自我破坏的全身性炎症反应。它是机体修复和生存出现过度应激反应的一种临床过程。具有下列临床表现中两项或以上者即可诊断：① T＞38℃或＜36℃；② P＞90 次/min；③ R＞20 次/min 或过度通气，$PaCO_2$＜32 mmHg；④ WBC＞12×10^9/L 或＜4×10^9/L，或未成熟粒细胞＞10％。

第四节　外科特异性感染患者的护理

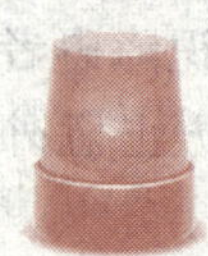

学习内容

1. 破伤风概述及破伤风患者的护理评估、护理问题、护理措施。
2. 气性坏疽患者的护理评估、护理问题、护理措施。

典型案例

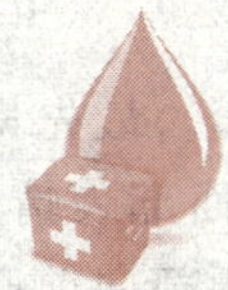

患者，男，25岁。10天前右足底不慎被铁钉刺伤，自行在家简单包扎止血，未予正规治疗。3天后出现全身无力、低热、肌肉疼痛，随后出现张口困难、牙关紧闭，继而苦笑面容，全身肌肉阵发性痉挛，但神志始终清醒。

问题导向：

1. 该患者的诊断是什么？怎样预防？
2. 作为该患者的责任护士应如何对患者进行护理？

一、破伤风患者的护理

破伤风(tetanus)是指破伤风梭菌侵入人体伤口后，在缺氧环境下生长繁殖，产生的毒素引起以全身肌肉持续性收缩和阵发性痉挛为特征的一种特异性感染。可发生在各种创伤后，也可发生在不洁条件下分娩的产妇和新生儿。

破伤风梭菌为革兰染色阳性厌氧芽孢杆菌，广泛存在于自然界的泥土和人畜粪便中。该菌及其毒素不能侵入正常的皮肤和黏膜，但可侵入一切开放性伤口，如烧伤、火器伤、刀刺伤，甚至细小的木刺或铁钉刺伤等，均可能引起破伤风。破伤风梭菌侵入机体要生长繁殖，伤口缺氧是一个必不可少的因素。当伤口因狭深、缺血、坏死组织多、引流不畅等因素形成一个缺氧环境时，再加上同时混有其他需氧菌的感染消耗伤口内的残余氧气，更有利于破伤风梭菌的生长，发生破伤风。

破伤风梭菌污染伤口后，在局部生长繁殖，产生外毒素，外毒素有痉挛毒素和溶血毒素两种。痉挛毒素经血液循环和淋巴系统至脊髓前角灰质或脑干的运动神经核，与中间联络神经细胞的突触相结合，抑制突触释放抑制性传递介质，引起随意肌的紧张和痉挛；痉挛毒素还可阻断脊髓对交感神经的抑制而使交感神经过度兴奋，引起心率增快、血压升高、体温升高、大汗等。溶血毒素可引起局部组织坏死和心肌损害。

【护理评估】

(一) 健康史

1. 受伤史　了解患者有无开放性损伤史，询问患者发病经过，不应忽视任何轻微的受伤史；有无产后感染或新生儿脐带消毒不严等病史；了解破伤风预防接种史等。

2. 伤口的缺氧环境　破伤风梭菌在缺氧的伤口中生长繁殖而致病，如伤口深窄、局部缺血、坏死组织多、异物存留、引流不畅或混合有其他需氧菌感染时，容易发生破伤风。

(二) 身体状况

1. 潜伏期　一般为6～12天，最短24 h内发病，最长可达数月或数年。潜伏期越短，病情越重，预后越差。新生儿破伤风常在断脐带7天左右发病，俗称“七日风”。

2. 前驱期　全身乏力、头晕、头痛、咀嚼肌紧张和酸痛、咀嚼无力、烦躁不安、打哈欠等。一般持续 12～24 h。

3. 发作期　典型表现为肌肉持续性收缩和阵发性痉挛。最先累及的是咀嚼肌，患者表现为咀嚼不便，张口困难，随后牙关紧闭；然后累及面部表情肌、颈项肌、背腹肌、四肢肌群，患者出现“苦笑”面容、颈项强直、头向后仰、腰部向前凸出、腹肌板样僵直，呈典型的“角弓反张”。四肢肌肉收缩时，出现屈膝、弯肘、半握拳等痉挛姿势；膈肌和肋间肌受累后患者出现呼吸困难，甚至窒息。在肌肉持续紧张性收缩的基础上，外界任何轻微的刺激，如光、声、接触、震动、饮水等均可诱发阵发性痉挛。发作时，患者口吐白沫、大汗淋漓、口唇发绀、流涎、手足抽搐不止，持续数秒或数分钟不等。发作越频繁，病情越严重。发作时患者神志清楚，表情痛苦。

破伤风病程一般为 3～4 周，如发病后积极治疗、不发生严重并发症者，自第 2 周起症状逐渐减轻，但肌紧张与反射亢进仍可持续一段时间；恢复期间还可出现一些精神症状，如幻觉、言语或行为错乱等，但多数能自行恢复，不留后遗症。

(三) 心理、社会状况

破伤风发病突然，病情严重，需隔离治疗，患者常有孤独和恐惧感。注意了解患者及家属对本病认识程度和心理承受能力。

(四) 治疗要点

采取积极的综合治疗措施，包括伤口及时彻底清创，以清除毒素来源；尽早使用破伤风抗毒素以中和游离毒素；使用镇静和解痉药控制和解除痉挛；保持呼吸道通畅和预防并发症等。

【护理问题】

1. 有窒息的危险　与喉头、呼吸肌持续性痉挛及不能有效清理呼吸道有关。
2. 有受伤的危险　与强烈肌肉痉挛有关。
3. 有体液不足的危险　与机体消耗过大及补充不足有关。
4. 恐惧　与病情反复、对疾病预后担忧有关。
5. 潜在并发症：肺不张、肺炎、酸中毒等。

【护理目标】

1. 患者呼吸道通畅，无窒息发生。
2. 患者未发生坠床、舌咬伤及骨折等意外损伤。
3. 患者摄入液体增加，体液维持平衡。
4. 患者恐惧和孤独感减轻，积极配合治疗。
5. 患者并发症得到有效预防或发生后被及时发现并处理。

【护理措施】

(一) 一般护理

1. 病室环境要求　将患者安置于单间隔离病室，室内门窗挂帘遮光，温湿度适宜。备好急救药物和物品，如气管切开包、吸痰和吸氧装置等，以便及时处理一些严重的并发症。

2. 减少外界刺激　医护人员要做到走路轻、说话轻、操作轻，护理治疗安排要集中有序，尽量安排在痉挛发作控制的时间内完成；减少探视，避免干扰患者。

3. 加强营养　给予高热量、高蛋白质、高维生素流质或半流质饮食，进食应少量多餐，避免呛咳、误吸；为不能进食者提供肠内外营养，以维持机体的正常需要。

4. 严格消毒隔离　严格执行无菌操作，接触患者时需穿隔离衣、戴口罩、帽子、手套；接触过伤口的器械，先用2%戊二醛溶液浸泡1 h，清洗后再高压蒸汽灭菌；伤口换下的敷料应焚烧，防止交叉感染。

(二) 对症护理

1. 保持呼吸道通畅　对于痉挛发作频繁、药物不易控制的患者，应协助医生尽早做气管切开，改善患者通气；及时清除呼吸道分泌物，必要时进行人工辅助呼吸。预防肺部并发症和窒息的发生，同时做好气管切开护理。

2. 控制抽搐　遵医嘱给予镇静和解痉药物并观察药效。病情较轻者，可选用地西泮、苯巴比妥钠和水合氯醛等镇静药控制抽搐；较重者，可用冬眠疗法，常用冬眠Ⅰ号合剂（由氯丙嗪、异丙嗪各50 mg，哌替啶100 mg及5%葡萄糖250 ml配成）缓慢静脉滴注，但低血容量时禁用。用药期间，做好各项监测和记录，随时调整镇静药用量，使患者处于浅睡眠状态；发作频繁不易控制者，可在气管切开及控制呼吸的条件下用硫喷妥钠和肌肉松弛药。

3. 防止意外损伤　加强安全措施，使用床挡防止患者坠床，必要时设专人护理；应用牙垫，避免舌咬伤；在关节处置软垫保护，防止肌腱断裂或骨折。

(三) 病情观察

密切观察患者生命体征变化，注意痉挛发作的先兆，观察抽搐情况，详细记录抽搐持续时间、间歇时间及用药效果；记录24 h液体出入量；观察局部伤口情况，注意预防和及时发现并发症。重型患者需专人护理。

(四) 治疗护理

1. 破伤风抗毒素(tetanus antitoxin，TAT)　尽早使用TAT以中和血中的游离毒素，因毒素一旦与神经组织结合，则抗毒血清难以起效。一般用量是1万～6万U加入5%葡萄糖液500～1 000 ml内静脉缓慢滴注，用药前应做皮内过敏试验。连续用药或加大剂量无意义，且易致过敏反应和血清病。也可早期应用破伤风人体免疫球蛋白，剂量为3 000～6 000 U，一般只用一次。

2. 青霉素或甲硝唑　早期大剂量地使用青霉素，既可抑制破伤风梭菌的繁殖，又能控制其他需氧菌的感染；还可给予甲硝唑。

3. 积极处理原发伤口　协助医生进行伤口清创，彻底清除坏死组织及异物，伤口应敞开，充分引流，局部用3%过氧化氢或1∶5 000高锰酸钾溶液冲洗和湿敷，以减少厌氧菌及其他细菌的生长繁殖。如果伤口已愈合，应仔细检查有无窦道或死腔。

(五) 心理护理

鼓励患者叙述心理感受，了解患者的心理反应，及时给予心理疏导，以减轻、消除患者的恐惧感和孤独感，使患者情绪稳定，能积极配合治疗。

（六）健康教育

1. 告知家属应保持病室安静，避免声、光等刺激，以免引起患者抽搐；教会家属消毒隔离的方法，防止交叉感染。

2. 加强破伤风知识宣传，使公众了解破伤风发病的原因和预防知识。

3. 鼓励家属及社区人群接受人工免疫，以获得较稳定的免疫力。

（1）自动免疫法：通过注射破伤风类毒素使机体产生抗体而获得主动免疫。破伤风类毒素无毒性，不引起血清性过敏反应，作用可靠。注射方法为：破伤风类毒素0.5 ml，皮下注射3次。第1次皮下注射后，间隔4～8周，再进行第2次注射，即可获得“基础免疫力”。如在0.5～1年后进行第3次注射，可获得较稳定的免疫力，能保持10年以上。如以后每5年追加注射一次（0.5 ml），便能保持足够的免疫力。有基础免疫力的患者，伤后只需皮下注射破伤风类毒素0.5 ml，即可迅速强化机体的抗破伤风免疫力。

（2）被动免疫法：对未接受主动免疫的患者，应尽早（伤后12 h内）皮下注射破伤风抗毒素（TAT）1 500～3 000 U。因破伤风的发病有潜伏期，虽尽早注射有预防作用，但其作用短暂，有效期仅为10天左右。因此，深部创伤、有潜在厌氧菌感染可能的患者，应在1周后追加注射一次。由于破伤风抗毒素易引起过敏反应，注射前必须进行过敏试验，试验结果阳性者，采用脱敏注射法。

【护理评价】

1. 患者呼吸道是否通畅，有无窒息的发生。
2. 患者是否发生坠床、舌咬伤及骨折等意外损伤。
3. 患者能否维持体液平衡。
4. 患者恐惧和孤独感是否减轻，是否积极配合治疗。
5. 患者并发症是否得到有效预防或发生后是否被及时发现并处理。

二、气性坏疽患者的护理

气性坏疽（gas gangrene）是指由梭状芽孢杆菌所引起的一种严重的以肌组织坏死或肌炎为特征的急性特异性感染。梭状芽孢杆菌为革兰阳性厌氧菌，有多种，引起本病的主要是产气荚膜梭菌，其他还有水肿杆菌、腐败杆菌、溶组织杆菌等。感染发生时，往往是两种以上细菌的混合感染。梭状芽孢杆菌广泛存在于泥土和人畜粪便中，故伤后很容易被此菌污染，但发生感染者不多，因这类细菌在人体内生长繁殖需具备缺氧环境。一旦感染发生，病情进展迅速，预后差。

【护理评估】

（一）健康史

详细了解患者的受伤经过，伤口处理情况。气性坏疽多见于肌肉组织广泛损伤的患者，特别是伤口较深而污染严重、处理不及时者，如开放性骨折伴有血管损伤、挤压伤伴有深部肌肉损伤、上止血带时间过长或石膏包扎过紧等，造成损伤部位缺血缺氧，容易发生气性坏疽。伤后因严重缺水、大量失血、体质衰弱等机体抵抗力下降者更易发病。

（二）身体状况

1. 潜伏期　一般在伤后1～4天，最短6～8 h发病，最长可达5～6天。

2. 局部症状　早期患者自觉患处沉重和疼痛，持续加重，随着病情发展，患处突发“胀裂样”剧痛，一般镇痛药不能缓解；局部有明显肿胀和压痛；伤口周围皮肤水肿、紧张，由苍白发亮很快变为紫红色，进而变为紫黑色，并出现大小不等的水疱。伤口周围常可扪及捻发音，轻轻挤压患部，可见气泡从伤口逸出，并有稀薄、恶臭的浆液性或浆液血性液体流出。

3. 全身症状　患者烦躁不安，表情淡漠，伴有恐惧或欣快感；皮肤、口唇苍白；大汗、脉速、呼吸急促、体温逐渐上升。可出现溶血性贫血、黄疸、血红蛋白尿、酸中毒。严重者可致昏迷。

（三）辅助检查

1. 血常规检查　由于溶血毒素的作用，可见红细胞计数、血红蛋白下降，白细胞计数升高。

2. 伤口分泌物涂片检查　可查出革兰阳性粗大芽孢杆菌。

3. X线检查　可见伤口肌群间有积气。

（四）心理、社会状况

气性坏疽发病突然，病情发展迅速，患者疼痛剧烈，一般镇痛药无效，故常有焦虑、恐惧等心理反应；本病需要隔离和手术治疗，患者会因担心截肢导致残障而产生忧虑情绪。

【护理问题】

1. 疼痛　与创伤、细菌感染和局部肿胀有关。

2. 组织完整性受损　与感染和组织坏死有关。

3. 自我形象紊乱　与失去部分组织和肢体而致形体改变有关。

【护理目标】

1. 患者疼痛减轻或缓解，舒适感增加。
2. 患者受损的组织修复，伤口愈合良好，组织完整性恢复。
3. 患者能接受形体改变的事实，适应新生活。

【护理措施】

（一）一般护理

1. 加强营养支持　鼓励患者进食高蛋白质、高热量、富含维生素的饮食，对不能进食者可给予鼻饲或胃肠道外营养，必要时少量多次输新鲜血液；静脉输液纠正水、电解质代谢和酸碱平衡失调。

2. 严格消毒隔离　严格执行接触隔离制度和无菌操作原则，接触患者时需穿隔离衣，戴口罩、帽子、手套；患者用过的物品、器具和排泄物都要严格消毒灭菌处理，伤口敷料应焚毁；患者手术的手术间，应彻底清洗，消毒溶液喷洒，以甲醛熏蒸消毒，密闭48 h后开放；出院患者按终末消毒处理，以防止气性坏疽传播。

（二）对症护理

1. 疼痛护理

（1）注意观察疼痛情况，特别是突然发作的伤口“胀裂样”剧痛，疼痛不能缓解的患者可给予镇痛药，剧痛时可应用镇痛泵。也可通过非药物镇痛技巧，如转移患者注意力、精神放松等方法，缓解疼痛。

（2）对清创或截肢者，应经常协助其改变体位，以减轻因外部压力和肢体疲劳而引起的疼痛。

（3）对截肢后出现幻肢痛者应耐心解释，消除其忧虑、恐惧和幻觉。

2. 截肢患者的护理　做好术前常规准备，手术后耐心倾听患者叙述心理和生理上的感受，安慰和鼓励患者正视现实，介绍一些已截肢的患者与其交流，帮助其逐渐适应自身形体变化和日常活动。指导患者应用假肢，使其接受并做适应性锻炼。

（三）病情观察

严密监测患者生命体征的变化，并记录24 h液体出入量。观察疼痛的部位、性质和程度，注意伤口和肢体的变化，如皮肤色泽、肿胀程度及伤口渗出情况等，并做好记录。

（四）治疗护理

1. 及时处理原发病灶　气性坏疽一经确诊，应立即清创，护理人员要积极配合医生对伤口进行彻底清创。

2. 合理应用抗生素　遵医嘱及早应用大剂量青霉素（首选）、甲硝唑等抗生素对患者进行治疗。

3. 高压氧治疗的护理　高压氧治疗能提高组织含氧量，抑制梭状芽孢杆菌生长、繁殖，降低伤残率。注意观察每次氧疗后伤口的变化情况。

4. 做好截肢患者的护理　经处理的肢体病变不能控制时，为挽救患者生命，应考虑截肢。护理人员应配合医生做好术前常规准备，术后耐心倾听患者叙述心理和生理上的感受，安慰和鼓励患者正视现实，帮助其逐渐适应自身形体变化和日常活动。指导患者应用假肢，使其接受并做适应性锻炼。

（五）心理护理

向患者及家属解释截肢的必要性，使其做好心理准备。截肢后，要注意患者的心理变化，进行耐心开导，使患者尽早投入适应性锻炼，逐渐达到生活自理要求。

（六）健康教育

1. 加强劳动保护，增强自我保护意识，避免和减少损伤。受伤后及时到医院接受正规、系统的治疗。

2. 讲解气性坏疽的防治知识，使患者及家属了解发病的原因和疾病特点，提高对疾病的治疗和预防的认知程度。

3. 协助伤残者制定出院后功能锻炼计划，指导正确使用假肢及功能锻炼，使之恢复自理能力，提高生活质量。

【护理评价】

1. 患者疼痛是否减轻或缓解，舒适感是否增加。
2. 患者受损的组织是否修复，伤口愈合是否良好。
3. 患者能否接受形体改变的事实，能否适应新生活。

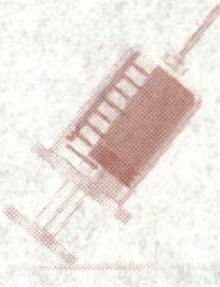

【思考题】

1. 外科感染按致病菌的种类、性质分类可分为哪两类？
2. 发生在面部危险三角区的疖能否挤压？为什么？
3. 试述全身化脓性感染的共同表现有哪些？护理过程中应注意什么？
4. 试述该如何对破伤风的患者进行护理，并指出应怎样预防。

（穆万丹）

第八章　损伤患者的护理

第一节　创伤患者的护理

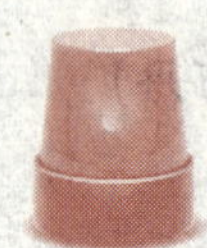

学习内容

1. 创伤的分类及常见致伤因素。
2. 创伤的一般临床表现、救治原则。
3. 创伤患者的护理措施。

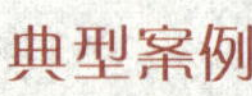

典型案例

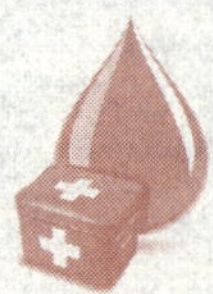

患者，男性，36 岁。因车祸致左上腹痛 2 h 入院。查体：P 130 次/min，BP 80/60 mmHg，神志清楚，面色苍白，四肢湿冷，左上腹部明显压痛，尿少。

问题导向：

患者存在哪些护理问题？如何进行相关护理？

损伤(injury)指人体受到外界各种致伤因素作用所引起的皮肤、肌肉、骨、脏器等组织结构的破坏及其所带来的局部和全身反应。导致损伤的主要因素有机械性、物理性、化学性和生物性等。由机械性致伤因素作用所致的损伤，称为创伤(trauma)，机械性因素包括锐器切割、钝器打击、重物挤压、火器等。此类损伤最常见，随着社会的发展，日益发达的交通和不断提高的机械化程度，导致创伤的发生率不断上升，对人类的健康构成了很大的威胁。手术也是一种特殊的创伤。

【分类】

创伤分类方法较多，可按致伤因素、受伤部位、伤情轻重来进行分类。按伤后皮肤完整性分类，可分为开放性创伤和闭合性创伤。

1. 开放性创伤　受伤部位皮肤、黏膜的完整性破坏，有伤口、出血，细菌易侵入，感染机会增加。

(1) 擦伤：系皮肤与硬物粗糙面摩擦而产生的浅表创伤，常有表皮剥脱、出血点或渗血，继而可出现轻度炎症反应。

(2) 裂伤：钝性暴力作用于体表，造成皮肤和皮下组织撕裂。伤口形态各异，依牵拉方式和方向不同形成瓣状、线状或星状，伤口污染多较严重。

(3) 切割伤：刀刃等切破体表所致的创伤，创缘多较整齐，组织损伤较重，伤后炎症反应亦较明显，如伤口较深，可能会累及神经和肌肉。

(4) 刺伤：尖细物体猛力插入软组织所致的创伤，重者可伤及内脏。伤口常较小、较深，可引起厌氧菌感染。

(5) 撕脱伤：暴力的卷拉或撕扯，造成皮肤、皮下组织、肌肉、肌腱等组织的剥脱，损伤严重、出血多、易感染。

(6) 火器伤：由枪、炮等武器的发射物所致的损伤。伤情复杂，易伤及深部器官，组织破坏多，污染重，常有异物存留。

2. 闭合性创伤　受伤部位皮肤、黏膜仍保持完整，多由钝性暴力所致。

(1) 挫伤：最常见，系钝性暴力所致的皮下软组织损伤。主要表现为伤部肿胀、淤血和压痛。重者可致肌纤维撕裂和深部血肿形成。

(2) 挤压伤：人体肌肉丰富部位遭受重物较长时间、较大范围的挤压，造成受压部位肌肉广泛缺血坏死，坏死组织的分解产物（肌红蛋白、K^+、乳酸等）吸收可发生挤压综合征，出现高钾血症和急性肾衰竭。

(3) 扭伤：关节部位一侧受到过强的牵张力，相关的韧带超过其正常活动范围而造成的损伤。关节可出现短时间的半脱位，发生部分撕裂，并有出血、局部肿胀、青紫和活动障碍。

(4) 爆震伤：是由爆炸产生的冲击波造成的损伤，体表多无明显伤痕，可引起内脏损伤，尤以含气的肺组织、肠管及鼓膜为甚。

【病理生理】

创伤后机体在局部或全身均可发生一系列病理变化，以维持内环境的稳定。严重的创伤性反应超过机体调节能力时，可损伤机体本身。

1. 局部反应　即创伤性炎症反应，局部充血、渗出、水肿。渗出过程中，纤维蛋白原转变为纤维蛋白，可填充组织损伤裂隙并作为细胞增生的网架；中性粒细胞经过趋化、吞噬作用，可清除组织内的细菌；单核细胞转变为巨噬细胞后可吞噬组织中的坏死组织碎片、异物颗粒。故一般情况下的创伤性炎症有利于创伤修复，但是反应强烈或广泛时不利于创伤愈合。

2. 全身性反应　是因受到严重创伤时，机体受刺激而引起的非特异性应激反应及代谢反应，为维持自身稳定所必需。

(1) 体温变化：伤后常有发热，为部分炎性介质作用于体温中枢所致。创伤后并发感染时体温增高尤为明显，但并发休克时可伴有体温过低。

(2) 神经-内分泌变化：创伤后可引起下丘脑-垂体系统和交感-肾上腺髓质系统发生应激效应，引发神经内分泌激素的代偿性调节，动员机体的代偿能力，产生大量的儿茶酚胺、肾上腺皮质激素、抗利尿激素和胰高血糖素等，对维持机体血容量，保证重要脏器的微循环灌注，调节全身各器官功能和代谢起有利作用。但这种代偿能力是有限的，若创伤过重、抢救不及时，势必出现休克和脏器功能衰竭。

(3) 代谢变化:伤后组织蛋白分解代谢加速,加之患者进食少或不能进食,引起体重下降、乏力、免疫力降低等。因此,伤后良好的营养支持是十分重要的。

(4) 免疫系统变化:创伤可影响机体的免疫系统,发生机制较为复杂,出现免疫功能紊乱,主要表现在吞噬细胞、淋巴细胞和细胞因子功能减弱。而免疫功能降低的直接后果是机体对感染的易感性增加。

3. 创伤修复

(1) 创伤的修复过程可分为 3 个阶段。① 局部炎症反应阶段:在创伤后立即发生,常可持续 3~5 天,主要是血管和细胞反应、免疫应答、血液凝固和纤维蛋白的溶解,目的在于清除损伤或坏死的组织,为组织再生和修复奠定基础。② 细胞增殖分化和肉芽组织生成阶段:局部炎症开始不久,即可有新生细胞出现,成纤维细胞、内皮细胞等增殖、分化、迁移,分别合成、分泌组织基质(胶原等)和形成新生血管,并共同构成肉芽组织。浅表的损伤一般通过上皮细胞的增殖、迁移,可覆盖创面而修复。但大多数软组织损伤则需要通过肉芽组织生成的形式来修复。③ 组织塑形阶段:经过细胞增殖和基质沉积,伤处组织可达到初步修复,但新生组织如纤维组织,在数量和质量并不一定能达到结构和功能的要求,故需进一步改构和重建。主要包括胶原纤维交联增加、强度增加,多余的胶原纤维被胶原蛋白酶降解,过度丰富的毛细血管网消退和伤口的黏蛋白及水分减少等。

(2) 创伤的愈合类型分为两种。① 一期愈合:组织修复以原来的细胞为主,仅含少量纤维组织,创缘对合良好,伤口愈合快、功能修复良好。② 二期愈合:组织修复以纤维组织为主,不同程度的影响结构和功能恢复,创口较大,创缘不齐,主要通过肉芽组织增生和伤口收缩达到愈合。治疗和护理创伤,应采取恰当措施,创造条件,争取达到一期愈合。

(3) 影响创伤愈合的因素包括:① 局部因素:其中伤口感染是最常见的原因,细菌感染可损害细胞和基质,导致局部炎症持久不易消退,甚至形成化脓性病灶等,均不利于组织修复及创伤愈合。损伤范围大、坏死组织多,或有异物存留的伤口,伤缘往往不能直接对合,且被新生细胞和基质连接阻隔,必然影响修复。局部血液循环障碍使组织缺血缺氧或由于采取的措施不当(如包扎或缝合过紧等),造成组织继发性损伤也不利于愈合。② 全身因素:主要有营养不良(蛋白质、维生素、铁、铜、锌等微量元素缺乏或代谢异常),大量使用细胞增生抑制剂(如皮质激素等),免疫功能低下及全身性严重并发症(如 MODS 等)。

【护理评估】

(一) 健康史

详细询问患者受伤史,了解致伤原因、部位、时间及受伤类型,受伤当时和伤后的情况,曾接受过何种治疗。既往健康状况,有无药物过敏史,是否存在维生素 D 缺乏、甲状腺功能亢进症、骨质疏松、肿瘤等易致病理性骨折的疾病;有无高血压、糖尿病、肝硬化、尿毒症、血液病、营养不良等慢性疾病。患者一般情况,女性患者了解其月经史等。

（二）身体状况

问题探究：机体发生损伤后有哪些较普遍的变化？常用的辅助检查有哪些？

1. 局部表现

（1）疼痛：其程度与创伤部位、性质、范围、炎症反应的强弱有关。伤处活动时疼痛加重，制动后减轻，2～3天后疼痛逐渐缓解，如持续存在，甚至加重，表示可能并发感染。严重创伤并发休克的患者常不诉疼痛。内脏损伤所致的疼痛常定位不准确，为避免漏诊或误诊，创伤引发的体腔内疼痛确诊前慎用麻醉镇痛药。

（2）局部肿胀：因受伤局部出血和创伤性炎症反应所致。局部出现淤斑、肿胀或血肿，组织疏松和血管丰富的部位肿胀尤为明显。严重肿胀可致局部组织或远端肢体血供障碍，出现肢端苍白、皮温降低等。

（3）功能障碍：因解剖结构破坏、疼痛或炎症反应所致，如脱位、骨折的肢体不能正常运动。局部炎症也可以引起功能障碍，如咽喉创伤后水肿可造成窒息。神经或运动系统创伤所致的功能障碍对诊断有定位价值。

（4）伤口和出血：是开放性创伤特有的征象。

2. 全身表现

（1）发热：创伤出血或组织坏死分解产物吸收以及外科术后均可发生吸收热。由创伤性炎症引起的发热，一般不超过38.5℃。

（2）生命体征改变：创伤后释放的炎症介质及疼痛、精神紧张、血容量减少等均可引起脉搏和心率增快，血压增高或下降，呼吸加深、加快等变化。

（3）其他：因失血、失液，患者可有口渴、尿少、疲倦、失眠等，妇女可出现月经异常。

（4）并发症：创伤后可出现多种并发症。常见有感染和休克。开放性创伤和闭合性创伤均可并发各种感染。伤后还可能发生破伤风、气性坏疽等特异性感染。严重创伤、失血、并发严重感染等，可以引起有效循环血量锐减、微循环障碍而发生休克。重度创伤并发感染、休克后，可发生急性肾衰竭、急性呼吸窘迫综合征，甚至发生MODS。

（三）心理、社会状况

患者及家属因对突受创伤打击的心理承受能力不同可出现不同的心理变化，如紧张、恐惧或焦虑等。同时了解患者对损伤的认知程度及对治疗的信心。

（四）辅助检查

1. 实验室检查

（1）血常规和血细胞比容：可提示贫血、血液浓缩或感染等。

（2）尿常规、尿淀粉酶：可提示泌尿系损伤、胰腺损伤等。

（3）血生化检查：血电解质和二氧化碳结合力可提示体液平衡失调；血尿素氮、肌酐可提示氮质血症；血清胆红素、转氨酶等可提示肝功能受损等。

2. 穿刺和导管检查

（1）胸腔穿刺可诊断血胸或气胸。

（2）腹腔穿刺或灌洗液检查可诊断内脏破裂、出血。

(3) 导尿管插入或灌注试验,可辅助诊断尿道或膀胱的损伤,留置导尿管可记录每小时尿量。

(4) 中心静脉压测定可辅助判断血容量和心功能。

(5) 心包穿刺可诊断心包积血。

3. 影像学检查

(1) X 线平片或透视:可诊断骨折、脱位、气胸、肺病变、气腹、金属异物存留等。

(2) 选择性血管造影可帮助诊断血管损伤或某些隐蔽的器官损伤。

(3) CT 可以辅助诊断颅脑损伤和某些腹部实质器官、腹膜后的损伤。

(4) 超声波检查可发现胸、腹腔的积血和肝、脾的包膜内破裂等。

【护理问题】

1. 体液不足　与损伤或失血过多有关。

2. 疼痛　与损伤导致局部炎症反应或伤口感染有关。

3. 组织完整性受损　与致伤因子导致皮肤组织结构破坏有关。

4. 躯体活动障碍　与躯体或肢体受伤、组织结构破坏或剧烈疼痛有关。

5. 焦虑或恐惧　与创伤刺激或伤口的视觉刺激、忧虑伤残等因素有关。

6. 潜在并发症:伤口出血、感染、挤压综合征、休克等。

【护理目标】

1. 患者有效循环血容量恢复,生命体征稳定。

2. 患者自诉疼痛逐渐减轻,舒适感增加。

3. 患者伤口得以妥善处理,受损组织逐渐修复。

4. 患者受伤部位功能逐渐恢复,能自主活动。

5. 患者能正确面对创伤事件,焦虑、恐惧感减轻或消失,情绪稳定。

6. 患者无并发症发生或并发症发生后能被及时发现与处理。

【治疗原则】

一般软组织闭合性创伤多不需特殊处理,可自行恢复。对开放性创伤应尽早施行清创术,全身使用有效的抗生素预防感染,并常规注射破伤风抗毒血清。如伤口已有明显感染现象,则应积极控制感染,加强换药,对合并深部器官损伤者需及时进行处理。对损伤较重的患者要加强支持疗法,积极抗休克,保护器官功能。

【护理措施】

(一) 急救护理

治疗创伤的目的是修复损伤的组织器官和恢复生理功能,首要的则是抢救生命。

1. 抢救生命　优先处理危及生命的紧急情况,如心搏呼吸骤停、窒息、活动性大出血、张力性或开放性气胸、休克、腹腔内脏器脱出等。

2. 判断伤情　经紧急处理后,迅速进行全面、简略且有重点的检查,注意有无其他创伤情况,并做出相应处理。

3. 呼吸支持　保持呼吸道通畅,立即清理鼻咽腔和气管异物,必要时使用通气道、加压面罩等。

4. 迅速有效止血　根据条件，以无菌或清洁的敷料包扎伤口。用指压法、压迫包扎法、填塞法、止血带法控制伤口出血。使用止血带止血时，要注意正确的缚扎部位、方法和持续时间，一般每隔 1 h 放松 1 次止血带，避免引起肢体缺血性坏死。

5. 循环支持　积极抗休克，主要是止痛、有效止血和扩容。立即开放静脉通道，输入平衡液或血浆代用品。血压低于 90 mmHg 的休克患者，可使用休克裤。

6. 严密包扎伤口　颅脑、胸部、腹部的开放性创伤应用无菌敷料或干净布单包扎，填塞封闭开放的伤口，用敷料或器具保护脱出的内脏。应熟练掌握绷带包扎技术。

7. 妥善固定骨折、脱位　用夹板或代用品，也可以用躯体或健肢以中心位固定伤肢。注意观察远端血运。已污染的开放性骨折，可予受伤位包扎固定。

8. 安全转运患者　经急救处理，待伤情稳定、出血控制、呼吸好转、骨折固定、伤口包扎后，专人护送患者到医院。运送途中继续采取抢救措施；注意保持适当体位；尽量避免颠簸，防止再损伤；保证有效输液，止痛，预防休克；密切观察病情变化，如生命体征、意识等，并做好记录。

(二) 浅部软组织闭合性创伤的护理

1. 观察病情　对伤情较重者要注意观察局部症状、体征的发展；密切观察生命体征的变化，注意有无深部组织器官损伤；对挤压伤患者应观察尿量、尿色、尿比重，注意是否发生急性肾衰竭。伤情较重者卧床休息，其体位应有利于呼吸和促进伤处静脉回流。

2. 局部制动　抬高患肢 15°～30°，以减轻肿胀和疼痛。在受伤关节处可选用夹板、绷带等方法固定制动，以缓解疼痛，利于修复。

3. 局部治疗配合　小范围软组织创伤后早期局部冷敷，以减少渗血和肿胀。24 h 后可热敷和理疗，促进吸收和炎症消退。血肿较大者，应在无菌操作下穿刺抽吸，并加压包扎，预防感染。

4. 促进功能恢复　病情稳定后，配合理疗、按摩和功能锻炼，促进伤肢功能尽快恢复。

(三) 浅部软组织开放性创伤的护理

1. 术前准备　做好备皮、药物过敏试验、配血、输液、局部 X 线检查等。有活动性出血者，在抗休克同时积极准备手术止血。

2. 术后护理

(1) 密切观察病情：严密观察伤情变化，警惕活动性出血等情况的发生。观察伤口情况，如出现感染征象时，应配合治疗进行早期处理。注意伤肢末梢循环情况，如发现肢端苍白或发绀、皮温降低、动脉搏动减弱时，应报告医生及时处理。

(2) 加强支持疗法：遵医嘱给予输液、输血，防治水、电解质紊乱，纠正贫血。加强营养，促进创伤的愈合。

(3) 预防感染：遵医嘱尽早选用合适的抗生素，达到预防用药的目的。受伤后或清创后应及时注射破伤风抗毒素，预防破伤风。

(4) 伤口护理：抬高创伤肢体，并适当固定制动，以改善局部血液循环，促进伤口愈合。及时换药，保持敷料清洁干燥。

(5) 心理护理：安慰患者，稳定情绪。尤其对容貌受损或有致残可能的患者，医务人员与家属都应多与患者沟通，多做心理疏导，减轻其心理上的痛苦，使其积极配合治疗。

(6) 功能锻炼：病情稳定后，鼓励并协助患者早期活动，指导患者进行肢体功能锻炼，促进功能恢复和预防并发症。

(四) 深部组织或器官损伤的护理

疑有颅脑、胸部、腹部和骨关节等任何部位的损伤，除了处理局部，还要兼顾其对全身的影响，加强心、肺、脑、肾等重要器官功能的监测，采取相应的措施防治休克和多器官功能不全，最大限度地降低患者死亡率。

(五) 健康教育

1. 教育患者及社区人群注意交通安全及劳动保护。
2. 教育患者及家属要善于调节心境，遵守社会公德，在日常生活中避免意外损伤的发生。
3. 向患者讲解创伤的病理生理、影响伤口修复的因素、各项治疗措施的必要性。
4. 指导患者加强营养，以积极的心态配合治疗，促进组织和器官的恢复。
5. 督促患者坚持身体各部位的功能锻炼，防止因制动引起关节僵硬、肌萎缩等并发症，以促使患部功能得到最大限度的康复。

【护理评价】

1. 患者生命体征是否稳定，有无体液失衡发生。
2. 患者疼痛是否得到有效控制，能否配合治疗。
3. 患者伤口有无感染发生，是否痊愈。
4. 患者功能锻炼是否达到预期效果，各部分功能是否恢复。
5. 患者能否正确面对创伤事件，焦虑、恐惧感有无减轻或消失。
6. 患者有无并发症发生或并发症能否被及时发现与处理。

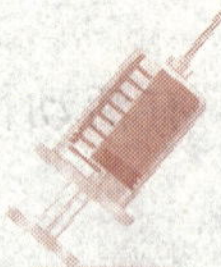

【思考题】

1. 创伤的分类及现场急救原则是什么？
2. 对创伤患者的护理有哪些方面？

第二节　烧伤患者的护理

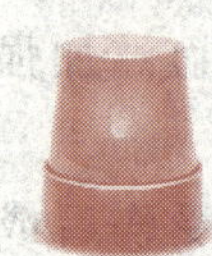

学习内容

1. 烧伤概述及烧伤的病理生理变化。
2. 烧伤患者面积、深度、严重程度的评估，烧伤患者的护理评估。
3. 烧伤患者现场急救措施，烧伤患者的处理原则，烧伤患者的护理措施。

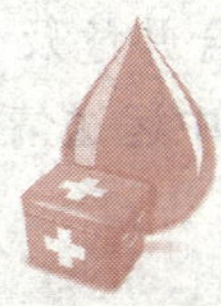

典型案例

患者，男性，24岁，体重60 kg。因火灾烧伤1 h入院。查体：T 36.3℃，P 98次/min，R 32次/min，BP 110/80 mmHg，神志尚清，紧张、焦虑，烦躁不安。面部、颈部、前胸、双上肢分别有深二度烧伤面积30%，三度烧伤面积10%。

问题导向：

烧伤一般由哪些因素引起？会对机体造成哪些损伤？

烧伤(burn)一般是指由于热力所致的组织损伤的统称，包括沸液(水、油、汤)、炽热金属(液体和固体)、火焰、蒸汽和高温气体等。发生在皮肤及黏膜部位，严重者可伤及皮下组织、肌肉、骨骼、关节、神经、血管，甚至内脏。电能、化学物质、放射线等与热力所致组织损害有一定区别，但也属于烧伤范畴。根据致伤因素临床上可分为热力烧伤、电烧伤、化学烧伤和放射烧伤。

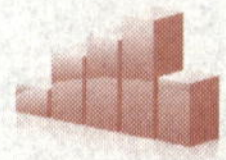

护理专业教学资源库/课程中心/人体结构与功能/教学内容/学习单元15/教学图片/皮肤正常结构与功能

烧伤根据病理生理特点，病程可大致分为三期：

1. 急性体液渗出期(休克期)　休克是伤后48 h内导致患者死亡的主要原因。大面积烧伤的热力作用，使毛细血管的通透性增加，导致大量血浆外渗至组织间隙及创面，引起有效循环血量锐减而发生低血容量性休克。体液渗出多自烧伤后数分钟开始，2～3 h最快，8 h达高峰，12～36 h减缓，达48 h后趋于稳定并开始吸收。

2. 感染期　烧伤后皮肤完整性和生理屏障被破坏，创面的坏死组织和富含蛋白的渗出液成为致病菌的良好培养基；在深度烧伤区的周围因血栓形成导致局部组织发生缺血和代谢障碍，使机体抗感染因子、抗体、抗感染药物难以达到创面而不利于控制细菌繁殖；烧伤后机体防御能力降低，对致病菌的易感性增加。

烧伤面积越大、越深、程度越严重，感染的机会也越多、越重，并且感染的危险将持续至创面完合愈合。伤后2～3周，是组织广泛溶解阶段，又是全身性感染的另一高峰期。感染是烧伤创面未愈合前始终存在的问题，也是烧伤患者死亡的主要原因。

3. 修复期　创面修复过程在创面出现炎症改变后不久就开始。浅度烧伤多能自行修复；深二度烧伤如无感染等并发症，3～4周后自愈，留有瘢痕；三度烧伤或严重感染的深二度烧伤均需靠皮肤移植修复。

【护理评估】

(一) 健康史

问题探究：导致烧伤的致伤因素及影响伤情的因素有哪些？

重点了解患者烧伤原因和性质(热源)、受伤时间、现场情况，如烧伤环境是否密闭，有无化学气体和烟雾吸入，有无吸入性损伤；评估有无合并危及生命的损伤，如头颈、胸部及全身复合伤，现场采取的急救措施、效果如何，途中运送情况。

（二）身体状况

问题探究：从哪些方面对烧伤患者进行评估？

烧伤面积和深度是估计烧伤严重程度的主要因素，也是进行治疗的重要依据。

1. 烧伤面积的估计

（1）中国新九分法（表 8－2－1，图 8－2－1）：计算方法如下。

成人头颈部体表面积为 9％（1 个 9％），双上肢为 18％（2 个 9％），躯干（含会阴 1％）为 27％（3 个 9％），双下肢（含臀部）为 46％（5 个 9％＋1％），共为 11×9％＋1％＝100％。

儿童头大，下肢小，可按下法计算：头颈部面积＝［9＋（12－年龄）］％，双下肢面积＝［46－（12－年龄）］％。

表 8－2－1　中国新九分法

部位		占成人体表（％）		占儿童体表（9％）
头颈	发部	3	9	9＋（12－年龄）
	面部	3		
	颈部	3		
双上肢	双上臂	7	9×2	9×2
	双前臂	6		
	双手	5		
躯干	躯干前	13	9×3	9×3
	躯干后	13		
	会阴	1		
双下肢	双臀	5 *	9×5＋1	9×5＋1－（12－年龄）
	双大腿	21		
	双小腿	13		
	双足	7 *		

* 成年女性的臀部和双足各占 6％。

（2）手掌法：不论性别、年龄，五指并拢后的手掌面积约为体表总面积的 1％，此法简易，常用于小面积烧伤估计和辅助新九分法评估烧伤面积。

估计烧伤面积的注意事项：一度烧伤面积不计算在内，总面积后要分别标明浅二度、深二度及三度烧伤各自面积；不论哪种方法，均系估计，以整数记录；吸入性烧伤不计算面积，但在诊断中必须标明其严重程度。

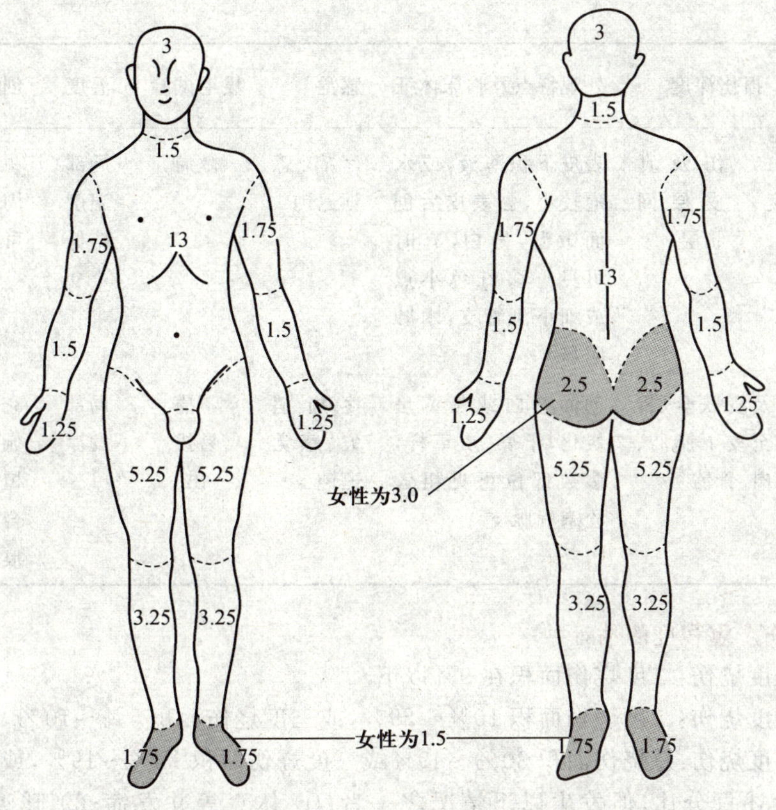

图 8-2-1　成人各部位体表面积(%)

2. 烧伤深度的估计　多用三度四分法，其鉴别方法、临床表现及愈后等见表 8-2-2。临床上为了方便起见，常将一度和浅二度合称为"浅度烧伤"，深二度和三度烧伤合称为"深度烧伤"(图 8-2-2)。需要说明的是，在整个病程中烧伤深度可因病理演变或继发感染等因素而不断改变。

表 8-2-2　烧伤深度的评估要点

深度	损伤深度		外观特点及临床体征	感觉	拔毛试验	温度	创面愈合过程
一度（红斑）	伤及角质层、透明层、颗粒层等，基底层健在		局部似红斑。轻度红、肿、热、痛，无水疱，干燥，无感染	微过敏，常为烧灼痛	痛	微增	2～3 天症状消退，3～5 天痊愈，脱屑、无瘢痕
二度（水疱）	浅二度	可伤及基底层，甚至真皮乳头层	水疱较大，去表皮后创面湿润，创底鲜红、水肿	剧痛、感觉过敏	痛	温度增高	如无感染 1～2 周痊愈，不遗留瘢痕

续表

深度	损伤深度		外观特点及临床体征	感觉	拔毛试验	温度	创面愈合过程
二度（水疱）	深二度	伤及真皮层网状层	表皮下积薄液，或水疱较小，去表皮后创面微湿，发白，有时可见许多红色小点或细小血管支，水肿明显	疼痛、感觉迟钝	微痛	局部温度略低	一般3～4周后痊愈，可遗留瘢痕
三度（焦痂）	伤及皮肤全层，甚至皮下脂肪、肌肉、骨骼		创面苍白或焦黄呈炭化，干燥、皮革样，多数部位可见粗大栓塞静脉支	疼痛消失、感觉迟钝	不痛易拔出	局部发凉	3～4周后焦痂脱落，需植皮后愈合，遗留瘢痕或畸形

3. 烧伤严重程度的估计

（1）轻度烧伤：二度烧伤面积在9%以下。

（2）中度烧伤：二度烧伤面积10%～29%，或三度烧伤面积5%～10%。

（3）重度烧伤：总烧伤面积30%～49%或三度烧伤面积11%～19%，或烧伤面积虽达不到上述百分比，但发生以下情况之一者：① 休克等并发症；② 呼吸道烧伤；③ 较严重的复合伤。

（4）特重度烧伤：烧伤总面积50%以上或三度烧伤20%以上，或已有严重并发症。

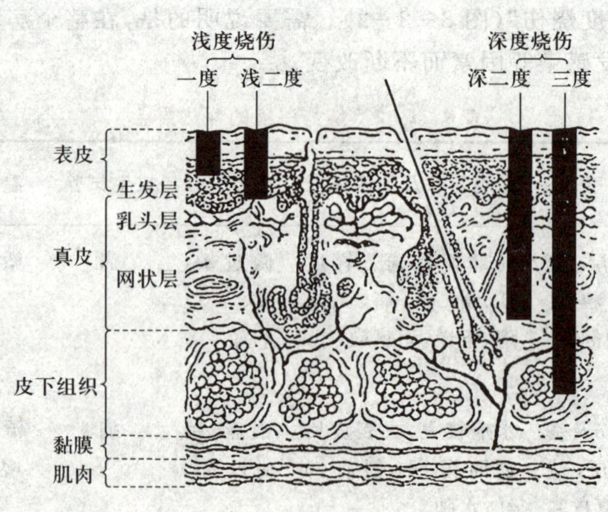

图8-2-2 皮肤烧伤深度示意图

4. 特殊类型烧伤的特点

(1) 化学烧伤:是由于身体接触到强烈的化学物质而引起的损伤,主要是强酸、强碱。强酸迅速引起组织蛋白凝固、脱水形成厚痂;而强碱则使组织蛋白溶解、液化,如不及时处理创面可继续扩大和加深。磷烧伤时黏附在皮肤上的磷颗粒遇空气极易自燃造成严重烧伤,燃烧的气体吸入可致肺水肿,皮肤吸收后引起磷中毒。

(2) 电击伤:是电流通过人体引起的全身性损伤。血管、神经、肌肉等电阻较低的组织更易受损。可造成局部组织凝固性坏死或炭化、血栓形成,重者呼吸、心脏骤停。通常电流入口和出口的皮肤烧伤面积较小,但体内则有广泛损害,易发生感染、坏疽等并发症。

(3) 特殊部位烧伤:① 吸入性损伤以往称呼吸道烧伤,多为吸入火焰、蒸汽或化学性烟尘、气体等所引起的呼吸道损伤。呼吸道黏膜充血、水肿、脱落、分泌物增多。可导致喉头水肿、肺水肿等险情,出现声音嘶哑、呼吸困难甚至窒息。应严密观察病情变化,及时预防并处理。② 头面颈部烧伤,常合并眼、耳、鼻及呼吸道烧伤,易发生呼吸困难、休克、脑水肿和感染。③ 会阴部烧伤,创面易污染。

(三) 心理、社会状况

大面积烧伤会给患者造成畸形、功能障碍;头面部烧伤患者更担心面部留下瘢痕影响以后的生活和工作而出现害怕、焦虑不安、恐惧、绝望等不良情绪,甚至产生自杀念头。同时需评估患者和家属的心理承受能力和对治疗及康复费用的经济承受能力。

(四) 辅助检查

严重的烧伤需要监测心、肺、肾、肝等重要器官功能,做血、尿常规、血生化检查、血气分析及血培养等。

【护理问题】

1. 有窒息的危险　与头面部、呼吸道或胸部等部位烧伤有关。
2. 体液不足　与烧伤后大量体液自创面丢失、血容量减少有关。
3. 皮肤完整性受损　与烧伤导致组织破坏有关。
4. 自我形象紊乱　与烧伤后毁容、肢体残疾及功能障碍有关。
5. 营养失调:低于机体需要量　与烧伤后机体处于高分解状态和营养物质摄入不足有关。
6. 潜在并发症:感染、应激性溃疡、器官功能障碍等。

【护理目标】

1. 患者呼吸平稳,无气急、发绀。
2. 患者血容量恢复,平稳渡过休克期;生命体征平稳,尿量正常。
3. 患者烧伤创面得到有效处理,创面逐渐愈合。
4. 患者自我认同,情绪稳定,敢于面对伤后的自我形象,能逐渐适应生活及现状;能配合治疗及护理。
5. 患者营养状况得到改善,体重保持相对稳定。
6. 患者未发生并发症或并发症发生后能被及时发现和处理。

【治疗原则】

保护烧伤创面，防止和清除外源性污染；防治低血容量休克；预防局部和全身性感染；促使创面早日愈合，尽量减少瘢痕增生所造成的功能障碍和畸形。

【护理措施】

(一) 现场急救护理

现场救护原则在于使患者尽快消除致伤原因，脱离现场和进行必要的急救；对于轻症患者进行妥善的创面处理，对于重症患者做好转运前的准备并及时转送。

1. 迅速脱离致伤源　如为火焰烧伤应尽快灭火，脱离燃烧衣物，就地翻滚或跳入水池，熄灭火焰，以阻止高温继续向深部组织渗透，并减轻创面疼痛。呼救者可就近用棉被或毛毯覆盖，隔绝灭火。切忌用手扑打火焰、奔跑呼叫，以免增加损伤。热液浸渍的衣裤，可用冷水冲淋后剪开取下，避免强力剥脱而撕脱水疱皮。小面积烧伤立即用清水连续冲洗或浸泡，既可止痛，又可带走余热。酸、碱烧伤，即刻脱去或剪开沾有酸、碱的衣服，以大量清水冲洗为首选，且冲洗时间宜适当延长。如系生石灰烧伤，可先去除石灰粉粒，再用清水长时间地冲洗，以避免石灰遇水产热加重损伤。磷烧伤时立即将烧伤部位浸入水中或用大量清水冲洗，同时在水中拭去磷颗粒；不可将创面暴露在空气中，避免剩余磷继续燃烧；创面注意忌用油质敷料，以免磷在油中溶解而被吸收中毒。电击伤时迅速使患者脱离电源，呼吸心搏停止者，立即行口对口人工呼吸和胸外心脏按压等复苏措施。

2. 抢救生命　是急救的首要原则，要配合医生首先处理窒息、心搏骤停、大出血、开放性气胸等危急情况。对头颈部烧伤或疑有呼吸道烧伤者，应备齐氧气和气管切开包等抢救物品，并保持其口、鼻腔通畅。必要时协助医生行气管切开术。

3. 预防休克　稳定患者情绪、镇静和镇痛，但合并呼吸道烧伤或颅脑损伤者忌用吗啡。伤后应尽早实施补液方案。若病情平稳，口渴者可口服淡盐水，但不能饮白开水。中度以上烧伤需转运者，需建立静脉通道，必要时遵医嘱快速静脉输入平衡盐溶液 1 000～1 500 ml 及右旋糖酐 500 ml，途中需持续输液。

4. 保护创面和保暖　暴露的体表和创面，应立即用无菌敷料或干净床单覆盖包裹，协助患者调整体位，避免创面受压。创面勿涂任何药物。寒冷环境中用冷水处理创面，易发生寒战反应，应特别注意增加被盖，防止患者体温散失。

5. 尽快转送　大面积烧伤早期应避免长途转运，休克期最好就近抗休克或做气管切开，待病情平稳后再转运。途中应建立静脉输液通道，保持呼吸道通畅。转运前和转运中避免使用冬眠药物和呼吸抑制剂。抬患者上下楼时，头朝下方；用汽车转运时，患者应横卧或取头在后、足在前的卧位，以防脑缺血。同时做好详细记录，以利于后续医生的诊治。

(二) 液体疗法的护理

烧伤后 48 h 内，创面大量渗出，导致体液不足引起低血容量性休克，故遵医嘱补液，维持有效循环血量是此阶段首要的护理措施。合理安排和调节补液的种类、量及速度，密切观察病情变化，协助医生及时修订和完成补液计划。

1. 补液量的估计　我国常用的烧伤补液方案是按公式法估算：伤后第 1 个 24 h 补液量按患者每千克体重每 1%烧伤面积(二度、三度)补液 1.5 ml(小儿 1.8 ml，婴儿 2 ml)计算，另加每日生理需要量 2 000 ml(小儿按年龄或体重计算)。晶体和胶体溶液的比例一般为 2∶1，特重度烧伤为 1∶1，生理日需量常用 5%～10%葡萄糖溶液补充。伤后第 2 个 24 h 补液量为第 1 个 24 h 计算量的 1/2，再加每日需要量。第 3 个 24 h 补液量根据病情变化决定。

2. 液体的种类和安排　晶体液首选平衡盐溶液，其次可选用等渗盐水。胶体液首选血浆，以补充渗出丢失的血浆蛋白，也可用血浆代用品和全血。因烧伤后第 1 个 8 h 内液体渗出最快，故应在首个 8 h 内输入胶体、晶体液总量的 1/2，其余分别在第 2、第 3 个 8 h 内输入。生理需要量应在 24 h 内均匀输入。补液原则一般是先晶后胶、先盐后糖、先快后慢，晶胶交替输入，尤其注意不能集中在一段时间内输入单一种类液体。

3. 观察指标

(1) 尿量：如肾功能正常，尿量是判断组织器官灌注是否充足的简便而可靠的指标，故大面积烧伤患者补液时应常规留置尿管进行尿量观察。成人每小时尿量大于 30 ml，有血红蛋白尿时尿量要维持在 50 ml 以上，但老年人、心血管疾病患者，输液不能太快，每小时尿量 20 ml 即可。

(2) 其他指标：如血压、脉搏、末梢循环情况、精神状态、中心静脉压等，应维持基本正常。患者安静状态下，成人脉搏在 120 次/min(小儿 140 次/min)以下，心音强而有力；肢端温暖；收缩压在 90 mmHg 以上；中心静脉压 5～12 cmH_2O，说明血容量已基本恢复。

(三) 创面的护理

原则是保护创面，减轻损害和疼痛，防止感染。

1. 创面的早期处理　患者休克基本控制后，在良好的麻醉和无菌条件下应尽早进行简单清创。清创顺序一般按头部、四肢、胸腹部、背部和会阴部顺序进行。剃净创面部位及附近的毛发，剪短指(趾)甲，擦净创周皮肤。用灭菌水冲洗创面，轻拭去表面黏附物，使创面清洁。浅二度创面的小水疱可予以保留，大疱应于底部剪破引流，已破损、撕脱及深度创面上的水疱应剪除疱皮。根据情况采用暴露疗法或包扎疗法。三度焦痂保持干燥，外涂碘酊，可早期植皮，也可待其自然溶痂脱落再植皮。清创术后应注射破伤风抗毒素，必要时及时使用抗生素。

2. 包扎疗法的护理　适用于四肢一度、二度烧伤，病室条件较差或门诊处理的小面积烧伤。采用敷料对烧伤创面包扎封闭固定的方法，目的是减轻创面疼痛，防止创面加深，预防创面感染，同时一定的压力可部分减少创面渗出，减轻创面水肿。方法是在清创后的创面先放一层油质纱布，外面覆盖数层纱布、棉垫，其厚度以不被渗液浸透为度，再予以适当压力包扎。创面包扎后，每日检查有无松脱、臭味或疼痛，注意肢端感觉、运动和循环情况。注意保持敷料清洁干燥，如敷料浸湿后需及时更换，以防感染。肢体包扎后应注意抬高患肢，并保持功能位。一般可在伤后 5 d 更换敷料，如创面渗出多、有恶臭，且伴有高热、创面跳痛，需及时换药检查创面。

3. 暴露疗法的护理　适用于三度烧伤、特殊部位（头面部、颈部或会阴部）及特殊感染（如铜绿假单胞菌、真菌）的创面、大面积创面。暴露疗法的病房应具备以下条件：① 室内清洁，有必要的消毒和隔离条件；② 室温控制在 28～32℃，湿度 50%左右；③ 便于抢救治疗。护理过程中应注意随时用灭菌敷料吸净创面渗液；保护创面，适当约束肢体，防止无意抓伤；定时翻身，防止创面因受压而加深。注意创面不宜用甲紫或中药粉末，以免妨碍创面观察，也不宜轻易用抗生素类药物，以免引起细菌耐药。

翻身床是烧伤病房治疗大面积烧伤的设备，使用前向患者说明使用翻身床的意义、方法和安全性，消除患者的恐惧和疑虑。认真检查各部位，确保操作安全。翻身时两人共同配合，翻身顺序：铺纱布，铺纱垫，铺海绵垫，上翻身床片，拧紧螺丝帽，系安全带，去除床下杂物（便盆等），放支撑架，拉开活塞，翻身；固定活塞，上支撑架，松开安全带，去掉螺丝帽，搬开翻身床片，揭海绵垫，纱垫和纱布，即完成翻身。昏迷、休克、心功能不全及应用冬眠药物者忌用翻身床。

4. 去痂、植皮护理　深度烧伤创面愈合慢或难以愈合，且瘢痕增生可造成畸形并引起功能障碍。因此，三度烧伤创面应早期切痂、削痂和植皮，做好植皮手术前后的护理。大面积烧伤一次手术难以完成，常需分次切痂。

植皮最理想的应属自体皮肤，供皮区术前做好皮肤准备，消毒时应用 0.1%苯扎溴铵或 70%乙醇，不宜用碘酊。术后注意观察和处理渗血、渗液及感染情况；植皮区适当加压包扎防止皮片移动，植皮肢体或部位应适当制动和抬高，保持敷料清洁干燥，使用抗生素预防感染。

5. 感染创面的护理　加强烧伤创面的护理，及时清除脓液及坏死组织。局部根据感染特征或细菌培养和药敏试验选择外用药物，已成痂的保持干燥，或采用湿敷、半暴露（薄层药液纱布覆盖）、浸润疗法清洁创面。待感染基本控制，肉芽组织生长良好，及时植皮促使创面愈合。

6. 特殊部位烧伤护理

（1）吸入性烧伤：① 床旁备急救物品，如气管切开包、吸痰器、气管镜等；② 保持呼吸道通畅，如气管切开者，做好气管造口护理；③ 吸氧；④ 密切观察并积极预防肺部感染。

（2）头颈部烧伤：多采用暴露疗法，安置患者取半卧位，观察有无呼吸道烧伤，必要时给予相应处理。做好五官护理，如及时用棉签拭去眼、鼻、耳分泌物，保持其清洁干燥；双眼使用抗生素滴眼液或眼膏，避免角膜干燥而发生溃疡；耳郭创面应防止受压；口腔创面用湿纱布覆盖，加强口腔护理，防止口腔黏膜溃疡及感染。

（3）会阴部烧伤：保持局部干燥，将大腿外展，使创面暴露；避免大小便污染，便后使用生理盐水清洁肛门、会阴部，注意保持创面周围的清洁。

（四）防治感染的护理

1. 一般护理　做好降温、保持呼吸道通畅及其他基础护理工作，为患者制定护理计划。加强皮肤护理，保护骨隆突处，暴露的创面尽可能避免受压，使用烧伤专用翻身床或气垫床，同时确保操作安全。并做好疼痛患者的对症处理。

2. 密切观察病情变化　要密切观察患者生命体征、意识变化、胃肠道反应，注意是否存在脓毒症的表现，意识改变常是早期出现的症状。同时注意创面局部情况，如创面水肿、渗出液增多、肉芽颜色转暗、创缘出现水肿等炎症表现，或上皮停止生长，原来干燥的焦痂变得潮湿、腐烂，创面有出血点等都是感染的征象，应及时报告医生，并协助医生正确处理创面，做好创面护理。

3. 合理应用抗生素　做好创面细菌培养和药物敏感试验，合理选用抗生素，同时注意不良反应及二重感染的发生。

4. 改善营养状况　烧伤后患者丢失蛋白质较多，消耗增加，应加强营养，补充高蛋白质、高热量以及多种维生素，提高免疫力。营养支持可依据患者具体病情给予口服、鼻饲或肠外营养，促使肠黏膜屏障的修复及身体功能的康复。大面积烧伤者，可遵医嘱适时输入血浆、全血或人体血清蛋白，以增强抵抗力，防治休克。

5. 做好消毒隔离工作　病房用具应专用；工作人员出入病室要更换隔离衣、口罩、鞋、帽；接触患者前后要洗手，做好病房的终末消毒工作。采取保护性隔离措施，防止交叉感染。

（五）重要器官并发症的预防

严重烧伤病程长，并发症可涉及各个系统，甚至危及患者生命。常见的有肺部感染和急性呼吸衰竭、肾衰竭、应激性溃疡、脑水肿等。预防的关键在于及时纠正休克，预防和治疗感染，同时维护和监测重要器官的功能。

（六）心理护理

耐心倾听，对患者态度和蔼，给予真诚的安慰和劝导，取得患者的信任；耐心解释病情，说明手术治疗的必要性和安全性，使其了解病情、创面愈合和治疗的过程，并消除顾虑，积极合作；利用社会支持系统的力量，请有亲身经历和同样感受的康复者与患者交流，鼓励患者面对现实，乐观对待疾病，增强生活信念，树立战胜疾病的信心。动员亲朋好友对其安慰和交谈，鼓励患者通过参与社交活动和工作减轻心理压力、放松精神和促进康复。

（七）健康教育

1. 提供防火、灭火和自救等安全教育知识。

2. 制定康复计划并予以指导。

（1）早期康复锻炼：烧伤早期应采取舒适体位并维持各部位的功能位置，如颈部烧伤应取轻度过伸位，四肢烧伤应保持在微屈的伸直位。手部固定在半握拳姿势，手指间以油纱条隔离防止发生粘连；伤口愈合后应尽早下床活动，逐渐进行肢体及关节的活动锻炼。

（2）出院康复锻炼：若患者患处或患肢疼痛，可以在水浴中进行主动和被动锻炼，以减轻疼痛并逐渐恢复功能；避免对瘢痕性创面的机械性刺激，如搔抓和局部摩擦等。

3. 鼓励患者在日常生活中尽量克服困难。增强参与家庭生活和社会活动的意识，恢复自信心，提高生活质量。

4. 对肢体功能障碍、严重挛缩或畸形患者，鼓励其和家属做好整形手术和功能重建术的心理准备，以尽早恢复形体和功能，早日回归社会。

【护理评价】

1. 患者呼吸是否平稳，有无气急、发绀。
2. 患者血容量是否恢复，生命体征是否稳定。
3. 患者创面是否逐渐愈合。
4. 患者情绪是否稳定，睡眠是否充足；能否正确面对伤后自我形象的改变，逐渐适应外界环境及生活。
5. 患者营养素摄入是否充足，营养状况是否得以维持或改善。
6. 患者有无并发症发生或并发症是否得到及时发现与处理。

【知识拓展】

"人造皮肤"在大面积烧伤中的应用

修复创面是烧伤治疗的重要环节，一直以来所采用的主要手段是利用自体皮肤修复烧伤创面，如邮票植皮、网状植皮、微粒植皮、嵌皮等方法。对于大面积严重烧伤患者，由于其自身皮肤所剩无几，只有通过制造"人造皮肤"来改变"拆东墙补西墙"的治疗方法。

"人造皮肤"是利用工程学和细胞生物学的原理和方法，在体外人工研制的皮肤代用品，用来修复、替代缺损的皮肤组织。人造皮肤一般有两层。表层是由一种硅橡胶薄膜制成，能阻挡细菌的进攻。里层是一种特殊的培养基，能帮助受伤的皮肤生长。我国对人工皮肤的研究取得了可喜的临床成果，尤其是解放军第二军医大学附属长海医院烧伤科研制的"活性复合皮"，已成功在临床上试用，并达国际领先水平。最近，第四军医大学研发的"人造皮肤"更是几乎不受供皮来源的限制，生产原料主要来自手术切除以及其他废弃的健康人体皮肤组织，从中分离出关键成分，经过10天左右的培养，即形成具有生命力活性的活体组织皮肤。这种"人造皮肤"不仅免疫排斥反应低，愈合速度快，而且临床应用简便，只需"贴"到创面上，免除了患者真皮移植的痛苦。

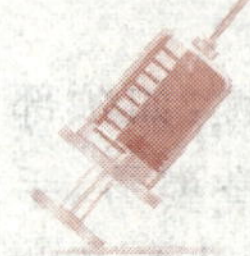

【思考题】

1. 烧伤后为防止休克应如何进行液体疗法？
2. 烧伤后的创面护理措施有哪些？

第三节　冷伤患者的护理

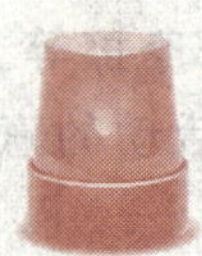

学习内容

1. 冷伤分类。
2. 冷伤原因、临床表现、急救及相关护理。

冷伤(cold injury)是指机体暴露于低温环境一定时间后所发生的损伤。随着冬季体育运动、旅游等户外活动的增多,冷伤有增多之势。发生冷伤的直接原因是环境低温。根据环境温度是否达到组织冰点以下,即局部组织是否发生冻结,可将冷伤分为非冻结性损伤和冻结性损伤两类。前者包括冻疮、浸渍足和战壕足,后者主要指局部冻伤和全身冻伤。除了环境低温外,潮湿、冷风、接触低温物体、局部血液循环障碍可诱发冷伤,另外过劳、饥饿、创伤、有冷伤史(如冻疮)等,都可诱发冷伤。醉酒后可能倒在低温环境下,易造成严重冷伤,甚至死亡。

【护理评估】

(一) 健康史

问题探究:什么原因会导致冷伤的发生,如何对冷伤进行分类?

了解患者一般情况;详细询问冻伤史,冻伤原因、部位,有无过劳、饥饿、创伤、醉酒等诱发因素;了解既往健康状况,有无冻伤史、药物过敏史等。

(二) 身体状况

问题探究:冷伤发生后各类型有哪些典型表现?

1. 非冻结性损伤

(1) 冻疮:多发生在0～10℃的早春季节。好发部位为身体暴露部位和末梢处,如耳郭、鼻、面颊、手背、足趾、足跟等。原发病变为真皮血管周围炎症,主要累及真皮浅层及中层血管。初发病时皮肤出现红斑、结节、肿胀、灼热和发痒,有时可发生水疱。

(2) 浸渍足:下肢特别是足部在10℃以下的水中长期浸泡而又缺乏运动时产生的损伤,多见于水手。浸渍足大体经历以下4期:① 缺血期:足背发痒、肿胀,动脉搏动微弱,有麻木感;② 充血期:可出现水疱,重者伴有肌无力和肌萎缩;③ 充血后期:皮肤温度下降,重者可形成坏死与脱落;④ 后遗症期:患部对寒冷和负重较敏感,疼痛、多汗。

(3) 战壕足:在0～10℃潮湿环境中(如战壕或防空洞)长期站立无活动或呈蜷曲姿势而影响下肢循环,或鞋袜潮湿而不能及时更换,或脚汗过多,这些均可引起战壕足。早期表现为充血、渗出和水肿,自觉双脚发冷,继则麻木,有时有刺痛或钝痛感,以后可发生出血和水疱,重者有闭塞性血管内膜炎,肌肉变性坏死,甚至露出肌腱。

2. 冻结性损伤　依损伤程度可将冻伤分为以下几度。

(1) Ⅰ度冻伤(红斑性冻伤):伤及表皮层。局部红肿、充血,有热、痒、刺痛的感觉。症状在数日后可消退,表皮脱落、水肿消退,不留瘢痕。

(2) Ⅱ度冻伤(水疱性冻伤):伤及真皮。局部明显充血、水肿,12～24 h内形成水疱,疱液呈血清样。水疱在2～3周内干燥结痂,以后脱痂愈合。痂下皮肤细嫩容易损伤,可有轻度瘢痕形成。

(3) Ⅲ度冻伤(腐蚀性冻伤):伤及全层皮肤及皮下组织。创面由苍白变为黑褐色,感觉消失,创面周围红、肿、痛并有水疱形成。若无感染,坏死组织干燥成痂,4～6周后坏死组织脱落,形成肉芽创面,愈合甚慢且留有瘢痕。

(4) Ⅳ度冻伤(血栓形成与血管闭塞):损伤深达肌肉、骨骼,甚至机体坏死,表面呈死灰色、无水疱;坏死组织与健康组织的分界在20天左右明显,通常呈干性坏死,也可并发感染而成湿性坏疽。局部表现类似Ⅲ度冻伤，治愈后多留有功能障碍或致残。

3. 冻僵　当中心体温低于35℃时称之为体温过低，即冻僵。常发生在大风雪天气和醉酒后暴露于寒冷环境等情况。临床表现：受冻之初，出现心搏和呼吸加快，代谢率增加，外周血管收缩，寒战，继之四肢皮肤温度下降，接近外界温度，而后中心温度下降。直肠温度降至35℃时，出现嗜睡，心搏、呼吸减慢；降至30℃时，意识模糊，瞳孔散大，出现心房以至心室纤颤；降至25℃以下时，深度昏迷，出现肾衰竭，有生命危险。

4. 后遗症　常见有肢端冷、痛或麻木，多汗，肤色异常，关节活动不便等，遇冷时加重。足冻伤可引起骨关节炎，持续数年。儿童严重冻伤可引起骨断裂或未成年期的骨融合而致畸形。

(三) 心理、社会状况

患者及家属可有焦虑、恐惧、失望情绪。

【护理问题】

1. 焦虑　与冻伤导致的肢体或皮肤损伤、致残等有关。
2. 体温过低　与寒冷有关。
3. 组织完整性受损　与血液循环障碍和细胞代谢障碍有关。
4. 知识缺乏　缺乏本病病因及有关预防方面的知识。
5. 潜在并发症：室颤、肺水肿、急性肾衰竭等。

【护理目标】

1. 患者焦虑减轻，能积极配合治疗。
2. 患者体温逐渐恢复正常。
3. 患者无继发性损伤，创面愈合。
4. 患者能正确采取保暖措施，预防冻伤再次发生。
5. 患者未发生并发症或并发症能被及时发现并处理。

【护理措施】

(一) 急救和复温护理

尽快使伤员离开严寒环境，快速复温。衣服、鞋袜等连同肢体冻结者，不可勉强脱卸，需用温水(40℃左右)使冰冻熔化后脱下或剪开。当即实施局部或全身的快速复温，但勿用火炉烘烤。以冰雪拭冻伤部位不但耽搁复温并会加重组织损伤。将伤肢或冻僵的全身充分浸浴于38～42℃温水中，水温保持稳定，使受冻局部在20 min内、全身在30 min内复温。复温以肢体红润、组织变软、皮温达36℃左右为宜，浸泡过久会增加组织代谢，不利于恢复。浸泡时可轻轻按摩未受损部位，帮助改善血液循环。体温恢复10 min后神志可转为清醒，若患者感受痛苦可用镇静剂或镇痛药。若无温水，可将伤员伤肢置于救护者怀中复温。对呼吸心搏骤停者要实施胸外心脏按压和人工呼吸等急救措施。复温过程中肢体可出现肌筋膜综合征，严重时需行肌筋膜切开术。大多冻伤者有脱水，苏醒过程中输注的液体可适当加温。

(二) 局部创面的护理

Ⅰ度冻伤创面保持清洁干燥，抬高病变部位，减轻水肿，数日后可治愈。Ⅱ度冻伤复温后，创面干燥洁净者，可用软干纱布包扎，避免擦破皮肤。有较大水疱者，应在无菌操作下吸尽水疱内液体，用无菌纱布包扎；创面感染时，先用浸有抗菌药的湿纱布外敷，再涂冻伤膏，采取包扎或半暴露疗法。Ⅲ度和Ⅳ度冻伤多用暴露疗法，保持创面清洁干燥；对分界清楚的坏死组织予以切除，视创面情况可植皮。对并发湿性坏疽或有脓毒症且清创、抗生素治疗无效者则需截肢。

（三）全身治疗的护理

1. 注意保暖　复温后，轻伤者加盖被服保暖；严重冻伤者应置于温室下。

2. 加强支持疗法　给予高热量、高蛋白质、富含维生素饮食，以加强营养，必要时继续输液，或遵医嘱输新鲜血。

3. 改善微循环　Ⅲ度冻伤初期可用低分子右旋糖酐，以降低血液黏稠度，改善微循环。

4. 预防感染　严重冻伤应口服或注射抗生素，常规进行破伤风抗毒素预防注射。

（四）健康教育

1. 加强防寒保暖　防寒外衣要能防风、防雨、透气，外衣内的服装要质轻、保暖、透气、有弹性，多层比单层好。鞋袜不宜过紧，保持干燥。

2. 提高机体抗寒能力　参加体育锻炼、冷水浴、户外活动等，可提高抗寒能力及对寒冷的适应能力；高热量饮食能增强抗寒能力。

3. 消除诱发因素　如疾病、创伤、饥饿、疲劳、脱水、吸烟、服装鞋袜过紧、长期体位不变等均为诱发因素。饮酒虽可暂时御寒，但皮肤血管扩张后易促使机体散热，因此不宜使用。

【护理评价】

1. 患者焦虑是否减轻，能否积极配合治疗。
2. 患者体温是否逐渐恢复正常。
3. 患者能否恢复皮肤完整性。
4. 患者能否正确采取保暖措施，预防冻伤再次发生。
5. 患者有无并发症发生或并发症能否被及时发现并处理。

【知识拓展】

冻结性损伤病理生理

冻结性损伤可分为生理调节期、组织冻结期和复温融化期3个阶段。

1. 生理调节期即冻结前反应期　当遇冷初期肌张力增加，出现寒战以增加代谢率，即物理产热。继续受冻时，肌肉以外的器官（特别是肝脏）代谢增强，即化学产热。另外，受冷后皮肤血管收缩，由此使散热减少。继续受冻，可出现血管扩张，以致血管舒缩交替出现，这是一种保护反应。血管收缩时常伴有局部疼痛。

2. 组织冻结期　此时局部组织降至生物冰点（即组织产生冰晶的温度）以下而冻结。快速冻结（如接触极冷的金属或制冷剂）时，细胞内外同时形成冰晶微粒，主要由于冰晶的物理机械作用而对细胞产生损伤；慢速冻结（如长期暴露于冷空气中）时，先在细胞外液中形成冰晶核，细胞内水分移至细胞外间隙，引起细胞内脱水，呈高渗状态，并引起细胞内蛋白变性。人体降温后血液黏滞度增加，易引起微血管内血栓形成。冻结性损伤的病变过程是组织冻结和融化两个互相联系的过程，故称为冻融损伤，即冻伤的原发性损伤。

3. 复温融化期　冻结开始融化后，局部出现炎症反应，血流暂时恢复。因血管壁损伤，出现毛细血管通透性增加，血浆蛋白漏出而形成水肿。同时出现血流缓慢，黏滞性增加，出现血栓形成。冻融损伤后，冻区细胞代谢紊乱，如肌肉线粒体破碎，氧化磷酸化功能障碍，组织氧利用减少，参与有氧代谢的琥珀酸脱氢酶活性明显减弱等。

严重冻伤发生组织坏死前，皮肤由红肿变为苍白，液体大量漏出，之后水肿逐渐消退，干燥，形成黑色痂皮。如未合并感染，冻伤组织呈木乃伊样干性坏死，与未坏死组织间出现明显的分界线，最终脱落，形成溃疡和残端。

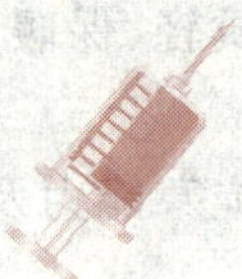

【思考题】

1. 冻伤患者复温过程中的护理应注意哪些事项？
2. 如何做好冻伤局部创面的护理？

第四节　咬伤患者的护理

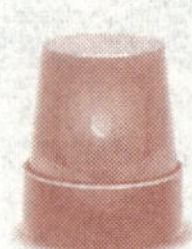

学习内容

1. 蛇咬伤的临床表现、治疗及相关护理。
2. 犬咬伤的临床表现及相关护理措施。

一、毒蛇咬伤患者的护理

我国有 48 种毒蛇，常见者十余种。蛇咬伤以南方多见。蛇毒成分复杂，由多肽类和酶（蛋白质水解酶、透明质酸酶、磷酸酯酶 A 等）组成。根据所分泌的蛇毒性质，大致分为三类：神经毒为主的，如金环蛇、银环蛇和海蛇等；血循毒为主的，如蝰蛇、五步蛇、竹叶青和烙铁头等；混合毒的有蝮蛇、眼镜蛇和眼镜王蛇等。病情的严重程度与毒蛇的种类和大小、咬伤的深度和范围、注入蛇毒量的多少、患者的年龄和对蛇毒的敏感性等因素有关。

【护理评估】

（一）健康史

了解患者一般情况，毒蛇的种类、咬伤部位等，既往健康状况，有无药物过敏史等。毒蛇与无毒蛇最可靠和最根本的区别是毒蛇有毒牙和毒腺。另外，可通过蛇的外观形态、咬痕、局部和全身症状加以辨别。一般毒蛇头部多呈三角形，色彩斑纹鲜明，被咬处皮肤留下一对大而深的牙痕。无毒蛇头部呈椭圆形，色彩斑纹不明显，无毒牙，牙痕小，呈锯齿状。

（二）身体状况

问题探究：蛇咬伤有哪些表现？

1. 神经毒表现　神经毒主要作用于延髓和脊神经节细胞，阻断肌神经接头引起呼吸麻痹和肌肉瘫痪。咬伤局部疼痛、轻度麻木感，少有出血，伤后 1～3 h 出现全身症状，如头晕、四肢无力、流涎、视物模糊、复视、眼睑下垂、声音嘶哑、语言不清、吞咽困难和步态不稳等。严重者可致呼吸停止、循环衰竭。

2. 血液毒表现　具有强烈的溶组织、溶血或抗凝作用。局部症状明显，出血不止，局部肿胀严重，皮肤发绀，有大片皮下出血与淤斑，较大的水疱或血疱，局部淋巴结肿痛。严重者伤处软组织迅速坏死。全身症状有畏寒、发热、恶心、呕吐、心悸、胸闷、气促、视物模糊。全身有出血倾向，包括鼻出血、结膜下出血、咯血、呕血、血尿、胸腹腔及颅内出血等。严重者可发生 DIC、急性肾衰竭和心力衰竭，甚至死亡。

3. 混合毒表现　对神经、血液和循环系统均有损害，但有所偏重。如眼镜蛇毒以神经毒为主，蝮蛇毒以血循毒为主，但也有复视等神经毒表现。

（三）心理、社会状况

被毒蛇咬伤后，患者会感到生命受到威胁而产生恐惧心理。

（四）辅助检查

红细胞、血红蛋白和血小板计数降低，白细胞计数升高；尿常规可见管型、蛋白尿和血红蛋白尿；肌酐磷酸激酶升高；血肌酐和尿素氮升高；凝血因子、纤维蛋白原减少，凝血时间延长；心电图可见窦性心动过速、房室传导阻滞和 ST 改变等。

【护理问题】

1. 恐惧　与毒蛇咬伤、知识缺乏、生命受到威胁及担心预后有关。

2. 皮肤完整性受损　与毒蛇咬伤、组织结构破坏有关。

3. 潜在并发症：感染、多器官功能障碍。

【护理目标】

1. 患者恐惧心理逐渐减轻，情绪稳定。
2. 患者皮肤完整性逐渐恢复。
3. 患者无并发症发生或并发症能被及时发现与处理。

【护理措施】

问题探究：蛇咬伤如何急救及相关护理有哪些？

（一）现场急救护理

1. 稳定患者情绪　做好病情解释，嘱患者安静休息。伤后将伤肢制动后放低抬送医院，严禁走路或跑步，以免加速毒液扩散，诱发全身中毒。

2. 减少蛇毒吸收　在咬伤肢体近侧关节以上，或距创口 5～10 cm 处，用止血带或就地取材加以缚扎，松紧以能阻断淋巴和静脉回流为度，以减少蛇毒吸收。

3. 伤口排毒　用大量清水、肥皂水冲洗伤口及周围皮肤，去除毒牙与污物。通过抽吸促使毒液流出，方法有：向肢体远端方向挤压伤口；吸吮法，完整的口腔黏膜不会吸收毒素，稍有咽下也会被消化液中和，若口腔黏膜有破损、炎症或溃疡则不能吸吮。

4. 局部降温　将伤肢浸入冷水(4～7℃)3～4 h,后用冰袋;也可用1∶5 000冷高锰酸钾溶液浸泡或冲洗,以减轻疼痛、减少毒素吸收,降低毒素中酶的活力和局部代谢。

5. 转运患者　转运途中应保持伤口与心脏部位持平,不宜抬高伤肢。

(二) 伤口护理

应彻底清创,切除被注入毒液的组织。用3%过氧化氢、1∶5 000高锰酸钾溶液反复冲洗伤口,然后用高渗盐水或1∶5 000高锰酸钾溶液湿敷,纱布要保持一定湿度,出血较多的伤口应及时更换敷料。同时在局部组织肌内注射氯苯那敏10 mg或异丙嗪25 mg。

(三) 全身治疗的护理

宜早期应用破伤风抗毒素和抗生素防治感染,使用前应做过敏试验。应用单价或多价抗蛇毒血清,能中和毒素,缓解症状。单价抗蛇毒血清对已知蛇类有较好疗效,使用前需做过敏试验,阳性者采用脱敏注射法。此外,可注射呋塞米、依他尼酸、甘露醇等,或选用中草药利尿排毒,加快血内蛇毒排出,缓解中毒症状。我国民间有许多蛇药,如季德胜蛇药、广州蛇药等,在被毒蛇咬伤后即内服或(和)湿化后外敷伤口,利于毒液排出、肿胀消退、伤口愈合,尤其对蝮蛇咬伤疗效显著。

(四) 心理护理

安慰患者,告知其被毒蛇咬伤后有中成药、新鲜草药及抗蛇毒血清等用于治疗,解释治疗方法及治疗过程,帮助患者树立战胜疾病的信心和勇气,使其保持情绪稳定,积极配合治疗和护理。

(五) 健康教育

问题探究:如何预防与简易处理蛇咬伤?

1. 在野外工作时,随身带好抗毒蛇药物。尽可能穿高筒靴及戴手套。在丛林密处,用木杆等拨开枝叶,夜间走路带好手电筒等照明工具。

2. 废弃的房子、洞穴等常有蛇穴,勿随便进入或用手摸索,勿轻易尝试抓蛇或玩蛇。露营时选择空旷干燥地面,避免扎营于杂物或石堆附近,晚上在营帐周围可燃火。

3. 自救或互救。一旦发生蛇咬伤:伤肢下垂;坐位或卧位,不奔跑,不乱动肢体,避免毒素吸收过多;就地取材,用鞋带等绑扎肢体近心端,松紧合适,以能阻断静脉血和淋巴回流为度;从肢体近心端向伤口处反复推挤,促进毒液排出,或用大量凉清水冲洗伤口;移除肢体束缚物;不饮酒及进食刺激性食物。

【护理评价】

1. 患者恐惧心理能否逐渐减轻,情绪稳定。
2. 患者皮肤完整性是否逐渐恢复。
3. 患者有无并发症发生或并发症能否被及时发现并处理。

二、犬咬伤患者的护理

随着生活水平的不断提高,养宠物的人越来越多,犬咬伤发生率也相应增加。咬伤人的犬若感染狂犬病毒，则被咬伤者可发生狂犬病(又名恐水症)，狂犬病是由狂犬病毒引起的一种以侵犯中枢神经系统为主的急性传染病。被病犬咬伤后狂犬病的平均发病率为15%～20%。

【护理评估】

(一) 健康史

判断是否为狂犬咬伤是诊断狂犬病的关键。狂犬病毒主要存在于病畜的脑组织及脊髓中，其涎腺和涎液中也含有大量病毒，并随涎液向体外排出。故带病毒的涎液也可经各种伤口、抓伤、舔伤的黏膜和皮肤而进入人体导致感染；少数人可通过对病犬的屠杀、剥皮、切割等过程而被感染。动物口腔内菌种多、菌量大，常见有放线菌、类杆菌、肠杆菌、破伤风杆菌、消化道球菌等，导致伤口污染严重，异物也常被带入伤口，易发生继发感染。

(二) 身体状况

被狂犬咬伤后，一般经3～8周潜伏期后发病，但也有短至10天，长至数月而发病者，在潜伏期中感染者没有任何症状。狂犬病一旦发生后，治疗极为困难，死亡率极高。对疑为狂犬或已咬人的狗应及时捕捉，隔离观察2周，以确定是否为狂犬。

患者发病初期，多有低热、头痛倦怠、全身不适、恶心、烦躁失眠、恐惧不安等症状，对声音、光线或风之类的刺激变得异常敏感，稍受刺激立即感觉咽喉部发紧。伤口周围及其神经支配区也有麻木、痒痛及蚁走的异常感。2～3天后，病情进入兴奋期，表现为高度兴奋，极度恐怖表情，恐水、怕风，遇到声音、光线、风等，都会出现咽喉部肌肉严重痉挛。患者虽然口渴却不敢喝水，甚至听到流水的声音或者别人说到水，也会出现咽喉痉挛。恐水是多数狂躁型狂犬病特有的症状之一。严重者全身疼痛性抽搐，导致呼吸困难。大多数患者神志清醒，但也有部分出现精神失常。兴奋期两三天左右，患者逐渐安静下来，随之出现全身瘫痪，呼吸和血液循环系统功能都会出现衰竭，迅速陷入昏迷，狂犬病的各种症状均不再明显，大多数进入此期的患者因为咽喉部痉挛而窒息身亡。

【护理问题】

1. 有窒息的危险　与咽喉肌痉挛发作有关。

2. 营养失调：低于机体需要量　与咽喉肌痉挛影响进食有关。

3. 有感染的危险　与伤口污染严重有关。

【护理目标】

1. 患者呼吸道通畅，无窒息发生。
2. 患者营养状况改善。
3. 患者伤口逐渐愈合，无感染发生。

【治疗原则】

伤口小而浅，用消毒剂涂擦后包扎，伤口较大，则应清创；狂犬病免疫球蛋白(RIG 20 U/kg)伤口周围浸润注射；伤后及早注射狂犬病疫苗进行主动免疫，狂犬病疫苗5针全程免疫的方法为分别于咬伤0天、3天、7天、14天、28天皮内注射；应用抗菌药物和破伤风抗毒素防止伤口感染。

【护理措施】

(一) 生活护理

避免发生窒息，保持呼吸道通畅。保持病室安静，避免光、声、风的刺激，防止患者痉挛发作；专人护理，各项护理操作按序、尽量集中进行或在应用镇静药后进行。一旦发生痉挛，立即遵医嘱使用巴比妥类镇静药；气道分泌物多时，应及时用吸引器吸出，必要时气管插管或切开。

(二) 输液和营养支持护理

发作期患者因不能饮水和多汗，常呈缺水状态，需静脉输液，维持体液平衡；病情允许，可通过鼻饲或静脉途径供给机体营养和水分。

(三) 预防感染

加强伤口护理，严格执行无菌操作规程，注意观察伤口及敷料有无浸湿，及时更换敷料，保持伤口清洁和引流通畅；遵医嘱按时应用抗菌药物并观察疗效；加强隔离防护，护理人员应穿隔离衣、戴口罩和手套，防止患者伤口内分泌物和唾液中的病毒通过皮肤细小破损处侵入。

(四) 健康教育

1. 对被允许豢养的犬，要定期进行疫苗注射，不随意放养。
2. 教育儿童不要接近、抚摸或挑逗犬等动物，防止发生意外。
3. 犬咬伤后，应尽早处理伤口及注射疫苗。

【护理评价】

1. 患者能否保持呼吸道通畅，有无窒息发生。
2. 患者营养状况能否改善。
3. 患者伤口能否逐渐愈合，有无感染发生。

第五节　清创术与更换敷料

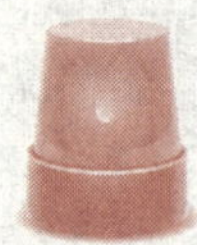

学习内容

1. 清创术及相关注意事项。
2. 更换敷料及相关注意事项。

开放性创伤常受到不同程度的污染，为了促进组织修复、伤口愈合，需要对各类伤口进行清创或更换敷料。

依据伤口受细菌污染的程度可分为：① 清洁伤口：通常是指无菌手术切口，也包括经过清创术处理过的无明显污染的创伤伤口；② 污染伤口：指有细菌污染，但未构成感染的伤口，一般认为伤后 8 h 以内的伤口即属于污染伤口；③ 感染伤口：伤口有脓液、渗出液及坏死组织等，周围皮肤常红肿。

应了解受伤的原因及受伤时间，观察伤口情况，了解出血量、深度、宽度，有无异物存留，有无感染征象，有无渗出液、脓液、坏死组织及肉芽组织的颜色、生长情况等。

一、清创术

清创术是处理污染伤口的一种方法，是创伤外科常用的基本技术。由各种原因导致的开放性损伤，特别是严重污染的开放性伤口，均需进行清创。

（一）清创目的

清除创口内的污染组织，切除失活组织，除去伤口内异物，修复其有功能的组织，变污染伤口为清洁伤口，促使创伤早日愈合。

（二）清创时机

一般争取在伤后 8 h 内清创。因为伤口暴露越久，细胞损害越重，伤口内细菌增多，越容易导致伤口污染及感染。但时间并非绝对指标，还需考虑其他影响感染发生的因素，如伤口组织破坏及污染的严重程度、局部血液灌流状态、全身情况、环境温度、湿度及伤后是否应用抗生素等。如果伤口污染轻、局部血液循环良好、气温低，清创时间即使超过 8 h 或更迟，也可获良好的伤口愈合。反之，污染十分严重时，伤后 4～6 h 即可发生感染，已不宜按污染伤口处理。

（三）清创步骤

1. 清洗去污　无菌纱布覆盖伤口后，用肥皂水棉球洗去伤口周围皮肤上污物，剪去毛发，尽量扩大范围，若有油垢应先用汽油或乙醚擦净，再以等渗盐水洗净皮肤。去除伤口内纱布，暴露伤口深部，检查创腔。用等渗盐水反复冲洗伤口，必要时用 3% 过氧化氢溶液清洗，利用机械冲击力和过氧化氢形成的气泡，除去伤口内血肿、脱落的组织碎片、泥沙和异物等。擦干伤口周围皮肤，用无菌纱布覆盖伤口。

2. 根据伤情选择麻醉方式。

3. 消毒　更换无菌手套和器械，更换伤口上的纱布，然后用 2% 碘酊及 70%～75% 乙醇或其他消毒液如碘伏等，依次由内向外消毒伤口周围皮肤，注意不要使消毒液流入伤口内，之后铺无菌巾。

4. 清理伤口　为处理伤口深部，可适当扩大伤口和切开筋膜，切开的范围以获得充分暴露为度。去除血凝块及异物，切除坏死、半游离及受污染、无活力的软组织，修剪创口边缘皮肤，一般切除 2～3 mm 即可。随时用无菌盐水冲洗、清理，直至比较清洁和显露较好血液循环的组织，并彻底止血以免形成血肿。对颜面部、手指、关节附近的组织，不宜切除过多，以免影响缝合和功能。尽可能保留和修复重要的血管、神经和肌腱，考虑形态和功能的恢复。

5. 充分引流、缝合伤口　重新消毒，更换手术单、器械及术者手套。等渗盐水反复冲洗伤口，进一步止血。依组织层次缝合伤口，可在伤口低位或另戳口放置橡皮管或橡皮片引流，术后 48 h 左右拔除；或者只缝合深部组织，用长纱条疏松地填塞，延期缝合皮下组织及皮肤，缝合时勿残留死腔。注意贯通伤的出入口均需作引流，视具体情况局部应用抗生素。

6. 包扎固定　厚纱布垫覆盖伤口，用胶布按与伤口轴线相垂直的方向粘贴，不宜环行粘贴以免组织肿胀发生血液循环障碍。骨折或广泛组织损伤时，用石膏托或夹板固定、绷带包扎，注意观察末梢血液循环。

(四) 清创后的护理

1. 骨、关节损伤或神经、肌腱、血管修补者，术后应局部固定、制动，抬高患肢，减少肿胀。注意保持有利于引流的体位和关节的功能位置。

2. 观察伤口引流情况，如出血过多应及时检查伤口并止血。伤口大量渗出、敷料潮湿，应及时更换外层敷料，一般不宜频繁地更换内层敷料。

3. 伤后 24 h 内注射破伤风抗毒素 1 500 U，根据情况选用抗生素。局部引流不畅、严重化脓、发生脓毒血症时，应及早扩大伤口，清除坏死组织，充分引流，全身及局部应用广谱抗生素。

4. 指导患者进行伤指(趾)的早期活动，促进功能恢复。

二、更换敷料

更换敷料(换药)是指对创伤和手术后的伤口及其他伤口进行敷料更换，促使伤口愈合和防止并发症的方法。其目的是清除或引流伤口分泌物，除去坏死组织，促进伤口愈合。

能行动的患者均于换药室内进行换药。换药室应宽敞明亮，通风、照明良好，空气清洁，有紫外线灯并每日定时消毒。室内备有常用物品，包括：治疗盘、各种敷料、棉球、胶布、绷带、弯盘、治疗碗及镊子、持物钳、垫巾、无菌生理盐水、75%乙醇、汽油等。

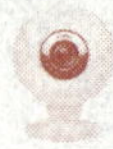

护理专业教学资源库/资源中心/视频/换药

(一) 操作方法及程序

1. 换药人员准备　按无菌操作原则戴口罩、帽子，肥皂及流水洗净双手。

2. 核对医嘱，评估伤口　评估患者病情、意识、自理能力、合作程度；了解伤口形成的原因及持续时间；了解患者曾经接受的治疗护理情况；观察伤口的部位、大小(长、宽、深)、潜行、组织形态、渗出液、颜色、感染情况及伤口周围皮肤或组织状况。

3. 选择敷料，准备用物　区分所需换药伤口的种类，准备所用物品。无菌换药碗内准备适量碘酊棉球、乙醇棉球、盐水棉球、纱布、油纱布等。必要时备探针、刮匙和剪刀等。

4. 患者准备　向患者解释换药的目的、程序及需要患者配合之处，理解患者的感受，给予支持安慰。帮助患者取舒适体位，充分暴露创面，便于操作。如腹部伤口取平卧位，伤口下垫治疗巾以防污染床单。

5. 去除伤口原有的敷料　其基本原则是：撕胶布时由外向内、顺着毛发生长的方向，动作轻柔，切勿强硬撕扯损伤皮肤以免引起疼痛，胶布痕迹可用汽油棉签浸湿后除去；外层敷料用手揭去，内层用无菌镊除去，最内层敷料干燥，与创面粘贴紧密时，可用生理盐水浸湿软化使敷料与创面分离，轻轻揭起敷料一边，另持镊夹取盐水棉球轻压敷料黏着的创面，顺伤口的长轴方向慢慢取下敷料。防止用力揭开引起疼痛、渗血及新生肉芽组织损伤。

6. 伤口的清洁、消毒和处理　根据伤口种类使用不同的换药方法。

(1) 手术一期缝合的清洁伤口：可用碘酊、乙醇棉球依次由内向外消毒切口、缝线和周围皮肤。缝线未拆除时，针眼周围可能发红，为缝线反应所致，拆线后即可修复。

(2) 切口继发感染：可见针眼周围暗红、肿胀，针眼处有脓点或见脓液溢出，为线结脓肿。小的脓肿可先用无菌干棉球压出脓液，再涂以碘酊和乙醇。感染较深、切口周围明显红肿时应拆除该处缝线，甚至用镊、钳撑开切口处皮肤和皮下组织，敞开引流脓液。对于感染伤口，根据创面大小、深度，分泌物的量、性状，创缘和创底组织变化，肉芽生长情况，结合细菌培养结果、体温变化、血常规改变，明确致病菌种类。处理时先以碘酊棉球、乙醇棉球由外向内擦拭消毒伤口周围皮肤，再以生理盐水棉球沾吸除去创口内的分泌物及脓液，较深时用镊子伸入脓腔尽量去除脓液。以盐水棉球清洗伤口中央到边缘，反复数次。坏死组织较多时用优锁液湿敷或清洗；肉芽水肿时宜用3%～5%氯化钠液湿敷；绿脓杆菌感染伤口，可用0.5%苯氧乙醇、磺胺嘧啶银软膏等涂敷。根据创面、伤口情况选用引流物，浅部伤口常用凡士林或液状石蜡纱布；伤口较小而深时，应将凡士林纱条送达创口底部，但不可堵塞外口，个别小的引流口需再切开扩大。由于肉芽组织有一定的抗感染能力，一般无需在局部使用抗菌药物。

(3) 特殊感染的伤口：如气性坏疽，遵守隔离原则，用3%过氧化氢液冲洗和湿敷，剪除已坏死的组织；真菌感染时选用大蒜液、碘甘油、酮康唑等溶液湿敷。

7. 敷料覆盖伤口　用70%～75%乙醇再次消毒周围皮肤一遍，以无菌纱布覆盖创面及伤口，用胶布或绷带固定。敷料覆盖的大小以不暴露伤口并达伤口外3 cm左右为宜，数量视渗出情况而定，无渗出时6～8层纱布，分泌物增多时，相应增加敷料。胶布固定时，粘贴方向应与皮纹平行。

8. 污物处理　更换下来的各种敷料集中于弯盘，倾倒入污物桶内；所用器械浸泡在消毒液中预处理，再进一步消毒灭菌。特殊感染的敷料应焚烧销毁，器械做特殊灭菌处理。

9. 进行卫生宣教　协助患者整理衣物及床单，讲解注意事项。告知患者及家属保持伤口敷料及周围皮肤清洁的方法；指导患者沐浴、翻身、咳嗽及活动时保护伤口的方法。

(二) 换药的注意事项

1. 严格遵守无菌操作原则。换药动作轻柔，尤其应保护肉芽创面，减少患者的痛苦，减少创面损伤。

2. 若有几个伤口需换药时，先处理清洁的和轻度感染的伤口，再处理感染较重者；先换分泌物少、创面小的伤口，后换创面大、分泌物多的创口；先换一般细菌感染创面，后换特异性感染的创面；换药时分清伤口和周围皮肤的污染程度，既不使伤口的感染扩散到周围，也不使周围皮肤上的细菌进入伤口。

3. 严重污染伤口或特异性感染伤口的换药，应在执行其他无菌操作如静脉输液、注射等之后进行，以免交叉感染。

4. 换药所用两把镊子，一把用来夹持无菌棉球、纱布等，另一把夹持接触伤口的敷料，必须分开，不可混用。

5. 注意观察伤口组织的变化，如肉芽组织生长情况，了解患者全身状况，估计伤口的进一步变化，采取相应措施。如肉芽组织新鲜红润时，可用蝶形胶布对合伤口边缘，必要时重新缝合，合拢创缘。

6. 采取引流、灌洗、吸引等方法充分引流，防止伤口内积存渗液、脓液、坏死组织、异物而影响愈合。注意引流物周围有无渗漏、引流物有无脱出移位，引流口敷料应及时更换。

7. 换药时间依伤口情况和分泌物多少而定。清洁伤口可在缝合后 2～3 日换药一次，至伤口愈合或拆线。放置引流的伤口，渗出较多时应及时更换。感染化脓伤口，脓液较多时，每日至少换药一次，保持外层敷料不被分泌物浸湿。

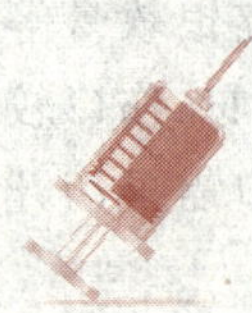

【思考题】

1. 如何估计烧伤患者的烧伤面积?
2. 如何护理犬咬伤患者?

（张庆祝）

第九章　肿瘤患者的护理

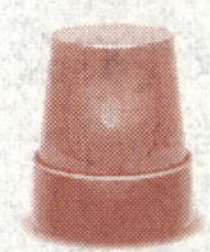

学习内容

1. 肿瘤的概念、病因、分类、分期。
2. 肿瘤患者围手术期护理及放化疗的护理。
3. 肿瘤患者的健康教育。

第一节　概　　述

肿瘤(tumor)是机体细胞在不同始动与促进因素长期作用下，发生过度增殖或异常分化所形成的异常病变。肿瘤细胞一旦形成后，不因病因消除而停止增生，不受生理调节，而是破坏正常组织与器官。

【分类】

根据其对人体的影响，可分为良性肿瘤、临界性肿瘤和恶性肿瘤。

1. 良性肿瘤　一般称为“瘤”，如纤维瘤、脂肪瘤等。良性肿瘤细胞分化程度高，接近正常组织细胞，包膜完整，呈膨胀性生长，生长速度缓慢；不发生转移，对人体影响不大，危害小；但生长在重要部位者也可威胁生命；部分良性肿瘤可恶性变。

2. 临界性肿瘤　临床还有少数肿瘤在形态上属良性，但常呈浸润性生长，切除后易复发，甚至可出现转移，生物学行为介于良性与恶性之间的类型，称为临界性肿瘤，如腮腺混合瘤。

3. 恶性肿瘤　包括癌(来源于上皮组织者)、肉瘤(来源于间叶组织者)及胚胎性母细胞瘤等，少数恶性肿瘤仍沿用传统名称，称为“瘤”或“病”，如恶性淋巴瘤、白血病等。恶性肿瘤无包膜，边界不清，细胞分化不成熟，生长较快，呈浸润性生长，可破坏所在器官，并发生转移而危及生命，虽经手术切除，仍可复发。

随着疾病谱的改变，恶性肿瘤已成为当前最常见死亡原因之一，全国每年新发病例约 285 万，死亡约 180 余万，目前占我国男性死亡原因的第 2 位，女性死亡原因的第 3 位。我国最常见的恶性肿瘤，在城市依次为肺癌、胃癌、肝癌、大肠癌、乳癌；在农村依次为胃癌、肝癌、肺癌、食管癌、大肠癌。

【病因】

恶性肿瘤的病因迄今尚未完全明了。目前认为其发生是由多种外源性的致癌因素和内源性的促癌因素长期共同作用的结果。致癌因素常见以下几种：

1. 外界因素

(1) 化学因素：化学致癌物质的长期接触史。如亚硝胺类与食管癌、胃癌和肝癌有关；多环芳香烃类化合物（煤焦油、沥青等）与皮肤癌、肺癌有关；氨基偶氮类化合物（染料）易诱发膀胱癌、肝癌；烷化剂（有机农药、硫芥等）可致肺癌及造血器官肿瘤。

(2) 物理因素：如电离辐射可致皮肤癌、白血病；紫外线可引起皮肤癌；石棉纤维与肺癌、恶性间皮瘤有关；滑石粉与胃癌有关。

(3) 生物因素：主要为病毒，如EB病毒与鼻咽癌、伯基特淋巴瘤相关，人乳头状病毒与宫颈癌有关，乙型肝炎病毒与肝癌有关；另外，真菌、寄生虫亦与癌症的发生有关，如华支睾吸虫与肝癌有关，日本血吸虫与大肠癌有关，幽门螺旋杆菌与胃癌有关等。

【知识拓展】

EB病毒又称人类疱疹病毒，引起传染性单核细胞增多症，并与伯基特淋巴瘤、鼻咽癌及多种淋巴瘤的发生有密切关系。主要通过唾液传播，也可经输血传染。EB病毒在口咽部上皮细胞内增殖，然后感染B淋巴细胞，这些细胞大量进入血液循环而造成全身性感染。并可长期潜伏在人体淋巴组织中，当机体免疫功能低下时，潜伏的EB病毒复活形成复发感染。

2. 不良生活方式　不良饮食习惯及大量饮酒与消化系统肿瘤有关；吸烟与肺癌、膀胱癌有关。吸烟是一种致癌因素，它独占癌症原因的30%。据统计，吸烟者肿瘤的发病率较不吸烟者高7～11倍，最新研究发现，吸烟为30余种肿瘤的致病因素，尤其是肺癌与吸烟的关系更为密切，约有80%的肺癌是由于长期吸烟引起的。

3. 癌前疾病史　经久不愈的窦道和溃疡可因长期局部刺激而发生癌前病变。所谓癌前病变是指继续发展下去具有癌变可能的某些病变。常见的有：

(1) 黏膜白斑，常发生于食管、口腔及外阴等处，如果黏膜鳞状上皮过度增生并伴着一定的异型性，就有可能转变为鳞状细胞癌。

(2) 交界痣，多位于手掌、足掌、外生殖器和背部，经常受到摩擦、外伤或感染等刺激，容易发生癌变。

(3) 慢性萎缩性胃炎，大约10%的萎缩性胃炎患者可能发生癌变。

(4) 宫颈糜烂，宫颈糜烂是妇女较为常见的病变，但重度宫颈糜烂，由于鳞状上皮的不典型增生，易发生癌变。

(5) 乳腺囊性增生及乳腺纤维腺瘤，多见于40岁以上妇女，随着年龄增大，癌变的可能性亦增大。

(6) 某些良性肿瘤。

4. 促癌因素

(1) 遗传因素：越来越多的证据证明遗传与癌症有密切的关系，如乳癌、胃癌、食管癌、肝癌、鼻咽癌等。

(2) 内分泌因素:某些激素与肿瘤的发生有关,较明确的是雌激素与乳癌、子宫内膜癌发病有关,催乳素与乳癌发病有关,生长激素可促进肿瘤的发展。

(3) 免疫因素:具有先天或后天免疫缺陷者易患恶性肿瘤,如艾滋病(获得性免疫缺陷综合征)者易患恶性肿瘤;器官移植后长期使用免疫抑制者,肿瘤的发生率比正常人群高 50～100 倍。

(4) 营养因素:缺乏蛋白质和新鲜蔬菜,食用霉变、烟熏油炸食品及高脂肪、低纤维、低维生素 C 等食物易致癌症。

(5) 心理、社会因素:人的性格、情绪、工作压力及环境变化等,可通过影响人体内分泌、免疫功能而诱发肿瘤,流行病学调查发现,近期经历重大精神刺激、情绪波动剧烈、性格内向、抑郁者较其他人群易患恶性肿瘤。

【病理】

1. 恶性肿瘤的发生发展　包括癌前期、原位癌和浸润癌 3 个阶段。从病理形态上看癌前期增生明显,伴有不典型增生;原位癌则仅限于上皮层内,为未突破基底膜的早期癌;浸润癌则突破基底膜向周围组织浸润、发展、破坏和侵蚀周围组织的正常结构。

2. 肿瘤细胞的分化　依据恶性肿瘤的分化程度不同,其恶性程度和预后也不一。恶性肿瘤细胞分为高分化、中分化和低分化(或未分化)3 类,或称Ⅰ、Ⅱ、Ⅲ级。高分化(Ⅰ级)细胞形态接近正常,恶性程度低;未分化(Ⅲ级)细胞核分裂较多,恶性程度高,预后差;中分化(Ⅱ级)的恶性程度介于两者之间。分化程度与肿瘤的恶性程度及预后密切相关。

3. 转移　恶性肿瘤不仅可以在原发部位浸润生长,因细胞间黏附力小,易脱落向远处扩散,形成转移。转移方式有 4 种:① 直接蔓延,肿瘤细胞由原发部位直接侵入毗邻组织,如直肠癌侵及骨盆壁;② 淋巴转移,多数情况为区域淋巴结转移,也可出现“跳跃式”越级转移,此外还可发生皮肤淋巴管转移,有些可形成“卫星结节”;③ 血行转移,肿瘤细胞侵入血管,由血液循环将原发病灶的癌细胞带到肺、肝、骨骼及脑部的微血管床,造成转移,如腹内肿瘤可经门脉系统转移到肝;④ 种植性转移,肿瘤细胞脱落后在体腔或空腔器官内发生的转移,如胃癌种植转移至盆腔。

护理专业教学资源库/资源中心/资源类型/视频/肿瘤

4. 分期　恶性肿瘤的临床分期有助于制定合理的治疗方案、正确评价治疗效果、判断预后,目前临床较常用的为国际抗癌联盟组织提出的 TNM 分期法。T:tumor,代表原发肿瘤的范围;N:lymph node,代表区域淋巴结转移的存在与否及范围;M:metastasis,代表远处转移的存在与否。三个大写字母后可分别通过接数字或小写字母来对原发部位、淋巴结转移及远处转移的情况作表达。1 代表小或少,4 代表大或多,0 代表无;有远处转移为 M_1,无为 M_0。临床无法判断肿瘤体积时则以 Tx 表示。根据 TNM 的不同组合,临床将之分为 0 期、Ⅰ期、Ⅱ期、Ⅲ期、Ⅳ期。

【临床表现】

肿瘤的临床表现取决于肿瘤的性质、发生部位以及发展情况，一般早期无明显症状，晚期症状明显。

1. 全身表现　良性及恶性肿瘤的早期多无明显的全身症状。恶性肿瘤中、晚期患者常出现非特异性的全身症状，如贫血、低热、乏力、消瘦等，发展至全身衰竭时可表现为恶病质，尤其消化道肿瘤患者可较早出现恶病质。某些部位的肿瘤可呈现相应的功能亢进或低下，继而引起全身性改变，如肾上腺嗜铬细胞瘤引起高血压，甲状旁腺腺瘤引起骨质改变，颅内肿瘤引起颅内压增高和神经系统定位症状等。

2. 局部表现

(1) 肿块：最常见。位于体表或浅在的肿瘤，肿块常是最早的表现，依性质不同，其硬度及活动度不同。位于深部或内脏的肿块不易触及，但可出现周围组织受压或空腔器官梗阻症状。良性者，多数形状规则、表面光滑、活动度好、生长缓慢；恶性者，一般形状不规则、表面不平、边界不清、活动度差、生长较快。

(2) 疼痛：良性肿瘤除直接压迫神经外，一般无疼痛。恶性肿瘤晚期侵犯神经，疼痛多比较明显，可出现局部刺痛、跳痛、隐痛、烧灼痛或放射痛，常常难以忍受，尤以夜间为重。

(3) 梗阻：肿瘤膨胀后造成空腔器官阻塞，可发生绞痛及相应的梗阻表现。胃癌伴幽门梗阻可致呕吐；大肠癌可致肠梗阻；胰头癌可压迫胆总管而出现黄疸；支气管癌可引起肺不张等。

(4) 溃疡：肿瘤晚期的患者常有溃疡、出血、感染，破坏所在器官的功能和结构。体表或空腔器官的肿瘤生长迅速，可因供血不足继发坏死或感染而溃烂。恶性肿瘤常呈菜花状或肿瘤表面溃疡，可有恶臭及血性分泌物。

(5) 出血：恶性肿瘤生长过程中发生组织破溃或血管破裂可有出血。上消化道肿瘤可有呕血或黑便；下消化道肿瘤可有血便或黏液血便；泌尿系统肿瘤可见血尿；支气管肺癌可有咯血或血痰；宫颈癌可有血性白带或阴道出血；肝癌破裂可致腹腔内出血。

(6) 转移症状：恶性肿瘤通过直接蔓延、血行或淋巴转移和种植性转移发生转移。当肿瘤转移至淋巴结，可有区域淋巴结肿大。若发生其他器官转移可有相应表现，如骨转移可有疼痛、病理性骨折等，肺转移可有咳嗽、胸痛等。

【辅助检查】

1. 实验室检查　常规检验的异常发现并不一定是恶性肿瘤特异的标志，但该类阳性结果常可提供诊断的线索。胃癌患者可伴贫血及大便隐血阳性；大肠肿瘤患者可有黏液血便或大便隐血阳性；泌尿系统肿瘤患者可见血尿。恶性肿瘤患者常可伴血沉加快。血清学检查由于特异性较差，多可作为辅助诊断，如骨肉瘤患者碱性磷酸酶可升高，绒毛膜上皮细胞癌患者的绒毛膜促性腺激素可增高。

用生化方法测定人体内由肿瘤细胞产生的分布在血液、分泌物、排泄物中的肿瘤标记物，如酶、激素、糖蛋白、胚胎性抗原和肿瘤代谢产物，可间接了解肿瘤的情况。如结肠癌、胃癌、肺癌、乳癌患者的癌胚抗原(carcino-embryonic antigen，CEA)均可增高；肝癌及恶性畸胎瘤患者的甲胎蛋白（α-fetoprotein，AFP）可增高。由于细胞或分子水平的变化常早于临床症状之前，故近年建立的用于了解细胞分化的流式细胞分析技术以及基因技术，因其敏感性和特异性而有助于诊断和估计预后。肿瘤标记物是某些肿瘤细胞上存在或分泌、排出到体液中的物质，可大致分为肿瘤细胞分泌物和肿瘤细胞表达物两类。目前常用的有肺癌肿瘤标记物群（CEA、NSE 等）、消化道肿瘤标记物群（CEA、CA199、CA242、CA724 等）、CA153（乳腺癌等）、CA125（卵巢癌等）、AFP（肝癌等）、PSA（前列腺癌等）、HCG（绒癌等）。它们往往在肿瘤很小时即可被检测出来，有助于早期发现病灶；如在治疗后明显降低，则提示治疗有效，反之，则提示疗效可能不佳；如手术切除肿瘤一段时间后标记物进行性升高，则往往提示体内可能已经有肿瘤细胞增殖、生长，需严密监视。

2. 影像学检查　X 线、超声、CT、MRI、放射性核素显像等各种方法可以显示肿块的影像，从而明确有无肿块及其所在部位、形态、大小和性质。

3. 内镜检查　应用金属或纤维光导的内镜直接观察中空性器官、胸腔、腹腔及纵隔等部位的病变，并取活体组织做病理学检查，还能对小的病变如息肉做摘除治疗；又可向输尿管、胆总管或胰管插入导管做 X 线造影检查。常用的有食管镜、胃镜、结肠镜、直肠镜、支气管镜、腹腔镜、膀胱镜、阴道镜及宫腔镜等。

4. 病理学检查　为目前确诊肿瘤最可靠的依据。包括细胞学与组织学两种检查。常用的细胞学检查有胸水、腹水、尿液沉渣及痰液与阴道涂片检查；食管拉网、胃黏膜洗脱液、宫颈刮片及内镜下肿瘤表面刷脱细胞检查；细针穿刺抽取肿瘤细胞进行涂片染色检查。组织学检查则根据肿瘤所在部位、大小及性质等，通过钳取活检、经手术完整切除肿瘤，然后进行石蜡切片或术中冷冻切片检查。活组织检查有可能促使恶性肿瘤扩散，应在术前短期内或术中进行。

5. 放射性同位素检查　可显示器官内的占位性病变。

6. 手术探查　适用于高度怀疑又难确诊的恶性肿瘤，诊断和治疗同时进行。

【治疗原则】

良性肿瘤应完整手术切除。临界性肿瘤必须彻底手术切除，否则极易复发或恶性变。恶性肿瘤为全身性疾病，常伴浸润与转移，需从整体考虑采用手术、放射线治疗（放疗）、化学药物治疗（化疗）、生物治疗（免疫治疗、基因治疗）、内分泌治疗、中医药治疗及心理治疗等综合疗法。恶性肿瘤Ⅰ期以手术治疗为主；Ⅱ期以局部治疗为主，如原发肿瘤切除或放疗，必须包括转移灶的治疗，辅以有效的化疗；Ⅲ期采取综合治疗，手术前、后及术中放疗或化疗；Ⅳ期以全身治疗为主，辅以局部对症治疗。

1. 手术治疗　根据手术目的分为以下几种：① 预防性手术，通过手术早期切除癌前病变以预防其发展为恶性肿瘤，如大肠肿瘤性息肉、黏膜白斑等。② 诊断性手术，包括切取（切除）活检术和剖腹探查术，能为准确的诊断、分期、合理的治疗提供可靠依据。③ 根治性手术，适用于早、中期患者，彻底切除肿瘤、充分清扫转移或可能转移的区域淋巴结，包括改良根治术、超根治术，如早期直肠癌、结肠癌、宫颈癌及前列腺癌等。④ 姑息手术，适用于晚期癌肿有远处转移或肿块无法切除的患者，非彻底性肿瘤切除，改道、缝扎肿瘤的营养血管。其目的是改善生存质量、减轻痛苦、减少并发症和缓解症状，如晚期大肠癌伴肠梗阻时行肠造口术以减轻患者痛苦，延长生命。⑤ 减瘤手术，仅适用于原发病灶大部切除后，残余肿瘤能用其他治疗方法有效控制者。⑥ 复发或转移灶的手术治疗比原发肿瘤更为困难，但对术后出现的肝、脑、肺的单个转移灶做切除治疗，仍可保持 5 年生存率，如结直肠癌术后出现的肝脏单个转移灶，可做切除治疗。⑦ 其他，如激光手术切割、激光气化、超声手术切割、液氮冷冻、肿瘤血管栓塞、肿瘤血管置管或埋泵等。

手术能改善患者的生存质量，或者为其他辅助治疗方法提供较好的条件，且对大部分早期肿瘤患者可治愈，但手术并非适用于所有恶性肿瘤患者。手术有一定的危险性，且手术的同时切除一部分正常组织，造成术后一定的功能障碍和后遗症。

2. 化学药物治疗　简称化疗。化疗配合手术及放疗，可防止肿瘤复发和转移，用于晚期肿瘤患者，可控制肿瘤发展，某些肿瘤可因此获长期缓解，如绒癌、白血病等；小细胞肺癌、睾丸肿瘤、绒癌、淋巴瘤、骨髓瘤等患者获得临床治愈。化疗的方式主要有诱导化疗、辅助化疗、初始化疗、特殊途径化疗 4 种。

(1) 药物分类：化疗药物包括① 烷化剂类，属细胞毒素，可破坏 DNA、干扰细胞增殖，终致细胞死亡。其中环磷酰胺主治肺癌、淋巴肉瘤、鼻咽癌等，塞替派治疗乳癌、淋巴肉瘤等有效，此外还有氮芥、白消安等。② 抗代谢类药，可封闭某些重要的酶系，阻断 DNA 和蛋白质合成。代表药物有 5－氟尿嘧啶，广泛用于肝癌、胃癌、大肠癌等。此外还有甲氨蝶呤、阿糖胞苷等。③ 抗生素类，主要从放射菌族中提炼而来，通过干扰细胞代谢来抑制或破坏肿瘤细胞。丝裂霉素常用于治疗肺癌、淋巴肉瘤，博来霉素可治疗皮肤癌、阴茎癌。另外还有如阿霉素、放线菌素 D 等，一般联合用药。④ 生物碱类，有效成分为生物碱，可抑制细胞的有丝分裂。常用长春新碱治疗肺癌、淋巴肉瘤。其他还有长春碱、羟喜树碱等。⑤ 激素和抗激素类，常用的有己烯雌酚、黄体酮、甲状腺素等。⑥ 其他，如顺铂(PDD)、γ－门冬酰胺酶、甲基苄肼(PCB)等。

(2) 给药方式：给药途径包括静脉滴注、肌内注射、口服或局部注射。近年来广泛开展的介入治疗为经动脉定位插管单纯灌注或栓塞加化疗，也可同时皮下留置微泵。此法在肝癌、肺癌应用较多，经介入治疗肿瘤缩小后可采取手术切除，或多次治疗使肿瘤得以控制或缓解。

化疗药物的具体用法：根据患者全身情况及肿瘤的特性而定，并酌情选择大剂量冲击疗法(3～4 周给药一次，毒性较大)、中剂量尖端疗法(每周 1～2 次，4～5 周为一疗程)、小剂量维持疗法(每日或隔日给药一次)。化疗必须联合用药，多疗程用药(两疗程之间，至少间隔 4～6 周)。目前所用药物杀伤肿瘤细胞的同时，也杀伤体内增殖较快的正常细胞，故毒性较大。常见的全身不良反应有骨髓抑制、消化道反应、毛发脱落、肾毒性反应、口腔黏膜及皮肤反应、免疫功能降低等。此外，化疗若通过静脉给药，可造成血管损伤，导致静脉炎。药液渗入皮下，会引起局部组织的变性、坏死。

(3) 禁忌证：① 一般情况很差、消瘦、衰竭，估计不能耐受化疗的，此时如勉强给予化疗，可能使患者体质更快地衰竭，从而达不到延长患者生命的目的。② 患者的重要器官，如心脏、肝脏、肾脏等有较严重的功能障碍，如用化疗可进一步造成损害。③ 患者的骨髓造血功能抑制，表现为白细胞减少，有的还可有红细胞或血小板的减少。故在使用化疗前必须对患者进行全面的检查，然后再决定患者可否用化疗，以及用哪种化疗方案更适合。

3. 放射治疗　简称放疗。是肿瘤治疗主要手段之一。它是利用放射线，如 α 线、β 线、γ 线和 X 线、电子线、中子束、质子束及其他粒子束等抑制或杀灭肿瘤细胞。放疗有外照射和内照射两种方法。各种肿瘤对放射线敏感度不一，分化程度越低、代谢越旺盛的癌细胞对放射线越敏感，治疗效果也越好。反之，则治疗效果差，不宜选用。主要副作用有骨髓抑制、皮肤黏膜改变、胃肠道反应、疲劳，另外还有脱发等其他副作用。

4. 生物治疗　应用生物学方法治疗肿瘤，改善个体对肿瘤的应答反应及直接效应的治疗，包括免疫治疗和基因治疗。免疫疗法是通过刺激宿主的免疫机制，促使肿瘤消散，如接种卡介苗、注射干扰素、接种自体或异体瘤苗等；基因治疗是通过改变基因结构及功能等方法赋予靶细胞新的功能特性来治疗人体的失调和疾病。

5. 其他治疗　如内分泌治疗及中医药治疗等。内分泌治疗也叫激素治疗，用于某些发生发展与激素密切相关的肿瘤，如卵巢癌可用黄体酮类药物、乳腺癌可用他莫昔芬（三苯氧胺）治疗；中医药治疗应用扶正祛邪、通经活络、化淤散结、清热解毒、以毒攻毒的机制配合手术、放疗、化疗，减轻毒副作用，可改善机体全身情况，提高免疫力，促进患者康复。

6. 预防与控制　肿瘤的发生是由多种外源性和内源性因素长期共同作用的结果，约 80％以上由环境因素所致。迄今约 1/3 癌症可以得到预防，1/3 癌症患者若能做到早期诊断尚属可以治疗，1/3 癌症患者可以改善症状、延长生命。

癌症预防可分三级：

（1）一级预防：为病因预防，目的是消除或减少可能致癌的因素，降低癌症发病率，防止癌症发生，如戒烟、环境保护、改善不良生活方式及行为、养成良好个人卫生及饮食习惯、减少职业性致癌物暴露、慢性炎症及溃疡的早期治疗等。预防措施：保护环境，控制大气、水源、土壤污染；改变不良的饮食习惯、生活方式，倡导戒烟、酒，多食新鲜蔬果，忌食高盐、霉变食物；避免职业性接触致癌物质时间过长，如苯、甲醛；接种疫苗等。

（2）二级预防：是指肿瘤的早期发现、早期诊断和早期治疗，其目的是降低癌症死亡率，如在高发区及高危人群的定期普查、及时发现和治疗癌前期病变等。预防措施：在无症状的自然人群中进行以早期发现癌症为目的的普查工作。一般在某种肿瘤的高发区及高危人群中进行筛查，可改善检出肿瘤患者的预后。

（3）三级预防：为肿瘤诊断及治疗后的康复预防，目的在于提高患者生存质量、减轻痛苦、延长生命，如癌痛的管理等。预防措施主要是对症治疗。

近年来开展的化学预防和免疫预防为癌症预防开拓了新领域。

控制癌症最好的方法就是预防，其次是早期诊断、早期切除癌前病灶。积极做好门诊随访和通讯随访。通常以3年、5年、10年生存率衡量恶性肿瘤的疗效。但恶性肿瘤多年后，仍有可能复发，应终生随访。

第二节　外科肿瘤患者的护理

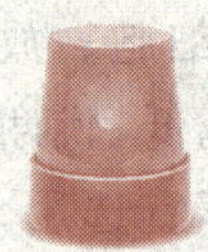

学习内容

1. 肿瘤患者围手术期护理及放化疗的护理。
2. 外科肿瘤患者的健康教育。

典型案例

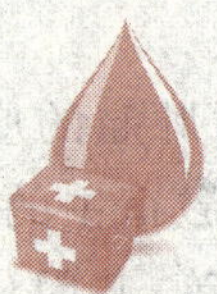

患者，男，56岁，农民。主因胃癌术后5个月为行化疗入院。患者于入院前5个月明确诊断为“胃癌”，给予收住院行手术治疗，手术过程顺利，术后恢复较理想。术后3周予 $FOLFOX_4$ 方案辅助化疗5个周期，副反应轻，化疗5个周期后复查胸腹部CT示“胃窦癌术后改变”。现患者一般情况可，无特殊不适主诉，为求进一步治疗而再次入院。查体：神清语利，双肺呼吸音清，未闻及干湿性啰音；心律齐，未闻及杂音；腹软，未见胃肠型，无压痛，肝脾未触及，移动性浊音阴性，肠鸣音正常；双下肢无水肿。

诊疗计划：入院后完善相关检查，若无化疗禁忌，拟继续应用化疗。

问题导向：

1. 你作为病房护士，应如何接诊此患者？
2. 此患者若化疗，作为患者的主管护士，你应对患者实施哪些护理措施？

【护理评估】

（一）健康史

了解有无与肿瘤发病有关的因素，如长期接触有害理化因素或病毒、血吸虫感染史；不良生活习惯、大量吸烟或饮酒史；慢性刺激与炎症疾病史；肿瘤家族史、内分泌紊乱或使用激素治疗史；先天或后天免疫缺陷疾病及长期免疫抑制剂使用史；经历重大精神刺激、严重心理压力及情绪抑郁等；患病后的治疗情况及效果。

（二）身体状况

了解肿块发生的时间、生长速度，是否伴有疼痛、出血、溃疡、梗阻等症状。检查肿块的部位、大小、质地、光滑度、活动度及有无压痛等；有无颈部、锁骨上、腋窝、腹股沟等淋巴结肿大；有无低热、消瘦、乏力、贫血、水肿等全身消耗和中毒症状。

（三）心理、社会状况

观察患者的情绪、行为反应，评估患者心理状态和心理承受能力。了解患者和家属对治疗方法、预后和康复的知晓程度，家庭经济状况和可利用的社会资源等。肿瘤患者因各自的文化背景、心理特征、病情性质及对疾病的认知程度不同，会产生不同的心理反应，可呈现一系列的心理变化：

1. 震惊否认期　当病情明确诊断后，患者震惊，表现为不言不语，知觉淡漠，眼神呆滞甚至晕厥。随后极力否认，怀疑诊断有误，要求复查，甚至辗转多家医院就诊、咨询，企图否定诊断。这是患者面对疾病应激所产生的保护性心理反应，但持续时间过长易导致延误治疗。

2. 愤怒期　当患者不得不承认自己病情后，随之表现出恐慌、哭泣、愤怒、悲哀、烦躁、不满的情绪。部分患者为了发泄内心的痛苦而拒绝治疗或迁怒于家人和医务人员，甚至出现冲动行为。此虽属适应性心理反应，但若长期存在，将导致心理障碍。

3. 磋商期　此期的患者，求生欲最强，希望奇迹出现。常心存幻想，遍访名医，寻求秘方、偏方，希望延长生命。此期的患者易接受他人的劝慰，有良好的遵医行为。

4. 抑郁期　此阶段患者虽然对周围的人、事、物不再关心，但对自己的病仍很注意。当治疗开始后，如效果不佳、症状加重或癌肿复发，患者会感到无助和绝望，意志消沉，产生轻生念头，表现为沉默、哭泣、拒绝进食。

5. 接受期　有些患者经过激烈的内心挣扎，正确认识到生命终点的到来，心境变得平和。通常不愿多说话。

以上心理变化可同时或反复发生，且不同心理特征者在心理变化分期方面存在很大差异，另外各期的持续时间、出现顺序也不尽相同。因此，护士对患者的心理反应，应随时注意观察，并给予适当的护理。

(四) 辅助检查

了解实验室、影像学、内镜及病理学等检查的结果，以评估肿瘤的部位、大小、性质、转移情况及患者对手术的耐受能力等。

【护理问题】

1. 焦虑、恐惧　与恶性肿瘤诊断、害怕治疗痛苦、担心预后和治疗费用等有关。
2. 营养失调：低于机体需要量　与肿瘤所致高分解代谢、营养摄入减少及吸收障碍等有关。
3. 舒适的改变：疼痛　与肿瘤侵犯或压迫神经、手术创伤等有关。
4. 知识缺乏　缺乏肿瘤预防、手术后康复、放疗化疗反应方面的知识。
5. 潜在并发症：骨髓抑制、消化道反应、脱发、免疫力降低、静脉炎和局部组织坏死、皮肤反应、放射性器官炎症等。

【护理目标】

1. 患者焦虑、恐惧减轻或消失。
2. 患者营养状况得以维持或好转。
3. 患者疼痛减轻或消失。
4. 患者及家属能够描述所患疾病病程与治疗等方面的知识。
5. 患者未发生并发症或发生并发症能被及时发现并处理。

【护理措施】

(一) 营养支持

恶性肿瘤患者由于食欲差、恶性肿瘤对营养的消耗,常常导致体重下降、营养不良,影响机体组织的修复。充分的营养是保证患者细胞代谢、促进康复的重要条件。因此,应积极采取措施改善营养状况,根据患者的生活习惯、具体治疗情况,鼓励患者进食高蛋白质、高碳水化合物、富含维生素、清淡、易消化饮食;注意食物色、香、味及温度;避免粗糙、辛辣食物;禁忌油腻食物。化疗、放疗期间患者常有食欲减退、恶心、呕吐等消化道反应,餐前可适当应用药物控制症状。严重呕吐、腹泻者,给予静脉补液,防止脱水,必要时遵医嘱给予肠内外营养支持。晚期癌症患者因营养障碍迅速加重而出现恶病质,餐前要适当控制疼痛和恶心,为患者营造舒适的就餐环境,鼓励进食,必要时允许进一些微辛、微辣的食物,以刺激食欲。指导术后康复期患者少量多餐、循序渐进恢复饮食,做好饮食指导。

(二) 对症护理

1. 疼痛护理　肿瘤迅速生长、浸润神经或压迫邻近器官可引起疼痛,是晚期癌症患者常见的症状之一。护理人员除观察疼痛的部位、性质、特点、持续时间外,还应注意提供增进患者舒适的方法,保持病室安静,减少环境对患者造成压力的因素。鼓励患者适当参与娱乐活动以分散注意力,并指导患者使用不同的方法控制疼痛,如松弛疗法、音乐疗法等。在护理过程中应鼓励家属关心、参与止痛计划。

晚期难以控制的疼痛对患者威胁很大,可按世界卫生组织(WHO)提出的三级阶梯止痛方案遵医嘱进行处理,有效改善晚期肿瘤患者的生存质量。一级止痛法:疼痛较轻者,可用阿司匹林等非麻醉性解热镇痛药;二级止痛法:适用于中度持续性疼痛者,当上述药物效果不显著时,改用可待因等弱麻醉剂;三级止痛法:疼痛进一步加剧,上述药物无效者,改用强麻醉剂,如吗啡、哌替啶等,仍无效者可考虑药物以外的止痛治疗。用药原则:小剂量开始,视止痛效果逐渐增量;先口服,无效时直肠给药,最后注射给药;定期给药,亦可采用患者自控止痛法(PCA)。

2. 预防并发症　协助患者翻身,保持床单位清洁,做好皮肤护理,预防褥疮;保持口腔清洁;鼓励深呼吸和有效咳嗽,定时翻身、拍背,必要时给予雾化吸入,预防肺部感染。

(三) 治疗护理

1. 手术治疗的护理　手术可破坏机体的正常功能,如失语、截肢、人工肛门等,常致自我形象紊乱。手术前应向患者解释手术的必要性及重要性,手术后指导患者进行功能锻炼并介绍功能重建的可能性及所需条件,训练患者的自理能力,提高自信心。手术后可能并发呼吸系统、泌尿系统、切口或腹腔内感染等,因此,手术前应充分准备。手术后常规监测生命体征、加强引流管和切口护理;密切观察病情;保持病室环境清洁;鼓励患者翻身、深呼吸、有效咳嗽、咳痰;加强皮肤和口腔护理;早期下床活动,注意保暖。总之,采取各种有效措施,减少并发症,促进康复。具体参照本书第五章手术前后患者的护理相关内容,但应注意以下几点。

(1) 手术前:备皮、灌肠、置胃管等操作应仔细轻柔,防止刺激肿瘤而引起肿瘤细胞扩散。

(2) 手术中:应遵守无菌原则,电刀切割、电凝止血,妥善保存肿瘤标本,化疗药物冲洗创腔。

(3) 手术后:应注重器官功能障碍、身体外形改变和手术后并发症的护理。

2. 放射疗法的护理

(1) 放疗前评估:当患者存在下列情况时,应禁忌放疗。① 晚期肿瘤,伴严重贫血、恶病质;② 出现严重并发症;③ 白细胞低于 $3\times10^9/L$,血小板低于 $80\times10^9/L$,血红蛋白低于 90 g/L;④ 伴有严重心、肺、肾疾患;⑤ 接受过放疗的组织器官已有放射性损伤。

(2) 放疗的实施:放疗是在放疗科由专门人员通过专门设备来实施的,应向患者讲解放疗的基本知识,使其能配合治疗。

(3) 放疗的护理措施:放射线照射后数小时患者可出现头晕、乏力、恶心、呕吐等不良反应及骨髓抑制。因此,放射前要做好定位标志,保证充足的休息与睡眠。放疗期间应适当减少活动、多休息,逐渐增加日常活动量。此外,还应注意以下几方面:① 骨髓抑制、消化道反应、脱发等同化疗患者的护理;② 皮肤反应:表现为放射性皮肤炎症反应。指导患者穿着宽松、柔软、吸湿性强的内衣;保持照射野皮肤的清洁、干燥,尤其注意腋下、腹股沟、会阴部等皮肤皱褶处;避免冷、热刺激及阳光直射,忌用肥皂清洁或乙醇、碘酊消毒;若有脱屑和瘙痒,应遵医嘱使用止痒剂,忌自行撕脱和搔抓;若皮肤形成溃疡,应定时进行换药;③ 放射性器官炎症:肺、食管、肠道、膀胱、脊髓等接受放疗后可出现放射性炎症,表现为干咳、吞咽困难、便血和腹泻、血尿、肢体无力或瘫痪等,一旦出现上述症状,应暂停放疗,配合医生处理;④ 疲劳及全身不适:放疗后应安置患者静卧休息 30 min,指导患者多饮水,以促进毒素的排泄,必要时静脉输液;⑤ 其他:放疗期间加强局部黏膜清洁,如口腔含漱、阴道冲洗、鼻腔用抗生素及润滑剂滴鼻等。放疗期间患者免疫力下降,注意减少继发感染的发生率。严格遵守无菌操作原则;保持病室空气新鲜,每日通风 2 次;监测体温及白细胞计数。若白细胞计数过低,应保护性隔离,限制人员探视,每日 2 次紫外线消毒,并用升白细胞药物治疗。

3. 化学疗法的护理

(1) 化疗前评估:当患者存在下列情况时,应禁忌化疗。① 年老、体弱、营养状况差、恶病质;② 白细胞低于 $3\times10^9/L$,血小板低于 $80\times10^9/L$ 或有出血倾向;③ 肝功能障碍或严重心血管疾病;④ 骨髓抑制;⑤ 贫血及低蛋白血症。

(2) 化疗的实施:给患者讲解化疗的基本知识,使其能配合治疗。若为静脉给药,应将药物用适当的溶媒稀释至规定的浓度;有计划地两臂交替、由远及近穿刺静脉;妥善固定穿刺针头,以防针头滑脱导致药液外渗,引起皮下组织坏死。近年来经外周静脉穿刺中心静脉置管(peripherally inserted central catheter,PICC)在临床应用较多,采用 PICC 置管术后,化疗药物通过 PICC 管道注入大静脉迅速被稀释,解除了药物对血管、组织的损伤;而且留置时间长,与传统颈内静脉、锁骨下静脉、股静脉穿刺比较,穿刺成功率高，无需局部麻醉、缝针，创伤小，避免了以往深静脉穿刺引起的气胸、血胸等并发症；由有操作资格的护理人员独立完成，大大降低了护理人员因反复穿刺产生的无效工作，提高了工作效率，减轻了护理人员的工作量以及心理压力，提高了肿瘤患者的生存质量，延长了患者的生命，提高了整体护理质量，值得临床推广。

(3) 化疗反应护理

1) 骨髓抑制：是最严重的化疗反应。由于骨髓抑制作用，化疗患者常出现白细胞、血小板减少，应观察有无贫血、出血及感染征象，每周查血常规 1～2 次。红细胞降低时，应给予支持疗法如使用中药、输注红细胞，必要时遵医嘱给予升血细胞类药物等。白细胞低于 3.5×10^9/L 时，可给予升白细胞药物，并做好病室空气消毒，减少探视，以预防院内感染；白细胞低于 1.0×10^9/L 时，应实施保护性隔离或将患者置于层流室。血小板低于 80×10^9/L 时，应避免肌内注射，并指导患者做好自身防护，使用软毛刷刷牙，预防身体受伤；血小板低于 50×10^9/L 时，应要求患者绝对卧床休息，限制活动，以预防出血。

2) 胃肠道反应：化疗患者常表现恶心、呕吐、食欲减退等，应做好化疗重要性及药物不良反应的宣传工作。观察有无口腔黏膜损害及胃肠道不适症状。对口腔黏膜损害者，给予漱口液于睡前和三餐后漱口，若损害严重影响进食可提供吸管吸食流质，必要时行肠外营养；合并真菌感染时，用 3%碳酸氢钠液和制霉菌素液含漱；溃疡创面涂 0.5%金霉素甘油；对恶心、呕吐者，给予止吐剂；对腹泻者，给予输液治疗，并做好肛周清洁护理。

3) 脱发：阿霉素、环磷酰胺等常引起脱发，影响患者容貌。告知患者化疗停止后头发会重新生长，对严重脱发者可指导其佩戴假发。

4) 免疫功能降低：观察患者有无细菌或真菌感染征象，遵医嘱给予提高免疫力的药物如免疫球蛋白等。

5) 组织坏死的预防及护理：强刺激性药物不慎漏入皮下可致组织坏死。掌握正确的给药方法，以保护血管。妥善固定针头以防滑脱、药液外漏。一旦发现药液漏出，应立即停止用药，接无菌注射器抽吸后局部注射解毒药物，再拔除静脉穿刺针头。局部皮下注入解毒药物，冷敷 24 h，也可外用糖皮质激素软膏，同时报告医生并记录。局部组织坏死者，应定时进行换药。

6) 栓塞性静脉炎的预防：化疗药物注射方法不当可致血管硬化、血流不畅，甚至闭塞。治疗时选择合适的给药途径和方法。若为静脉给药，应根据药性选用适当的溶媒稀释至规定浓度：合理选择静脉并安排给药顺序；细心穿刺，提高穿刺成功率。

7) 肾毒性反应的护理：癌细胞崩解易致高尿酸血症，严重者可形成尿酸结晶，甚至导致肾衰竭。应鼓励患者大量饮水，准确记录出入液量，对入量已足而尿少者酌情利尿。

8) 皮肤反应的护理：出现皮肤反应时，应防止皮肤破损。甲氨蝶呤、6-巯基嘌呤常引起皮肤干燥、全身瘙痒，可用炉甘石洗剂止痒，严重患者出现剥脱性皮炎，需用无菌单行保护性隔离。

(4) 护士的自我防护：多数抗癌药物对皮肤黏膜、眼睛及其他组织有直接刺激作用，直接接触细胞毒性药物可发生局部毒性反应或过敏反应，也可致癌或致畸。接触细胞毒性化疗药的护士，应注意自我防护。有条件的单位应使用特制防毒层流柜配药，防止含毒微粒的气溶液或气雾外流。操作过程中穿专用长袖防护衣，戴好帽子、口罩和化疗手套、防护镜。长期从事化疗工作的护理人员应定期体检，发现骨髓抑制等副反应及时治疗，严重者暂停化疗工作。

(四) 心理护理

1. 震惊否认期　以非语言的陪伴，精心的护理为患者创造良好的治疗环境，提供让患者满意的身心照顾，增进护士与患者之间的关系。允许患者有一定时间接受现实。不阻止其发泄情绪，但要小心预防意外事件发生。在否认期医护人员的态度要保持一致性，肯定回答患者的疑问，减少患者怀疑及逃避现实的机会。同时鼓励患者家属给予其情感上的支持、生活上的关心，使之有安全感。

2. 愤怒期　此期护士应在患者面前表现出严肃且关心的态度，切忌谈笑风生。做任何检查和治疗前，应详细解释。同时向家属说明患者愤怒的原因，让家属理解患者的行为。并请其他病友介绍成功治疗的经验，教育和引导患者正视现实。

3. 磋商期　护士应加强对患者及家属的健康教育，维护患者的自尊，尊重患者的隐私，增强患者对治疗的信心，从而减少患者病急乱投医的不良后果。

4. 抑郁期　此阶段护士应利用恰当的非语言沟通技巧对患者表示关心，定时探望，加强交流，鼓励患者发泄情绪，减轻心理压力。鼓励其家人陪伴，预防意外事故发生。在此期间，由于病情加重，心情抑郁，患者常会疏忽个人卫生的处理，护士应鼓励患者维持身体的清洁与舒适，必要时协助完成。

5. 接受期　在此期间，护士应尊重其意愿，主动发现患者的需要并尽量满足。为患者制定护理计划时，应考虑患者的生理状况，最好能集中护理，以免增加患者痛苦。

(五) 健康教育

1. 保持心情舒畅　负性情绪对机体免疫系统有抑制作用，可促进肿瘤的发生和发展。故肿瘤患者应保持乐观开朗的心境，避免不必要的情绪刺激，勇敢面对现实。可根据患者、家属的理解能力，深入浅出、有针对性地提供正确、有价值的信息资料，使患者能够积极配合治疗。

2. 饮食指导　术后、放疗、化疗及康复期的肿瘤患者应均衡饮食，摄入高热量、高蛋白质、富含膳食纤维的各类营养素。做到不偏食、不忌食、荤素搭配、粗细混食。多饮水，多进食新鲜水果、蔬菜。忌辛辣、油腻等刺激性食物及熏烤、腌制、霉变食物。

3. 功能锻炼　适当的运动有利于机体增强抗病能力，减少并发症的发生。手术后器官、肢体残缺引起功能障碍者应早期进行功能锻炼，以利于功能重建及提高自理能力。

4. 增强自我保护意识　合理安排日常生活，注意休息，避免过度疲劳，不吸烟、少饮酒，讲究卫生。指导患者进行皮肤、口腔、黏膜护理，保持皮肤、口腔清洁，教育患者减少与感染人群的接触，外出时注意防寒保暖。

5. 继续治疗　肿瘤治疗以手术为主，并辅以放射、化学药物等综合治疗。手术后患者应按时接受各项后续治疗，以利于缓解临床症状、减少并发症、降低复发率。

6. 定期复查　放、化疗患者应坚持做血常规及重要器官功能检查，每周1～2次，以尽早发现异常，及时处理。

7. 加强门诊随访和通讯随访　随访可早期发现有无复发或转移病灶，评价、比较各种治疗方法的疗效，且对患者有心理治疗和支持的作用。因此，肿瘤患者的随访应在恶性肿瘤治疗后最初3年内至少每3个月随访1次，以后每半年复查1次，5年后每年复查1次，直至终生。

8. 动员社会支持系统的力量　社会支持可满足患者的爱及归宿感的需要及自尊的需要，因此应鼓励患者家属给患者更多的关心和照顾，提高其生活质量。

【护理评价】

1. 患者焦虑、恐惧是否减轻或消失。
2. 患者营养状况是否得以维持或好转。
3. 患者疼痛是否减轻或消失。
4. 患者及家属能否描述所患疾病病程与治疗等方面的知识。
5. 患者有无并发症发生或并发症能否被及时发现并处理。

【知识拓展】

肿瘤治疗新趋势——微创介入治疗

随着肿瘤规范化、个体化和综合治疗的不断发展，微创、痛苦小、显著提高患者生命质量和生存期的介入治疗，越来越被接受。肿瘤微创介入治疗是在医学影像引导下，采用血管栓塞化疗、射频消融、冷冻等技术方法，对肿瘤进行靶向治疗。将不同的药物经血管或经皮肤直接穿刺注射入肿瘤病灶内，改变病灶血供，使其失去供给养分的来源，从而“饿死”肿瘤；将高浓度的抗癌药物直接作用于病灶“杀死”肿瘤；通过氩氦冷冻技术，用－140℃的低温氩气“冻死”肿瘤。微创介入治疗手术创口仅为2 mm左右，创伤小、并发症少、术后恢复较快，80%的肿瘤患者可以接受治疗。微创介入治疗能在不开刀的情况下消灭肿瘤，又不伤及正常组织，为一些不能手术切除的部分实体瘤患者提供了一种新的治疗方法，也为害怕“一刀切”的部分实体瘤患者带来了一种新选择。肿瘤微创介入治疗以其创伤轻微、副反应小、针对性强、康复快等特征，成为公认的中晚期肿瘤首选治疗方法之一，已成为现今肿瘤综合治疗领域中最活跃、最具有发展前景的技术。

【思考题】

1. 静脉注射化疗药物时应注意哪些问题？
2. 恶性肿瘤患者一般具有哪些特征性心理反应过程？
3. 简述WHO提出的三级止痛方案？

（王慧玲）

第十章 微创手术患者的护理

第一节 概 述

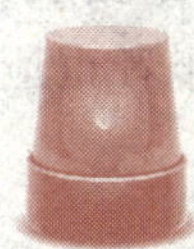

学习内容

1. 微创的概念与范畴。
2. 微创外科手术的优缺点。

一、微创的概念与范畴

外科治疗疾病最主要的手段是手术，以最微小的手术创伤治愈患者一直是外科医务工作者坚持不懈的追求。早在公元前 4 世纪，古希腊医学家希波克拉底就指出"自然是疾病的康复者，医生的责任只是在于促进疾病的康复过程，而非阻拦这个过程"，这就蕴含着微创的观念。裘法祖认为，凡是能减少组织的手术损伤，有利于机体功能恢复的措施都应属于微创外科(minimally invasive surgery，MIS)的范围。

20 世纪下半叶，随着医学的发展，信息科学、材料科学和医学工程学等的融合，使外科治疗逐步达到微创化、微型化、智能化、数字化，微创外科正式被确立。20 世纪 80 年代，以腹腔镜胆囊切除术为契机，微创外科在全世界广泛开展并普及到外科学分支、妇产科、眼科、五官科等许多领域，对现代医学的发展走向产生深远影响。微创外科与外科微创化的思潮已成为本世纪外科学发展的新趋向。"微创"一直是外科学所追求的最高境界。

对外科微创概念虽还没有最终统一，但是大部分学者比较认同微创外科不仅仅是针对手术局部创伤而言，更重要的是指机体对手术创伤的应激反应，使外科手术尽可能地维持机体内环境的稳定。微创主要包括三方面的含义：① 微创手术患者应具有最佳的内环境稳定状态、最小的手术切口、最轻的全身炎症反应、最少的瘢痕愈合；② 微创技术的疗效(远期、近期)不应低于传统手术；③ 微创的根本目的在于治疗疾病，具体哪种方式和方法并不重要。因此，微创外科不是独立的新学科或新的分支学科，作为一种理念，可指导所有的外科手术。微创外科是传统外科的补充和发展。概括来讲，微创外科是指以最小的侵袭或损伤达到最佳外科治疗效果的一种新的外科技术。

现代微创外科的发展与微创观念更新有关，各种基础学科的发展与进步，微创器械和辅助用品的开发与推广促进了微创外科的实现。目前外科微创内容包括了内镜外科、腔镜外科、导管介入外科、物理化学微创外科乃至基因治疗等。

目前临床上常用的内镜有食道镜、胃镜、十二指肠镜、直肠镜、结肠镜、胸腔镜、关节镜等。内镜外科是通过人体自然孔道如口腔、鼻腔、肛门、阴道等插入窥镜进行检查及治疗。

腔镜外科是外科医生利用腔镜和电视摄影机，将体腔内情况显示在电视屏幕上，并用细长的器械通过穿刺孔进行手术。如通过腹壁切开、胸壁切开、关节囊切开、头皮与颅骨切开等插入窥镜。常见的窥镜有腹腔镜、胸腔镜、关节镜、脑室镜等。

导管介入微创外科常用技术有冠状动脉造影及支架技术、癌肿动脉栓塞术等。物理微创外科常用技术有 γ 刀手术、X 刀手术、微波刀手术、射频刀手术等；化学微创外科常用技术有无水乙醇注射、电化学治疗等。

微创外科在我国已经进入了迅速发展的时期，微创手术日趋成熟，领域不断拓展，新术式、新技术不断出现。随着外科微创技术的不断发展，微创外科护理工作者也应紧跟时代步伐，为患者的康复发挥应有的作用。

二、微创外科手术的优点和局限性

微创手术与传统手术相比，具有相同的治疗效果，同时还具有创伤小、恢复快、住院时间短、感染率低、并发症少、更符合美学等优点，因此受到患者的欢迎。

虽然微创外科手术有着传统手术无法比拟的优点和成绩，但同时也要看到微创外科手术存在着一定的局限性。

其一，微创不等于无创。事实上，尽管微创切口小于传统手术切口，但是对患者整体也存在着一定的损伤，包括手术入路对组织固有的破坏和手术并发症两大方面。例如腹腔镜手术建立气腹时所形成的腹腔间隔室综合征对机体内环境稳定性有一定的影响；腹膜吸收二氧化碳会出现或加重高碳酸血症和低氧血症等。另一方面微创手术造成的并发症也不可忽视，例如腔镜技术可能出现有别于传统手术的并发症，包括与穿刺针有关的意外、腹腔镜肝切除时的二氧化碳气栓、腹腔镜手术大量利用电凝和电切可能损伤肝脏导致转氨酶升高、手术时间长等。这些说明了微创外科在临床应用上有一定的局限性。

其二，微创外科对手术医生的素质和技术提出了很高的要求。一方面，微创外科使传统手术的三维空间转变成二维图像，手术者的视觉从上面观变成了侧面观或下面观，需要手、眼、足高度协调一致，是一种全新的技术，对手术医生要求提高；另一方面，由于腔镜术中可能遇到意想不到的问题，需中转开腹手术处理。因此，必须要求微创医生有独立进行常规传统外科手术的能力以及较强的应变能力。

其三，微创手术在我国发展不平衡。许多医生对微创外科概念的内涵还缺乏正确的认识。目前，只有一些大医院开展的腔镜外科范围较广，手术种类较多，建立了微创外科手术中心。但由于仪器设备昂贵，对手术医生的要求较高，并受患者经济承受能力的影响，微创外科还不能在所有医院开展。

其四，微创护理有待进一步发展。我国护士对微创手术的护理仍然处于起步阶段，目前掌握微创外科护理配合技术的护理人员仅限于手术室部分护士和少数专科护士。微创外科手术是外科发展的趋势，护理人员应重视相关知识的学习。手术室护士要加强微创外科技术相关知识的学习，包括各种腔镜设备、器械的工作原理、使用及维护方法，患者麻醉护理配合等。病房护士应掌握微创手术患者的术前准备、术后护理、并发症的观察及健康教育知识。

第二节　常用微创手术的护理

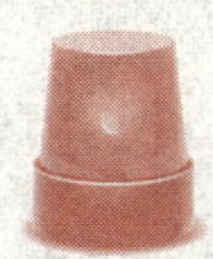

学习内容

1. 腹腔镜手术患者的护理评估、护理问题。
2. 腹腔镜手术患者的护理措施。
3. 腹腔镜手术患者术后常见并发症的防治及护理。

一、腹腔镜手术患者的护理

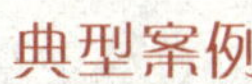

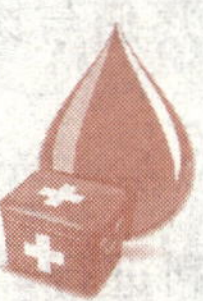

典型案例

患者，女性，40岁。因体检发现"胆囊炎、胆囊结石"2年入院。患者两年前体检发现胆囊结石，后平均每年发作2～3次，发作时右上腹痛，以夜间、饭后疼痛为著，无发热、恶心、呕吐等，每次均输液治疗后缓解。入院后CT检查提示"胆囊缩小、胆囊及胆囊管内高密度影，胆管未见扩张"。入院诊断为胆囊结石伴胆囊炎。拟行手术治疗。完善各项术前检查后，在全麻下行腹腔镜胆囊切除术，术中放置引流管1根，术后给予抗炎、止血、补液治疗。

问题导向：

1. 作为责任护士，你如何对腹腔镜手术的患者进行术前准备？
2. 腹腔镜手术后会出现哪些并发症？应如何观察和护理？

随着微创技术的开展，越来越多的外科手术运用腹腔镜技术来完成。因此，作为外科护士，必须了解有关腹腔镜技术的护理要点。

腹腔镜手术就是利用腹腔镜及相关器械进行的手术。使用冷光源提供照明，将腹腔镜插入患者腹腔内，运用数字摄像技术使腹腔镜镜头拍摄到的图像实时显示在专用监视器上。医生通过监视屏幕所显示的不同角度的图像，对患者的病情进行分析和判断，运用特殊的腹腔镜器械进行手术。腹腔镜手术的开展，减轻了传统手术开刀的痛苦，且恢复快，近些年来发展比较快。

1. 腹腔镜设备　① 腹腔镜(laparoscope)通常有两种类型，即诊断性和手术性腹腔镜。各有不同的视角镜：0°镜、30°斜视镜、45°斜视镜、70°斜视镜；② 内镜电视摄像系统：包括监视器、摄像头、信号转换器；③ 冷光源系统；④ 二氧化碳气腹系统；⑤ 单双级多功能高频电刀；⑥ 冲洗、吸引装置；⑦ 超声刀；⑧ LigaSure™ 血管闭合系统；⑨选配系统：录像机、盘式记录仪、腹腔镜超声波诊断装置等。

2. 腹腔镜器械　穿刺器、气腹针、抓持器械、手术剪、止血器械、吸引和冲洗管、腹腔镜拉钩、结扎及缝合器械。

3. 腹腔镜基本技术　包括建立气腹、插入套管、暴露手术野、分离组织、止血技术、结扎技术、缝合技术、钉合技术。

4. 设备与器械的管理　主要在于日常维护与保养，仪器、器械的正确清洗、消毒与灭菌，以保证手术的顺利实施。

【护理评估】

（一）健康史

评估患者年龄、性别、体重、营养状况；既往有无腹部疾病和手术史；有无糖尿病、高血压、心脏病等。

（二）身体状况

了解患者腹痛的部位、性质、持续的时间，有无牵涉痛；疼痛与饮食的关系；有无墨菲征阳性等。

（三）心理、社会状况

患者即将接受微创手术治疗，会担心微创手术能否顺利进行，术中是否可能转为传统手术，手术后恢复是否顺利等一系列问题，产生焦虑、恐惧、抑郁等一系列情绪反应。因此，手术前要评估患者的心理状态及对疾病了解的程度，给予及时有效的心理护理及干预，以提高患者的手术耐受力。

（四）辅助检查

了解实验室常规检查，如血常规、尿常规、便常规、血电解质等检查结果；影像学检查，如胸片、心电图、腹部B超检查结果；特殊检查如逆行胰胆管造影检查的结果。

【护理问题】

1. 疼痛　与疾病、手术有关。

2. 焦虑、恐惧　与担心麻醉危险和手术效果等因素有关。

3. 知识缺乏　缺乏腹腔镜手术诊疗和护理方面的知识。

4. 有误吸的危险　与手术麻醉有关。

【护理目标】

1. 患者的疼痛得到有效控制，能充分休息和睡眠。

2. 患者情绪稳定，焦虑缓解或减轻。

3. 患者获得腹腔镜手术治疗护理方面的相关知识。

4. 患者未发生并发症或并发症得到有效预防和及时处理。

【护理措施】

（一）手术前护理

1. 心理护理　与患者交流，耐心向患者讲解腹腔镜手术方式，该手术的优越性、安全性，消除患者对手术恐惧感，增强对手术的信心。

2. 皮肤准备　按腹部手术常规备皮，清理脐部。指导患者沐浴，更换清洁衣服，修剪指(趾)甲等。

3. 适应性体位训练　腹腔镜手术有时需采取特殊体位实施手术，如俯卧位，所以术前可以先以 30 min 开始训练，再延至 45 min、1 h、2 h、3 h 等。

4. 肠道准备　术前 2 天禁食豆类、牛奶等易产气的食物。术前禁食 12 h，禁饮4～6 h。

(二) 手术后护理

1. 体位与活动　患者麻醉未清醒前取去枕平卧位，头偏向一侧，防止呕吐物误吸。清醒后取半卧位。病情许可应早期下床活动，以促进肠蠕动的恢复。

2. 病情观察　手术后严密观察患者的体温、脉搏、呼吸、血压、神志以及腹部的症状和体征。注意患者有无腹胀、腹痛、出血等，发现异常情况及时报告医生并积极配合处理。

3. 饮食护理　患者全麻清醒后 6 h，无恶心呕吐，可进少量水或流质饮食，应少食多餐，多吃高纤维素食物，促进肠蠕动。避免进食易产气食物。

4. 做好引流的护理　腹腔镜手术若使用腹腔引流管，护理人员要做好引流管护理。

5. 并发症的预防及护理

(1) 出血：术后严密观察生命体征及引流管引流情况。若短时间内血性引流液量增多，并出现脉搏细弱、血压下降等表现，应考虑内出血或失血性休克。若穿刺孔出血，应及时更换敷料，压迫止血，必要时在穿刺针孔处缝合 1～2 针。

(2) 胆漏：是腹腔镜术后可能出现的并发症，表现为腹痛、压痛、反跳痛、腹肌紧张、伴有恶心、呕吐等。如腹腔镜手术腹腔引流量超过 150 ml，且为胆汁性液体，应考虑有胆漏发生。

(3) 内脏损伤：术后 3～5 天，患者突然出现剧烈腹痛、恶心、呕吐、高热、白细胞增高等表现，应考虑内脏损伤，需及时通知医生处理。

(4) 气腹并发症：气腹时可使 CO_2 气体通过穿刺部位进入皮下等部位。术后应仔细观察呼吸节律，皮下和阴囊有无气肿及气肿范围、大小。

(5) 高碳酸血症和酸中毒：与患者肺功能不全、气腹腹内压过高、手术时间长、机械通气不当等有关。因此术前应改善心肺功能，术中加强呼吸管理，尽量控制腹腔内 CO_2 压力，缩短手术时间等预防并发症的发生。

(6) 恶心呕吐：与腹腔内气腹技术、麻醉性镇痛药物的使用有关。对于呕吐患者，护理人员要及时观察和记录呕吐物的性状、量及颜色，同时注意保持呼吸道通畅，防止呕吐物误吸。做好口腔护理。必要时遵医嘱使用镇静、止吐的药物。

(三) 健康教育

1. 术后 3 周内勿提重物。

2. 继续低脂饮食，避免暴饮暴食。

3. 注意活动与休息，保持规律生活。

4. 如出现腹痛、发热、黄疸等情况，应及时来医院就诊。

【护理评价】

1. 患者的疼痛是否得到有效控制。

2. 患者情绪是否稳定，焦虑是否缓解或减轻。

3. 患者是否获得腹腔镜手术治疗护理方面的相关知识。

4. 患者术后是否发生并发症或并发症是否得到及时发现和处理。

二、其他腔镜手术

(一) 胸腔镜手术

胸腔镜手术是电视胸腔镜手术（video-assisted thoracic surgery，VATS）的简称。胸腔镜手术被视为20世纪末期胸外科界革命性的一大突破。

胸腔有肋骨支撑，是一个固定的空间。传统开胸手术创伤面积大、出血多，术后疼痛较明显，有可能发生潜在的并发症，手术切口愈合瘢痕明显。胸腔镜手术是将胸腔镜通过小切口进入胸腔，采用双腔气管插管，使一侧肺部塌下，不需注入二氧化碳，即能形成人工气胸，提供胸腔手术的空间。其优点在于避免了开胸的创伤，对减少术后痛苦、降低胸肺手术对呼吸功能的影响，促进患者的迅速复原都有极大意义，手术后第二天患者即可下床活动，短期内便可以出院。

胸腔镜手术在发展的初期，主要集中于较简单的手术，如心包开孔术、交感神经切除术。随着经验的积累，一些较复杂、较大型的手术，如肺叶切除术、胸腺切除术、纵隔肿瘤切除术等，现已成为常规的胸腔镜手术。

(二) 关节镜手术

关节镜是一种观察关节内部的直径5 mm左右的棒状光学器械。关节镜从1970年起推广应用，开始仅用于诊断，以后发展到做某些手术治疗，达到不切开关节而将诊断和治疗相结合的目的。关节镜手术是通过切开皮肤数个小孔（5～10 mm），将摄像头、手术器具伸入关节内，在显示器监视下，由医生操作，诊断和治疗各种关节疾病。

关节镜手术主要用于四肢大关节，以膝关节使用最多，其次为肩关节、踝关节、腕关节、肘关节及髋关节。仅有的一个绝对禁忌证是关节僵直，因为它妨碍关节镜的操作。关节镜手术如其他内镜手术一样，不用大范围地暴露关节，创伤比切开手术要小，出血少，痛苦也小，并发症少。

【知识拓展】

微创手术新进展——脊柱微创手术机器人

2010年7月12日，世界首台脊柱微创手术机器人在重庆新桥医院进行前期临床试验。脊柱微创手术机器人系统可通过机械的精准定位提高手术的精准性，降低手术风险和减少术后并发症的发生率，同时还能降低对医生的放射损害，对于脊柱微创技术在临床的进一步推广运用具有十分重要的意义，填补了国内外相关领域空白。

【思考题】

1. 腹腔镜胆囊切除手术术前护理要点有哪些？
2. 腹腔镜胆囊切除手术的术后并发症有哪些？如何护理？

（葛　虹）

第十一章　器官移植患者的护理

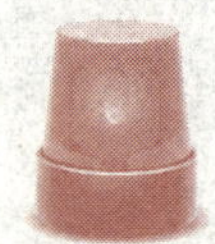

学习内容

1. 器官移植的分类、移植物的保存方法。
2. 移植排斥反应的种类。
3. 肾移植、肝移植后的常见并发症及表现。
4. 器官移植患者的护理。

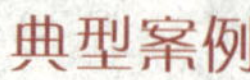

典型案例

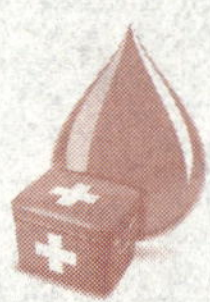

患者，男，38 岁。因慢性肾小球肾炎、慢性肾衰竭尿毒症于一周前施行肾脏移植手术。今晨患者述伤口处疼痛，查体：T 39.1℃，BP 186/116 mmHg。伤口局部肿胀发红，尿量减少。急查血常规：白细胞 12×10^9/L。

问题导向：

1. 肾移植术后主要并发症有哪些？如何预防？
2. 该患者发生了什么并发症？应如何护理？

移植(transplantation)是指将一个个体的细胞、组织或器官通过手术或其他方法，导入到自体或另一个体内，继续发挥原有功能的一门技术。移植可分为细胞移植、组织移植和器官移植。器官移植(脏器移植)是指通过手术的方法将整个保持活力的器官移植到自体或另一个体体内的移植术。目前，器官移植已成为治疗多种器官功能衰竭的有效方法，如心、肝、肺、肾、胰腺、小肠以及多器官联合移植。器官移植具有的特点是均为活体移植，移植物在移植过程中保持活力；移植术当时吻合血管，立即建立了移植物与受体之间的血液循环；若为同种异体移植，术后不可避免会出现排斥反应。移植物是指被移植的部分，供体是指提供移植物的个体，受体是指接受移植物的个体，进行移植的外科手术为移植术。

(一) 移植的种类

1. 按供体和受体遗传关系

(1) 自体移植：指供体与受体是同一个体，移植后不出现排斥反应，按植入部位分为异位移植(如自体皮肤移植)和原位移植(如断肢再植)等。

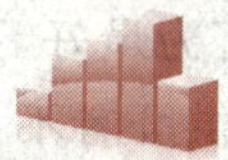
护理专业教学资源库/课程中心/成人护理(下)/教学内容/学习单元1/教学图片/移植-断肢(指)再植图片

(2) 同系移植(同基因移植):基因相同的不同个体之间的移植,如同卵双生之间的移植,两者基因完全相同,移植后不会发生排斥反应。

(3) 同种异体移植:是目前临床上最常见的移植类型,指供体与受体的种系相同而基因不同,如人与人之间的移植,移植后会出现排斥反应。

(4) 异种移植:供体与受体为不同种族,移植后会引发强烈的排斥反应。

2. 根据移植物活力

(1) 活体移植:指移植物在移植的过程中均保持活力,术后即能恢复原有功能。

(2) 结构移植:移植物已丧失活力,移植后只是为了提供支持性基质,使受体的同类细胞能够成活,术后不发生排斥反应。

3. 按移植物供体来源　尸体供体移植(移植物来自脑死亡供体)和活体供体移植(依法自愿捐献自身器官的自然人)。

4. 按器官移植的数量

(1) 单独移植:如肾脏、心脏或肝脏移植,每次只移植单个器官。

(2) 联合移植:如心肺联合、心肝联合移植等,指两个器官同时移植到同一个体内。

(3) 多器官移植:是指同时移植3个及3个以上的器官于一个个体中。

(二) 器官移植供体与受体的选择

问题探究:器官移植如何选择供体?

1. 供体选择

(1) 免疫学选择:器官移植后供、受体之间的免疫排斥反应是同种异体器官移植的最大障碍,主要由组织相容抗原引起,人类白细胞抗原和A、B、O型抗原均为组织相容性抗原,它们在器官移植的排斥中起着重要作用,供体与受体之间的组织相容性抗原差异越小,排斥反应发生概率就越小,移植物生存率就越高,故必须通过免疫学检查来筛选供、受体,减少供体与受体之间组织相容性抗原的差异,避免超急性排斥反应发生,以提高移植效果。

1) ABO血型:同种异体间的移植必须血型相同,少数器官移植可做不同血型的移植,但必须符合输血原则,血型不合是移植物被排斥的重要原因。

2) 淋巴细胞毒交叉配合试验:此为临床器官移植前必须检查的项目,指受体的血清与供体淋巴细胞之间的配合试验。

3) 人类白细胞抗原(HLA)配型:人类白细胞抗原是人体最复杂的抗原系统,其中HLA与器官移植关系极为密切,有HLA-A、HLA-B、HLA-C、HLA-DP、HLA-DR和HLA-DQ6个位点,按国际标准的六抗原相配原则进行。研究表明,这6个位点配型与亲属骨髓移植、肾移植的存活率有较密切关系,配型相容度越好,移植物存活率就越高。

(2) 非免疫学要求：必须保证移植器官功能正常，年龄较轻捐献者的器官为最好，一般供肺或胰腺者小于 55 岁、供心脏者不超过 60 岁、供肾者不超过 65 岁、供肝者不超过 70 岁，年龄在 70 岁以上的器官很少用于移植。供体全身各器官功能良好，无全身感染和局部脓性感染。活体移植最佳选择顺序依次为同卵双生、异卵双生、同胞兄妹、父母子女、血缘相关亲属及无血缘供体。

2. 受体选择　年龄 60 岁以下，其他器官功能良好，能承受大手术者。

(三) 移植物的保存

移植物保存目的是保持移植器官的最大活力，为移植成功提供先决条件。常温下(35～37℃)离体器官短时间(一般超过 30 min，肾脏超过 60～90 min)即可发生不可逆损害而失去活力。为了延长离体器官的存活时间，缩短热缺血和冷缺血时间，低温保存，避免细胞肿胀和生化损伤极为重要。热缺血时间是指器官从供体血液循环停止或局部血供中止到冷灌注开始的间隔时间，不应超过 10 min，这一期间对器官的损害最为严重；冷缺血时间是指从供体器官冷灌注到移植后血供开放前所间隔的时间，包括器官保存阶段。目前常用冷贮存法(单纯灌洗保存法)，将移植物用特制的冷溶液(0～4℃)先进行短暂快速灌注冲洗，让其中心温度能快速、均匀降至 10℃以下，再保存于 2～4℃的保存液中直到移植。在专用保存液中肝脏保存可达 24 h，肾和胰腺可长达 72 h。

(四) 器官移植排斥反应

问题探究：器官移植后的移植排斥反应有哪些？如何治疗？

当器官移植至受体，由于遗传特性差别，在受体体内被识别为异物，受体对这种异物产生免疫应答，出现对移植物排斥，即在受体体内发生细胞免疫反应和体液免疫反应，使已经愈合的器官坏死。临床排斥反应主要分为超急性排斥反应、急性排斥反应和慢性排斥反应。

1. 超急性排斥反应　临床少见，一般在移植后 24 h 内发生，是移植物抗原与受体血循环中的抗体之间发生的一种不可逆的体液性排斥反应，预后不佳。临床表现为移植器官突然淤血、功能丧失，导致移植失败。一旦发生超急性排斥反应，目前无有效治疗方法。移植前通过供、受体之间 ABO 血型及 HLA 配型等检查筛除不合适的器官供体，以预防超急性排斥反应的发生。

2. 急性排斥反应　是同种异体移植中最常见的排斥反应，多发生在移植器官功能恢复后，一般于移植术后数天到几个月内发生，进行迅速，临床表现为体温升高，或伴头痛、腹胀、心动过速、关节肿痛、情绪不稳或烦躁、局部移植区胀痛等，如能及时发现并积极治疗，急性排斥反应可得到逆转。

3. 慢性排斥反应　一般在器官移植术后数月至数年发生，由体液免疫和细胞免疫同时参与，临床表现为移植器官功能逐渐衰退，临床无明显症状和体征，目前对慢性排斥尚无特异性治疗措施，唯一有效方法是进行再次移植。

(五)免疫抑制治疗

免疫抑制治疗是指用物理的、化学的、生物的方法或手段，以降低机体对抗原物质的反应，在器官移植中用来预防和治疗移植术后发生的排斥反应。免疫抑制药物是指在可接受剂量的范围内产生明显抑制效应的一类药物，可分为化学性和生物性免疫抑制剂。遵循个体化、联合用药的原则，理想的免疫抑制治疗是既要保证移植器官不受排斥，又要使其对受体免疫系统的影响减至最小，用药过程中注意药物用法及毒副作用。

1. 化学性免疫抑制治疗　常用硫唑嘌呤、环磷酰胺、环孢素A、类固醇药物、泰克立姆及新型免疫抑制剂如雷帕霉素等。主要不良反应见表11-1-1。

表11-1-1　常用化学免疫抑制药物的不良反应

副作用	肾脏毒性	白细胞减少	血小板减少	高血压	高脂血症	神经毒性	血糖增高
硫唑嘌呤(Aza)	−	+	+	−	−	−	−
环孢素A(CsA)	++	−	−	+	+	+	+
类固醇药	−	−	−	+	+	−	−
泰克立姆(FK506)	++	−	−	−	+	+	+
雷帕霉素(Rapa)	−	−	+	−	+	−	+

2. 生物性免疫抑制治疗　常用药物有抗淋巴细胞球蛋白(ALG)，抗胸腺细胞球蛋白(ATG)。临床上主要用于预防排斥反应，可减少激素用量，减少排斥反应发生率。主要不良反应有发热、血小板减少、血尿、肌肉关节疼痛、恶心、呕吐等。

【护理评估】

(一)健康史

1. 肾脏移植　评估肾脏疾病的病因、病程、出现肾衰竭的时间、用药情况、血液透析的频率和效果等；评估其他器官有无功能受损表现；评估有无其他慢性疾病史，如糖尿病、高血压病、肝病等；有无手术史、药物过敏史。

2. 肝脏移植　评估肝脏疾病的病因、病程；评估有无发生肝性脑病、消化道出血、腹膜炎；了解用药情况；评估有无其他慢性疾病史，如糖尿病、高血压病、肾脏疾病等；评估有无腹部手术史、药物过敏史等。

(二)身体状况

问题探究：肾脏移植和肝脏移植术后并发症分别有哪些？

1. 移植术前

(1) 肾脏移植：评估患者全身情况，生命体征、营养状况；有无水肿、高血压、贫血；排尿情况如有无尿痛、排尿困难及尿量；肾区有无尿痛、压痛、叩击痛等。

(2) 肝脏移植：评估患者原有疾病的表现，如有无肝区疼痛或压痛，有无呕血、便血，有无腹水及其程度，有无皮肤黏膜出血或感染灶，有无皮肤、巩膜黄疸及其程度；评估患者营养状况；评估肝功能代偿情况，如血清胆红素、血浆白蛋白含量等。

2. 移植术后

(1) 肾脏移植：评估术中出血、尿量、补液情况，是否输血及输血量；移植肾植入的部位、是否切除病变肾脏；评估生命体征是否平稳；评估心电图、中心静脉压情况；评估移植肾功能情况，注意尿量、血肌酐、水电解质变化情况，移植区局部有无疼痛；评估有无并发症，如出血、感染、尿瘘、排斥反应、肾破裂、少尿或无尿等。

(2) 肝脏移植：评估术中出血、补液情况，是否输血及输血量；评估生命体征是否平稳；评估心电图、中心静脉压情况；评估移植肝功能情况，如患者清醒时间、有无出血，皮肤、巩膜黄疸消退情况；评估肝细胞分泌胆汁的量、颜色及黏度等情况；评估肝功能指标，如血清胆红素、凝血酶原时间等，移植区局部有无疼痛；评估有无并发症，如出血（腹腔内出血、消化道出血）、感染（细菌、病毒、真菌感染）、急性排斥反应等。

(三) 心理、社会状况

由于器官移植手术及术后治疗复杂、并发症较多，且移植器官功能受很多因素影响存在不确定性，患者及家属常存在复杂的心理反应，故术前常需评估患者对移植术的期望程度和心理承受能力；评估患者及家属对器官移植的认识程度；评估患者及家属对器官移植术的风险认识，了解其社会支持情况和对医疗费用的承受能力。

(四) 辅助检查

评估供体及受体间相关免疫学检查，如血型、HLA 配型相容程度等。无论移植术前或移植后，需常规进行肝、肾功能检查；血常规、血生化检查；肝炎病毒相关指标检查；心、脑、神经系统功能相关检查。

【护理问题】

1. 焦虑或恐惧　与担心手术、预后、医疗费用等有关。

2. 营养失调：低于机体需要量　与食欲下降、限制蛋白质饮食有关。

3. 知识缺乏　缺乏预防感染和出院后自我保健方面的知识。

4. 潜在并发症：急性排斥反应、感染、腹腔内出血、消化道出血、电解质紊乱等。

【护理目标】

1. 患者焦虑情绪减轻，能积极配合治疗与护理。

2. 患者营养状况得到改善。

3. 患者及家属知道预防感染的方法，能进行自我保健。

4. 患者未出现并发症或发生后能被及时发现并处理。

【护理措施】

(一) 移植术前准备

1. 供体准备　器官移植物可来源于尸体或者活体，目前活体供体越来越多，供体术前准备充分，是保证移植手术能否顺利进行、能否成功的重要环节。

(1) 供体选择：通过免疫学检测及非免疫学要求选择合适供体，确定为供体后，即进行全面术前检查，积极做好术前准备，如适应医院环境，改善营养状况，注意休息，预防感染，配血，皮肤准备，肠道准备等。

（2）心理指导：无论是亲属供体或非亲属供体，除将面临躯体的较大创伤外，也承受着较大的心理压力，如出现紧张、焦虑、恐惧等不良情绪，甚至可能反悔，影响手术的顺利进行。护士应及时了解供体的心理变化，适时给予心理支持，减轻供体的不良情绪，通过了解受体良性信息，给供体信心，以保证手术的顺利进行。

2. 受体准备

（1）心理指导：根据器官移植的种类给患者讲解相关知识，如什么是器官移植、排斥反应、免疫抑制剂的应用及副作用等，减轻患者对器官移植的恐惧，帮助其树立信心。

（2）完善各项术前检查：除外科常规术前检查外，还应做好心、肺、肝、肾等重要器官的功能检查；根据器官移植的不同进行免疫学检查，如血型及 HLA 配型等。

（3）用药准备：术前或术中遵医嘱使用免疫抑制剂，观察药物副作用；及时治疗身体各处的潜伏感染灶，遵医嘱预防性使用抗菌药。

（4）一般准备：加强营养，增强机体抵抗力；保持皮肤清洁，预防感染；保证充足的睡眠；监测体温、体重并记录。

3. 病室准备　病室应通风良好、光线充足，室内应配有中心供氧、负压吸引、空气层流设备等；做好物品准备，如体温表、吸引器、监护仪、隔离衣等；根据器官移植种类准备好专用药品，如止血药、免疫抑制剂、降压药、利尿药及急救药等；术前 1 天先用消毒液进行病室物品消毒，然后再进行室内空气消毒，手术日再次进行室内物品及空气消毒；医护人员进入隔离病室应穿隔离衣等。

（二）移植术后护理

问题探究：肾脏移植和肝脏移植术后并发症分别是什么？怎样预防及护理？

重点在于观察有无排斥反应和感染，预防与处理各种并发症，做好出院指导。

1. 肾脏移植

（1）一般护理：术后常采取半卧位，抬高床头 30°左右，膝关节稍屈曲，此体位可使腹肌松弛有利于减轻术后伤口疼痛，有利于改善呼吸和血液循环，有利于腹腔引流。卧床期间鼓励患者进行下肢活动，以防下肢静脉血栓形成。术后暂禁食，肠道功能恢复后进少量流质饮食，逐渐过渡到普通饮食，给予高热量、高蛋白质、高维生素及少渣易消化饮食；高血压者限盐，术后早期不喝牛奶以防止腹胀；高脂血症者不吃含胆固醇高的食物。加强基础护理，保持皮肤清洁干燥，按时翻身、拍背，防止呼吸道感染和压疮。

（2）病情观察：应密切观察生命体征及中心静脉压、尿量、电解质等。

1）生命体征及中心静脉压：术后应每小时测定生命体征和中心静脉压，平稳后逐步延长监测间隔时间。① 体温：是观察有无感染和排斥反应的敏感指标，术后 3 天因手术损伤，体温可稍高，但通常在 38℃以下。术后若体温持续高于正常，要警惕是否感染或发生排斥反应，应进行相关检查以早期明确。② 血压和脉搏：是观察有无排斥反应和水电解质平衡的重要指标，肾移植术后血压平稳是保证移植肾血液灌注充分的必要条件，术后血压应略高于术前，以保证移植肾充分的血液灌注，但血压超过 180/110 mmHg 时应通知医生；术后应观察脉搏的变化，脉搏增快且血压下降，应注意有无出血或因补液量不足造成的血容量下降。③ 呼吸：移植术后感染中以肺部感染发生率较高，尤其是应用大量免疫抑制剂的患者，因此应注意观察呼吸频率，有无呼吸困难等。

2）尿量：是反映体液平衡及移植后肾功能状况的重要指标，尿量的多少可为补液提供依据，故应准确记录 24 h 尿量。术后第 1 天应维持尿量在 300 ml/h 以上，不得少于 100 ml/h。部分患者在术后 24 h 出现多尿，尿量在 1 000 ml/h 以上，这是因为移植术前患者有尿毒症，存在不同程度的水钠潴留所致；部分患者表现为少尿、无尿，则可能与术前血液透析过度、术中失血、术后发生急性排斥反应或急性肾小管坏死有关。

3）伤口及内置引流管的护理：术后密切观察伤口有无出血、尿外渗，估计并记录总量；及时更换敷料。观察并记录引流液的量及性状变化；观察引流管有无堵塞、扭曲、脱出等，为防止引流管堵塞，应每 2 h 挤压引流管一次。

4）其他：密切监测血常规、电解质、肝肾功能等。抗排斥药物可引起精神症状，应严密观察，防止意外发生。

(3) 快速建立静脉通道、合理输液：① 术后第 1 天应保证两条静脉通路，确保通畅；② 不在手术侧下肢和进行血液透析用的动、静脉造瘘侧肢体做静脉穿刺；③ 遵循“量出为入”的输液原则，合理安排输液顺序和速度：每小时尿量＜200 ml 时，输入量为尿量的全量；每小时尿量 200～500 ml 时，输入量为尿量的 2/3～3/4；每小时尿量＞500 ml 时，输入量为尿量的 1/2。

(4) 并发症的护理：器官移植术后并发症的及早发现、治疗和护理是决定移植成功的重要因素。

1）排斥反应：遵医嘱正确使用免疫抑制剂，定期监测血药浓度；每天测量空腹体重，为调整药物剂量提供依据；密切观察排斥反应，如有无头痛、关节酸痛、食欲减退、心悸气短，有无移植肾区肿胀、压痛，有无体温骤升、血压增高、体重增加、两肺啰音及喘鸣等，有无呕血、黑便，有无兴奋、烦躁、情绪波动、多疑、被害妄想等精神症状；遵医嘱应用抗排斥反应药物，如抗淋巴细胞球蛋白(ALG)、抗胸腺细胞球蛋白(ATG)等。

2）感染：常发生在手术切口处、肺部、尿路、皮肤、口腔等，致病菌常为化脓性致病菌或真菌。为避免感染发生，应加强病室消毒，加强对患者隔离，当患者中性粒细胞＜0.5×10^9/L，应实施保护性隔离，医护人员进出病室应穿隔离衣；做好皮肤、口腔、切口、引流管的护理；协助患者排痰，保持呼吸道通畅，预防肺部感染；女性患者加强会阴部护理，预防尿路感染。加强观察体温变化，了解有无咳嗽、咳痰、气急，肺部是否闻及干湿啰音及哮鸣音；伤口部位皮肤有无红肿；有无尿频、尿急、尿痛；有无白细胞总数及中性粒细胞计数升高等，一旦发生，应及时遵医嘱给予抗生素。

3）出血：常发生在术后 24～48 h，与肾动脉、肾静脉吻合口缝合不严密、血管漏扎、血管破裂有关。术后积极预防、加强观察、及时处理是护理的重点。① 术后取平卧位，膝关节屈曲 15°～25°，不得突然改变体位；术后指导患者活动，活动量逐渐增大，以减少血管吻合口张力，防止血管吻合口破裂；保持大便通畅，避免因用力排便而致血管吻合口张力增加。② 术后密切观察移植肾区有无肿胀，生命体征（尤其是血压和脉搏）、心率、中心静脉压有无异常。③ 一旦发现出血征象，应立即报告医生，及时遵医嘱使用止血药，配合医生进行手术探查、结扎止血，控制出血。

4）尿瘘：多发生在术后3周内，常因感染、排斥反应、血供障碍、膀胱与输尿管间吻合技术欠佳所致。严密观察伤口渗液情况、导尿情况、引流液量等，详细记录量及性状，若渗液增多且有尿液气味，导尿管中尿液减少而引流管中引流液增多，应考虑发生尿瘘。术后应及时更换敷料，保持伤口敷料干燥，防止伤口感染；保持尿管及引流管通畅，防止引流管及尿管打折、扭曲，尿袋和引流袋的更换应严格无菌操作。

2. 肝脏移植

(1) 一般护理：术后患者应单独安置在具有重症监护条件的移植隔离病房或重症监护病房内。① 体位：取去枕平卧位，头偏向一侧，防止痰液或呕吐物吸入气管；生命体征平稳后可抬高床头20°～30°；术后一周内取半卧位时床头抬高不宜超过45°，且维持仰卧位，禁止侧卧位或坐位，不得离床，防止移植肝在腹腔内移动；术后10天左右可下床活动。② 饮食：肠道功能恢复后宜尽早经口进食，以促进胆汁分泌，有利于肝功能恢复。通常4～6天即可进食，饮食应以低脂、优质蛋白质、适量碳水化合物、高维生素及少渣易消化饮食为原则，从流质、半流质、软食逐渐过渡到普通饮食。观察进食情况，每周测量体重，必要时可给予肠内或肠外营养支持，以改善患者营养状况，促进术后恢复。③ 加强基础护理：术后2周内每天擦浴2次，保持皮肤清洁干燥；每2 h翻身1次，防止压疮；保持口腔清洁，术后每天进行口腔护理2次，选择合适漱口液，预防口腔感染；指导患者进行呼吸功能锻炼，鼓励咳嗽并协助排痰，以防呼吸道感染。④ 活动：若病情允许，鼓励并指导患者早期床上活动，防止肺不张和肺炎。

(2) 病情观察：术后应进行呼吸功能监测，呼吸机辅助呼吸24～48 h，根据病情调整呼吸机各项参数；及时吸痰，保持呼吸道通畅和湿化；在每次改变吸氧浓度或呼吸机参数后应进行动脉血气分析。动态监测心率、血压、脉搏、中心静脉压等，每15～30 min记录1次，病情稳定后每小时记录1次，了解患者血容量情况。监测肝功能，了解移植肝的功能状况。监测肾功能，慎用肾毒性药物，及时发现有无少尿、无尿，有无血肌酐、尿素氮增高。监测水、电解质及酸碱平衡情况，准确记录24 h出入液量，包括尿量、引流量、补液量等。密切观察体温，腹部及胆汁分泌情况，如果胆汁分泌减少、颜色变浅、体温升高、肝区不适，出现黄疸及情绪改变等，常提示发生了急性排斥反应。重点观察有无并发症发生，如出血（腹腔内出血、消化道出血）、急性排斥反应、呼吸道感染等。

(3) 引流管的护理：确认并标记腹腔引流管的位置，保持引流管通畅，记录腹腔引流量和引流液的颜色、性状，定期进行引流液培养。

(4) 并发症的护理

1）感染：是术后死亡的主要原因。肝移植术后，免疫抑制剂应用可使感染危险性增加，此外肝脏可通过门静脉的血液或胆道与肠道发生直接或间接联系，增加了感染的发生率。常发生细菌、真菌和病毒感染。细菌感染主要来源于腹部切口、胆道、肠道等处，发生率达30%～50%，表现为腹腔感染、胆道感染、肺部感染、切口感染、肝脓肿等，最常见细菌是大肠杆菌、金黄色葡萄球菌等，大多为混合感染；真菌感染是移植后常见致命性并发症之一，发生于移植术后1个月内，主要表现是突然发生寒战、高热，也可出现皮疹、胃炎、皮肤红斑、无痛性结节等，预后极差，常见感染部位为皮肤皱褶处、肺部、口腔等，常见真菌为白色念珠菌、热带念珠菌、曲霉菌等；病毒感染多发生在移植后的3～8周，最常见的是EB病毒、巨细胞病毒感染等。预防感染应做到① 保护性隔离：患者术后2～4周应严密隔离，隔离期内每天消毒病室内空气及物品，严格控制人员进出，进入病室内的所有物品均需严格消毒，严格无菌操作。② 密切观察：观察伤口情况，及时更换敷料；观察引流管通畅情况、引流液的量及性状；术后一周内每天进行胆汁、引流液、大小便、痰液及室内空气的细菌培养和药物敏感试验，以及时发现感染并及时配合治疗。③ 加强基础护理：保持患者皮肤、口腔、头发、会阴部等处的清洁，加强口腔护理，观察有无溃疡及真菌感染；每天用温水擦洗皮肤2次，勤换衣裤，保持皮肤清洁、预防皮肤感染。④ 其他：加强饮食卫生，预防肠道感染；协助患者清除呼吸道分泌物，防止呼吸道或肺部感染。

2）腹腔内出血：腹腔内出血是肝移植术后的严重并发症。早期出血常发生在术后24～72 h内，表现为引流管内引流出大量血性液体，腹腔内出血易致感染和脓肿形成；晚期出血多为腹腔严重感染所致，预后较差。故移植术后应严密观察生命体征、神志、尿量、面色及腹腔引流液的量及颜色，及时发现是否出现腹腔内出血症状，如患者面色苍白、血压下降、脉搏增快、引流液为大量血性液体、伤口处有血性渗液，并出现心慌、胸闷、眩晕、乏力等，应立即建立两条静脉通道，遵医嘱应用止血药物，快速补充血容量，若需手术，立即做好术前准备。

3）消化道出血：是肝移植术后常见而严重的并发症。一般发生在移植术后3个月内，发生后患者生存率和移植物存活率均较低，常需再次进行肝移植，主要表现为胃管内引流出咖啡色液体。一旦发生，应立即将患者置于平卧位，头偏向一侧，以防误吸；快速建立静脉通道，遵医嘱应用H_2受体拮抗剂（如法莫替丁）或质子泵抑制剂（如奥美拉唑）等，必要时手术治疗。

4）急性排斥反应：其发生率低于肾脏移植术后。可通过完善术前供体、受体之间的相关免疫学检查，加强术后观察，遵医嘱正确使用免疫抑制剂等来预防，一旦发生应及时遵医嘱应用抗排斥反应的药物。

（三）心理护理

器官移植不同于其他外科手术，从准备手术到手术结束，从重症监护到术后恢复，患者及家属都会出现不同的心理反应，如失落、焦虑、孤独、恐惧等，加之免疫抑制剂的应用也可能引起精神、神经症状，如失眠、焦虑、被害妄想等。器官移植前，护士应向患者及家属讲解器官移植相关知识，认识器官移植的优点和术后可能存在的并发症及药物的不良反应，使其有充分的心理准备应对术后发生的各种情况。在器官移植后，重视心理疏导，启动家庭、社会支持系统，共同鼓励患者，使之恢复生活信心，积极配合治疗，促进机体恢复。

（四）健康教育

1. 自我监测　教会患者及家属每天进行生命体征及尿量监测，记录 24 h 总尿量，尤其注意体温有无升高、体重有无增加；向患者及家属讲解排斥反应的症状以及早发现、早治疗的重要性，让其学会监测，发现异常，及时就医。

2. 生活指导　注意饮食卫生，认真清洗生吃的蔬菜水果，尽量在家中进餐，禁烟禁酒。

3. 预防感染　保持皮肤清洁，及时处理皮肤、黏膜的各种损伤；防止受凉感冒，不到人群密集的公共场所。

4. 用药指导　器官移植术后患者常需终身服用免疫抑制剂以预防排斥反应，故患者应遵医嘱长期用药，认识药物不良反应，一旦出现异常及时就医。

5. 定期复查　遵医嘱定期复查，如出现病情变化，随时就诊。

6. 心理指导　指导患者及家属正确对待疾病，树立战胜疾病的信心，积极配合治疗及护理。

【护理评价】

1. 患者的焦虑情绪是否减轻，能否积极配合治疗与护理。
2. 患者营养状况是否得到改善。
3. 患者及家属是否知道预防感染的方法，能否进行自我保健。
4. 患者是否出现并发症或发生后是否得到及时处理。

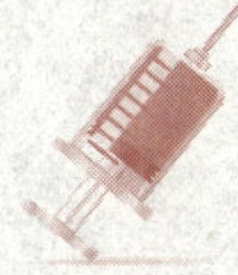

【思考题】

1. 进行器官移植时供体及受体要进行哪些免疫学检查？
2. 肾脏移植和肝脏移植患者术后常见并发症有哪些？如何预防及护理？
3. 如何对肾移植患者进行健康教育？

（吴元勇）

下篇　外科护理各论

第十二章　颅脑外科疾病患者的护理

第一节　颅内压增高患者的护理

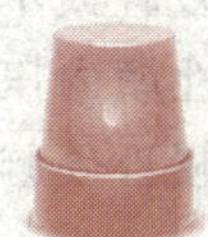

学习内容

1. 颅内压增高的概念、类型及病因。
2. 颅内压增高的临床表现、治疗要点。
3. 颅内压增高患者的主要护理措施。

典型案例

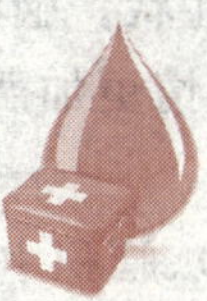

患者，男，45 岁，建筑工人。主因被钝器砸中头部 8 h 入院。患者于入院前 8 h 在工地被钝器砸中头部，当即昏迷，急被工友送来我院就诊。受伤约 20 min 后神志转清，诉头痛、头晕，曾呕吐两次，呕吐物为胃内容物，随后转为嗜睡状态。入院查体：T 36.7℃，P 58 次/min，R 13 次/min，BP 130/80 mmHg。昏迷，右侧头皮有一血肿，右侧瞳孔 5 mm、对光反射迟钝，左侧瞳孔 3 mm、对光反射灵敏。左侧肢体瘫痪。眼底镜检查可见视神经乳头水肿，脑 CT 检查发现颅内血肿。

问题导向：

1. 该患者目前最可能发生了什么情况？
2. 应如何对该患者实施护理？

颅内压增高（intracranial hypertension）是神经外科最常见的临床综合征，是由于多种原因引起颅腔内容物体积增加或颅腔容积减少，导致颅内压持续在 200 mmH_2O 以上，并出现头痛、呕吐、视神经乳头水肿等临床表现的综合征。常见于颅脑损伤、脑肿瘤、脑出血、脑积水和颅内炎症等。如颅内压持续增高可导致脑疝，是引起颅脑疾病患者死亡的主要原因，及时诊断和正确处理十分重要。

（一）分类

1. 根据病因分类　① 弥漫性颅内压增高：因颅腔狭小或脑实质的体积增大所致，特点是颅腔内各部位及各分腔之间压力均匀升高，无明显的压力差，故脑组织无明显移位。如弥漫性脑膜脑炎、弥漫性脑水肿、交通性脑积水等。② 局灶性颅内压增高:因颅内存在局限的扩张性病变,病变部位压力首先增高,附近脑组织受挤压而发生移位,造成颅内各腔隙间的压力差,这种压力差导致脑室、脑干及中线结构移位。患者对这种颅内压增高的耐受性较差,压力解除后神经功能恢复较慢且不完全,可能与脑移位和脑局部受压引起的脑缺血和脑血管自动调节功能损害有关。由于脑组织局部受压较久,该部位的血管长期处于张力消失状态,血管管壁肌层失去了正常舒缩能力,故血管管腔被动地随颅内压的降低而扩张,管壁通透性增加并有渗出,常发生脑实质内出血性水肿。

2. 根据病情进展速度分类　① 急性颅内压增高:病情发展快,颅内压增高所引起的症状和体征严重,生命体征变化明显。常见于高血压性脑出血、急性颅脑损伤引起的颅内血肿等。② 亚急性颅内压增高:病情发展较快,颅内压增高的反应较轻或不明显。常见于各种颅内炎症和发展较快的颅内恶性肿瘤、转移瘤等。③ 慢性颅内压增高:病情发展较慢,时好时坏,可长期无颅内压增高的症状和体征。常见于慢性硬脑膜下血肿、生长缓慢的颅内良性肿瘤等。

无论急性或慢性颅内压增高都可导致脑疝发生,即移位脑组织被挤进小脑幕裂孔、硬脑膜裂隙或枕骨大孔中,压迫脑干,产生一系列危急症状。脑疝发生后又可加重脑脊液和血液循环障碍,使颅内压力进一步增高,从而使病情更加严重。

(二) 颅内压增高的原因

1. 颅腔内容物体积增大　如脑水肿(脑组织体积增大)、脑积水(脑脊液增多)等。

2. 颅内占位性病变　如颅内血肿、脑肿瘤、脑脓肿等,使颅内空间相对变小。

3. 先天性畸形　如狭颅症、颅底凹陷症等,使颅腔的容积变小。

【护理评估】

(一) 健康史

问题探究:引起颅内压增高的常见病因是什么?

了解患者有无颅脑外伤、颅内肿瘤、颅内感染(脑脓肿、化脓性脑膜炎、结核性脑膜炎)、脑血管疾病(脑出血、脑梗死)、颅脑先天性疾病(婴幼儿先天性脑积水、颅底凹陷、狭颅症)等病史;有无代谢性疾病、维生素A摄入过多;有无药物过敏、病毒感染所引起的中毒性脑病;有无引起脑缺氧的原因,如心搏骤停、昏迷、癫痫持续发作、肺性脑病等。

(二) 身体状况

问题探究:颅内压增高有哪些症状和体征?

1. 症状

(1) 头痛:是颅内压增高最常见的症状之一,由于颅内压增高使脑膜血管及神经受牵拉所致。疼痛部位多在额部及颞部,可从颈枕部向前方放射至眼眶;头痛性质以胀痛和撕裂痛为多见,呈持续性疼痛且阵发性加剧;发作时间以早晨或晚间较重,头痛程度随颅内压的增高而进行性加重;用力、咳嗽、弯腰或低头活动常使头痛加重。

(2) 呕吐:因迷走神经受刺激所致。头痛剧烈时,常伴有恶心和呕吐,呕吐呈喷射性,易发生于饭后,常伴恶心,吐后头痛可缓解。严重呕吐可导致水、电解质紊乱和体重减轻。

(3) 意识障碍：早期可出现嗜睡，反应迟钝。严重病例可出现昏睡、昏迷，伴瞳孔散大、对光反应消失。

(4) 其他：如头晕、头皮静脉怒张等。

2. 体征

(1) 视神经乳头水肿：是颅内压增高的重要客观体征之一。为视神经受压、眼底静脉回流受阻所致。表现为视神经乳头充血，边缘模糊不清，中央凹陷消失，视盘隆起，视网膜静脉怒张、搏动消失，动、静脉比例失调，严重者乳头周围出现火焰出血。若视神经乳头水肿长期存在，则视盘颜色苍白，视力减退，视野向心性缩小，称为视神经继发性萎缩，此时即便颅内高压得到解除，视力的恢复也不理想，甚至继续恶化，出现失明。

(2) 生命体征改变：颅内压增高的代偿期，生命体征改变表现为血压升高、特别是收缩压增高，脉搏徐缓，呼吸深慢，这种"两慢一高"的生命体征改变称为库欣(Cushing)反应。失代偿时，表现为血压下降、脉搏快而弱、呼吸浅促，严重者甚至呼吸停止，最终因呼吸、循环衰竭而死亡。

(3) 其他：头皮静脉怒张；小儿患者可有头颅增大，颅缝增宽或分裂，前囟饱满隆起；头皮和额眶部浅静脉扩张，头颅叩诊呈破罐声。

上述头痛、呕吐、视神经乳头水肿是颅内压增高的典型表现，为颅内压增高"三主征"，各自出现的时间并不一致，或以其中一项为首发症状。颅内压增高还可引起一侧或双侧展神经麻痹和复视。

(三) 心理、社会状况

评估患者是否因严重头痛、呕吐或病因不明而出现紧张、焦虑等情绪反应；评估患者对疾病的认识和对治疗的信心；评估患者家属对患者所患疾病的认识及关心与支持程度。

(四) 辅助检查

1. 电子计算机X线断层扫描(CT)　CT是诊断颅内占位性病变的首选检查方法，能显示病变的部位、范围，对颅内压增高的原因判断有极其重要的价值。

2. 磁共振成像(MRI)　CT不能确诊时，可进行MRI检查，有助于颅内高压病因确诊。

3. 脑血管造影　用于诊断有无脑血管畸形或动脉瘤。

4. 头颅X线摄片　颅内压增高患者，可发现颅骨骨缝分离，指状压迹增多等。

5. 腰椎穿刺　可进行颅内压测定和脑脊液检查。鉴于腰穿测压对颅内占位性病变患者有一定的危险性，有引发脑疝的危险，故应慎重进行。

【护理问题】

1. 疼痛：头痛　与颅内压增高有关。

2. 有受伤的危险　与视力障碍、肢体活动障碍、癫痫发作、意识障碍等有关。

3. 脑组织灌注量改变　与颅内压增高致脑血流量下降有关。

4. 潜在并发症：脑疝、窒息等。

【护理目标】

1. 患者头痛缓解或消失,舒适感增加。

2. 患者未发生意外损伤。

3. 患者脑组织灌注正常,神志逐渐恢复。

4. 患者未发生并发症,或并发症出现时得到及时诊治。

【治疗原则】

积极治疗原发疾病,降低颅内压,预防脑疝,控制感染,急性脑疝时应紧急手术治疗。

1. 非手术治疗

(1) 脱水治疗:适用于颅内压增高但暂时尚未查明原因者,或虽已查明原因但仍需要非手术治疗的病例。常用20%甘露醇250 ml,快速静脉滴注,每日2～4次;呋塞米20～40 mg,肌内或静脉注射,每日1～2次;20%白蛋白20～40 ml静脉注射,对减轻脑水肿、降低颅内压有效。

(2) 激素治疗:常用地塞米松5～10 mg静脉或肌内注射,每日2～3次;或泼尼松5～10 mg口服,每日1～3次,可以减轻脑水肿,有助于缓解颅内压增高。

(3) 冬眠低温治疗:用药物和物理的方法降低患者体温,以降低脑组织的新陈代谢率,减少脑组织的耗氧量,防止脑水肿的发生与发展,对降低颅内压亦起一定作用。

(4) 抗生素治疗:用于控制颅内感染或预防感染。可根据致病菌药物敏感试验选用合适的抗生素。预防用药应选择广谱抗生素,术中和术后应用为宜。

(5) 对症治疗:疼痛者给予镇痛剂,但应忌用吗啡和哌替啶等,以防抑制呼吸中枢;抽搐患者,给予抗癫痫药物;烦躁患者给予镇静剂。

2. 手术治疗　对颅内占位性病变者,应争取手术切除。其他如脑室穿刺外引流术、脑脊液分流术等,可缓解颅内高压。

【护理措施】

(一) 一般护理

1. 体位　昏迷患者取侧卧位,便于呼吸道分泌物排出。床头抬高15°～30°,有利于颅内静脉回流,减轻脑水肿。

2. 吸氧　通过持续或间断吸氧,改善脑组织缺氧,降低 $PaCO_2$,使脑血管收缩,减少脑血流量,达到降低颅内压的目的。

3. 饮食与饮水　神志清醒者可给予普通饮食,但要限制钠盐摄入量。不能进食者,给予静脉补充营养和液体。应注意将成人每天补液量控制在2 000 ml以内(含盐溶液不超过500 ml),并减慢输液速度,一般15～20滴/min,使24 h尿量不少于600 ml,防止短时间内输入大量液体而加重脑水肿。

4. 安全护理　加强患者生活护理,避免意外损伤。对于昏迷躁动者不可强行约束,以免患者挣扎而导致颅内压进一步升高。

(二) 防止颅内压骤然增高的护理

1. 绝对卧床休息　保持病室安静,稳定患者情绪,避免情绪激动,勿突然用力提取重物,以免血压骤升使颅内压进一步增高。

2. 保持呼吸道通畅　及时清除呼吸道分泌物和呕吐物，防止误吸；痰液黏稠者进行超声雾化吸入；定时给患者翻身叩背，协助排痰，保持呼吸道通畅；昏迷患者或排痰困难者，应配合医生及早行气管切开术。

3. 避免剧烈咳嗽和用力排便　剧烈咳痰与用力排便都可引起颅内压增高，有诱发脑疝的危险。故应防止受凉，预防和及时治疗感冒，避免咳嗽；鼓励摄入粗纤维类食物以利于排便，便秘者给予缓泻剂或低压、小量灌肠。

4. 预防和控制癫痫发作　癫痫发作可加重脑缺氧和脑水肿，遵医嘱给予抗癫痫药物。

（三）对症护理

高热者，采取物理降温措施。躁动者，不可强行约束，应查找原因后对因处理，必要时给予镇静剂。呕吐者，及时清除呕吐物，防止误吸，做好呕吐后清洁护理。视力障碍或肢体活动障碍者，加强生活护理，以防意外受伤。头痛严重者，遵医嘱给予镇静止痛剂。意识障碍者应定时翻身、拍背，协助排痰，防止肺部并发症和压疮。

（四）病情观察

1. 意识状态　对意识障碍的观察可用传统分级法和Glasgow昏迷评分法进行。

（1）意识障碍的传统分级法：通过评定患者对语言刺激、疼痛刺激反应的灵敏度，是否配合检查，生理反射是否存在以及大小便自理情况进行综合评估，以判断意识障碍程度（表12－1－1）。

表12－1－1　意识状态传统分级

意识状态	语言反应	疼痛反应	生理反射	配合检查	大小便自理情况
清醒	灵敏	灵敏	正常	能	能
模糊	迟钝	不灵敏	正常	尚能	有时不能
浅昏迷	无	迟钝	正常	不能	不能
昏迷	无	无防御	减弱	不能	不能
深昏迷	无	无	无	不能	不能

（2）Glasgow昏迷评分法：通过对患者的睁眼反应、语言反应和运动反应3方面进行计分，用分值表示意识障碍程度。分值越低则意识障碍程度越重，最高为15分，即意识清楚，8分以下为昏迷，最低为3分（表12－1－2）。

表12－1－2　Glasgow昏迷评分法

睁眼反应	评分	语言反应	评分	运动反应	评分
自动睁眼	4	回答正确	5	遵指令动作	6
呼唤睁眼	3	回答错误	4	定痛动作	5
痛时睁眼	2	吐词不清	3	肢体回缩	4
不能睁眼	1	有音无语	2	异常屈曲	3
		不能发音	1	异常伸直	2
				无动作	1

2. 生命体征　重点观察血压、脉搏、呼吸变化。若出现血压上升、脉搏慢而有力、呼吸深慢，常提示颅内压增高。

3. 瞳孔　观察瞳孔大小、对光反射等。若出现双侧瞳孔不等大、对光反射减弱或消失、瞳孔散大等征象应立即报告医生，配合抢救。

4. 脑疝的观察及配合抢救　脑疝是导致颅内压增高患者死亡的主要原因，如能及早发现脑疝并积极抢救，尽早清除病灶，患者可获救且可恢复良好。如延误抢救时机，则虽可挽回生命，但因中枢衰竭，意识难以恢复，或最终因各种并发症而死亡。

（1）脑疝的观察：观察患者是否出现剧烈头痛、烦躁不安、频繁呕吐，意识障碍是否呈进行性加重，双侧瞳孔是否正大等圆以及对光反射是否灵敏。一旦出现脑疝应立即配合抢救。

（2）脑疝的抢救配合：① 快速静脉推注或输入 20%甘露醇 125～250 ml，在 15～30 min 完成。② 留置尿管观察尿量。③ 保持呼吸道通畅，吸氧；如为枕骨大孔疝，应迅速备好穿刺用物及器械，配合医生进行脑室穿刺、脑脊液引流术。④ 密切观察呼吸、心搏、瞳孔变化，对呼吸功能障碍者，应立即行人工呼吸并进行气管内插管、呼吸机辅助呼吸。

（五）治疗护理

1. 用药护理　脱水剂应遵医嘱定时使用，注意输液速度，观察脱水效果，停药前应逐渐减量或延长给药的间隙时间。应用激素者应密切观察有无消化道出血、感染等不良反应。

2. 冬眠低温疗法的护理　① 环境及物品准备：将患者安置在室温为 18～20℃的单人病房，备好氧气、血压计、冰袋、冬眠药物、急救药物和器械等物品，安排专人守护。② 降温：遵医嘱给予冬眠药物，待患者御寒反应消失，进入昏睡状态后，再采用物理降温措施，如用冰袋、冰帽、冰毯或降低室温等方法；降温以每小时降 1℃为宜，较为理想的是体温降至腋温 31～33℃、肛温 32～34℃。③ 降温观察：低温冬眠期间应密切观察生命体征，如收缩压低于 100 mmHg、呼吸减慢或变不规则、脉搏增快超过 100 次/min，应及时报告医生。④ 防止并发症：在低温冬眠时应注意防止低血压、冻伤、肺部感染等。⑤ 治疗时间：一般为 2～3 天，停用该疗法时应先停用物理降温，再逐渐减少药物剂量直至停药，升温不宜过快。

（六）心理护理

保持病室安静和舒适，鼓励患者和家属说出焦虑、恐惧的心理感受。向患者和家属介绍疾病有关的知识和治疗方法，指导患者学习康复的知识和技能。

（七）健康教育

1. 患者出现原因不明的头痛症状且进行性加重，经一般治疗无效，或头部外伤后有剧烈头痛并伴有呕吐者，应及时到医院做检查以明确诊断。

2. 颅内压增高的患者要预防剧烈咳嗽、便秘、提重物等可使颅内压骤然升高的因素，以免诱发脑疝。

3. 指导患者学习康复的知识和技能。对有神经系统后遗症的患者，要针对不同的心理状态进行心理护理，调动他们的心理和躯体的潜在代偿能力，鼓励其积极参与各项治疗和功能训练，如肌力训练、步态平衡训练、排尿功能训练等，最大限度地恢复其生活自理能力。

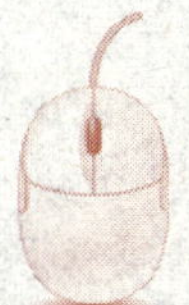

护理专业教学资源库/资源中心/资源类型/虚拟互动/颅内压监测

【护理评价】

1. 患者头痛是否缓解或消失。
2. 患者是否发生意外损伤。
3. 患者脑组织灌注是否恢复正常，神志是否恢复。
4. 患者是否出现并发症或发生并发症后是否得到及时诊治。

【知识拓展】

颅内压的形成、颅内压增高的后果

1. 颅内压的形成　颅内压是指颅腔内容物对颅腔壁产生的压力。颅腔内容物指脑组织、脑脊液、血液，这三者与颅腔容积相适应，使颅内保持一定压力。由于脑脊液介于脑组织与颅腔壁之间，故通常以脑脊液的静水压代表颅内压。正常成人颅内压维持在 70～200 mmH_2O，儿童颅内压维持在 50～100 mmH_2O。

2. 颅内压增高的后果　颅内压增高的主要病理生理改变是脑血流量减少或脑疝形成。脑血液量减少造成脑组织缺血、缺氧，加重脑循环障碍，进一步升高颅内压；脑疝形成的主要表现是引起脑组织移位，压迫脑干，使呼吸、循环中枢受损。无论是脑血流量减少还是脑疝，其最终结果均导致脑干功能衰竭。

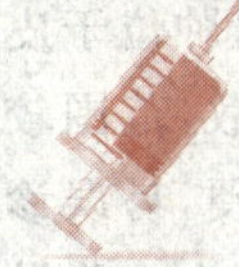

【思考题】

1. 简述颅内压增高的主要临床表现。
2. 简述脑疝的临床表现及抢救配合。

第二节　颅脑损伤患者的护理

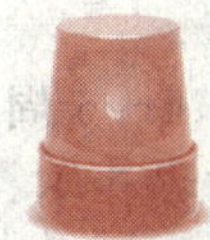

学习内容

1. 常见的颅脑损伤及原因。
2. 常见颅脑损伤的评估要点、治疗原则。

3. 常见颅脑损伤的护理措施。

典型案例

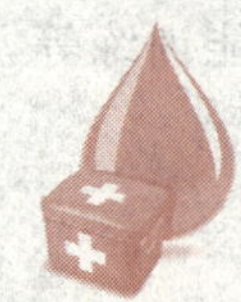

患者，男性，42 岁，工人。主因头部受伤 30 min 入院。患者于入院前 30 min 不慎被倒塌的房屋砸伤，当时自觉头痛、头晕，曾呕吐 2 次，呈喷射性，随后出现意识障碍，并进行性加重。查体：BP 158/100 mmHg，呼吸深慢、脉搏缓慢有力。于左颞部可见一 3 cm×4 cm 肿胀区，瞳孔大小 3 mm，对光反射灵敏，眼底检查可见视神经盘水肿，口鼻无分泌物及血迹。颈软，四肢肌张力正常，生理反射存在，病理反射未引出。

入院后 CT：左颞顶部脑内血肿（估计 10 ml），局部脑挫伤，左颞骨线形骨折。

入院诊断：脑挫裂伤、脑内血肿、颞骨骨折。

问题导向：

1. 该患者最可能的医疗诊断是什么？
2. 该患者目前存在的主要护理问题有哪些？
3. 该患者术前及术后病情观察内容包括哪些？

颅脑损伤多见于意外交通事故、工矿事故、自然灾害、爆炸、火器伤、跌倒、坠落、各种锐器或钝器对头部的伤害，常与身体其他部位的损伤合并存在。颅脑损伤可分为头皮损伤、颅骨损伤与脑损伤，三者可单独发生，也可合并存在。

一、概述

（一）头皮损伤

头皮损伤是颅脑损伤中最常见的一种，包括头皮血肿、头皮裂伤和头皮撕脱伤 3 种类型。

1. 头皮血肿　多由钝器伤所致。按头皮解剖层次（图 12－2－1）及血肿出现在头皮的具体层次可分为皮下血肿、帽状腱膜下血肿和骨膜下血肿 3 种。皮下血肿位于皮肤层和帽状腱膜之间。因皮肤借纤维隔与帽状腱膜紧密连接，血肿不易扩散，范围较局限，血肿周围肿胀，张力高，疼痛明显，扪诊时血肿中心稍软，周边隆起较硬，易误诊为凹陷性骨折，X 线摄片可鉴别；帽状腱膜下血肿位于帽状腱膜与骨膜之间，出血弥散在帽状腱膜下的疏松组织层内，血液易扩散，可蔓延至整个帽状腱膜下间隙，张力低，疼痛轻，波动明显；骨膜下血肿位于骨膜与颅骨外板之间，多由相应颅骨骨折引起，范围局限于某一颅骨，以骨缝为界，张力高，无波动感。

较小的头皮血肿在伤后 1～2 周可自行吸收，不必特殊处理；较大者常需 4～6 周才能吸收。采用局部适当加压包扎，可防止血肿扩大。血肿较大时可在无菌操作下，行血肿穿刺抽出积血，再加压包扎。

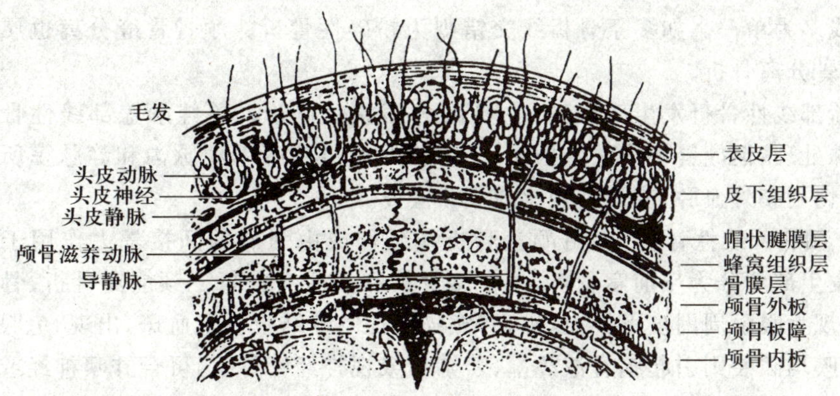

图 12-2-1 头皮各层示意图

2. 头皮裂伤 由锐器或钝器伤所致。钝器伤创缘多不规则，形态或数目不一，创口大小与深浅各异，锐器伤则较整齐。患者或有组织缺损。由于头皮血管丰富，头皮裂伤出血较多，不易自止，可引起失血性休克。

头皮裂伤，需着重检查有无颅骨骨折和脑损伤。急救时首先应立即加压包扎止血，尽早清创缝合，必要时应用抗生素和 TAT 预防感染。如裂口较长，出血不止，需行清创缝合术止血。清创时必须检查伤口深处有无骨折或碎骨片，如果发现有脑脊液或脑组织外溢，应按开放性脑损伤处理。头皮血供丰富，清创缝合的时限允许放宽至伤后 24 h。

3. 头皮撕脱伤 由于发辫受机械力牵扯，使大块头皮自帽状腱膜下层或连同颅骨骨膜被撕脱所致。由于受伤状况的不同，出现大块头皮自帽状腱膜下层或连同颅骨骨膜被撕脱或整个头皮甚至连额肌、颞肌或部分骨膜一起撕脱，使骨膜或颅骨外板暴露。头皮动脉断裂出血，创面可出现广泛性渗血。因大量出血和剧烈疼痛而发生休克，也可合并颈椎骨折或脱位。

头皮撕脱伤，应在压迫止血、防治休克、彻底清创和抗感染的前提下行皮肤移植术，常规应用抗生素和 TAT 预防感染。对骨膜已撕脱者，需在颅骨外板上多处钻孔至板障，然后植皮。若条件允许，可采用显微外科技术行小血管吻合、头皮原位缝合，如获成活，可望头发生长。

(二) 颅骨骨折

颅骨骨折指颅骨受暴力作用所致颅骨结构改变。颅骨骨折的临床意义并不在于颅骨本身，重要的是颅腔内脑膜、血管、脑及神经的损伤，可合并有脑脊液漏、颅内血肿及颅内感染等。但颅骨骨折的患者，不一定都合并严重的脑损伤；没有颅骨骨折的患者，头部受暴力侵袭，有可能存在严重的脑损伤。

颅骨骨折按发生的部位可分为颅盖骨折和颅底骨折；按骨折的形态分为线性骨折、凹陷性骨折和粉碎性骨折；按骨折部位是否直接或间接与外界相通分为开放性骨折和闭合性骨折。

1. 线性骨折

(1) 颅盖部线性骨折：是线性骨折中最常见，也是发生率最高的。颅盖部线性骨折骨折线多为单一。如多条骨折线交错则为粉碎性骨折。颅骨骨缝分离也属线性骨折，称颅骨分离骨折。

颅盖部线性骨折发生率较高，主要靠 X 线摄片确诊。单纯颅盖部线性骨折本身不需特殊处理，但应警惕合并脑损伤；当骨折线通过脑膜中动脉沟和静脉窦所在部位时，要警惕硬膜外血肿，应严密观察或 CT 检查。

(2) 颅底部线性骨折：多由颅盖骨折线延伸或由强烈的间接暴力作用于颅底所致。依发生部位分为颅前窝骨折、颅中窝骨折和颅后窝骨折。颅前窝骨折，骨折位于眶顶，表现为眼眶周围皮下淤血，出现"熊猫眼征"；球结膜下淤血斑，出现"兔眼征"；若脑膜、骨膜均破裂则引起脑脊液鼻漏；若筛板或视神经管骨折，可合并嗅神经或视神经损伤。颅中窝骨折，出现乳突部皮下和咽黏膜下淤血斑，脑脊液鼻漏或耳漏，常合并面神经、听神经损伤症状。颅后窝骨折，若累及颞骨岩部后外侧和枕骨基底部，前者多在伤后 1～2 天出现乳突及枕下区皮下淤血斑，后者可在伤后数小时出现枕下部肿胀和淤血斑。枕骨大孔或岩尖后缘附近的骨折，可合并舌咽神经、迷走神经、副神经、舌下神经损伤的症状(表 12-2-1)。

表 12-2-1　颅底骨折临床表现

部位	脑脊液漏	淤斑部位	受累脑神经
颅前窝	鼻漏	球结膜下、眶周	嗅神经、视神经
颅中窝	鼻漏、耳漏	乳突区皮下(Battle 征)	面神经、听神经
颅后窝	无	咽后壁、乳突部皮下	少见

颅底骨折的诊断，主要依靠临床表现，X 线平片不易显示骨折线，CT 扫描可清楚显示骨折部位，有重要价值。颅底骨折本身并不需特别治疗，应着重观察有无脑损伤及处理脑脊液漏、脑神经损伤等并发症。合并脑脊液漏时，注意预防颅内感染，不可堵塞或冲洗，取头高位卧床休息，避免用力咳嗽、打喷嚏和擤鼻，应给予抗生素预防感染。

2. 凹陷性骨折　颅骨全层或内板陷入颅内称凹陷性骨折。多见于颅盖骨折，好发于额骨及顶骨，多呈全层凹陷，少数仅为内板凹陷。伤处可有压痛、肿胀，可同时存在头皮血肿。成人凹陷性骨折多为粉碎性骨折，骨折片向颅腔塌陷；婴幼儿可呈"乒乓球样"凹陷，由于婴幼儿颅骨较软，可发生无骨折线的颅骨全层凹陷，有脑组织受压的可能。

颅盖凹陷性骨折 X 线摄片或 CT 检查能明确诊断。凹陷直径＞5 cm，中心凹陷深度超过 1 cm 的颅盖凹陷性骨折，或伴有神经系统症状，应手术整复或摘除陷入的骨片，否则不必特殊处理。

(三) 脑损伤

脑损伤是指脑膜、脑组织、脑血管以及脑神经的损伤。

1. 分类及临床表现

(1) 按伤后脑组织是否与外界相通分为：开放性和闭合性两类。前者伴有头皮裂伤，颅骨骨折和脑膜破裂，有脑脊液漏；后者不伴有头皮或颅骨损伤，或虽有头皮、颅骨损伤，但脑膜完整，无脑脊液漏。

(2) 根据受伤的机制和病理改变分为：原发性脑损伤和继发性脑损伤两类。原发性脑损伤，是指在受伤当时，暴力作用于头部时立即发生的脑损伤，主要有脑震荡、脑挫裂伤；继发性脑损伤，指头部受伤一定时间后所产生的一系列脑受损病变，患者逐渐出现症状，且进行性加重，主要有脑水肿、颅内血肿和脑疝。

1) 脑震荡：是指头部受暴力作用后，立即出现短暂的大脑功能障碍，但无明显的脑组织器质性损害者。临床表现为：受伤后立即出现意识障碍，一般不超过 30 min；较重者伴有面色苍白、出汗、血压下降、心动过缓、呼吸减慢、肌张力下降、各种生理反射迟钝或消失等反应，但随着意识的恢复，很快趋于正常；清醒后大多数不能回忆受伤经过及伤前一段时间内的事情，称逆行性遗忘；多有头痛、头晕、恶心、呕吐等症状，短期内可自行好转，但少数患者自觉症状持续时间较长，如超过 3 个月，称脑外伤后综合征；神经系统检查无阳性体征，颅内压测定、脑脊液化验和 CT 检查无异常。

2) 颅内血肿：是颅脑损伤中最常见的而且是最危险的继发性脑损害，如不及时处理可危及患者的生命。按伤后至血肿引起症状所需要的时间分为：急性血肿（伤后 3 天内）、亚急性血肿（伤后 3 天至 3 周）和慢性血肿（伤后 3 周以上）。依血肿的来源和发生部位分为硬脑膜外血肿、硬脑膜下血肿及脑内血肿。颅内血肿常先有头部受伤和原发性脑损伤症状，继而颅内出血和血肿形成，出现脑受压和局部激惹症状，最后发生脑疝。

硬脑膜外血肿（图 12-2-2）：发生在颅骨内板和硬脑膜之间的血肿，较常见，占外伤性颅内血肿的 30%。临床表现为意识障碍，伴有头痛、呕吐、躁动不安和库欣（Cushing）反应等。患者的意识障碍表现有 3 种类型：① 如原发性脑损伤很轻（脑震荡或轻度脑挫裂伤），血肿的形成不是很迅速时，早期昏迷时间短暂，在最初的昏迷与脑疝的昏迷之间有一段意识清楚时间，多为数小时或稍长，很少超过 24 h，称为中间清醒期；② 如原发性脑损伤较重，或血肿形成较迅速，无中间清醒期，可以有意识好转期，或可表现为持续进行性加重的意识障碍；③ 少数在无原发性脑损伤或脑挫裂伤甚为局限的情况下发生的颅内血肿，早期无意识障碍，在引起脑疝时才出现意识障碍。

硬脑膜下血肿（图 12-2-3）：最常见，占外伤性颅内血肿的 50%。临床表现特点：① 伤后意识障碍较突出，呈持续昏迷，且程度逐渐加重，多不存在中间清醒期；② 较早出现颅内压增高和脑疝症状。

脑内血肿：占外伤性颅内血肿的 5%。主要临床表现为：① 伤后意识障碍进行性加重，无中间清醒期；② 病情转变快，容易引起脑疝；③ 如血肿累及重要功能区，可有偏瘫、偏身感觉障碍、失语、偏盲、局灶性癫痫等局灶性症状。

3) 脑挫裂伤：按脑损伤的病理改变分为挫伤和裂伤。由于两者常同时存在而又不易区别，故临床上合称为脑挫裂伤，其主要临床表现为：① 伤后多立即出现意识障碍，一般持续时间较长，轻者数小时，重者数日，甚至长期持续昏迷；② 伤后立即出现局灶症状和体征，依损伤的程度和部位而不同，脑皮质功能区受损时，可出现抽搐、偏瘫、失明、失语等；③ 生命体征多有明显改变。

2. 治疗原则

(1) 脑震荡：无须特殊治疗，一般卧床休息1～2周，给予镇静剂等对症处理后，患者可在2周内完全恢复。

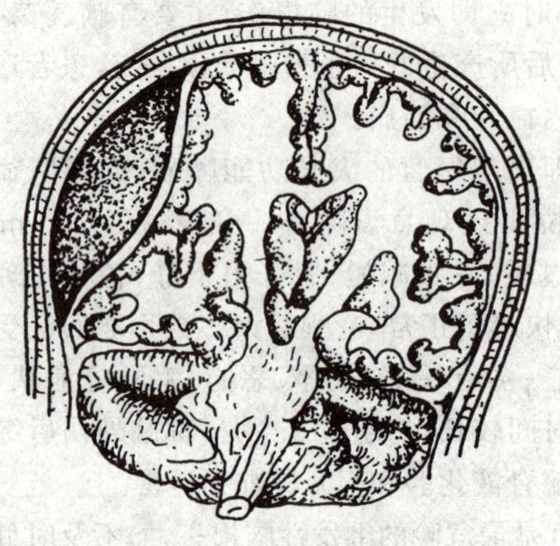

图12-2-2 硬脑膜外血肿

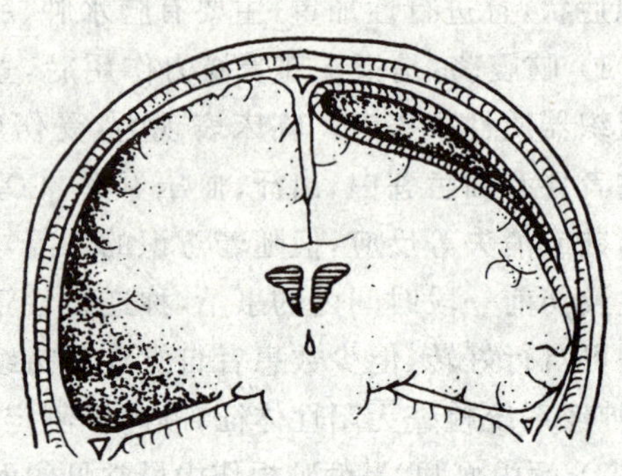

图12-2-3 硬脑膜下血肿

(2) 脑挫裂伤和脑干损伤

1) 非手术治疗：适用于脑组织损伤轻、症状不典型的患者。主要措施为：保持呼吸道通畅，加强营养和支持疗法；应用促进神经功能恢复的药物；应用抗生素预防感染；对高热、癫痫等给予对症处理；必要时给予脱水剂，降低颅内压，防止脑疝。

2) 手术治疗：适用于重度脑挫裂伤、经非手术治疗无效、颅内压增高明显甚至出现脑疝迹象者。手术治疗方式主要有脑减压术或局部病灶清除术。

二、颅脑损伤患者的护理

【护理评估】

(一) 健康史

问题探究：颅脑损伤的常见病因是什么？

详细了解受伤的过程，包括受伤的时间、致伤因素、致伤源的强度和作用部位，了解患者既往健康状况，有无重要疾病史，如高血压、癫痫等。

(二) 身体状况

问题探究：不同类型的颅脑损伤其临床表现有何区别？

为判断病情和动态观察病情变化，应重点检查以下情况。

1. 呼吸道　检查有无血液、呕吐物、分泌物、异物阻塞或舌后坠导致的呼吸道梗阻等。

2. 意识状况　了解意识障碍的程度及持续时间，有无中间清醒期、逆行性遗忘。

3. 生命体征　观察体温、脉搏、呼吸、血压改变情况。

4. 神经系统　检查双侧瞳孔的大小和对光反射；检查双侧肢体肌力、肌张力、自主活动、感觉、生理反射和病理反射。

5. 头皮和五官　观察头皮血肿的范围、伤口的大小和出血的多少；口鼻腔有无血液、血迹或脑脊液外漏。

6. 其他　检查有无四肢或脊柱骨折、胸腔内脏损伤、腹腔内脏破裂等。

(三) 心理、社会状况

了解患者有无焦虑、恐惧等心理反应，对伤后恢复是否有信心；了解家属对颅脑损伤的认识和对患者支持及关心程度。

(四) 辅助检查

1. X线检查　可了解是否合并颅骨骨折及骨折片陷入的深度。

2. CT、MRI检查　对颅骨骨折、脑损伤有诊断价值。可了解脑挫裂伤的部位、范围、周围脑水肿的程度；了解脑室受压及中线移位等；还可计算出血量、了解有无脑挫裂伤、脑水肿、颅内血肿等。

3. 脑脊液检查　脑挫裂伤时脑脊液检查可发现红细胞。

【护理问题】

1. 意识障碍　与脑损伤、颅内压增高有关。

2. 感知改变　与脑神经受损有关。

3. 焦虑/恐惧　与颅脑受损，担心预后有关。

4. 清理呼吸道无效　与意识障碍而不能自行排痰，气管插管、气管切开或呼吸机应用使咳嗽、排痰受到限制，卧床使痰液淤积等有关。

5. 有受伤的危险　与意识障碍、精神障碍、癫痫发作、感觉障碍、肢体活动障碍有关。

6. 营养失调：低于机体需要量　与意识障碍后不能正常进食，呕吐、腹泻等有关。

7. 有感染的危险　与头皮损伤、开放性颅骨骨折、意识障碍有关。

8. 潜在并发症：消化道出血、癫痫、尿崩症、颅内出血等。

【护理目标】

1. 患者意识障碍程度减轻。

2. 患者感知障碍得到改善。

3. 患者情绪稳定，能配合治疗及护理。

4. 患者能有效清除呼吸道分泌物，保持呼吸道通畅。

5. 患者未发生意外损伤。

6. 患者的营养需要得到满足，造成营养不良的因素减少或被控制。

7. 患者未发生感染。

8. 患者无并发症发生，或发生并发症时得到及时诊治。

【护理措施】

(一) 现场急救护理

1. 保持呼吸道通畅　保障气体交换应放在所有抢救措施的首位。颅脑损伤患者发生意识障碍，正常咳嗽和吞咽功能不能进行，呼吸道分泌物不能有效排除，患者口咽部的血液、脑脊液、呕吐物等可能被误吸，引起窒息。当发现患者存在呼吸道梗阻时，应首先置患者于侧卧位或平卧位头偏向一侧，头后仰托起下颌，尽快用手或吸引器，清除口鼻分泌物、呕吐物、异物、口咽部血块等，去除阻塞呼吸道的原因，并立即给予氧气吸入；必要时配合医生放置口咽通气管、气管插管或气管切开；呼吸减弱潮气量不足者，应及早准备呼吸机。

2. 妥善处理伤口　单纯头皮出血，可在清创后加压包扎止血，并妥善保护撕脱的头皮。开放性颅脑损伤应剪短伤口周围头发，消毒包扎伤口，伤口局部不冲洗、不用药，应将外露的脑组织周围以纱布卷保护，外加干纱布适当包扎，避免局部受压。尽早全身应用抗生素和预防注射破伤风抗毒素。

3. 防治休克　患者出现休克征象时，应尽快协助医生查明原因，及时补液，恢复有效循环血容量，必要时尽快做好手术前准备。

4. 做好记录　准确记录受伤经过，急救处理经过，以及生命体征、意识、瞳孔、肢体活动等病情变化，以供进一步处理时参考。

(二) 术前护理

1. 热情接待患者，介绍住院环境。

2. 了解患者对颅脑损伤的认识和对拟行治疗方案的想法。

3. 告知患者所受颅脑损伤的有关知识，说明手术的必要性、手术的方法、术后恢复过程及预后情况。

4. 做好术前准备，如备血、剃头等。

5. 严密观察病情变化，及时配合手术。颅脑损伤病情变化快，多较危重，术前应严密观察病情，并做好详细记录，除动态观察生命体征外，还需观察以下内容：

(1) 意识：为最重要的观察内容，意识障碍出现的早或迟以及有无进行性加重，是区别原发性脑损伤和继发性脑损伤的重要依据；而意识障碍的程度可作为判断脑损伤轻重的依据。可用传统的方法观察有无嗜睡、意识模糊、昏睡、昏迷等；或采用 Glasgow 昏迷评分法。

(2) 瞳孔：瞳孔变化是脑损伤患者病情变化的重要体征之一，对病情较重者应15～30 min 观察一次，观察患者瞳孔的大小和对光反射。

(3) 肢体活动：肢体有无自主活动，活动是否对称，有无瘫痪及瘫痪的程度等。

(4) 颅内高压表现：如有无剧烈头痛、喷射性呕吐或烦躁不安等症状，及时发现脑疝。意识障碍不太深者可因头痛而表现躁动不安，但禁止使用吗啡类药物。

6. 对症护理　配合进行高热、躁动、昏迷患者的护理，预防呼吸道、泌尿道、皮肤感染。

7. 对神志清楚、精神紧张者应进行心理指导。

(三) 术后护理

1. 体位　麻醉未清醒或脑外伤伴休克者取平卧位，头偏向一侧；严重脑损伤无休克者，抬高床头 15°～30°，以利颅内静脉回流，减轻脑水肿；深昏迷者取侧俯卧位或侧卧位，注意定时翻身。

2. 病情观察　监测生命体征、神志、瞳孔、尿量及颅内压，以及时发现病情变化。

3. 饮食　营养障碍可降低机体的免疫力和修复功能，应加强饮食护理，及时补充热量和蛋白质，食物中应富含维生素和微量元素。鼓励患者进食，从流质饮食逐步过渡到半流质饮食及软食。昏迷患者可鼻饲给予每日所需营养，向患者及家属讲清饮食、营养对于切口愈合、机体修复的重要性。

4. 配合治疗

(1) 降低颅内压、减轻脑水肿的护理：常用 20% 甘露醇或 25% 山梨醇 250 ml，静脉推注或快速滴注，一般 15～30 min 注射完，每 6 h 可重复使用，注意观察尿量变化。血压过低或严重心、肾功能不良者，禁用脱水疗法。

(2) 保护脑组织、促进脑苏醒：遵医嘱应用能量合剂、神经节苷脂、胞磷胆碱等药物，有助于患者苏醒和功能恢复。

5. 对症护理　针对意识障碍、躯体移动障碍、自理缺陷、清理呼吸道无效、体温过高等进行相应护理。

(四) 恢复期护理

病情稳定者可配合理疗，早期进行语言训练和肢体功能锻炼。

(五) 健康教育

1. 心理指导　加强与患者沟通，给予精神上的安慰和支持，尽可能减轻或消除患者的焦虑、恐惧心理；对严重脑损伤有失语、感知障碍患者，可指导患者用非语言方式来表达自己的需求及情感；指导家属积极参与患者康复训练，帮助患者树立战胜疾病的信心，积极配合治疗。

2. 功能锻炼　对较重颅脑损伤有瘫痪的患者，应指导患者及家属进行康复功能训练的方法，鼓励患者要持之以恒，但不可操之过急。

3. 安全指导　对有感知障碍者，防烫伤，外出应有人陪同以防意外损伤；对有外伤后癫痫者应告知禁止从事危险的活动，如攀高、游泳、驾驶、带电作业等，以免发生意外，并坚持按时用药。

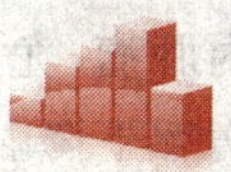

护理专业教学资源库/课程中心/成人护理(下)/教学内容/学习单元 6/教学图片/颅脑疾病病人护理图片

【护理评价】

1. 患者意识障碍程度是否减轻。
2. 患者感知障碍是否得到改善。
3. 患者焦虑、恐惧情绪是否消除，是否能配合治疗及护理。
4. 患者呼吸道分泌物是否能有效清除，能否保持呼吸道通畅。
5. 患者是否发生意外损伤。
6. 患者的营养是否得到满足，造成营养不良的因素是否减少或消除。
7. 患者是否发生感染。
8. 患者是否发生并发症，或发生并发症是否得到及时诊治。

【知识拓展】

颅内压监测的目的

颅内压监测主要用于重度脑损伤有意识障碍的患者，其监测目的有① 了解颅内压变化：颅内压 200～270 mmH_2O 为轻度增高；270～550 mmH_2O 为中度增高；超过 550 mmH_2O 为重度增高。② 作为手术指征的参考：如颅内压呈进行性升高表现，有颅内血肿可能，提示需手术治疗；如颅内压稳定在 270 mmH_2O 以下时，则无须手术治疗。③ 判断预后：经各种治疗后颅内压仍持续在 550 mmH_2O 或以上，提示预后极差。

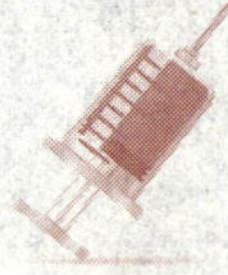

【思考题】

1. 简述颅脑损伤的常见病因和类型。
2. 简述严重颅脑损伤患者的病情观察和用药护理。
3. 简述颅内血肿的临床表现。

第三节　颅内肿瘤患者的护理

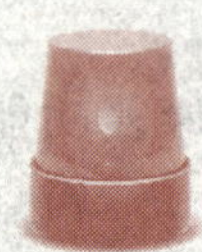

学习内容

1. 颅内肿瘤的分类和常见部位。
2. 颅内肿瘤的临床表现和治疗原则。
3. 颅内肿瘤的主要护理措施。

颅内肿瘤(intracranial tumors)可分为原发性和继发性两类。原发性颅内肿瘤是指发生在脑组织、脑膜、脑神经、垂体、血管及残余胚胎组织等部位的肿瘤；继发性颅内肿瘤是指身体其他部位的恶性肿瘤转移或侵入颅内。任何年龄均可发生颅内肿瘤，尤以 20～50 岁年龄组多见，40 岁左右成年人为发病高峰，以后随年龄增长发病率下降。儿童及青少年常发生后颅窝及中线部位的肿瘤，如颅咽管瘤、髓母细胞瘤等，成年人则多为胶质细胞瘤、脑膜瘤、垂体瘤、听神经瘤等，老年人以胶质细胞瘤及脑转移瘤多见。

颅内肿瘤的病因目前尚不完全清楚，可能与遗传、理化和生物等因素有关。

颅内肿瘤的分类方法较多，目前常将其分为以下几类：① 神经上皮组织肿瘤：如星形细胞瘤、少突胶质细胞瘤、室管膜肿瘤、脉络丛肿瘤、松果体肿瘤等；② 脑膜的肿瘤：如各类脑膜瘤、脑膜肉瘤；③ 先天性肿瘤：如畸胎瘤、颅咽管瘤、上皮样囊肿、神经错构瘤等；④ 神经鞘细胞肿瘤：如神经鞘瘤、神经纤维瘤、恶性神经纤维瘤等；⑤ 血管性肿瘤：如血管网状细胞瘤(又称血管母细胞瘤)；⑥ 邻近组织侵入到颅内的肿瘤：如颈静脉球瘤、圆柱细胞瘤、软骨及软骨肉瘤等；⑦ 转移性肿瘤；⑧ 垂体前叶肿瘤：如嗜酸性腺瘤、嗜碱性腺瘤、混合性腺瘤、嫌色性腺瘤等；⑨ 未分类的肿瘤。

颅内肿瘤发生部位依次是大脑半球、蝶鞍、鞍区周围、桥脑小脑角、小脑、脑室、脑干。

【护理评估】

(一) 健康史

问题探究:颅内肿瘤的常见病因有哪些?

详细询问病史,了解患者有无肿瘤家族史,有无接触物理、化学、生物性致癌因素,有无身体其他部位的肿瘤如肺癌、胃癌等。

(二) 身体状况

问题探究:颅内肿瘤可出现哪些临床表现?

1. 颅内压增高　2/3 以上的颅内肿瘤患者出现颅内压增高的症状和体征,即头痛、呕吐和视盘水肿,还可出现视力减退、复视、黑矇、头晕、不同程度的意识障碍、脉搏减慢及血压增高、大小便失禁等表现,症状常进行性加重。

2. 局灶性症状和体征　可出现刺激性症状,如癫痫、肌肉抽搐、疼痛等;麻痹性症状,如偏瘫、失语、感觉障碍等。不同部位的颅内肿瘤具有不同的局灶性症状和体征,最早出现的局灶性症状具有定位诊断的意义。

3. 其他　鞍区肿瘤出现颅内压增高症状较少,但可早期出现视力、视野改变,如表现为视力减退和视野缺损,眼底检查显示原发性视神经萎缩。内分泌功能紊乱,如泌乳素分泌过多,女性出现停经、泌乳和不孕,男性性功能减退;生长激素(GH)分泌过多,成人表现为肢端肥大症,儿童表现为巨人症;促肾上腺皮质激素(ACTH)分泌过多可引起 Cushing 综合征。

(三) 心理、社会状况

了解患者有无焦虑、恐惧、绝望等心理反应;了解患者及家属对颅内肿瘤的认知和对各种治疗方法的认知情况;了解家属对患者支持及关心程度。

(四) 辅助检查

1. CT　对诊断颅内肿瘤有很高的应用价值。

2. MRI　对不同神经组织和结构的细微分辨能力明显优于 CT,并可用于因碘过敏不能做 CT 检查及颅骨伪影所致 CT 检查受限者。

3. X 线　包括脑室脑池造影、头颅平片、脑血管造影等。

4. 脑电图(EEG)及脑电地形图(BEAM)　对大脑半球凸面肿瘤或病灶有较高的定位价值。

【护理问题】

1. 疼痛:头痛　与颅内压增高有关。

2. 睡眠型态紊乱　与头痛影响入睡、担心疾病预后有关。

3. 恐惧　与颅内肿瘤诊断有关。

4. 清理呼吸道无效　与意识障碍有关。

5. 预感性悲哀　与担心预后有关。

6. 潜在并发症:颅内压增高、脑疝、癫痫、消化道出血等。

【护理目标】

1. 患者疼痛得以缓解或消失。

2. 患者睡眠改善,能正常入睡。

3. 患者恐惧心理减轻或消除,了解有关手术知识,接受手术。

4. 患者能有效清除呼吸道分泌物,保持呼吸道通畅。

5. 患者能正确对待疾病,心态平衡,心理压力减轻。

6. 患者无并发症发生,或发生并发症时得到及时诊治。

【护理措施】

颅内肿瘤的主要治疗方法是手术切除肿瘤,无法全部切除者配合放疗、化疗。治疗要点包括:① 降低颅内压:可缓解症状,争取治疗时机,常采取脱水、脑脊液引流等综合治疗措施。② 手术治疗:是治疗颅内肿瘤最直接、最有效的方法,包括肿瘤切除术、内减压术、外减压术、脑脊液分流术。③ 放疗:对颅内肿瘤不能手术者,放射治疗可抑制肿瘤生长或推迟肿瘤复发,延长患者生命,包括普通放射治疗、伽玛刀放射治疗等中心直线加速器治疗(X-刀)等。④ 化疗:是治疗颅内肿瘤的重要方法之一。

(一) 术前护理

1. 热情接待患者,介绍住院环境。

2. 了解患者对所患颅内肿瘤的感受及对拟行治疗方案的认知情况。

3. 做好术前准备,如备血及皮肤准备。

4. 加强生活护理。指导患者摆放合理的体位,抬高床头 15°～30°以利颅内静脉血回流;保证营养和足够的睡眠;指导患者定时翻身,防止压疮。

5. 保持呼吸道通畅。协助患者排痰,及时清除呼吸道分泌物,必要时配合医生行气管切开术。

6. 心理护理。对手术过度恐惧的患者,告知颅内肿瘤的有关知识,说明手术的必要性、手术的方法、术后恢复过程及预后情况,使其身心处于接受手术的最佳状态。

(二) 术后护理

1. 体位　麻醉未清醒患者取侧卧位;神志清醒,血压稳定患者取头高足低卧位;对体积较大的颅内肿瘤切除术后 24 h 内手术区保持高位;幕上开颅术后取健侧卧位;深昏迷患者取侧俯卧位或侧卧位。

2. 病情观察　严密监测生命体征、神志、瞳孔、尿量及颅内压监测,以及时发现病情变化。

3. 饮食　鼓励患者进食,一般颅脑手术后 24 h 内可进流质饮食,然后从流质饮食逐步过渡到半流质饮食及普通饮食。昏迷患者可鼻饲给予每日所需营养,必要时可全胃肠外营养。进行颅后窝手术或听神经瘤手术的患者,应禁食禁饮,鼻饲供给营养,待患者吞咽功能恢复后逐渐恢复正常进食。

4. 控制输液量　颅脑手术后多有脑水肿,应适当控制液体摄入量,以每天 1 500～2 000 ml 为宜,应记录 24 h 出入液量,监测电解质水平,维持水、电解质及酸碱平衡。

5. 术后疼痛　切口痛常在术后 24 h 内发生,遵医嘱用一般止痛药即可。颅内压增高性头痛常在术后 2～4 日(脑水肿高峰期)发生,应遵医嘱用脱水剂、激素等降低颅内压。对术后疼痛者,保持环境安静,解除患者紧张情绪,防止颅内压增高。

6. 并发症的护理　术后严密观察病情变化,防治各种并发症,如颅内出血、呼吸道感染、切口感染、中枢性高热、消化道出血等。

(三) 健康教育

1. 心理指导　加强与患者沟通,给予精神上的安慰和支持。对进行放疗、化疗的患者,告知可能出现的副反应,尽可能减轻或消除患者的焦虑、恐惧情绪,帮助患者树立战胜疾病的信心,积极配合治疗。

2. 功能锻炼　指导患者早期进行康复功能训练的方法,鼓励患者要持之以恒。

【护理评价】

1. 患者疼痛是否缓解或消失。
2. 患者是否存在影响睡眠的因素,睡眠是否充足。
3. 患者紧张、恐惧情绪是否减轻。
4. 患者呼吸道分泌物是否有效清除,呼吸道是否通畅。
5. 患者能否正确对待疾病。
6. 患者有无并发症发生,或发生并发症后是否得到及时诊治。

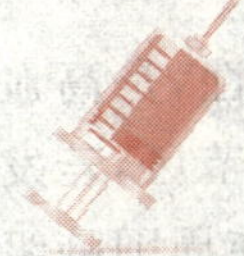

【思考题】

1. 颅内肿瘤患者临床表现是什么?
2. 如何进行术后患者体位、饮食和疼痛护理?

第四节　脑卒中外科治疗患者的护理

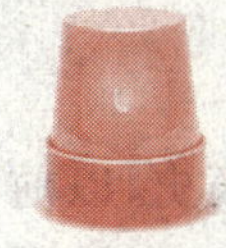

学习内容

1. 脑卒中的分类和常见病因。
2. 缺血性脑卒中和出血性脑卒中的临床表现和治疗原则。
3. 脑卒中患者的主要护理措施。

典型案例

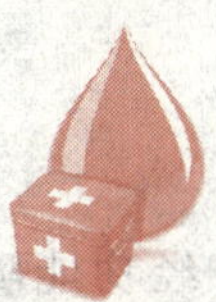

患者,男,65 岁。主因意识障碍 3 h 入院。患者于入院前 3 h 因家庭矛盾,与家人争吵后突发头痛、恶心呕吐、右侧肢体活动障碍,此后病情迅速加重,大小便失禁,呼之不应,无抽搐。既往有高血压病史 10 年,不规律服降压药。查体:T 36℃,P 66 次/min,R 15 次/min,BP 182/110 mmHg。昏迷,双侧瞳孔 3 mm,等圆,对光反射迟钝,右侧鼻唇沟变浅，右侧肢体瘫痪。

问题导向：

1. 该患者最可能发生了什么情况？
2. 试比较出血性脑卒中与缺血性脑卒中有何不同？
3. 哪项实验室检查可确诊脑血管病？
4. 如手术治疗，如何进行术后护理？

脑卒中是指各种原因引起的脑血管病急性发作，造成供应脑组织的动脉狭窄或闭塞以及出现非外伤性脑实质出血，引起的相应临床症状和体征。可分为缺血性和出血性脑卒中。

缺血性脑卒中：占脑卒中的60%～70%，发病年龄多在60岁以上，主要原因是脑动脉粥样硬化，在此基础上血栓形成，导致脑的供应动脉狭窄或闭塞，出现脑供血不足。凡致血流缓慢和血压下降的因素常是本病的诱因，多在安静或睡眠下发病；其次是脑栓塞，栓塞常发生于颅内颈内动脉虹吸段、大脑中动脉、前动脉的起始段；其他原因有结缔组织病或动脉炎引起的动脉内膜增生和肥厚、肿瘤压迫颈动脉、颈动脉外伤、先天性颈动脉扭曲、椎动脉受压（如颈椎病骨质增生或颅底陷入压迫）造成的椎动脉缺血等。脑动脉闭塞后，相应脑组织发生缺血、坏死，出现相应神经功能障碍和不同程度的意识障碍。

出血性脑卒中：好发于50岁以上高血压脑动脉硬化患者，男性多于女性，是高血压病死亡的主要原因。常在情绪激动或剧烈活动下发病。出血多位于基底节区，若发生脑干内出血，出血破入脑室，则病情严重。脑内出血量增多形成血肿，致使周围脑组织水肿，甚至发生脑疝。出血沿神经束扩散并使其分离，使神经纤维的生理性传导中断，由此引起的功能障碍在超早期清除血肿后可以恢复。

【护理评估】

（一）健康史

问题探究：引起脑卒中的常见病因是什么？

了解患者既往有无动脉粥样硬化、高血压、糖尿病、高脂血症、心脏病等病史，以前有无类似发作史，有无脑卒中家族史等；了解本次发病前有无血压明显升高或过低，有无精神紧张、情绪激动、酗酒等诱因；了解患者饮食情况，是否长期摄入高钠盐、高动物脂肪饮食；了解有无烟酒嗜好及活动情况等。

（二）身体状况

问题探究：出血性和缺血性脑卒中临床表现有什么区别？

1. 缺血性脑卒中　根据脑血管发生狭窄和闭塞后，神经功能障碍的轻重和症状持续时间，分为：① 短暂性脑缺血发作（TIA）：患者突然出现肢体运动和感觉障碍、失语、单眼短暂失明等，少有意识障碍（颈内动脉缺血）；或出现眩晕、耳鸣、听力障碍、复视、步态不稳和吞咽困难等（椎-基底动脉缺血）。症状持续时间短暂，反复发作，所有症状、体征在24 h内可自行消失，不留后遗症。② 可逆性缺血性神经功能障碍

(RIND)：表现与 TIA 基本相同，但神经功能障碍持续时间超过 24 h，有的患者可达数天或数十天，最后逐渐完全恢复。③ 完全性卒中(CS)：症状严重，常出现意识障碍，神经功能障碍长期不能恢复。

2. 出血性脑卒中　轻型：患者神志清楚或发生浅昏迷，轻度偏瘫；中型：完全昏迷，完全性偏瘫，双侧瞳孔等大或轻度不等；重型：深昏迷，完全性偏瘫及去皮质强直，双侧瞳孔散大，对光反射消失，生命体征明显紊乱。

(三) 心理、社会状况

脑卒中发病急，患者及家属常无心理准备而出现紧张、恐惧等情绪反应，故应了解患者有无因躯体感觉异常、肢体瘫痪、语言沟通障碍等而出现焦虑、沮丧、抑郁、绝望；有无因发作未产生后遗症而疏忽大意。恢复期患者还应注意有无因肢体及语言功能恢复时间长、日常生活需依赖家人等，而表现出急躁、自卑等心理反应，了解家人和社会支持情况。

(四) 辅助检查

1. 脑血管造影　是缺血性脑卒中重要的检查项目，通过检查可发现病变部位、范围及程度。

2. CT 及 MRI 检查　可显示缺血或出血部位。缺血性脑卒中在发病后 24 h 头部 CT 能显示低密度缺血灶，出血性脑卒中 CT 检查即可显示高密度出血灶。

3. 头颈部磁共振血管造影(MRA)或高分辨磁共振成像(HRMRI)　可显示颈动脉缺损，HRMRI 对粥样斑块病理成分的分析更有帮助。

4. 颈动脉 B 型超声检查和经颅多普勒超声探测　可作为颈内动脉起始段和颅内动脉狭窄、闭塞的筛选手段。

【护理问题】

1. 恐惧　与病情加重，担心预后有关。
2. 疼痛　与脑血管病致颅内压增高及开颅手术有关。
3. 躯体移动障碍　与脑血管病导致肢体瘫痪有关。
4. 潜在并发症：颅内压增高及脑疝、出血、感染等。

【护理目标】

1. 患者恐惧心理逐渐减轻或清除。
2. 患者疼痛减轻或消失。
3. 患者能在协助下变换体位，躯体活动能力逐渐增加。
4. 患者未发生并发症或发生并发症能被及时发现并处理。

【治疗原则】

维持生命体征正常，防治并发症，促进瘫痪肢体和语言障碍的功能恢复，降低死亡率和致残率。① 缺血性脑卒中：一般先用非手术治疗，常采取溶栓、调整血压、控制脑水肿、降低颅内压、抗凝、抗血小板聚集疗法等，脑血管完全闭塞者可考虑外科手术治疗或介入性治疗。② 出血性脑卒中：常采取止血，降低颅内压和控制脑水肿，维持生命功能，严重者可手术清除血肿，解除脑疝。

【护理措施】

(一) 术前护理

1. 热情接待患者,介绍住院环境。

2. 了解患者对发生脑卒中后的感受,对脑卒中的认识以及对拟行治疗方案的想法。

3. 做好术前准备,如指导颅内动脉瘤和颈动脉海绵窦瘘施行封闭术的患者,术前进行颈动脉压迫实验和练习,以建立侧支循环。

4. 保持呼吸道通畅。协助患者排痰,及时清除呼吸道分泌物,必要时配合医生行气管切开。

5. 心理护理。对手术过度恐惧的患者,说明手术的必要性、手术的方法、术后恢复过程及预后情况;使其身心处于接受手术的最佳状态。

(二) 术后护理

1. 一般护理　术后取半卧位,麻醉未清醒者取侧卧位或平卧位,头偏向一侧。术后 1 天可进流质饮食,选择低盐、低胆固醇、清淡易消化食物,逐渐过渡到半流质、普通饮食。适当控制输液量,一般每日不超过 2 000 ml。通过吸痰、翻身拍背,及时清除呼吸道分泌物,保持呼吸道通畅。做好口腔护理,以防误吸。准备好气管切开或气管插管包,必要时配合医生进行气管切开或气管插管。

2. 病情观察,及时发现和处理并发症　① 颅内压增高、脑疝:脑手术后均有脑水肿反应,应控制输液量,观察生命体征、意识、瞳孔的变化情况,保持大便通畅,避免引起颅内压增高的活动,如用力排便、咳嗽等。② 出血:颅内出血是术后最严重的并发症,常发生在术后 24 h,应严密观察神志、瞳孔变化,避免引起颅内压增高的一切活动。③ 感染:主要有切口感染、肺部感染,应密切观察体温、切口渗液及其颜色,有无呼吸道症状,协助患者排痰,保持呼吸道通畅,遵医嘱使用抗生素,严格无菌操作。一旦发现病情加重或有并发症表现时,应及时与医生联系并配合治疗。

3. 对症护理　切口疼痛多发生在术后 24 h 内,遵医嘱使用止痛剂可缓解。颅内压增高引起的头痛,常发生在术后 2～4 天,此为脑水肿高峰期,遵医嘱及时使用脱水剂以降低颅内压。

4. 康复护理　在患者绝对卧床休息期间,定时翻身,注意保持瘫痪肢体功能位置。术后早期进行瘫痪肢体按摩及关节运动,防止肌肉失用性萎缩和关节僵硬。

(三) 健康教育

1. 疾病知识指导　向患者和家属介绍脑卒中的基本知识,认识治疗原发病的重要性。避免诱因,如精神紧张、情绪激动、用力排便及过度劳累等。高血压患者应规律服药,定时测量血压,发现血压异常或出现严重头痛、眩晕、肢体麻木、活动不灵、口齿不清时应及时就诊。

2. 饮食指导　指导患者进食低盐、低胆固醇、低脂、低糖、清淡易消化食物,避免刺激性食物及饱餐,多吃蔬菜和水果,戒除烟酒。

3. 心理指导　指导患者自我控制情绪、保持心态平和;鼓励患者增强康复信心,通过锻炼，尽可能恢复生活自理；告知家属的支持对患者疾病恢复的重要性。

4. 康复指导　讲解康复功能锻炼的基本方法，在康复训练过程中鼓励患者克服困难，增强自我照顾能力和自信心。

【护理评价】

1. 患者恐惧心理是否减轻或消除。
2. 患者疼痛是否减轻或消失。
3. 患者能否在协助下变换体位，躯体活动能力是否逐渐增加。
4. 患者有无并发症发生或发生后是否被及时发现并处理。

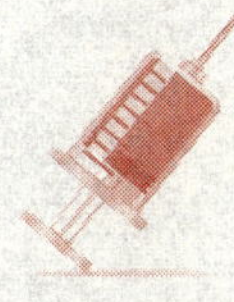

【思考题】

1. 简述脑卒中的病因及诱因。
2. 脑卒中的主要护理问题有哪些？
3. 简述脑卒中的术后护理要点。

（吴元勇）

第十三章　颈部疾病患者的护理

第一节　甲状腺功能亢进患者的护理

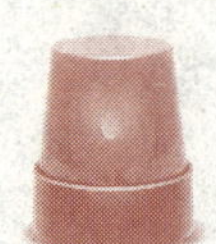

学习内容

1. 甲状腺功能亢进患者的护理评估、术前特殊准备。
2. 甲状腺功能亢进患者的护理措施。
3. 甲状腺功能亢进患者术后常见并发症的防治及护理。

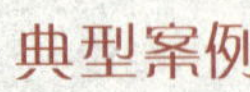

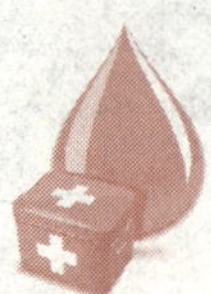

典型案例

患者，女性，26岁。主因多食、消瘦、心悸、怕热多汗、性情急躁2年入院。查体：P 116次/min，BP 125/75 mmHg。眼球突出，双手震颤，甲状腺弥漫性肿大，质地柔软，随吞咽上下移动，腺体上极可闻及血管杂音。入院诊断为：中度甲状腺功能亢进。拟行甲状腺大部切除术。入院后应用丙硫氧嘧啶、卢戈(Lugol)液进行术前准备，之后患者情绪稳定，汗少，P 94次/min，BP 120/80 mmHg，甲状腺缩小变硬，遂于局部浸润麻醉加颈丛神经阻滞麻醉下行甲状腺大部切除术，手术顺利。术后31 h患者突发高热、烦躁、呕吐、腹泻。测T 40.3℃，P 132次/min。

问题导向：

1. 作为患者的责任护士，你如何指导患者进行术前药物准备？
2. 该患者术后出现了哪种并发症？有何依据？应如何处理？

甲状腺功能亢进(hyperthyroidism，简称甲亢)是指由各种原因导致的甲状腺素分泌过多而出现以全身代谢亢进为主要特征的疾病总称。按引起甲亢的原因可分为：原发性甲亢、继发性甲亢和高功能腺瘤三类。

1. 原发性甲亢　最常见，主要指毒性弥漫性甲状腺肿(Graves Disease，简称GD)，是在甲状腺肿大的同时出现功能亢进症状。患者年龄多在20～40岁，女性多见。腺体多为弥漫性肿大，两侧对称，常伴有眼球突出，故又称“突眼性甲状腺肿”(exophthalmic goiter)。

2. 继发性甲亢　较少见，在结节性甲状腺肿基础上发生甲亢，患者先有结节性甲状腺肿多年，以后才出现功能亢进症状。发病年龄多在40岁以上。腺体呈结节状肿大，两侧多不对称，无眼球突出，容易发生心肌损害。

3. 高功能腺瘤　少见，甲状腺内有单发的自主性高功能结节，结节周围的甲状腺组织呈萎缩改变，患者无眼球突出。

原发性甲亢的病因迄今尚未完全明确，已有研究证实本病是在遗传基础上，因感染、精神创伤等应激因素而诱发，属于抑制性T淋巴细胞功能缺陷所导致的一种器官特异性自身免疫性疾病。其患者血中有两类刺激甲状腺的自身抗体：一类抗体能刺激甲状腺功能活动，作用与促甲状腺激素（TSH）相似，但作用时间较TSH持久，因此称为“长效甲状腺激素”；另一类为“甲状腺刺激免疫球蛋白”，两类物质都属于G类免疫球蛋白，来源于淋巴细胞，都能抑制TSH，且与TSH受体结合，从而加强甲状腺细胞功能，分泌大量T_3和T_4。

继发性甲亢和高功能腺瘤的病因也尚未明确。患者血中的长效甲状腺刺激激素等的浓度不高，或许与结节本身自主性分泌紊乱有关。

【护理评估】

（一）健康史

问题探究：什么原因会导致甲亢的发生？

了解患者家族中有无本病的发病史，有无其他自身免疫性疾病史；发病前有无精神刺激、感染、创伤或其他强烈应激等情况发生；既往健康状况；有无手术史等。

（二）身体状况

问题探究：基础代谢率如何测定，对于甲亢患者测定基础代谢率的意义是什么？

1. 甲状腺肿大　多有不同程度的弥漫性、对称性甲状腺肿大，质软，多无压迫症状，可随吞咽动作上下移动。由于腺体内血管扩张、血流加速，扪诊有震颤感，听诊时有杂音，尤其在甲状腺上动脉进入上极处更为明显。

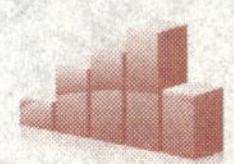

护理专业教学资源库/课程中心/健康评估/学习单元2/教学图片/甲状腺触诊图片

2. 交感神经功能亢进　常多语、性情急躁、易激惹、失眠，双手常有细速颤动、怕热、多汗，皮肤常较温暖。

3. 突眼征　典型者双侧眼球突出、眼裂增宽，严重者上下眼睑难以闭合，向前平视时角膜上缘外露；凝视时瞬目减少，眼向下看时上眼睑不随眼球下闭，两眼内聚能力差，也有患者伴眼睑肿胀肥厚、结膜充血水肿等。

4. 心血管功能改变　多诉心悸、胸部不适；脉快有力，脉率常在100次/min以上，休息及睡眠时仍快；收缩压升高，舒张压降低，因而脉压增大。脉率增快及脉压增大尤为重要，常可作为判断病情程度和疗效的重要标志。若左心逐渐扩张、肥大可有收缩期杂音，严重者出现心律失常、心房颤动、心力衰竭。

5. 基础代谢率增高　其程度与临床症状严重程度相平行。食欲亢进但却消瘦、体重减轻，大便次数增多或腹泻；易疲劳，工作效率降低。

除以上症状外，有些患者可出现内分泌功能紊乱，如月经失调、不孕、早产或阳痿等，极个别患者伴有周期性肌麻痹（钾代谢障碍）和局限性胫前黏液性水肿。

（三）心理、社会状况

患者常处于精神紧张、敏感多疑、急躁易怒状态，易与他人发生争执，家庭内外人际关系紧张，在诊疗活动中可出现不依从或不合作行为，事后难免自责、神情沮丧。患者有甲状腺肿大或突眼者，因外形改变，可存在社交心理障碍。

（四）辅助检查

1. 基础代谢率测定　用基础代谢率测定器测定，较可靠；但常简便地选择清晨患者起床前空腹、完全安静时测定脉率和血压，计算公式：基础代谢率（%）＝脉率＋脉压－111。正常值为±10%，+20%～+30%为轻度甲亢，+30%～+60%为中度甲亢，+60%以上为重度甲亢。影响基础代谢率测定结果的因素较多，因此近年来不少医院已停止此项测定。

2. 甲状腺摄^{131}I率测定　正常甲状腺24 h内摄取的^{131}I量为总入量的30%～40%。如果在2 h内甲状腺摄取^{131}I量超过人体总量的25%，或在24 h内超过人体总量的50%，且摄^{131}I高峰提前出现，可提示有甲亢。但由于甲状腺激素测定的普遍开展及TSH检测敏感度的提高，甲状腺摄^{131}I率测定已不作为甲亢诊断的常规指标。

3. 血清促甲状腺素（TSH）和甲状腺激素　TSH是国际上公认的诊断甲亢的首选指标，可作为单一指标进行甲亢筛查。一般甲亢患者TSH＜0.1 mIU/L。甲亢患者血清甲状腺素（T_4）和三碘甲状腺原氨酸（T_3）的含量均升高，其中血清T_3可高于正常4倍左右，而T_4仅为正常的2.5倍，因此T_3测定对甲亢的诊断具有较高的敏感性。而血清游离T_4（FT_4）和游离T_3（FT_3）虽更能准确地反映甲状腺的功能状态，但因受到测定条件的限制，目前不作为首先指标。所以总T_4、总T_3测定仍然是判断甲状腺功能的主要指标。

【护理问题】

1. 焦虑　与交感神经功能亢进、环境改变、担心手术及预后有关。
2. 舒适的改变：疼痛　与肿块压迫、甲状腺囊性肿块出血及手术创伤有关。
3. 营养失调：低于机体需要量　与基础代谢率增高有关。
4. 清理呼吸道无效　与咽喉部及气管受刺激、分泌物增多及切口疼痛有关。
5. 潜在并发症：窒息、呼吸困难、甲状腺危象、喉返神经损伤、喉上神经损伤或手足抽搐、甲状腺功能低下等。

【护理目标】

1. 患者情绪稳定，焦虑缓解或减轻。
2. 患者的疼痛得到有效控制，能充分休息和睡眠。
3. 患者营养状况改善，体重得以维持或增加。
4. 患者能有效清除呼吸道分泌物，保持呼吸道通畅。
5. 患者术后未发生并发症或出现并发症能被及时发现和处理。

【护理措施】

目前，针对甲亢的治疗主要采用以下三种方式：① 抗甲状腺药物；② ^{131}I 治疗；③ 甲状腺次全切除手术。三种疗法各有利弊。抗甲状腺药物治疗可以保留甲状腺产生激素的功能，但是疗程长、治愈率低，复发率高；^{131}I 和甲状腺次全切除都是通过破坏甲状腺组织来减少甲状腺激素的合成和分泌，疗程短，治愈率高，复发率低，但是甲减的发生率显著增高。

外科治疗原则：甲状腺大部切除术对中度以上的甲亢仍是目前最常用而有效的治疗方法，能使 90%～95%的患者获得痊愈，手术死亡率低于 1%。手术治疗的缺点是有一定的并发症，4%～5%的患者术后甲亢复发，也有少数患者术后发生甲状腺功能减退。

手术治疗指征：① 继发性甲亢或高功能腺瘤；② 中度以上的原发性甲亢；③ 腺体较大，伴有压迫症状，或胸骨后甲状腺肿等类型甲亢；④ 抗甲状腺药物或^{131}I 治疗后复发者或坚持长期用药有困难者。

手术禁忌证：① 青少年患者；② 症状较轻者；③ 老年患者或有严重器质性疾病不能耐受手术者。

（一）术前护理

术前应采取充分而完善的准备以保证手术顺利进行和预防术后并发症的发生。

1. 完善术前各项检查　对于甲亢或甲状腺巨大肿块者，除进行全面体格检查和必要的化验检查外，还应包括：① 测定基础代谢率，了解甲亢程度，选择手术时机；② 心电图检查，了解心脏有无扩大、杂音或心律失常等；③ 喉镜检查，确定声带功能；④ 颈部透视或摄片，了解有无气管受压或移位；⑤ 检查神经肌肉的应激性是否增高，测定血钙、血磷含量，了解甲状旁腺功能状态。

2. 术前药物准备　是甲亢手术前降低基础代谢率的重要环节。护士应遵医嘱正确指导甲亢患者做好术前药物准备，以降低手术风险。具体的方法有以下几种。

（1）可先用硫脲类药物，通过降低甲状腺素的合成，并抑制体内淋巴细胞产生自身抗体从而控制因甲状腺素升高引起的甲亢症状，待甲亢症状得到基本控制后停药，再单独服用碘剂 2 周，方可进行手术。由于硫脲类药物可使甲状腺肿大充血，手术时极易发生出血，增加了手术的困难和危险，因此，服用硫脲类药物后必须加用碘剂 2 周，待甲状腺缩小变硬后手术。

（2）单用碘化钾法，开始即服碘剂，即复方碘化钾溶液，又称卢戈（Lugol）液。用法是每日 3 次，口服，第一日每次 3 滴，第二日每次 4 滴，以后逐日每次增加 1 滴，直至每次 16 滴为止，然后维持此剂量，2～3 周后甲亢症状得到基本控制（患者情绪稳定，睡眠良好，体重增加，脉率稳定在 90 次/min 以下，脉压恢复正常，基础代谢率＜＋20%，腺体缩小变硬），便可进行手术。

碘剂的作用在于抑制蛋白水解酶，减少甲状腺球蛋白的分解，从而抑制甲状腺素的释放，还能减少甲状腺血流量，使腺体充血减少，从而缩小变硬，有利于手术进行。但由于碘剂只抑制甲状腺素释放，而不抑制其合成，一旦停服碘剂后，贮存于甲状腺滤泡内的甲状腺球蛋白大量分解，将使甲亢症状重新出现，甚至加重，因此凡不准备施行手术治疗的甲亢患者均不要服用碘剂。

由于碘剂具有刺激性，护士可指导患者于饭后用凉开水稀释后服用，或用餐时将碘剂滴在馒头或面包片上一同服用，以减少对口腔和胃黏膜的刺激。

(3) 少数患者服用碘剂 2 周后，症状减轻不明显，此时，可在继续服用碘剂的同时，加用硫脲类药物，直至症状基本控制，停用硫脲类药物后，继续单独服用碘剂 1～2 周，再进行手术。

(4) 对于常规应用碘剂或合并应用硫氧嘧啶类药物不能耐受或无效者，可遵医嘱应用普萘洛尔或与碘剂联合应用做术前准备。普萘洛尔在体内的有效半衰期不到 8 h，所以最末一次口服普萘洛尔要在术前 1～2 h；术后继续口服普萘洛尔 4～7 天。此外，术前不用阿托品，以免引起心动过速。

3. 饮食护理　给予高热量、高蛋白、富含维生素的清淡易消化食物；鼓励多饮水以补充出汗等丢失的水分；忌食海带、紫菜、海产品等含碘丰富的食物；忌饮浓茶、咖啡等刺激性饮料，以免加重中枢神经兴奋；戒烟戒酒。

4. 心理护理　了解患者的心理状态，消除患者的焦虑和恐惧心理，避免情绪激动。保持环境安静、通风、温度适宜，保证患者充分睡眠。指导患者减少活动，适当卧床，以免体力消耗。对于精神过度紧张或失眠者，适当应用镇静剂或安眠药物。

5. 术前体位训练　术前教会患者颈仰卧位，可用软枕每日练习数次。体位训练要循序渐进，从每次 5～10 min 开始逐渐增加次数和时间，直至达到一次卧位时间 2～3 h 为止，主要是预防由于手术中体位改变而带来的术后头痛。

6. 其他措施　指导患者学会深呼吸、有效咳嗽的方法，有助于术后保持呼吸道通畅。突眼者注意保护眼睛，睡前用抗生素眼膏敷眼，可戴黑眼罩或以油纱布遮盖，以避免角膜过度暴露后干燥受损，发生溃疡。

(二) 术后护理

1. 体位和引流　患者全身麻醉未醒时，应取平卧位头偏向一侧。手术野常规放置橡皮片或引流管引流 24～48 h，便于观察切口渗血情况和及时引流切口内的积血，预防术后气管受压。待患者全麻清醒血压平稳后取半坐卧位，以利于呼吸和引流。应鼓励患者在床上变换体位、起身、咳嗽，但注意保持头颈部的固定。

2. 病情观察　① 监测生命体征的变化，尤其注意呼吸情况，一旦发生呼吸困难，应立即判明原因，采取措施，保持呼吸道通畅；一旦脉率过快，体温升高，应警惕甲状腺危象的发生。② 观察切口敷料有无渗血，有无颈部肿胀，切口引流情况，如引流出血液多而快，应立即通知医生，积极做好术前准备。③ 观察患者发音，与手术前对比有无音调降低或声音嘶哑。④ 嘱患者少量饮水，观察有无呛咳。

3. 饮食与营养　患者全麻清醒后，如无恶心呕吐等不适，即可饮用少量温水或凉水，不可过热，以免手术部位血管扩张，加重切口渗血；若无呛咳、误咽等不适，可逐渐给予微温流质饮食，以后逐步过渡到半流质饮食、软食和普通饮食，鼓励患者少食多餐，加强营养，促进愈合。

4. 保持呼吸道通畅　指导并协助患者有效深呼吸、咳嗽、咳痰。必要时行超声雾化吸入，帮助其及时排出痰液，预防肺部并发症。床旁常规准备气管切开包、氧气筒、吸痰设备以及急救药品。

5. 用药护理　甲亢患者术后要继续服用复方碘化钾溶液，每日 3 次，每次由 16 滴开始，逐日每次减少 1 滴，直到每次 3 滴为止，共服 2 周左右，至病情平稳。若手术前用普萘洛尔做准备者，手术后继续服用 4～7 天。

6. 并发症的观察与护理

(1) 术后呼吸困难和窒息：多发生在术后 48 h 内，是术后最危急的并发症。临床表现为进行性呼吸困难、烦躁、发绀，甚至窒息。

常见原因：① 切口内出血压迫气管，主要是手术时止血不完善或血管结扎线滑脱所引起；② 喉头水肿，主要是手术创伤所致，也可因气管插管引起；③ 气管塌陷，是由于气管壁长期受肿大的甲状腺压迫，发生软化，切除甲状腺腺体的大部分后，软化的气管壁失去支撑的结果；④ 双侧喉返神经损伤。

处理：① 如为切口内出血所致，必须立即行床旁抢救，及时剪开缝线，敞开切口，迅速除去血肿，解除压迫。如此时患者呼吸仍无改善，则应立即施行气管切开，情况好转后，再送手术室做进一步的检查、止血和其他处理。因此，术后应常规地在患者床旁放置无菌气管切开包和手套，以备急用。② 若由喉头水肿引起，可用蒸气吸入疗法或静脉滴入氢化可的松 100～200 mg，呼吸困难无好转时可行环甲膜穿刺或气管切开。③ 气管软化者，应在术中做气管悬吊或气管切开。

(2) 喉返神经损伤：主要是手术处理甲状腺下极时，不慎将喉返神经切断、缝合、钳夹或过度牵拉所致；少数也可由血肿或瘢痕组织压迫或牵拉而发生。术中切断、缝合喉返神经所致的损伤，属永久性损伤，一般在术中立即出现症状；由钳夹、牵拉、血肿压迫所致的损伤，则多为暂时性，在术后数日才出现症状，经理疗等及时处理后，一般在 3～6 个月内逐渐恢复。

术后患者清醒后，护士应鼓励其大声讲几句话，了解其发音情况，一侧喉返神经损伤，常引起声音嘶哑。双侧喉返神经损伤，可导致失音或呼吸困难，甚至窒息，需立即做气管切开。

(3) 喉上神经损伤：多在结扎、切断甲状腺上动、静脉时受到损伤。如损伤外支，会使环甲肌瘫痪，引起声带松弛、音调降低；如损伤内支，则喉部黏膜感觉丧失，患者进食特别是饮水时，容易误咽发生呛咳。一般经理疗后可自行恢复。

(4) 手足抽搐：因手术时甲状旁腺被误切、挫伤或其血液供给受累而引起甲状旁腺功能低下。随着血钙浓度下降，神经肌肉的应激性显著增高，引起手足抽搐。症状多在术后 1～3 天出现。多数患者症状轻且短暂，仅有面部、唇部或手足部的针刺样麻木感或强直感，经过 2～3 周后，未受损伤的甲状旁腺增大，起到代偿作用，症状便可消失。严重者可出现面肌和手足伴有疼痛的持续性痉挛，每天发作多次，每次持续 10～20 min 或更长，甚至可发生喉肌和膈肌痉挛，引起窒息死亡。切除甲状腺时，注意保留背面的甲状旁腺。

处理：应注意适当限制肉类、乳类和蛋类等含磷高而影响钙吸收的食物。抽搐发作时，应立即遵医嘱静脉注射10%葡萄糖酸钙或氯化钙10～20 ml。症状轻者可口服葡萄糖酸钙或乳酸钙2～4g，每日3次；症状较重或长期不能恢复者，可加服维生素D_3，每日5万～10万U，以促进钙在肠道内的吸收。

(5) 甲状腺危象：是甲亢的严重并发症。原因可能与术前准备不充分、甲亢症状未能很好控制及手术应激有关。患者主要表现为：术后12～36 h内高热(>39℃)、脉快而弱(>120次/min)，同时合并神经、循环及消化系统严重功能紊乱如烦躁不安、谵妄、大汗、呕吐、水泻，甚至昏迷等。若不及时处理，常很快死亡，死亡率为20%～30%。预防的关键是使甲亢患者的基础代谢率降至正常范围再施行手术。术后早期对患者定期巡视，加强病情观察。

甲状腺危象的治疗和护理：① 碘剂：口服复方碘化钾溶液，首次3～5 ml，或紧急时用10%碘化钠5～10 ml加入10%葡萄糖溶液500 ml中静脉滴注，以降低血液中甲状腺素水平。② 氢化可的松：每日200～400 mg，分次静脉滴注，以拮抗过多甲状腺素的反应。③ 肾上腺素能阻滞剂：可选用利舍平1～2 mg肌内注射或胍乙啶10～20 mg口服；还可用普萘洛尔5 mg，加入5%～10%葡萄糖溶液100 ml中静脉滴注，以降低周围组织对肾上腺素的反应。④ 镇静剂：常用苯巴比妥钠100 mg，或冬眠合剂Ⅱ号半量肌注，每6～8 h 1次。⑤ 降温：用物理降温、药物降温或冬眠药物等综合措施，保持患者体温在37℃左右。⑥ 静脉输入大量葡萄糖溶液补充能量，吸氧以减轻组织缺氧。⑦ 有心力衰竭者，加用洋地黄制剂。

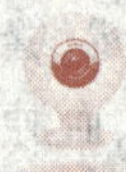

护理专业教学资源库/资源中心/资源类型/教学视频/甲状腺功能亢进视频

(三) 健康教育

1. 康复与自我护理指导

(1) 指导患者自我控制情绪，保持愉快的心情。

(2) 指导患者术后早期下床活动，注意保护头颈部。拆线后教会患者练习颈部活动，促进功能恢复。指导声音嘶哑者做发音训练。

(3) 合理安排术后的休息与饮食，鼓励患者尽可能生活自理，促进康复。

(4) 给患者和家属讲解甲状腺术后并发症的表现和预防方法，共同防治。

2. 用药指导 说明甲亢术后继续服药的重要性并督促患者执行。教会患者正确服用碘剂的方法，如将碘剂滴在饼干、面包等固体食物上，一并服下，既可以保证剂量准确，又能避免口腔黏膜损伤。

3. 复诊指导 嘱出院患者定期到门诊复查，以了解甲状腺的功能，出现心悸、手足震颤、抽搐等情况时及时就诊。

【护理评价】

1. 患者情绪是否稳定，焦虑是否缓解或减轻。

2. 患者的疼痛是否得到有效控制，能否充分休息和睡眠。

3. 患者营养状况是否改善，体重是否得以维持或增加。

4. 患者能否有效清除呼吸道分泌物，保持呼吸道通畅。

5. 患者术后生命体征是否平稳，有无发生并发症或及时发现和处理并发症。

【知识拓展】

甲状腺功能亢进治疗新进展

甲亢的甲状腺靶向给药治疗：目前甲亢治疗的首要选择是应用抗甲状腺药物(ATD)，但其口服用药过程中可能发生的严重不良反应是临床不可忽视的治疗风险。因此，甲亢治疗需要有更强针对性、更高安全性的疗法，即“靶向治疗”。甲状腺位置表浅、突出，是靶向用药的理想部位，目前国内已临床使用的ATD软膏剂型，可直接进入甲状腺，解决了口服用药疗效与安全性之间的矛盾，但其长期疗效和安全性仍有待观察。

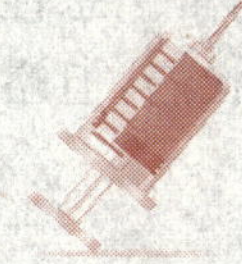

【思考题】

1. 如何应用碘剂进行甲状腺功能亢进的术前准备？
2. 甲状腺功能亢进的术后并发症有哪些？如何护理？

第二节　甲状腺肿瘤患者的护理

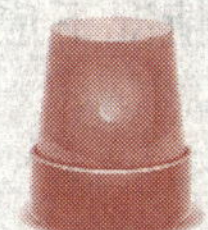

学习内容

1. 甲状腺肿瘤的病因、病理。
2. 甲状腺肿瘤的临床表现、治疗原则。
3. 甲状腺肿瘤患者的护理措施。

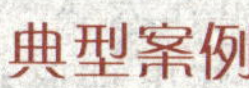

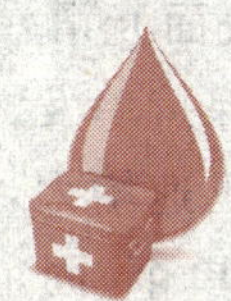

典型案例

患者，女，27岁。主因发现颈前肿物2年入院。患者于入院前2年发现颈部增粗，无其他不适感，未予诊治，4月前自觉颈部肿物增大，并伴心慌，活动后加重。今为进一步明确诊治而来我院，门诊以“颈部肿物”收入院。入院查体：P 106次/min，BP 115/75 mmHg，颈前正中可触及一约8 cm×6 cm×4 cm肿物，质软，边界清楚，随吞咽上下移动，未闻及血管杂音。

问题导向：

该患者住院后拟行手术治疗，如何做好该患者的术前护理？

甲状腺肿瘤多见于青壮年女性，可分为良性肿瘤与恶性肿瘤两类。良性肿瘤以甲状腺腺瘤最常见。根据病理形态学可分为滤泡状腺瘤和乳头状囊性腺瘤两种，腺瘤具有完整的包膜。临床上以滤泡状腺瘤多见，好发于20～40岁女性。恶性肿瘤中甲状腺癌最常见，约占全身恶性肿瘤的1%，女性发病率高于男性。儿童甲状腺结节中，甲状腺癌的比例高达50%～70%。多数甲状腺癌起源于滤泡上皮细胞。甲状腺癌有以下4种病理类型：

1. 乳头状腺癌　约占成人甲状腺癌的60%和儿童甲状腺癌的全部。多见于30～45岁女性，低度恶性，生长较缓慢，转移多限于颈部淋巴结，预后较好。

2. 滤泡状腺癌　约占甲状腺癌的20%。常见于50岁左右患者，中度恶性，发展较迅速，容易侵犯血管，主要经血运转移到肺、肝和骨等，因此患者预后不如乳头状腺癌。

3. 未分化癌　约占15%。多见于70岁左右老年人，高度恶性，发展迅速，早期即可发生局部淋巴结转移，侵犯气管和喉返神经，并常经血液转移至肺、骨等处，预后很差。

4. 髓样癌　仅占7%。常有家族史，来源于滤泡旁细胞，分泌大量降钙素。恶性程度中等，较早出现淋巴结转移，且可经血行转移至肺和骨，预后不如乳头状癌，但略好于未分化癌。

【护理评估】

（一）健康史

问题探究：甲状腺肿瘤的常见病因是什么？

甲状腺肿瘤患者应注意其年龄、性别、甲状腺结节病史与甲状腺疾病的家族史等；较长时间内存在的甲状腺结节突然增大或结节生长极快，在排除囊内出血的情况下应高度怀疑甲状腺癌；甲状腺髓样癌常有家族史。

（二）身体状况

问题探究：同为甲状腺肿物，如何做出良性和恶性肿块的鉴别？

1. 甲状腺腺瘤　患者多无不适症状，常在无意间或体检时发现颈部肿块。结节多为单发，呈圆形或椭圆形，限于一侧腺体内，质地较软，表面光滑，无压痛，能随吞咽上下移动。甲状腺腺瘤生长缓慢，经历数年或更长时间仍保持单发。如乳头状囊性腺瘤因囊壁血管破裂发生囊内出血时，肿瘤体积可在短期内迅速增大，局部出现胀痛。

2. 甲状腺癌　发病初期多无明显症状，仅在颈部发现单个、固定、质硬、表面高低不平、随吞咽上下移动的肿块。肿块逐渐增大，吞咽时上下移动度减低。晚期常因压迫喉返神经、气管或食管而出现声音嘶哑、呼吸困难或吞咽困难。若压迫颈交感神经节，可产生霍纳(Horner)综合征，表现为患侧瞳孔缩小、上睑下垂、眼球内陷、同侧头面部无汗等。颈丛浅支受侵时可出现耳、枕、肩等部位的疼痛。局部转移常位于颈部，出现硬而固定的淋巴结；远处转移多见于扁骨(颅骨、椎骨、胸骨、骨盆等)和肺。

因髓样癌组织可产生激素样活性物质，如5-羟色胺和降钙素，患者可出现腹泻、心悸、颜面潮红和血钙降低等症状，还可伴有其他内分泌腺体的增生。

（三）心理、社会状况

肿瘤患者有对癌症的恐惧心理，特别是出现压迫症状时，这种负性心理反应更严重，对提高患者手术耐受力和配合治疗都十分不利。合并甲亢的患者更容易产生紧张和恐惧。甲状腺肿瘤患者以女性多见，注意了解患者家庭背景与工作环境。

（四）辅助检查

1. 放射性^{131}I或$^{99m}T_C$　甲状腺腺瘤扫描多呈温结节，若伴囊内出血时可为冷结节或凉结节，边缘一般比较清晰。甲状腺癌为冷结节，边缘一般较模糊。热结节常提示高功能腺瘤，一般不癌变。

2. B超检查　可测定甲状腺大小，探测结节的位置、大小、数目及与邻近组织的关系。结节若为实质性并呈不规则反射，则恶性可能大。

3. 细针穿刺细胞学检查　将细针自2～3个不同方向穿刺结节并抽吸、涂片，诊断正确率可达80%以上。

4. 病理切片检查　包括术中快速冰冻切片和术后石蜡切片，是甲状腺肿瘤的确诊依据。

【护理问题】

1. 焦虑、恐惧　与颈部肿块性质不明、担心手术及预后等有关。
2. 舒适的改变：疼痛　与肿块压迫和手术创伤有关。
3. 清理呼吸道无效　与手术刺激、分泌物增多及切口疼痛有关。
4. 潜在并发症：窒息、呼吸困难、神经损伤及手足抽搐等。

【护理目标】

1. 患者情绪稳定、适应环境，了解有关手术知识，接受手术。
2. 患者疼痛得以缓解或消失。
3. 患者能有效清除呼吸道分泌物，保持呼吸道通畅。
4. 患者术后恢复顺利，生命体征平稳，无窒息等并发症发生，或发生并发症能得到及时诊治。

【治疗原则】

由于甲状腺腺瘤有诱发甲亢（20%）和恶变（10%）的可能，原则上应早期手术切除。一般行患侧甲状腺大部分切除，若腺瘤小可行单纯腺瘤切除。切除标本需经病理学检查，若为恶性应按甲状腺癌治疗。

手术治疗是除未分化癌以外各型甲状腺癌的基本治疗方法，并辅以核素、甲状腺激素和外放射等治疗。手术治疗包括甲状腺本身的手术，以及颈部淋巴结清扫。未分化癌通常采用外放射治疗。

【护理措施】

（一）术前护理

1. 热情接待患者，介绍住院环境。
2. 了解其对所患甲状腺疾病的感受和认识及对拟行治疗方案的想法。
3. 告知患者甲状腺肿瘤的有关知识，说明手术的必要性、手术的方法、术后恢复过程及预后情况。

4. 指导患者练习术时体位，将软枕垫于肩部，保持头低、颈过伸位，以利于术中手术野的暴露。

5. 必要时，剃除其耳后毛发，以便行颈淋巴结清扫术。

6. 对精神过度紧张或失眠者，术前晚上予以镇静安眠类药物，使其身心处于接受手术的最佳状态。

(二) 术后护理

1. 体位　患者回病室后，取平卧位，在改变体位、起身和咳嗽时可用手固定颈部，以减少震动；若有颈部引流管，予以正确连接引流装置，应告知患者一般引流会持续24～48 h；血压平稳后，改半卧位，便于呼吸和引流。

2. 病情观察　监测生命体征，尤其注意患者的呼吸、脉搏变化。了解患者的发音和吞咽情况，判断有无声音嘶哑或音调降低、误咽呛咳。及时发现创面敷料潮湿情况，估计渗血量，予以更换。注意引流液的量、颜色、性状及变化，及早发现异常并通知医生。若血肿形成并压迫气管，立即配合床旁抢救，拆除切口缝线、清除血肿。

3. 饮食　病情平稳或全身麻醉清醒后，给予少量饮水。禁忌过热流质，以免诱发手术部位血管扩张，加重创口渗血。若无不适，鼓励进食或经吸管吸入便于吞咽的流质饮食，克服吞咽不适的困难，逐步过渡到半流质饮食、软食及普通饮食。向患者说明饮食、营养对于切口愈合、机体修复的重要性。

4. 床旁备气管切开包　行颈淋巴结清扫术的患者，手术创伤较大，疼痛不适时可给予镇静止痛，以利于休息。注意水、电解质的补充。若癌肿较大，长期压迫气管，可造成气管软化，术后尤应注意患者的呼吸情况，床旁备无菌手套和气管切开包，一旦发现有窒息的危险，立即配合行气管切开术及床旁抢救。

(三) 健康教育

1. 自我检查　教会患者自行检查颈部的方法，注意观察肿块的生长情况，根据具体情况尽早就诊或手术治疗。

2. 功能锻炼　卧床期间鼓励患者床上活动，头颈部在制动一段时间后，可开始逐步练习活动，促进颈部的功能恢复。颈淋巴结清扫术者，斜方肌不同程度受损，因此，切口愈合后应开始肩关节和颈部的功能锻炼，随时注意保持患肢高于健侧，以纠正肩下垂的趋势。功能锻炼应至少持续至出院后3个月。

3. 帮助患者面对现实　不同病理类型的甲状腺癌的预后有明显差异，指导患者调整心态，配合后续治疗。

4. 定期复诊　教会患者自行检查颈部，出院后定期复诊，检查颈部、肺部等，若发现结节、肿块，及时治疗。

【护理评价】

1. 患者是否情绪稳定、能否适应环境，是否了解有关手术知识，接受手术。

2. 患者疼痛是否缓解或消失。

3. 患者能否有效清除呼吸道分泌物，保持呼吸道通畅。

4. 患者是否术后恢复顺利，是否生命体征平稳，有无窒息等并发症发生或发生并发症得到及时诊治。

【知识拓展】

甲状腺细针穿刺和细胞学检查(FNAC)

FNAC是一种简单、易行、准确性高的检查方法。主要用于甲状腺结节的鉴别诊断，分辨良、恶性病变。文献报道其敏感性达83%，特异性达92%，准确性达95%。怀疑结节恶性变者均应进行FNAC检查。术前FNAC检查有助于术前明确癌症的细胞学类型，确定正确的手术方案。值得注意的是，FNAC检查不能区分甲状腺滤泡状癌和滤泡细胞腺瘤。

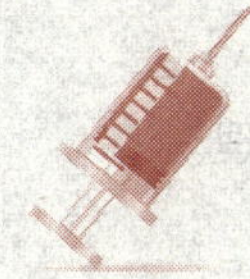

【思考题】

1. 简述甲状腺腺瘤的临床表现。
2. 简述甲状腺腺瘤的护理措施。

（尤雪剑）

第十四章　胸部疾病患者的护理

第一节　胸部损伤患者的护理

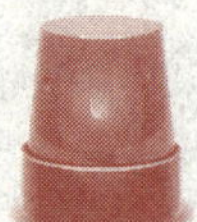

学习内容

1. 胸部损伤患者的临床表现和处理原则。
2. 胸部损伤患者的护理问题和护理措施。
3. 损伤性血胸患者的病情观察。
4. 多根多处肋骨骨折、开放性气胸、张力性气胸患者的急救处理。

典型案例

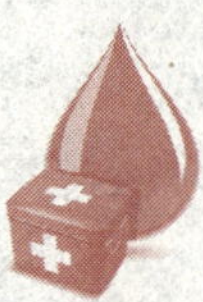

患者，男性，28 岁。主因车祸致胸外伤 30 min 入院。查体：P 120 次/min，R 34 次/min，BP 84/62 mmHg。烦躁不安，口唇发绀，皮肤湿冷，气管右移，颈静脉充盈，头颈部和左胸皮下气肿，左胸廓饱满、肋间隙增宽、呼吸幅度降低，左胸部叩诊呈鼓音，听诊左肺呼吸音消失。

问题导向：

1. 该患者目前主要的护理问题是什么？
2. 对该患者应该如何实施现场急救？

胸部暴露面积较大，容易遭受外界暴力作用而出现损伤。胸部损伤（thoracic trauma）约占全身创伤的 1/4。依据损伤是否穿破包括壁胸膜在内的全层胸壁，以及是否导致胸膜腔与外界相通，可将胸部损伤分为闭合性和开放性两类。闭合性胸部损伤多由暴力挤压、冲撞或钝力碰击胸部所致，轻者只有胸壁软组织挫伤和（或）单纯肋骨骨折，重者多伴有胸腔内脏器或血管损伤，导致气胸、血胸。有时还可造成心脏挫伤、裂伤，引起心包腔内出血。十分强烈的暴力挤压胸部，可引起创伤性窒息。此外，高压气浪、水浪冲击胸部可引起肺爆震伤。开放性胸部损伤多由利器或火器所致，可导致开放性气胸或血胸，从而影响呼吸和循环功能，严重者可危及生命。闭合性或开放性胸部损伤，不论膈肌是否穿破，都可能同时伤及腹部脏器，统称为胸腹联合伤。

【护理评估】

(一) 肋骨骨折

肋骨骨折(rib fracture)是最常见的胸部损伤,多见于第 4～7 肋,因其长而薄,最易折断;第 1～3 肋则因较粗短,且有锁骨、肩胛骨及胸肌保护而较少发生骨折,但一旦发生骨折,常提示致伤暴力巨大;第 8～10 肋虽然长,但其前段肋软骨共同形成肋弓,弹性大,不易骨折;第 11～12 肋前端游离,弹性也较大,故也较少发生骨折。根据骨折后对生理功能的影响可分为两大类:① 单根或多根肋骨单处骨折;② 多根多处肋骨骨折。

1. 健康史　多数患者有胸部受伤史,有直接暴力和间接暴力之分。直接暴力是指外力直接作用于胸部而使该处肋骨向内弯曲而折断;间接暴力通常发生于胸部前后受挤压时,肋骨在腋中线附近向外弯曲而折断。少数患者则因为病理因素,如恶性肿瘤骨转移或严重骨质疏松而发生肋骨骨折,此类患者可因咳嗽、打喷嚏或病灶肋骨处轻度受力而骨折。

2. 身体状况

(1) 单根或多根肋骨单处骨折:其上下仍有完整肋骨支撑胸廓,对呼吸影响不大。主要表现为骨折处疼痛,深呼吸、咳嗽或改变体位时加重;局部可有肿胀、压痛、畸形,有时可触及骨折断端和骨擦感。若骨折断端向内刺破壁胸膜和肺组织,可产生气胸、血胸等;若刺破肋间血管,可引起大出血。

(2) 多根多处肋骨骨折:胸壁局部区域因失去完整肋骨支撑而出现相应部位的胸壁软化,吸气时软化区胸壁内陷,呼气时软化区胸壁向外凸出(图 14－1－1)。这种现象称为反常呼吸运动,这类胸廓又称连枷胸,可严重影响气体交换,造成机体缺氧和二氧化碳潴留。若软化区范围较大,呼吸时两侧胸膜腔内压力不平衡,可导致纵隔左右摆动,将进一步影响肺通气和静脉血液回流,严重者可导致呼吸和循环障碍。患者表现为气促、呼吸困难、发绀或休克等。

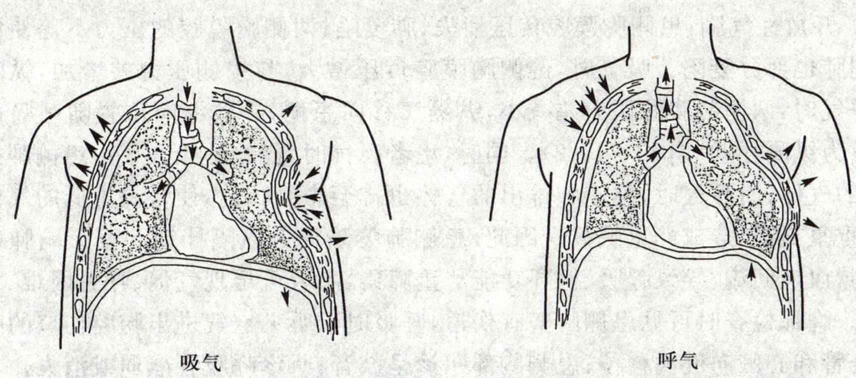

图 14－1－1　反常呼吸运动

3. 心理、社会状况　肋骨骨折损伤程度不同,患者可有不同心理反应。一般患者情绪较稳定;当出现反常呼吸、气急,甚至呼吸困难时,患者可表现出紧张、烦躁和恐惧的情绪反应。

4. 辅助检查　肋骨骨折伴血管损伤致大量出血者，血常规检查可有血红蛋白和血细胞比容下降；胸部X线检查可显示肋骨骨折断裂线或断端错位情况，如并发气胸、血胸可显示相应的肺压缩及胸腔积气、积液情况。

5. 治疗要点　单处肋骨骨折治疗重点是镇痛、固定胸廓和防治并发症；多根多处肋骨骨折治疗的重点是控制反常呼吸，应及早采用包扎固定法或牵引固定法消除反常呼吸运动。开放性肋骨骨折争取尽早彻底清创，骨折内固定，应用抗生素防治感染。

（二）损伤性气胸

创伤后，空气经肺、支气管破裂口或胸壁伤口进入胸膜腔，使胸膜腔积气，称为损伤性气胸(pneumothorax)。在胸部损伤中气胸发生率仅次于肋骨骨折。根据损伤后的病理生理特点，可分为闭合性、开放性和张力性气胸三类：① 闭合性气胸，空气通过胸壁或肺的伤口进入胸膜腔后，伤口即闭合，气体不再继续进入胸膜腔，胸膜腔内压仍低于大气压，多见于肋骨骨折的患者。② 开放性气胸，胸壁有开放性伤口，使胸膜腔与外界相通，空气随呼吸而自由出入胸膜腔，胸膜腔内压力接近大气压，多见于因刀刃、弹片或火器等导致的胸部穿透伤。③ 张力性气胸，多见于较大的肺泡破裂、较大较深的肺裂伤或支气管破裂，其裂口与胸膜腔相通且形成单向活瓣作用，吸气时，气体从裂口进入胸膜腔；而呼气时活瓣关闭，气体不能排出胸膜腔，使胸膜腔内积气不断增多，压力不断增高，又称高压性气胸。

1. 健康史　有胸部受伤史，可见钝器、锐器或火器等所致胸壁组织损伤。

2. 身体状况

(1) 闭合性气胸：其表现决定于进入胸膜腔的气体的量和肺萎陷的程度。肺萎陷在30%以下者为小量气胸，患者可无明显症状；大量积气的患者可出现胸闷、气促、胸痛等症状，体检可见气管向健侧移位，患侧肋间隙饱满，叩诊呈鼓音，听诊呼吸音减弱或消失。

(2) 开放性气胸：患侧胸膜腔负压消失，肺萎陷；两侧胸膜腔的压力不等使纵隔移位，健侧肺也部分萎陷。吸气时，健侧胸膜腔负压增大，与患侧压力差增加，纵隔移向健侧；呼气时，两侧胸膜腔压力差减小，纵隔又移向患侧，导致纵隔位置随呼吸而左右摆动，称为纵隔扑动(图14－1－2)。同时，患者吸气时，健侧肺吸入了由患侧肺排出的含氧低的气体；而呼气时，健侧肺排出的气体也排至患侧肺内，使含氧量低的气体在两侧肺内重复交换，造成严重缺氧。因此，患侧肺萎陷加上纵隔扑动严重影响肺通气效能和静脉血液回流，导致呼吸、循环功能严重障碍，患者可出现气促、呼吸困难、发绀甚至休克。胸部检查时可见患侧胸壁有伤道，呼吸时可听见空气进出胸腔伤口的吸吮样声音；气管和心脏向健侧移位；患侧胸部叩诊呈鼓音；听诊呼吸音减弱或消失。

(3) 张力性气胸：患侧胸膜腔内压力高于大气压，使患侧肺严重萎陷，纵隔明显向健侧移位，健侧肺受压而有不同程度的萎陷，导致严重的呼吸和循环功能障碍。同时高压气体可挤入纵隔，扩展至颈、面、胸部等处的皮下，造成皮下气肿或纵隔气肿(图14－1－3)。患者表现为极度呼吸困难、发绀、烦躁不安、昏迷、休克，甚至窒息。查体

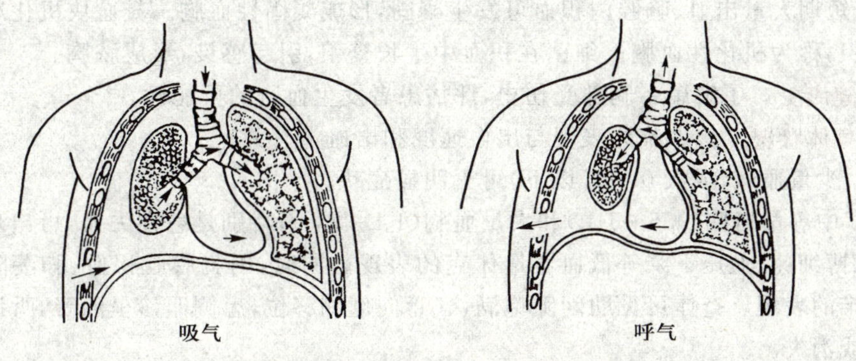

图 14-1-2　开放性气胸纵隔扑动

可见患侧胸部饱满，肋间隙增宽，呼吸幅度减低，气管向健侧移位，颈静脉怒张，皮下气肿明显；叩诊呈鼓音；听诊呼吸音消失。

3. 心理、社会状况　患者的心理常处于高度应激状态，出现焦虑、恐惧、不安、愤怒。遭受损伤的强烈刺激，患者也可产生悲哀、无助、绝望等消极情绪。

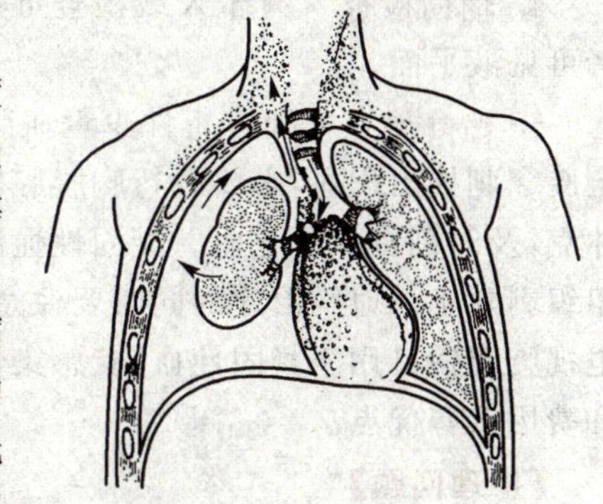

图 14-1-3　张力性气胸

4. 辅助检查　胸部 X 线检查可显示肺压缩和胸膜腔积气及纵隔移位情况，并可反映伴随的肋骨骨折、血胸等情况。胸腔穿刺既能明确有无气胸的存在，又能抽出气体降低胸膜腔内压，缓解症状。

5. 治疗要点

(1) 闭合性气胸：小量气胸不必处理，一般可在 1～2 周自行吸收。大量闭合性气胸需进行胸膜腔穿刺抽气或胸膜腔闭式引流术排除积气，促使肺尽早膨胀，同时吸氧，应用抗生素，必要时防治休克。

(2) 开放性气胸：应立即封闭胸壁伤口，然后按闭合性气胸进一步处理。病情稳定后，争取早期清创，封闭伤口。

(3) 张力性气胸：立即排气降低胸膜腔内压力，然后做进一步处理，包括胸膜腔闭式引流术、吸氧、补充血容量防治休克、应用抗生素控制感染等。一般经闭式引流术 3～7 日后，肺裂口可自行闭合。若肺及支气管严重损伤或疑有胸腔内器官损伤及进行性出血者，应行剖胸探查术，手术修复损伤。

(三) 损伤性血胸

胸部损伤引起的胸膜腔积血，称为损伤性血胸(hemothorax)。血胸可与气胸同时存在，称为血气胸。胸膜腔积血来源有：肺组织裂伤出血；肋间血管或胸廓内血管破裂出血；心脏大血管破裂出血。胸膜腔积血可使患侧肺萎陷，影响呼吸功能，同时，由于血容量丢失及腔静脉血回流受阻，又影响循环功能。大量持续出血所致的胸膜腔积血，称进行性血胸。由于肺、心、膈肌运动有去纤维蛋白作用，少量胸腔积血，则为不凝固血；若短期大量出血，胸腔内积血可发生凝固，形成凝固性血胸。凝血块机化后形成纤维组织，称为机化性血胸。细菌在积血中生长繁殖，引起感染，形成脓胸。

1. 健康史　了解患者胸部受伤史，评估患者发生血胸的可能性。

2. 身体状况　患者临床表现与出血速度和出血量有关。

(1) 少量血胸(成人 0.5 L 以下)可无明显症状。

(2) 中等量血胸(0.5～1 L)和大量血胸(1 L 以上)，特别是急性失血，可出现面色苍白、脉搏细速、血压下降等低血容量休克的表现。同时，因胸膜腔积血、肺萎陷而有呼吸困难的表现。查体可见肋间隙饱满，气管向健侧移位，患侧叩诊呈浊音，听诊呼吸音减弱或消失。

3. 心理、社会状况　突然发生的胸部外伤，疼痛、胸闷、心慌、气急，患者可出现焦虑不安，尤其是大量血胸患者出现呼吸困难和休克表现时，患者往往产生濒死恐惧感。

4. 辅助检查　胸部 X 线检查可见胸膜腔有积液阴影，纵隔向健侧移位，血气胸患者可见液平面。

5. 治疗要点　非进行性少量血胸可自行吸收，不需特殊处理。血量多者，尽早行胸腔穿刺抽出积血，必要时行胸膜腔闭式引流。进行性血胸，应尽早输液、输血，防治休克，及时剖胸探查止血。凝固性血胸和机化性血胸，及早剖胸清除血块或进行纤维组织剥除术。血胸治疗的同时要注意防治感染，血胸已感染者按脓胸处理。近年来，电视胸腔镜已用于凝固性血胸、感染性血胸的处理，具有创伤小、疗效好、住院时间短和费用低等优点。

【护理问题】

1. 低效性呼吸型态　与胸部损伤所致的疼痛、胸部活动受限、肺萎陷有关。

2. 疼痛　与组织损伤有关。

3. 焦虑　与突然的意外损伤及担忧预后有关。

4. 潜在并发症：休克、脓胸等。

【护理目标】

1. 患者能维持正常的呼吸功能。

2. 患者疼痛能够得到缓解和控制。

3. 患者情绪稳定，能够配合医护人员治疗及护理工作。

4. 患者未发生并发症或并发症能被及时发现并处理。

【护理措施】

(一) 急救护理

急救时护理人员要积极与医生配合，进行及时有效的处理：① 以抢救生命为首要原则，给予鼻导管吸氧，并立即建立静脉输液通路。② 多根多处肋骨骨折：现场急救时先用厚敷料覆盖胸壁软化区，然后用绷带加压包扎固定，以消除或减轻反常呼吸。③ 开放性气胸：立即用凡士林纱布加厚敷料于呼气末封闭伤口，再用胶布或绷带包扎固定，使开放性气胸变为闭合性气胸，再按闭合性气胸处理。④ 张力性气胸：用一根粗针头在伤侧第二肋间锁骨中线处刺入胸膜腔，能立即排气减压。在患者转运过程中，将一橡胶手指套缚扎在针头的针栓外，指套的顶端剪 1 cm 大小的小口，可起到活瓣的作用，即呼气时张开瓣口排气，吸气时瓣口闭合防止空气进入（图 14-1-4）。

（二）病情观察

严密观察生命体征，注意神志、瞳孔、胸部和腹部体征及四肢活动情况，警惕多发性损伤与合并感染等情况。患者若出现下列征象提示进行性血胸，应迅速告知医生并配合做好剖胸止血术前准备：① 脉搏持续加快，血压下降，或经补充血容量后血压仍不稳定。② 血红蛋白量、红细胞计数、血细胞比容进行性下降。③ 胸膜腔闭式引流引出的血量每小时超过 200 ml，并持续 3 h。④ 胸膜腔穿刺抽出的血液很快凝固或血液凝固抽不出，胸部 X 线检查显示胸部阴影逐渐扩大。

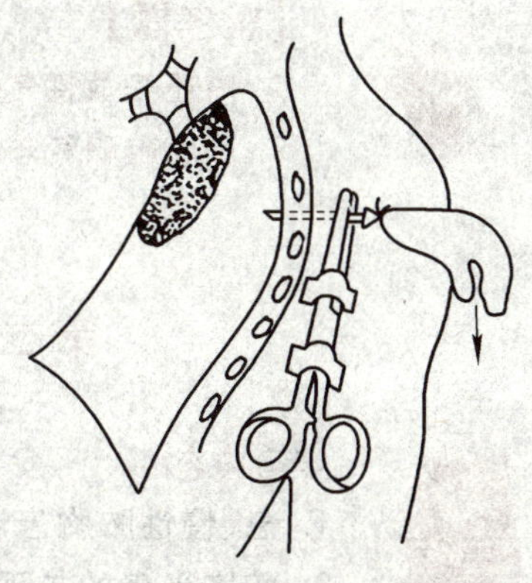

图 14-1-4　张力性气胸的急救

（三）治疗配合

1. 保持呼吸道通畅　常规给予鼻导管吸氧，鼓励和协助患者有效排痰，及时清除口腔和呼吸道血液、痰液及呕吐物。不能有效排痰或呼吸衰竭者，可采用气管插管或气管切开给氧、吸痰或辅助呼吸，同时观察呼吸频率、节律及幅度。

2. 减轻疼痛　肋骨骨折行胸带或宽胶带固定胸壁；遵医嘱给予止痛剂或用 1%普鲁卡因做肋间神经封闭；患者咳嗽咳痰时指导患者用双手按压患侧胸壁。

3. 预防感染　胸部损伤时，易导致肺或胸腔感染。护理时应做到：密切观察体温变化；遵医嘱合理应用抗生素；严格无菌操作；鼓励患者深呼吸、有效咳嗽、咳痰；保持胸膜腔引流通畅。

（四）心理护理

与患者及家属进行有效沟通，介绍疾病有关知识、治疗方法、护理操作的配合要点，缓解患者心理压力，使患者主动配合各种治疗及护理操作。

（五）健康教育

1. 胸部损伤患者常需做胸腔穿刺、胸膜腔闭式引流，操作前向患者及家属说明治疗的目的、意义及注意事项，以取得配合。
2. 向患者说明深呼吸、有效咳嗽排痰的意义，指导患者尽早下床活动，减少肺部并发症，促进伤口愈合。
3. 胸部损伤后出现肺功能下降或严重肺纤维化的患者，活动后可能出现气短症状，应嘱患者戒烟或避免刺激物的吸入。
4. 指导患者出院后注意劳逸结合，避免过度劳累，加强营养，促进康复。

【护理评价】

1. 患者能否维持正常的呼吸功能。
2. 患者疼痛能否得到缓解和控制。
3. 患者情绪是否稳定，能否配合医护人员治疗及护理工作。

4. 患者有无并发症发生，或并发症能否被及时发现并处理。

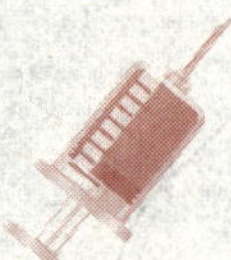

【思考题】

1. 简述开放性气胸和张力性气胸患者的急救措施。
2. 胸膜腔积气与胸膜腔积液患者在临床表现上有什么异同？

第二节　脓胸患者的护理

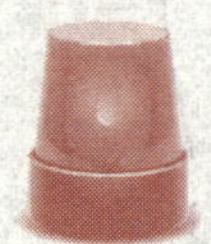

学习内容

1. 急、慢性脓胸患者的护理评估和护理问题。
2. 脓胸患者的护理措施和健康教育。

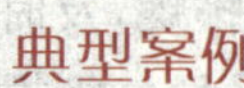

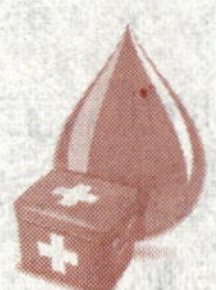

典型案例

患者，男性，36 岁。主因高热、咳嗽、胸痛、乏力 2 周，气促 2 天入院。查体：右侧胸部呼吸运动减弱，肋间隙饱满，叩诊呈浊音，听诊右肺呼吸音减弱。血常规示：白细胞 $18\times10^{9}/L$，中性粒细胞 0.92。胸片显示右胸腔大片浓密阴影，纵隔向左侧移位。胸膜腔穿刺抽得脓液。

问题导向：

1. 该患者目前主要的护理问题是什么？
2. 对该患者应给予哪些护理措施？

脓胸(empyema)是指化脓性致病菌感染胸膜造成的胸膜腔积脓。根据感染波及的范围，脓胸可分为局限性脓胸和全脓胸；按引起感染的致病菌不同可分为化脓性、结核性和特异病原性脓胸；按病程的长短可分为急性脓胸和慢性脓胸。常见的致病菌为金黄色葡萄球菌、肺炎球菌、链球菌、大肠埃希菌和真菌等。致病菌侵入胸膜腔的途径有：① 直接由化脓病灶侵入或破入胸膜腔，如肺脓肿或邻近组织的脓肿破溃。② 胸部外伤、异物存留、手术污染、食管或支气管胸膜瘘引起继发感染。③ 淋巴途径，如膈下脓肿、肝脓肿、纵隔脓肿、化脓性心包炎等，通过淋巴管侵犯胸膜腔。④ 血源性播散，如脓毒症时，致病菌经血液循环侵入胸膜腔。感染侵犯胸膜后，胸膜充血、水肿、渗出，早期渗出液为浆液性，病情加重后变为脓性，随后纤维蛋白沉积于胸膜表面形成纤维素膜，最后机化形成致密的纤维板，固定肺组织并限制胸廓活动，从而减低呼吸功能。按病理发展过程，脓胸可分为急性脓胸和慢性脓胸。

【护理评估】

(一) 健康史

评估患者有无身体其他部位的感染病灶,如疖、痈、脓肿、化脓性感染等;是否存在降低机体抵抗力的因素,如全身慢性消耗性疾病、营养不良、贫血等;了解胸部外伤、手术、穿刺、胸膜腔闭式引流情况;是否使用免疫抑制剂等。

(二) 身体状况

1. 急性脓胸　患者常有寒战高热、脉搏加快、呼吸急促、食欲下降、全身乏力等。胸膜腔积液较多时,出现胸闷、胸痛、咳嗽、咳痰(合并支气管胸膜瘘者咳脓痰);严重者可出现呼吸急促、呼吸困难、发绀,甚至休克等。查体可见患侧肋间隙饱满,呼吸运动减弱,气管和纵隔移向健侧,叩诊浊音,听诊呼吸音减弱或消失。

2. 慢性脓胸　患者常有反复发作的低热、慢性咳嗽、脓痰、胸闷不适、消瘦、贫血、低蛋白血症等。查体可见患侧胸壁塌陷,呼吸动度受限,叩诊浊音,听诊呼吸音减弱或消失,气管向患侧移位,可有杵状指(趾),脊柱弯曲。

(三) 心理与社会状况

脓胸治疗时间较长,尤其是慢性脓胸,患者消耗较大,治疗较慢,患者思想负担较重;对治疗及预后的担忧,往往丧失信心,表现出焦虑、恐惧心理。

(四) 辅助检查

1. 实验室检查　血常规,急性脓胸白细胞计数增高,中性粒细胞增至80%以上,核左移。慢性脓胸,白细胞计数增高,以淋巴细胞为主,血红蛋白含量下降。白蛋白降低,球蛋白升高。

2. 影像学检查　胸部X线片显示,急性脓胸有胸腔积液,积气积液可见液平所致的致密阴影;慢性脓胸有胸廓畸形,胸膜增厚,胸腔积液。B超可见液性暗区,并可测量脓腔的大小。

3. 其他检查　胸膜腔穿刺抽出脓液即可确诊。

(五) 治疗要点

1. 急性脓胸　积极治疗原发病灶,控制感染,胸膜腔穿刺或胸膜腔闭式引流排出脓液,合理应用抗生素,加强营养增加抵抗力。

2. 慢性脓胸　积极治疗病因,改善全身情况,清除脓液,消灭脓腔,尽可能使肺复张,恢复肺功能。手术方式有胸廓成形术、纤维板剥脱术、开放性引流术等。

【护理问题】

1. 低效性呼吸型态　与脓液压迫肺组织、胸廓运动受限有关。

2. 营养失调:低于机体需要量　与营养摄入不足、消耗增加有关。

3. 体温过高　与感染有关。

【护理目标】

1. 患者呼吸功能改善。

2. 患者营养状况得到改善。

3. 患者体温恢复正常。

【护理措施】

(一)一般护理

1. 体位　患者一般取半卧位，以利呼吸和引流；有支气管胸膜瘘者取患侧卧位，以免脓液流向健侧或发生窒息；胸廓成形术后取术侧向下卧位。

2. 保持呼吸道通畅　痰液较多者，鼓励并协助患者有效咳嗽、排痰或做体位引流，并遵医嘱合理应用抗菌药。

3. 减轻疼痛　指导患者做腹式深呼吸，减少胸廓运动、减轻疼痛；必要时予以镇静、镇痛处理。

4. 降温　高热者给予物理降温，必要时遵医嘱应用药物降温，并鼓励患者多饮水。

5. 加强营养　鼓励患者多进食高蛋白、高热量和富含维生素的食物，根据患者的口味与需要制定食谱，合理调配饮食，保证营养的供给。必要时可给予肠内、肠外营养支持或少量多次输血、血浆以纠正贫血和低蛋白血症。

(二)病情观察

观察治疗效果，抗生素的不良反应；胸膜腔引流时，观察脓液的量和性状。手术后，观察生命体征、切口、胸膜腔引流等情况。

(三)治疗配合

1. 急性脓胸　可每日或隔日1次行胸腔穿刺抽脓，抽脓后，胸膜腔内注入抗生素。如脓液多时，应分次抽吸，每次不超过1 000 ml，穿刺过程中及穿刺后应注意观察患者有无不良反应。脓液黏稠、抽吸困难或伴有支气管胸膜瘘者应行胸膜腔闭式引流术。

2. 慢性脓胸　对胸廓成形术后患者，用厚棉垫、胸带加压包扎，并根据肋骨切除范围在胸廓下垫一硬枕或加沙袋1～3 kg压迫，以控制反常呼吸。包扎要松紧适宜，应经常检查，随时调整。胸膜纤维板剥脱术后，易发生大量渗血，应严密观察生命体征及引流液的性质和量。若血压下降、脉搏增快、尿量减少、烦躁不安且呈贫血貌或胸膜腔闭式引流术后2～3 h内，每小时引流量大于100 ml，且呈鲜红色时，应立即报告医生，遵医嘱快速输新鲜血，给予止血药，必要时做好再次开胸止血的准备。

(四)心理护理

多与患者及家属交流，了解患者的心理变化，多向患者介绍疾病有关知识、注意事项、并发症等，使患者消除紧张、恐惧心理，积极配合治疗。

(五)健康教育

1. 指导患者合理安排休息、活动、营养、饮食等。

2. 急性脓胸应积极、彻底治疗，以免转成慢性。

3. 康复训练　胸廓成形术后患者，由于手术所需切断某些肌群，特别是肋间肌，使之功能受损，易引起脊柱侧弯及术侧肩关节的运动障碍，故患者需采取躯干正直姿势，坚持练习头部前后左右回转运动，练习上半身的前屈运动及左右弯曲运动。自术后第一天起即开始上肢运动，如上肢屈身、抬高上举、旋转等，使之尽可能恢复到健康时的活动水平。

【护理评价】

1. 患者呼吸功能有无改善，有无气促、发绀、胸闷等症状。
2. 患者的营养状况有无改善，体重有无增加，贫血是否改善。
3. 患者的体温是否恢复至正常。

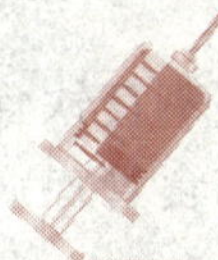

【思考题】

1. 如何对急、慢性脓胸患者进行护理评估？
2. 慢性脓胸患者术后护理措施有哪些？

第三节 食管癌患者的护理

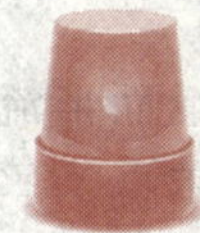

学习内容

1. 食管癌患者的护理评估和护理要点。
2. 食管癌患者的护理问题和健康教育。
3. 食管癌患者术后的饮食护理、并发症的预防与护理。

典型案例

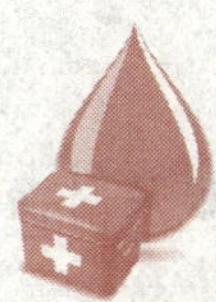

患者，男性，55岁。主因进行性吞咽困难半年入院。患者于半年前无明显诱因出现进食后哽噎感，无反酸及呕吐，此后进食后哽噎感日渐加重，仅能进食半流质。胃镜检查发现食管中段有新生物，活检病理学检查证实为鳞癌，为进一步治疗而收入院。患者平时喜快食，每日吸烟25支，有30余年吸烟史。查体：神志清楚，全身皮肤巩膜无黄染，浅表淋巴结无肿大，两肺呼吸音清，心率80次/min、律齐，腹软，无压痛，肝、脾肋下未及，移动性浊音(—)，肠鸣音正常。辅助检查：胸部CT示食管中段占位性病变。胃镜示食管中段癌，病理报告为鳞癌。

问题导向：

1. 该患者的护理评估包括哪些内容？
2. 如何对该患者进行健康教育？

食管癌(esophageal carcinoma)是一种常见的消化道癌肿，其发病率和死亡率各国差异很大，我国是世界上食管癌高发地区之一，多见于男性，发病年龄多在40岁以上。食管癌的发病率在消化道恶性肿瘤中仅次于胃癌。我国以太行山地区、秦岭东部地区、大别山区、四川北部地区、闽南和广东潮汕地区、苏北地区为高发地区，其中以河南省林县食管癌的发病率最高，且死亡率居各种恶性肿瘤的首位。食管癌多位于胸中段，下段次之，上段较少。大多为鳞癌，按病理形态分为髓质型、蕈伞型、溃疡型、缩窄型4种类型，以髓质型最常见。食管癌通过直接浸润、淋巴转移、血行转移3条途径转移，其中淋巴转移为主要转移途径。

【护理评估】

(一) 健康史

问题探究：食管癌的发病与哪些因素有关？

应注意询问患者有无长期饮烈性酒、吸烟、进食过快、食物过硬、过热等不良饮食习惯；了解患者的营养状况；有无慢性食管炎、食管良性狭窄、食管白斑病等食管疾病史；注意了解患者是否生活在食管癌的高发区及有无家族史。

(二) 身体状况

早期症状常不明显，偶有吞咽食物哽噎感、停滞感或异物感，胸骨后烧灼样、针刺样疼痛。食物通过缓慢，哽噎、停滞感常通过饮水而缓解消失。症状时轻时重，进展缓慢。

随着病情发展，出现典型症状，即进行性吞咽困难。先是难咽干硬食物，继而半流质，最后水和唾液也不能咽下。患者逐渐出现消瘦、贫血、乏力、脱水及营养不良。当癌肿侵及喉返神经出现声音嘶哑；累及气管形成食管气管瘘，出现呛咳和肺部感染；侵入主动脉，溃烂破裂时，可引起大量呕血；晚期出现恶病质。此外，还可出现锁骨上淋巴结肿大、肝大、胸腔积液、腹膜腔积液等转移体征。

(三) 心理、社会状况

当患者被诊断为食管癌，并出现进行性加重的进食困难及对治疗预后的担忧，使患者产生不同程度的焦虑、恐惧、悲哀或绝望感。

(四) 辅助检查

1. 食管吞钡X线检查　了解有无黏膜破坏、充盈缺损、管腔狭窄等。

2. CT、超声内镜检查(EUS)　可用于判断食管癌的浸润层次，向外扩展深度以及有无纵隔、淋巴结或腹内脏器转移等。

3. 脱落细胞学检查　我国首创的带网气囊食管细胞采集器做食管拉网检查脱落细胞，早期阳性率可达90%以上，是一种简便易行的普查筛选方法。

4. 纤维食管镜检查　可直视病变部位、大小，并取活组织做病理学检查。

【护理问题】

1. 营养失调：低于机体需要量　与进食不足、消耗增加有关。

2. 体液不足　与吞咽困难、水分摄入不足有关。

3. 焦虑　与对癌症的恐惧和担心疾病预后等有关。

4. 潜在并发症：吻合口瘘、乳糜胸等。

【护理目标】

1. 患者营养状况得到改善。

2. 患者能维持体液平衡。

3. 患者焦虑减轻，情绪稳定。

4. 患者未发生并发症，或并发症得到及时发现和控制。

【治疗原则】

以手术治疗为主，辅以放射、化学药物等治疗的综合疗法。手术可彻底切除肿瘤及周围受侵组织，以胃、结肠或空肠做食管重建术；对于晚期病例，可做姑息性手术，如食管腔内置管术、胃造瘘术等。放射治疗可用于手术前和手术后，增加手术切除率，也可单独用于上段食管癌或晚期癌的治疗。化学药物治疗，一般为手术后辅助治疗。食管癌手术后可出现吻合口瘘、乳糜胸等并发症。放疗和化疗可出现全身或局部反应。

【护理措施】

（一）手术前护理

术前常规做好营养支持、口腔护理、呼吸道准备及心理护理，并重点做好胃肠道准备：① 术前 1 周遵医嘱口服抗生素；② 术前 3 日改流质饮食，术前 1 日禁食；③ 对进食后有滞留或反流者，术前 3 日每晚以生理盐水 100 ml 加抗生素经鼻胃管冲洗食管；④ 拟结肠代食管手术的患者，术前做好结肠肠道准备，术前 3～5 日口服抗生素，术前 2 日给予无渣流质饮食，术前晚进行清洁灌肠；⑤ 手术日晨常规置胃管或一并置十二指肠营养管，插管过程中因食管梗阻通过困难时，切不可强行置入，以免戳穿食管，需暂时将胃管留在食管梗阻上方，待手术中再放入胃中。

（二）手术后护理

术后注意加强病情观察、呼吸道护理、胸膜腔闭式引流护理、放疗和化疗护理，并重点加强饮食和并发症护理。

1. 病情观察　严密监测生命体征，对血压、脉搏、心率、呼吸每 30 min 测量 1 次，发现异常及时通知医生并协助处理。

2. 呼吸道护理　术后易发生呼吸困难、缺氧，并发肺不张或肺炎，应观察呼吸状态，及时吸痰保持呼吸道通畅，协助患者进行深呼吸锻炼，鼓励深吸气、吹气球，尽快促使肺膨胀。对无力咳痰并出现呼吸异常者，应即刻给予吸痰，必要时进行气管切开吸痰，并做好气管切开的常规护理。

3. 饮食护理　是食管癌手术后护理的重点：① 由于食管血供差，又缺乏浆膜层，吻合口愈合较慢，故术后应严格禁饮、禁食 3～4 日，行胃肠减压、静脉输液。② 术后 3～4 日待肛门排气、胃肠减压引流量减少后，可拔除胃管。拔管 24 h 后先试饮少量水，若无异常，术后 5～6 日可给清流质饮食，术后 10 日左右给半流质饮食，术后 3 周患者可进普食。③ 应注意少食多餐，进食量不宜过多，速度不宜过快，避免进食生、冷、硬食物。④ 留置十二指肠营养管者，遵医嘱早期经营养管注入 40℃左右的营养液。一般在手术后 7～10 日拔管。拔管后经口摄入流食或半流食。⑤ 食管与胃吻合患者，如出现进食后胸闷、气短，应告知患者胃已进入胸腔，进食后胃膨胀，肺受压暂不能适应引起，建议患者少食多餐，1～2 月后此症状多可缓解。⑥ 食管癌术后可出现胃液反流，患者出现呕吐、反酸等症状，嘱患者餐后 2 h 内勿卧床，睡眠时应抬高床头。

4. 胸膜腔闭式引流的护理　术后妥善固定引流管并保持引流管通畅，观察、记录引流液的量、颜色、性状。若引流液呈鲜红色，患者烦躁不安、脉搏增快、血压下降应考虑活动性出血；引流液中有食物残渣应考虑吻合口瘘；引流液由清亮转为浑浊，且引流液量增多，应考虑乳糜胸的发生。

5. 胃肠减压　术后留置胃肠减压管 2～4 日，应妥善固定，防止脱出。注意经常挤压胃管，勿使管腔堵塞。胃管不通畅时，可用少量生理盐水冲洗并及时回抽，切不可强行加压疏通。胃管脱出后应密切观察病情，不可盲目再次插入，以免戳穿吻合口，导致吻合口瘘。术后胃肠减压管放置 3～4 日，待肛门排气，胃肠功能恢复后方可去除。

6. 并发症的预防与护理

（1）吻合口瘘：是食管癌术后最严重的并发症。多发生于术后 5～10 日，患者可出现呼吸困难、胸腔积液和全身中毒症状，如高热、寒战，甚至休克等。一旦出现上述症状，应立即通知医生并配合处理，包括：① 嘱患者立即禁食；② 协助行胸腔闭式引流并常规护理；③ 遵医嘱应用抗生素及营养支持；④ 严密观察病情，必要时做好术前准备。

（2）乳糜胸：是食管癌术后比较严重的并发症，多因伤及胸导管所致。多发生在术后 2～10 日，少数病例出现在术后 2～3 周。术后早期由于禁食，乳糜液含脂肪甚少，胸膜腔闭式引流液可为淡血性或淡黄色液，但量较多；恢复进食后，乳糜液漏出量增多，大量积聚于胸腔内，可压迫肺及纵隔并使之向健侧移位。患者可出现胸闷、气急、心悸，甚至血压下降，若不及时处理，患者可在短时间内由于乳糜液中水、蛋白质、脂肪、胆固醇、酶、抗体和电解质的丢失而引起全身消耗、衰竭而死亡，因此应及时配合处理，行胸腔闭式引流术、给予肠外营养支持、行胸导管结扎术。

（三）健康指导

1. 向患者介绍手术治疗的必要性，告知术前检查、准备的意义；向患者讲解注意口腔卫生、深呼吸、咳嗽咳痰及半卧位的重要性。

2. 嘱患者术后少食多餐、由稀到干，逐渐增加食量。避免进食过快、过量及生、冷、硬、刺激性食物，质硬的药片可碾碎后服用，以免导致后期吻合口瘘。

3. 解释食管胃吻合术后，由于胃提拉入胸腔压迫肺，患者可能出现胸闷，进食后呼吸困难，一般经 1～2 个月可缓解。

4. 告知患者定期到医院复诊。术后 3 周仍有吞咽困难时，可能为吻合口狭窄，应及时复诊。

【护理评价】

1. 患者的营养状况是否改善，体重是否增加。
2. 患者的水、电解质是否维持平衡。
3. 患者的焦虑是否减轻或缓解，睡眠是否充足，能否配合治疗和护理。
4. 患者有无并发症发生或并发症发生时是否得到及时处理。

【思考题】

1. 食管癌术后如何进行饮食护理？
2. 简述食管癌术后常见并发症的观察与护理。

第四节　肺癌患者的护理

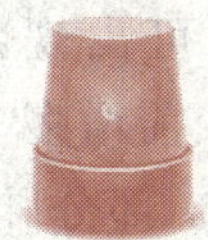

学习内容

1. 肺癌患者的护理评估和处理原则。
2. 肺癌患者的护理问题和护理措施。
3. 肺癌的病因、病理分类及健康教育。

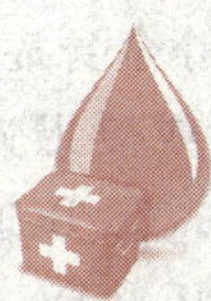

典型案例

患者，女性，58岁。主因咳嗽5月余，气促1月入院。患者5个月前无明显诱因出现咳嗽，呈刺激性，说话时加重，无咳痰、咯血及胸痛。1个月前出现活动后气促，遂来院就诊。查体：右锁骨上可触及一花生米大小淋巴结，质硬，活动度差，无压痛；右肺呼吸音减弱，双肺未闻及干湿啰音；肝肋下未触及。患者自发病以来无头晕、头痛，无全身骨痛，无腹痛腹胀，大小便正常，体重下降约5 kg。辅助检查：纤维支气管镜病理检查示右肺低分化腺癌；胸部CT显示右肺多发结节，右肺门、纵隔淋巴结转移，右肺不张、感染，右胸膜增厚、转移，右胸腔积液。

问题导向：

1. 该患者的治疗要点是什么？
2. 该患者主要的护理问题有哪些？

肺癌（lung cancer）大多数起源于支气管黏膜上皮，因此也称支气管肺癌（bronchopulmonary carcinoma）。发病年龄多在40岁以上，男女之比为（3～5）∶1，在发达国家和我国大城市中，肺癌的发病率已居男性各种恶性肿瘤的首位。起源于主支气管、肺叶支气管的肺癌，位置靠近肺门者称中心型肺癌；起源于肺段支气管以下的肺癌，位置在肺的周围部分者称为周围型肺癌，临床上一般按细胞类型将肺癌分为鳞状细胞癌（鳞癌）、小细胞癌（未分化小细胞癌）、腺癌、大细胞癌4种。肺癌的转移途径有直接扩散、淋巴转移、血行转移3条途径，其中淋巴转移是常见的转移途径。

【护理评估】

（一）健康史

问题探究：与肺癌发病有关的危险因素有哪些？

1. 个人生活史　询问患者的年龄，有无吸烟史，吸烟年限、数量等。大量资料表明，长期大量吸烟是肺癌发病的一个重要因素。多年每日吸烟达40支以上者，肺鳞癌和小细胞癌的发病率比不吸烟者高4～10倍。

2. 职业史　了解患者是否长期接触过石棉、铬、镍、铜、锡、砷、放射性物质等，是否长期生活在空气污染严重的环境，以及有无家庭炊烟的小环境污染。

3. 其他相关病史　了解患者有无肺部慢性感染病史，家族中有无类似的患者。

（二）身体状况

1. 早期肺癌　特别是周围型肺癌没有任何症状。随着癌肿的生长，可出现：① 刺激性咳嗽，当癌肿继续生长且继发肺部感染时，可有脓性痰液，痰量也较前增多。② 血性痰：通常为痰中带血点、血丝或断续地少量咯血，大量咯血者少见。③ 部分肺癌患者，由于肿瘤造成较大的支气管不同程度的阻塞，可出现胸闷、气促、哮鸣、发热和胸痛等症状。

2. 晚期肺癌　患者除食欲减退、体重减轻、倦怠、乏力等全身症状外，可出现癌肿压迫、侵犯邻近组织、器官或发生远处转移的征象：① 压迫或侵犯膈神经导致同侧膈肌麻痹。② 压迫或侵犯喉返神经导致声带麻痹、声音嘶哑。③ 压迫上腔静脉导致面部、颈部、上肢和上胸部静脉怒张，皮下组织水肿，上肢静脉压升高。④ 侵犯胸膜导致胸膜腔积液，常为血性，大量积液可引起气促。⑤ 癌肿侵犯胸膜及胸壁引起持续性剧烈胸痛。⑥ 侵入纵隔，压迫食管，引起吞咽困难。⑦ 上叶顶部肺癌，也称 Pancoast 肿瘤，可侵入纵隔和压迫位于胸廓上口的器官或组织，如第 1 肋间、锁骨下动静脉、臂丛神经、颈交感神经等，引起剧烈胸肩痛、上肢水肿、臂痛、上肢静脉怒张、运动障碍，同侧上睑下垂、瞳孔缩小、眼球内陷、面部无汗等颈交感神经综合征（Horner 征）等。肺癌血行转移后，按侵入的器官而产生不同症状，如肝大、黄疸、抽搐、昏迷等。

少数患者可出现非转移性的全身症状：如骨关节病综合征（杵状指、骨关节痛、骨膜增生等）、Cushing 综合征、重症肌无力、男性乳腺增大、多发性肌肉神经痛等。

（三）心理、社会状况

当患者被诊断为肺癌时，会产生对癌症的恐惧，同时面对手术及其他治疗带来的不良反应及高额费用而感到焦虑、担忧、无助甚至绝望。

（四）辅助检查

1. 胸部 X 线检查　在肺部可见块状阴影，边缘不清或呈分叶状，周围有毛刺；若有支气管梗阻，可见肺不张；若肿瘤坏死液化，可见空洞。

2. CT 检查　可发现早期的周围型肺癌，还可显示淋巴转移情况和邻近器官受侵犯情况。

3. 痰细胞学检查　80%以上的患者在反复痰液检查时可检出癌细胞，即可明确诊断。

4. 支气管镜检查　诊断中心型肺癌阳性率较高，可直视肿瘤的部位、大小，并可取小块组织做病理切片检查，也可取支气管内分泌物进行细胞学检查。

5. 其他　有纵隔镜、放射性核素扫描、经胸壁穿刺或组织检查、转移病灶活组织检查、胸腔积液检查等。

（五）治疗要点

以手术治疗为主，辅以放射治疗、化学药物治疗、中医中药治疗以及免疫治疗等综合治疗。

1. 手术治疗　是肺癌最重要和最有效的治疗手段。一般施行肺叶切除术或一侧全肺切除术。据统计，我国目前肺癌手术切除术后总的5年生存率为30%～40%。肺癌切除术后并发症有胸腔内出血、肺不张、肺炎、支气管胸膜瘘等。

2. 放射治疗　在肺癌各类型中，小细胞癌对放疗最敏感，鳞癌次之，腺癌最低。术前放疗可提高肺癌病灶的切除率，术后放疗可清除残留病灶。晚期患者可行姑息放疗，以缓解症状。放疗可引起放射反应及并发症，应给予相应处理。

3. 化学治疗　用于手术前、后辅助治疗，提高治愈率。也可单独用于晚期患者缓解症状。对小细胞癌，疗效较好。需注意的是，化学药物治疗可出现骨髓造血功能抑制、严重胃肠道反应等不良反应。

4. 中医中药治疗和免疫治疗　可缓解部分患者的症状，增强机体免疫功能，延长生存期。

【护理问题】

1. 气体交换受损　与肺组织病变、手术、麻醉、肿瘤阻塞支气管、肺膨胀不全、呼吸道分泌物潴留、肺换气功能降低等有关。

2. 焦虑、恐惧　与担心手术、疼痛、疾病预后等因素有关。

3. 营养失调：低于机体需要量　与疾病消耗、手术创伤等有关。

4. 潜在并发症：肺不张、支气管胸膜瘘、胸腔内出血、肺炎、心律失常等。

【护理目标】

1. 患者恢复正常换气功能。
2. 患者焦虑、恐惧情绪减轻或消失。
3. 患者营养状况改善。
4. 患者的并发症得到及时发现、控制或未发生并发症。

【护理措施】

肺癌的护理除肿瘤患者的常规护理外，重点是手术前后护理。

（一）手术前护理

1. 防治呼吸道感染　① 患者术前应戒烟2周以上，以减少呼吸道分泌物。② 注意口腔卫生，若有龋齿、口腔溃疡、口腔慢性感染者应先治疗。③ 对有上呼吸道感染、慢性支气管炎、肺内感染、肺气肿的患者，遵医嘱应用抗生素。

2. 保持呼吸道通畅　训练患者腹式呼吸、有效咳嗽、咳痰。若有大量支气管分泌物，应先体位引流。痰液黏稠不易咳出者，可行超声雾化，遵医嘱应用支气管扩张剂、祛痰剂等药物；大量咯血时，用吸引器吸出或取头低足高位引流出口腔和呼吸道内的血液，以防窒息，并遵医嘱给镇静剂、止血剂及静脉输液等。对于手术前心肺功能差、全麻清醒较迟或呼吸幅度过浅、动脉血氧饱和度过低者，手术后早期可短时间使用呼吸机辅助呼吸。

（二）手术后护理

1. 一般护理　麻醉未清醒前取平卧位，头偏向一侧；清醒、血压平稳后改为半卧位（床头抬高30°～45°）；肺叶切除术后可取完全侧卧位，一般情况下可以翻向任一侧。

其中，健侧卧位有利于患侧肺的膨胀；但呼吸功能较差的患者，可取患侧的侧卧位，以免压迫健侧肺而限制通气；一侧全肺切除患者，可采取患侧1/4侧卧位。一般1～2 h给患者变换体位一次，有利于皮肤保护及预防呼吸和循环系统并发症。

2. 病情观察　监测生命体征：手术后2～3 h内，每15 min测量生命体征1次；麻醉苏醒，且血压脉搏平稳后改为0.5～1 h测量1次。同时观察患者神志、面色、末梢循环情况等。检查切口敷料有无血性液渗出，局部有无皮下气肿。

3. 治疗配合

(1) 呼吸道护理：是术后护理的重点。肺切除术后应保持呼吸道通畅，常规给予吸氧。手术后24～48 h内，每隔1～2 h叫醒患者做深呼吸5～10次。同时鼓励并协助患者有效咳嗽排痰：① 翻身、叩背，可使存在于肺叶、肺段处的分泌物，流至支气管中咳出。② 指压胸骨切迹上方的气管能刺激患者咳嗽。③ 患者咳痰时固定其胸壁伤口，减轻疼痛，指导患者先慢慢轻咳，再将痰咳出。痰液黏稠不易咳出时，可采用雾化吸入；对于咳痰无力的患者，可行鼻导管深部吸痰，必要时协助医生行支气管镜下吸痰或气管切开术。对术后带气管插管返回病房者，应严密观察导管位置，并观察呼吸频率、幅度及节律，监测动脉血氧饱和度，若有异常及时通知医生给予处理。

(2) 营养和输液：术后患者应遵医嘱静脉输液，以维持体液平衡。严格掌握输液量和速度，全肺切除者，24 h补液量控制在2 000 ml以内，速度以每分钟20～30滴为宜。当肠蠕动恢复后，即可开始进食，伴营养不良者，可行肠内或肠外营养，以提高机体抵抗力，促进伤口愈合。

(3) 胸膜腔闭式引流的护理：维持引流通畅，术后初期每30～60 min向水封瓶方向挤捏引流管一次。观察引流物的量、颜色、性质。全肺切除后胸腔引流一般呈钳闭状态，以保证术后患者胸腔内有一定的积气、积液，减轻或纠正明显的纵隔移位。但要根据胸腔内压力的改变酌情放出适量的气体或液体，以维持气管、纵隔于中间位置。每次放液量不超过100 ml，速度宜慢，避免快速多量放液引起纵隔突然移位，导致心脏停搏。

(4) 鼓励指导患者早期活动并进行肩臂功能锻炼：当患者完全清醒后先开始患侧肩、臂的被动活动，每3～4 h活动1次。手术后第1天鼓励患者做主动活动，以患肩的前屈、后伸、外展、内收、内旋、外旋活动为主。随着术后时间的延长，为患者编排床上或床下体操运动，综合进行患侧肩、肘、前臂肩胛区及健侧肢体活动，并逐渐增大运动量和范围。全肺切除术后或胸廓成形术后患者，在坐、立、行走或卧床时，都应保持脊柱的直立功能姿势，重视躯干部胸、背肌的功能锻炼，预防脊柱侧弯畸形的发生。

手术后早期应活动下肢关节，协助患者坐起。鼓励患者逐步下床活动，根据患者的情况逐渐增加活动量，如出现头晕、气促、心动过速、心悸和出汗等症状时，应立即停止活动。

(5) 手术后并发症的护理：① 肺不张、肺炎：患者表现为烦躁不安、脉快、发热、哮鸣、呼吸困难等症状，其护理重在预防（见术前术后呼吸道管理）。若发现以上情况，应立即给氧，遵医嘱合理应用抗生素，鼓励患者有效咳嗽、排痰，必要时行吸痰处理。② 支气管胸膜瘘：是肺切除术后严重并发症之一，多发生于术后1周。患者可出现发热、呼吸急促、刺激性咳嗽、血痰等，患侧出现液气胸体征。若将亚甲蓝溶液1～2 ml注入胸膜腔，患者咳出带有蓝色痰液即可确诊。主要护理措施是行胸腔闭式引流，遵医嘱应用抗生素，必要时做好手术修补瘘口的准备。

（三）心理护理

患者在疾病的不同阶段，心理问题可以不同，应关心、体贴患者，鼓励患者说出心理问题的原因，有针对性地进行心理疏导，增强康复的信心，提高生活质量。

（四）健康指导

1. 让患者了解吸烟的危害，力劝戒烟。
2. 说明手术后活动与锻炼的重要意义，教育患者出院后要继续坚持。
3. 保持良好的口腔卫生，预防呼吸道感染。术后一段时间内避免出入公共场所或与上呼吸道感染者接触，避免与烟雾、化学刺激物接触。
4. 保持良好的营养状况，注意休息与活动。
5. 出院后定期复查，如有进行性疲倦、伤口疼痛、剧烈咳嗽、咯血等症状，应考虑复发的可能，及时返院复诊。

【护理评价】

1. 患者呼吸功能是否改善，有无气促、发绀等缺氧征象。
2. 患者焦虑是否减轻。
3. 患者营养状况是否改善。
4. 患者有无并发症的发生或并发症发生时能否被及时发现和处理。

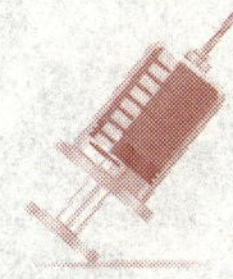

【思考题】

1. 肺癌早期的临床表现有哪些?
2. 肺癌手术后，如何协助患者咳嗽、排痰?
3. 肺癌术后常见并发症有哪些? 怎样观察与护理?

第五节　乳房疾病患者的护理

一、急性乳房炎患者的护理

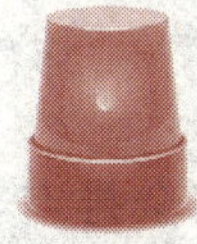

学习内容

1. 急性乳房炎患者的临床表现和处理原则。
2. 急性乳房炎患者的护理措施和健康教育。

典型案例

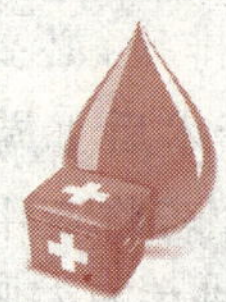

患者，女性，27 岁。产后 30 天出现右侧乳房胀痛，全身畏寒、发热。查体：右侧乳房红肿明显，局部可扪及一压痛性硬块，右侧乳房皮肤温度升高，同侧腋窝淋巴结肿大、触痛。血常规检查示白细胞 12×10^9/L，中性粒细胞 0.8。

问题导向：

1. 该患者的医疗诊断是什么？
2. 目前该患者主要的护理措施有哪些？

急性乳房炎（acute mastitis）是指乳房的急性化脓性感染，多发生于产后哺乳期的妇女，尤以初产妇多见，好发于产后 3～4 周。其病因除哺乳期妇女产后抵抗力下降外，主要与乳汁淤积、乳头破损和细菌入侵有密切关系。致病菌多为金黄色葡萄球菌，少数为化脓性链球菌。细菌从乳头入侵后沿淋巴管蔓延到乳腺组织及其间的结缔组织，或直接侵入乳管，上行至腺小叶，从而引起急性化脓性感染。病理改变早期为蜂窝织炎样表现，数日后可出现炎性脓肿。表浅脓肿可向外溃破或破入乳管自乳头溢出；深部脓肿还可穿至乳房与胸肌间的疏松结缔组织中，常形成乳房内脓肿、乳晕下脓肿或乳房后脓肿（图 14－5－1），感染严重者，可并发脓毒症。

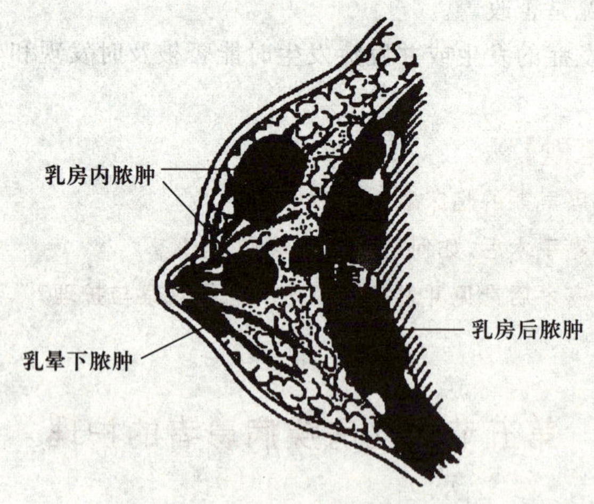

图 14－5－1　乳房脓肿

【护理评估】

（一）健康史

评估患者有无乳头发育不良，如过小或凹陷；哺乳是否正常，乳汁能否完全排空，有无乳汁淤积；了解有无乳头破损或皲裂而引起细菌入侵。

(二) 身体状况

1. 局部表现　患侧乳房胀痛，局部红、肿、热、痛，并有压痛性肿块。脓肿形成时肿块可有波动感，深部脓肿的波动感不明显，但乳房肿胀明显，有局部深压痛。脓肿破溃时，可见脓液自皮肤排出，常伴患侧腋窝淋巴结肿大和触痛。

2. 全身表现　患者可有寒战、高热、脉搏加快和食欲减退等症状。

(三) 心理、社会状况

在感染期间因不能有效地进行母乳喂养或因疼痛，患者易产生焦虑心理。

(四) 辅助检查

1. 血常规检查　白细胞计数及中性粒细胞比例升高。

2. 超声波检查　可显示脓腔的大小和部位。

3. 诊断性穿刺　在乳房肿块波动最明显的部位或压痛最明显的区域穿刺，抽到脓液表示脓肿已形成。

【护理问题】

1. 体温过高　与细菌或细菌毒素入血有关。
2. 疼痛　与乳汁淤积、炎症肿胀有关。
3. 皮肤完整性受损　与手术切开引流或脓肿破溃有关。
4. 焦虑　与担心婴儿喂养与乳房形态改变有关。
5. 知识缺乏　缺乏哺乳期卫生保健及乳房炎的预防方面的知识。

【护理目标】

1. 患者体温恢复正常。
2. 患者乳房炎症得到控制，疼痛减轻。
3. 患者局部皮肤恢复完整性。
4. 患者情绪稳定，产妇生活护理得到加强。
5. 患者掌握哺乳期卫生保健知识及乳房炎的预防知识。

【治疗原则】

控制感染、排空乳汁。脓肿未形成前，主要以局部热敷、药物外敷、理疗和应用抗菌药物等治疗为主；脓肿形成后，应及时行脓肿切开引流术。为避免损伤乳管而形成乳瘘，行脓肿切开引流时应以乳头为中心做放射状切口；乳晕部脓肿可沿乳晕边缘做弧形切口；乳房深部或乳房后脓肿可在乳房下缘做弓形切口（图 14－5－2）。切开后分离脓肿的多房间隔膜，为保证引流通畅，引流条应放在脓腔最低部位，必要时另加切口作对口引流。由于抗生素可被分泌至乳汁，故应避免使用对婴儿有不良影响的抗生素，如氨基糖苷类、磺胺药和甲硝唑等。

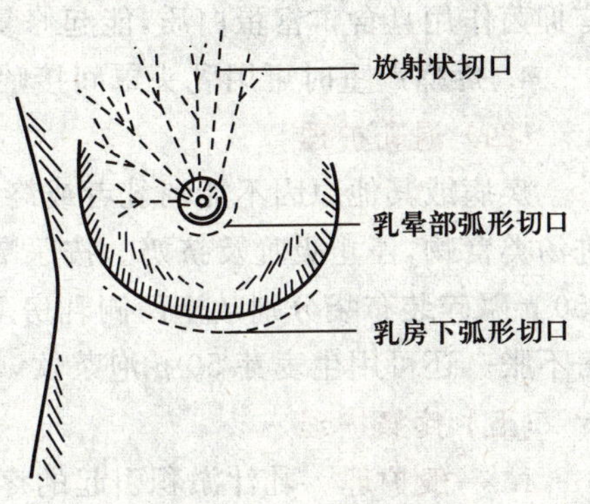

图 14－5－2　乳房脓肿切口

【护理措施】

(一) 乳房的护理

1. 乳房应保持清洁、干燥，经常擦洗。产妇分娩后第一次哺乳前用温水毛巾清洁乳头和乳晕，忌用肥皂、乙醇等刺激皮肤的液体擦洗，以免引起局部皮肤干燥、皲裂。若乳头处有痂垢时先用油脂浸软后再用温水洗净。

2. 每次哺乳前后均用温水毛巾擦洗干净，哺乳前用手轻柔乳房，使其刺激泌乳反射。

3. 每次喂乳时应让婴儿吸空乳汁。乳汁充足，婴儿吸不完时用吸乳器将多余的乳汁吸出，以免乳汁淤积，并且预防乳腺导管阻塞及两侧乳房大小不一等情况。同时注意婴儿吸吮姿势，吸吮时不能含着乳头睡觉，否则易引起乳房炎。

(二) 哺乳期的护理

初产妇一般产后 3 日内，因淋巴和静脉充盈，乳腺导管不畅，乳房可有硬结，触之疼痛，稍有发热。一般于产后 1 周内乳腺导管畅通后自然消失，也可用下列方法缓解。

1. 尽早哺乳，可促进乳汁排出。

2. 哺乳前热敷乳房，使乳腺导管通畅，在两次哺乳的中间可冷敷乳房以减少局部充血、肿胀。

3. 按摩乳房，从乳房边缘向乳头中心按摩，也可使乳腺导管畅通，减少疼痛。

4. 佩戴乳罩，扶托乳房，减少疼痛。

5. 若发现乳房局部出现红、肿、热、痛症状，发现有结节，提示患有乳腺炎。轻微时，在哺乳前湿敷乳房 5 min 左右并按摩乳房，哺乳时先哺患侧乳房，婴儿饥饿时吸吮力强，有利于吸通乳腺导管，每次哺乳时一定要充分地吸空乳汁。

(三) 乳头皲裂的护理

1. 产妇在哺乳时应取正确、舒适的姿势，哺乳前湿敷乳房和乳头 5 min 左右，同时按摩乳房，挤出少量乳汁使乳晕变软容易让婴儿含吮。

2. 先在损伤轻的一侧乳房哺乳，以减轻对另一侧乳房的吸吮力。婴儿应将乳头及大部分乳晕含在口内。

3. 哺乳后，挤出少许乳汁涂在乳晕和乳头上，短暂暴露并使乳头干燥，因乳汁具有抑菌作用且含丰富蛋白质，能起修复表皮的作用。

4. 疼痛严重时可用乳头罩间接哺乳。

(四) 退乳护理

疾病或其他原因不能哺乳者或终止哺乳者应尽早退奶。产妇在饮食上注意限制进汤类食物，停止吸吮及挤奶。按医嘱给予己烯雌酚，如已泌乳，用芒硝退奶，将芒硝 250 g 碾碎装布袋分别敷于两侧乳房上并加以固定。如芒硝浸湿应更换再敷，直至乳房不胀。还可用生麦芽 50 g 泡茶饮，每日 3 次，连服 3 日配合退奶。

(五) 疼痛护理

1. 一般护理　乳汁淤积引起的疼痛，应嘱患者停止哺乳，指导患者用吸乳器吸出乳汁，以缓解疼痛，减少细菌生长繁殖而加重病情；协助患者采取舒适卧位，教会患者用宽松的胸罩或绷带将两乳托起避免下垂，可减轻疼痛；饮食应清淡，忌食发奶之物，如米酒、鱼等，防止营养过剩而刺激乳汁分泌，加重乳汁淤积而引起的疼痛。

2. 脓肿切开引流的护理

(1) 做好手术切开排脓的心理护理：耐心向患者解释和说明手术的目的、过程、麻醉及手术医生的技术水平等情况，正确解答患者的疑问，给患者以安全和信任感，消除其紧张情绪；术后给患者以安慰和支持，关心、体贴患者，及时处理术后不适。

(2) 局部皮肤的护理：按手术要求进行备皮，保持术区清洁。

(3) 脓肿切开后应保持引流通畅，观察伤口情况，2～3 天后开始换药，注意脓液的量、颜色、气味，保持伤口敷料的清洁干燥，防止交叉感染。

(4) 伤口疼痛剧烈，患者难以忍受，必要时可按医嘱给予止痛剂；若疼痛剧烈持续不减者，应检查伤口是否引流不畅，及时与医生联系。

(六) 生活护理

1. 休息　嘱患者注意休息，做好心理护理。

2. 监测体温变化　定时测量体温，并做好记录，根据体温变化情况给予相应的处理。

3. 控制感染　遵医嘱给予抗生素，减少毒素吸收。局部给予热敷或药物外敷，促使炎症局限或消散。

4. 补充营养和水分　发热患者消化、吸收功能降低，机体分解代谢增加，糖、脂肪、蛋白质及维生素等营养物质大量消耗，应给予营养丰富易消化的流质或半流质饮食，少量多餐。高热时，患者皮肤出汗增多，致水分大量丧失，应鼓励其多饮水。

5. 做好口腔护理　发热患者由于唾液腺分泌减少，口腔黏膜干燥，同时机体抵抗力下降，极易引起口腔炎和黏膜溃疡。应在清晨、餐后及睡前协助患者漱口。如口唇干裂者可涂润唇油保护，防止口腔感染。

6. 做好皮肤护理　发热患者在退热时往往大量出汗，应及时擦干汗液，更换衣物和床单，保持皮肤清洁，防止受凉。

7. 皮肤完整性受损的护理　如已发生乳瘘，需向患者解释乳瘘形成的原因，安慰患者，让患者配合治疗并停止哺乳。遵医嘱给予口服己烯雌酚，煎服中药炒麦芽，或用适量芒硝装在纱布袋内敷于患乳上，以终止乳汁分泌，及时换药，促进乳瘘及伤口的愈合。

(七) 健康指导

1. 初产妇在分娩前 3 个月应注意乳房的护理，每日用手指牵拉乳头数次，使乳头和乳晕皮肤较为坚韧，减少因婴儿的吸吮而发生皲裂。

2. 有先天性乳头内陷者，在分娩前 3 个月开始做矫正乳头内陷的动作，指导孕妇自己用双手的拇指和食指上下、左右适当用力在乳晕处下压乳房组织，同时做离乳头方向牵拉。反复操作数次，乳头稍凸出后，改用手指捏住乳头向外提拉，每日操作数次，多数乳头内陷可得到纠正。

3. 对孕妇进行有关哺乳知识的宣传教育。

【护理评价】

1. 患者体温是否恢复正常。

2. 患者乳房炎症能否得到控制，疼痛是否减轻。

3. 患者局部皮肤能否恢复完整性。

4. 患者情绪是否稳定，产妇生活护理是否得到加强。

5. 患者能否掌握哺乳期卫生保健知识及乳房炎的预防知识。

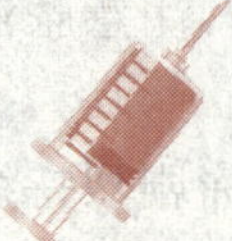

【思考题】

1. 急性乳房炎的主要病因是什么？如何预防？

2. 急性乳房炎患者的主要护理措施有哪些？

二、乳癌患者的护理

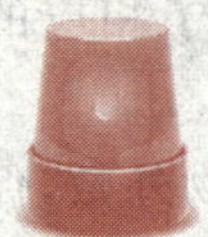

学习内容

1. 乳癌患者的病因和自查方法。

2. 乳癌患者的护理评估和护理问题。

3. 乳癌患者的术后护理措施和健康教育。

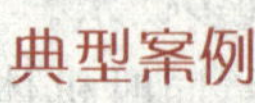

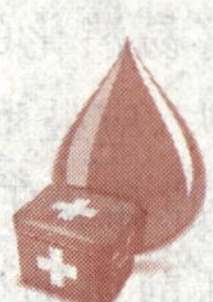

典型案例

患者，女性，47 岁。一周前无意中发现右乳外上方有一蚕豆大小的无痛性肿块。查体：两侧乳房大小对称，无乳头溢液，右乳外上象限皮肤凹陷，并触及一 2.0 cm×2.5 cm 质硬肿块，边界不清，表面不光滑，尚可推动。同侧腋窝可触及两粒散在可推动的淋巴结。初步诊断为乳癌，拟行乳癌根治术。

问题导向：

1. 该患者乳癌属临床哪一期？

2. 该患者为何出现右乳外上象限皮肤凹陷？

3. 该患者乳癌根治术后的护理要点有哪些？

乳癌(breast cancer)是女性最常见的恶性肿瘤之一。在我国发病率为 23/10 万，且呈上升趋势，占全身恶性肿瘤的 7%～10%。

乳腺是多种内分泌激素的靶器官，如雌激素、孕激素及泌乳素等，其中雌酮及雌二醇与乳癌的发病有直接关系。45～50 岁妇女发病率较高，绝经后发病较多见。营养过剩、肥胖、高脂肪饮食可加强或延长雌激素对乳腺上皮细胞的刺激，从而增加发病机会。乳癌的发病也与乳癌家族史有关，尤其是生母或同胞姐妹患有乳癌的比较常见。

乳癌多起源于乳腺的小叶上皮，少数来自小叶外的导管上皮，源于其他组织罕见。根据组织类型，乳癌分为：① 硬癌，约占总数的2/3，癌细胞少，纤维组织丰富，肿块较小，质硬，恶性程度高，转移早。② 髓样癌，少见，癌细胞甚多，纤维间质少，肿块较大，质较软，易成溃疡，高度恶性。③ 腺癌，较少见，起源于腺泡或小乳管，肿块常偏大，中度恶性，转移较晚。④ 导管癌，不常见，来自中、小乳管，在通过肿块的切面上，可见坏死物质从切断的管腔溢出，形似面部粉刺挤出的油腻物，故又称粉刺癌，恶性程度低，转移晚。⑤ 其他，如鳞癌、乳管内乳突状癌、大汗腺乳癌、腺样囊性癌、乳头湿疹样癌等，均不常见，属浸润性特殊癌，分化程度高，预后较好。

乳癌的扩散及转移途径有：① 直接浸润；② 淋巴转移，癌肿向腋窝淋巴结、胸骨旁淋巴结、锁骨上下淋巴结转移；③ 血行转移，晚期可随血流转移到肺、肝、肾等部位。

【护理评估】

(一) 健康史

1. 评估月经史及生育史　如了解有无月经初潮年龄早于12岁、绝经年龄晚于50岁、初次足月产的年龄晚于35岁、不孕、未哺乳等与乳癌发病有关的因素。

2. 评估家族遗传史　一级亲属中有乳癌病史者，发病危险性是普通人群的2～3倍。

3. 有无不良饮食习惯　如高脂饮食、营养过剩、肥胖等。

4. 其他　询问有无服用避孕药物史，应详细了解用药时间的长短、药品名称、剂量和使用方法，以及末次检查乳房的日期。

(二) 身体状况

1. 乳房肿块　为乳癌最重要的早期表现，好发部位为乳房外上象限（45%～50%）、乳头乳晕处（15%～20%）或内上象限（12%～15%）。为无痛性、单发小肿块，质硬、表面不光滑，与周围组织分界不清且不易推动。常无自觉症状，多在无意间（洗澡、更衣）或自我检查时发现。

2. 乳房外形改变　随着肿瘤增大，可引起乳房局部隆起。若累及乳房Cooper韧带，可使其缩短而致癌肿表面皮肤凹陷，即乳房“酒窝征”；邻近乳头或乳晕的癌肿因侵及乳管而使之收缩，可将乳头牵向癌肿侧，或使乳头回缩、内陷、扁平；若皮下淋巴管被癌细胞堵塞可使淋巴回流障碍，出现真皮水肿，乳房皮肤呈现橘皮样改变。晚期癌肿增大与皮肤和胸壁粘连，出现多数坚硬小结（卫星结节）或条索，有时皮肤溃破而形成溃疡。少数患者有乳头血性溢液。

3. 转移征象　发生淋巴转移后，可有患侧腋窝淋巴结及锁骨上淋巴结肿大，质硬，甚至融合成不规则团块。乳癌转移至肺、骨、肝时，可出现相应症状。例如肺转移可出现胸痛、气急；骨转移可出现局部疼痛；肝转移可出现肝大、黄疸等。

4. 特殊类型乳癌　① 炎性乳癌：多见于年轻女性，表现为患侧皮肤红、肿、热且硬，癌肿迅速浸润整个乳房，常累及对侧乳房，预后极差，患者常在发病数月内死亡。② 乳头湿疹样乳癌：又称Paget病，乳头有瘙痒、烧灼感，之后出现乳头和乳晕区皮肤发红、糜烂、潮湿，进而形成溃疡；有时覆盖黄褐色鳞屑样痂皮，病变皮肤较硬，与周围组织分界清楚，该型恶性程度低，淋巴转移较迟。

(三) 心理、社会状况

当患者因乳癌需切除整个乳房时，对其身心的打击是巨大的，加之患者对手术、内分泌疗法、化疗及疗效的担忧，常出现焦虑或恐惧的心理反应，家属尤其是配偶对本病及其治疗、疾病预后的认知程度及心理承受力亦可对患者心理产生较大的影响。

(四) 辅助检查

1. 影像学检查　① 乳房钼靶 X 线摄片是目前早期发现乳癌的最有效方法。可发现乳房内密度增高的肿块影，边界不规则，或呈毛刺状，或见细小钙化灶。② B 超检查能提示乳房肿块形态和质地，可显示直径在 0.5 cm 以上的乳房肿块。③ 近红外线扫描可显示乳房肿块及其周围的血管情况。

2. 病理学检查　① 活组织检查是确定诊断的可靠方法；② 细胞学检查 80%～90%病例可获得较肯定的诊断。

【护理问题】

1. 焦虑　与担心手术造成身体外观改变及预后有关。
2. 自我形象紊乱　与乳房切除及化疗致脱发有关。
3. 疼痛　与手术、癌肿压迫、转移有关。
4. 知识缺乏　缺乏乳癌自我检查、预防方面的知识。

【护理目标】

1. 患者焦虑减轻、情绪稳定。
2. 患者和家属能适应乳房切除后身体外观的改变。
3. 患者疼痛缓解。
4. 患者掌握乳房自检的方法，减少疾病复发的危险因素。

【护理措施】

手术是治疗乳癌的主要手段。目前主张缩小手术范围，同时加强术后综合辅助治疗，如化学药物、内分泌、放射、生物等综合治疗措施。临床上常根据肿瘤的分型、分期及辅助治疗条件等，酌情选择以下手术方式：① 乳癌根治术：切除整个乳房、胸肌、腋窝及锁骨下淋巴结。适用于有腋窝淋巴结转移或肿瘤浸润胸肌，但临床无远处转移征象者。② 乳癌改良根治术：单纯乳房切除，同时做腋窝淋巴结清扫，适用于较早期乳癌患者。由于该术式保留了胸肌，术后外观效果好，目前已成为常用的手术方式。③ 保留乳房的乳癌切除术：完整切除肿块，并行腋窝淋巴结清扫。④ 扩大根治术：在根治术的基础上再行胸廓内动、静脉及其周围淋巴结清除术。⑤ 单纯乳房切除术：切除整个乳房，包括腋尾部及胸大肌筋膜。

(一) 一般护理

1. 热情向患者介绍负责医生及护理人员，介绍病区环境及有关病区制度，帮助患者尽快适应病区环境。

2. 注意实行保护性医疗制度，根据乳癌患者具体情况做好病情治疗方法及预后的介绍，例如心理、营养要求等。

3. 说明手术治疗的必要性及安全性，帮助患者树立信心，积极配合治疗及护理。

4. 多与患者进行沟通，采取听音乐、看报纸、与他人交谈等方式消除患者的恐惧、焦虑等不良情绪。

5. 向患者及家属讲解有关手术及麻醉的相关知识。

（二）术前护理

1. 心理护理 帮助患者建立战胜癌症的信心，帮助患者及家属解除思想顾虑，解释手术和麻醉方法，告知患者各种治疗可能带来的变化，如手术后的外观变化、化疗引起的胃肠道反应和脱发现象、激素治疗的男性化改变等。告知术前、术后的注意要点，对患者提出的问题耐心解释，让患者相信切除一侧乳房不会影响日常工作和生活。并告知现有乳房重建的可能性，必要时请其他患者现身说法，以取得合作，并以良好的心态接受手术。

2. 妊娠期及哺乳期发生乳癌的患者 应立即终止妊娠或停止哺乳，以免因激素作用活跃而加速病情发展。

3. 术前准备 协助做好心、肺、肝、肾功能的常规检查，加强营养，给予高热量、高蛋白、高维生素饮食。

4. 按手术要求认真备皮 应上至锁骨上部，下至脐水平，两侧至腋后线，包括同侧上臂上 1/3 和腋窝部。备皮时注意仔细操作，避免损伤皮肤。

5. 其他 药物过敏试验，备血，术前 8 h 禁食水。

（三）术后护理

1. 观察体温、脉搏、呼吸、血压的变化和患侧上肢远端的感觉、运动及血液循环情况。

2. 术后患者病情平稳后改半卧位，以利呼吸和引流，术后患者常因伤口疼痛不敢咳嗽和排痰，应指导患者有效咳嗽，加强支持疗法，遵照医嘱使用抗生素、止痛剂、止血药物等。

3. 患者术后 6 h 无麻醉反应可给予正常饮食，并注意营养的补充，以利患者术后恢复。

4. 乳癌根治术后用绷带或胸带加压包扎伤口，以减少创腔的积液，使皮瓣或植皮片与胸壁紧贴以利伤口愈合。同时注意有无胸闷、呼吸困难等，如出现上述症状，应立即检查胸部，包括肺部听诊和 X 线胸部检查，以判断有无因手术误伤胸膜而引起的气胸。注意定期观察患侧肢体远端的血运情况，如皮肤呈发绀色，伴皮温低，提示血供不良，应及时调整绷带松紧度，以上肢血运恢复为宜。

5. 手术后常放置引流管，应妥善固定，保持引流通畅，注意观察记录引流物的颜色、性状及引流量。一般术后 1～2 天内引流血性液体 50～100 ml，以后逐渐减少，术后 4～5 天创面无积液，创面皮肤紧贴即可拔管。

6. 患侧上肢水肿为根治术后常见的并发症，主要原因是切除腋窝淋巴结后来自臂部的淋巴回流不畅或头静脉被结扎、腋静脉栓塞、感染、放疗、积液、局部复发等因素均可使回流障碍加重，术后应预防性抬高患侧上肢。当出现上肢水肿，除继续抬高患肢外，应使用弹力绷带包扎，按摩患肢并进行适当功能锻炼；局部感染后及时应用抗生素治疗，可使水肿减轻。

7. 鼓励和协助患者循序渐进地做好患肢功能锻炼：① 术后 24 h 开始活动手指及腕部，可做伸指、握拳、屈肘活动。② 术后 1～3 天，可做上肢肌肉的等长收缩，利用肌肉泵作用促进血液、淋巴回流；可用健侧上肢或他人协助患侧上肢进行屈肘、伸臂等活动。③ 术后 4～7 天，鼓励患者用患侧手洗脸、刷牙、进食等。④ 术后 1 周皮瓣基本愈合后，开始循序渐进地做肩关节活动，以肩部为中心前后摆臂。术后 10 天左右皮瓣与胸壁黏附已较牢固，拆线后，做手指爬墙（每天标记高度，逐渐递增幅度，直至患侧手指能高举过头）、梳头（以患侧手指越过头顶梳对侧头发、触及对侧耳朵为准）等的锻炼。指导患者做患肢功能锻炼时应注意锻炼的内容和活动量，并根据患者的实际情况而定，一般以每日 3～4 次，每次 20～30 min 为宜；应循序渐进，功能锻炼的内容逐渐增加；术后 7～10 日内不外展肩关节，不以患侧肢体支撑身体，以防皮瓣移动而影响创面愈合。

8. 伤口护理。皮下积液、积血时以无菌操作原则进行穿刺吸除，及时更换敷料，保持伤口干燥，必要时使用抗生素预防感染，皮瓣坏死范围大时考虑切除坏死组织及植皮。

9. 术后放、化疗的护理。化疗前应了解患者的血常规、肝肾功能、有无胃肠道疾病等，若有肝、肾、心、肺功能障碍及造血功能低下者，应列为禁忌。用药时注意核对有效期，现配现用，不可放置过久，如氮芥，一般应在 10 min 内注入，否则药效大减。静脉注射或静脉滴注时注意保护血管，应先从远端静脉穿刺。注射完毕，宜先缓慢抬高肢体，然后拔针，并用棉球轻压穿刺部位，可防止药液外渗。空药瓶及抽药注射器等宜立即浸入水中，避免残留药物挥发，污染空气。抗癌药物刺激性很强，注射时不可漏出血管外，否则可引起局部疼痛、肿胀或溃疡、坏死。若发生药液外渗，应立即做局部冷敷、硫代硫酸钠或普鲁卡因局部封闭，切忌热敷。抗癌药对造血系统有抑制作用，若白细胞、血小板低于正常以下，应停止化疗，服用维生素 B_4、鲨肝醇、核苷酸等促白细胞增长的药物。出现恶心、呕吐、腹泻等胃肠道反应，给予巴比妥类、氯丙嗪、甲氧氯普胺等，以减轻症状。放疗对骨髓有抑制作用，应每周检查一次白细胞和血小板，低下者与化疗处理相同。注意保持照射野皮肤清洁干燥，避免摩擦、热敷、理疗、涂刺激性药物和肥皂水擦洗。

（四）健康教育

1. 指导妇女掌握乳房自查技能，以利早期发现、早诊断，早治疗。自查方法：站在镜前以各种姿势对比双侧乳房是否对称、一致。注意皮肤颜色、乳头是否内陷，两臂放松垂于身侧，向前弯腰，双手高举压于头后，双手叉腰用力向中线推压。仰卧床上，手指平放乳上，轻压，从外向乳头逐圈检查乳房有无包块，被查侧的手臂放于身侧检查一遍，压在头上再查一遍。同法查对侧，疑有异常即去医院检查。

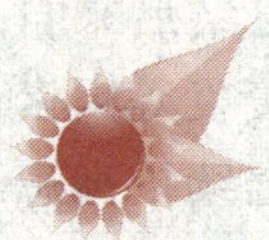

护理专业教学资源库/资源中心/媒体属性/3D/乳房自我检查

2. 术前向患者介绍并发症的预防措施，如咳嗽排痰对预防肺部感染的作用，教会患者有效咳嗽排痰的方法。告诉患者术后伤口加压包扎、创腔持续负压引流及功能锻炼的意义，以取得患者的理解及配合。

3. 出院后不宜在患侧上肢测量血压、静脉穿刺，避免皮肤的破损，减少感染的发生，防止肢体肿胀。避免用患侧上肢搬、提、拉过重物体。

4. 遵照医嘱坚持化疗或放疗，并定期到医院复查。

5. 术后5年内避免妊娠，因妊娠常促使乳癌复发。

6. 根治术后患者要对自己有信心，为矫正胸部形体的改变，可佩戴塑料泡沫乳罩或行乳房再造术。

【护理评价】

1. 患者焦虑是否减轻，情绪是否稳定。
2. 患者和家属能否适应乳房切除后身体外观的改变。
3. 患者疼痛有无缓解。
4. 患者能否掌握乳房自查技能，减少疾病复发的危险因素。

【知识拓展】

乳癌临床分期

乳癌的临床分期多采用国际抗癌联盟(UICC)建议的T(原发肿瘤)、N(区域淋巴结)、M(远处转移)分期法，将乳癌分为0～Ⅳ期。

0期：$T_{is}N_0M_0$。

Ⅰ期：$T_1N_0M_0$。

Ⅱ期：$T_{0\sim1}N_1M_0$，$T_2N_{0\sim1}M_0$，$T_3N_0M_0$。

Ⅲ期：$T_{0\sim2}N_2M_0$，$T_3N_{1\sim2}M_0$，T_4任何NM_0，任何TN_3M_0。

Ⅳ期：包括M_1的任何TN。

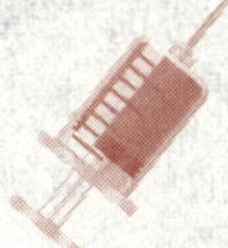

【思考题】

1. 如何指导乳癌患者术后进行功能锻炼？
2. 炎性乳癌与急性乳房炎在临床表现上有什么不同？

三、乳房良性肿瘤患者的护理

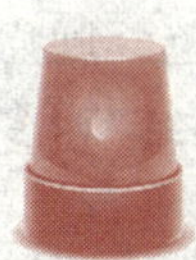

学习内容

1. 乳房良性肿块的常见类型及其临床表现。
2. 乳房良性肿块患者的治疗原则和护理措施。
3. 乳房良性肿块患者的预防保健和健康教育。

典型案例

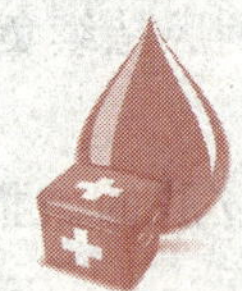

患者，女性，35 岁。主因乳房胀痛 1 年入院。患者近 1 年来右侧乳房经常出现胀痛，于月经前疼痛加重，月经来潮后减轻。查体：右侧乳房可扪及多个大小不一的结节状和片状肿块，质韧而不硬，与周围乳腺组织分界不明显，并随月经周期而变化。

问题导向：

1. 针对该患者临床表现的特点首先考虑的医疗诊断是什么？
2. 该患者的护理措施主要有哪些？
3. 作为责任护士，你对该患者在预防保健方面有哪些建议？

临床常见的乳房良性肿块有乳腺囊性增生病(mastopathy)、乳房纤维腺瘤(fibroadenoma)和乳管内乳头状瘤(intraductal papilloma)。乳房纤维腺瘤是最常见的乳腺良性肿瘤，好发于 20～25 岁的女性；乳腺囊性增生病常见于 30～45 岁中年妇女，该病被认为是乳腺正常的增生和退变失常引起的乳腺结构紊乱，表现为乳腺腺体和间质增生伴有大小不等的囊性结构形成，若出现导管和腺泡上皮的不典型增生，则有癌变可能；乳管内乳头状瘤多见于 40～50 岁妇女，75%发生于大乳管近乳头的壶腹部，瘤体小，且有很多壁薄的血管，容易出血。乳管内乳头状瘤目前依据其发生部位分为大导管内乳头状瘤和乳头状瘤病。相对于大导管内乳头状瘤而言，乳头状瘤病是指发生于中、小导管内的乳头状瘤，常为多发，其生物学特性趋向于癌变。

【护理评估】

(一) 健康史

乳腺囊性增生病与内分泌失调及精神因素有关，如黄体酮分泌减少，雌激素相对增多。乳房纤维腺瘤多见于卵巢功能处于旺盛阶段的青年女性，与体内雌激素水平较高、乳腺小叶内纤维细胞对雌激素的敏感性增高有关。

(二) 身体状况

1. 乳腺囊性增生病　主要表现为周期性乳房胀痛和乳房肿块，月经来潮前疼痛加重，月经结束后减轻或消失。乳房肿块多位于乳房外上象限，结节状或片状，大小不一，质韧而不硬，增厚区与周围乳腺组织分界不明显。少数患者可有乳头溢液，呈黄绿色或血性，偶为无色浆液。

2. 乳房纤维腺瘤　主要表现为乳房肿块，质韧而有弹性，表面光滑，活动度大，易推动。月经周期对肿块的大小无影响。

3. 乳管内乳头状瘤　主要表现为乳头溢液，溢液为鲜红色、暗棕色或黄色。肿瘤通常很小，不易触及。大乳管的乳头状瘤可在乳晕区扪及直径为数毫米的小结节，多呈圆形、质软、可推动，轻压肿块，可见乳头溢出血性液体。

(三) 心理、社会状况

患者因为乳房疼痛、肿块、乳头溢液，担心手术、预后而有焦虑、恐惧的心理。

（四）辅助检查

1. B超检查　可确定肿块的大小与部位，并初步判断其性质。

2. 钼靶摄片　可显示乳腺钙化与肿块，并初步判断其性质。

3. 乳腺导管造影　可明确乳管内肿瘤的大小和部位。

4. 乳管内镜检查　将一根内径小于1 mm的光导管，自乳头的溢液管口插入，通过内镜成像技术观察乳腺导管内的情况。

【护理问题】

1. 疼痛　与内分泌失调致乳腺实质过度增生有关。

2. 知识缺乏　缺乏乳房良性肿块诊治方面的知识。

3. 焦虑　与担心手术、预后有关。

【护理目标】

1. 患者疼痛得到缓解或消失。

2. 患者及家属掌握与乳房良性肿块疾病诊治相关的知识。

3. 患者焦虑紧张的情绪得到缓解，积极配合治疗和护理。

【治疗原则】

1. 乳腺囊性增生病　主要是观察、随访和对症治疗。观察期间可用中医中药调理，或口服乳康片、乳康宁等。抗雌激素治疗仅在症状严重时采用，可口服他莫昔芬。由于本病有恶变可能，应嘱患者每隔2～3个月到医院复查，有对侧乳癌或有乳癌家族史者应密切随访。若肿块周围乳腺组织局灶性增生较为明显、形成孤立肿块，或B超、钼靶X线摄片发现局部有沙粒样钙化灶者，应尽早手术切除肿块并做病理学检查。

2. 乳房纤维腺瘤　虽属良性，癌变可能性很小，但有肉瘤变可能，故手术切除是唯一有效的治疗方法。由于妊娠可使纤维瘤增大，所以妊娠前后发现的乳房纤维瘤一般应手术切除。手术切除的肿块必须常规做病理学检查。

3. 乳管内乳头状瘤　诊断明确后以手术治疗为主，行乳腺区段切除并做病理学检查，若有恶变应施行根治性手术。

【护理措施】

1. 解释疼痛发生的原因，告知患者乳房纤维腺瘤、乳头溢液的病因和手术的必要性，消除患者的思想顾虑，保持心情舒畅。

2. 用宽松乳罩托起乳房缓解乳房疼痛。

3. 按医嘱服用中药调理或其他对症治疗药物。

4. 行肿瘤切除术后，注意保持切口敷料清洁干燥，按时换药。

5. 暂不手术者应密切观察肿块的变化，明显增大者应及时到医院诊治。

【护理评价】

1. 患者乳房疼痛是否得到缓解或消除。

2. 患者及家属是否掌握与乳房良性肿块疾病诊治相关的知识。

3. 患者焦虑紧张的情绪是否得到缓解，能否积极配合治疗和护理。

【知识拓展】

女性乳房预防保健

① 20～39 岁妇女，每月做乳房自检，每 1～3 年做乳房体检，35 岁以上妇女做 1 次基础乳房 X 线摄片。② 40～49 岁妇女，每月做乳房体检，每 1～2 年做乳房 X 线检查。③ 50 岁以上妇女，每月做乳房自检，每年做乳房体检和乳房 X 线检查。④ 对于月经正常的妇女，乳房检查的最佳时间是月经来潮后第 9～11 日，此时雌激素对乳腺的影响最小，乳腺处于相对静止状态，容易发现病变；在哺乳期出现的肿块，如临床疑为肿瘤，应在断乳后再进一步检查。

【思考题】

1. 乳房良性肿块与恶性肿块在临床表现上有何区别？
2. 如何指导成年女性做好乳房的预防保健工作？

第六节　胸膜腔闭式引流患者的护理

胸膜腔闭式引流又称水封闭式引流，在心胸外科最为常用，是将引流管一端插入胸膜腔内，另一端置于密闭的引流瓶液体中，借助水封瓶中的液体将胸膜腔与大气完全隔开，维持引流单一方向(图 14－6－1)。当胸膜腔内的积气、积液压力升高时，在胸廓运动和肺膨胀的作用下，则促进积气、积液外流，排入到引流瓶中，重建胸膜腔内的负压状态。

1. 目的　① 排出胸膜腔内积气、积液、积血；② 重建胸膜腔内负压，促进患侧肺复张和预防感染；③ 平衡胸膜腔内的压力，保持纵隔正常位置。

2. 适应证　用于外伤性或自发性气胸、血胸、脓胸或心胸外科手术后胸膜腔引流。

3. 引流装置　传统的胸膜腔闭式引流装置有单瓶、双瓶和三瓶(图 14－6－2)。目前临床广泛使用的是一次性的硅胶胸膜腔引流装置。

(1) 单瓶水封闭式引流：由容量为 2 000～3 000 ml 的广口无菌引流瓶、安装有长短 2 根玻璃管的橡胶瓶塞及一长约 100 cm 的橡胶接管组成。引流瓶中盛有无菌生理盐水约 500 ml，长玻璃管的下口插至液面下 3～4 cm，短玻璃管下口则远离液面，使瓶内空气与大气相通。使用时将长玻璃管上的橡胶接管与患者胸膜腔引流管相连接，可见长玻璃管内水柱上升，高出液平面 8～10 cm，并随呼吸上下移动。若水柱不动，则提示引流管不通畅。若引流液逐渐增加时，应排除水封瓶中部分液体，以利于引流。

(2) 双瓶水封闭式引流：在单水封瓶旁再连接一个密封的引流瓶，在引流胸腔的液体时，水封下的密闭系统不会受到引流量的影响，也便于观察引流液，计算引流量。

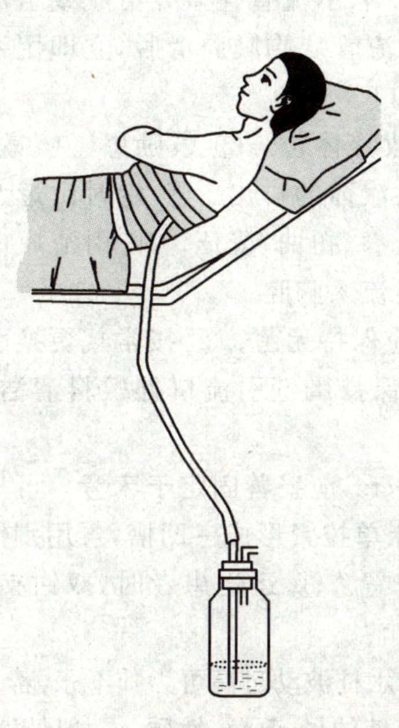
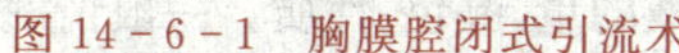

图 14-6-1　胸膜腔闭式引流术

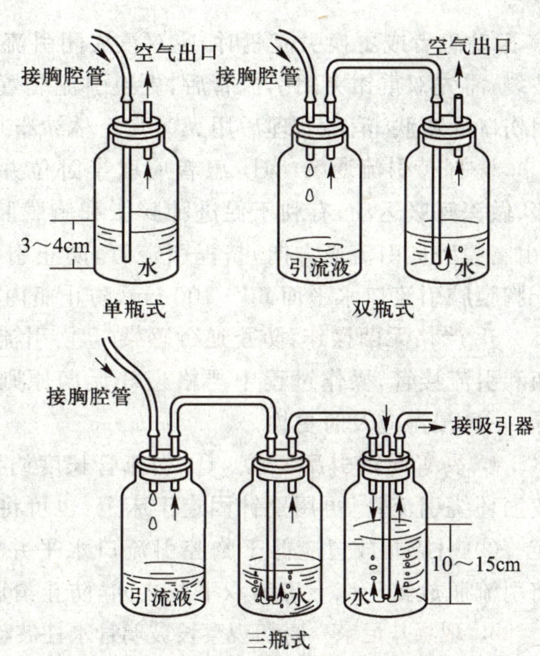

图 14-6-2　胸膜腔闭式引流装置

(3) 三瓶水封闭式引流：在双瓶的基础上增加一个负压调节瓶，调节瓶橡皮塞上分别插三根玻璃管，其中两根短管分别连接水封瓶和负压吸引器，长管与大气相通，其下端插入液面 10～20 cm，调节插入液面下深度即可调节抽吸的负压。若没入液面的深度是 15～20 cm，则对该患者所施加的负压抽吸力为 15～20 cmH_2O(1.47～1.96 kPa)。若抽吸力超过没入液面的通气管的高度时，就会将外界空气吸入此引流系统中，所以压力控制瓶中必须始终有水泡产生方表示为具有功能并处于工作状态。

4. 引流方法

(1) 依据临床体检和胸部 X 线检查结果，确定胸膜腔内气体、液体的位置。

(2) 气体积聚在胸膜腔上部，引流气体取锁骨中线第 2 肋间隙进行插管；液体积聚在胸膜腔下部，引流液体选取腋中线和腋后线之间的第 6～8 肋间插管；引流脓液时应放置在脓腔最低位。

(3) 液体引流管宜选质地较硬，不易折叠堵塞，管径为 1.5～2 cm 的硅胶或橡胶管，利于通畅引流。气体引流管可选用质地较软、管径为 1 cm 的塑胶管，既能达到引流的目的，又可减少因局部刺激引起的疼痛。

(4) 置管时患者取坐位或半卧位，局部皮肤消毒，置管处用 2%利多卡因进行浸润麻醉。做长约 2 cm 的切口，用止血钳逐层分离切口组织，将有侧孔的胶管插入胸膜腔内 4～5 cm，胶管远端连接于无菌引流瓶。缝合包扎伤口，妥善固定引流管。

【护理要点】

1. 保持管道密闭　① 引流装置应安装正确，衔接紧密。② 水封瓶长玻璃管应插入液面下 3～4 cm，并保持直立。③ 胸膜腔引流管周围皮肤用油纱布包盖严密。

④ 搬动患者或更换引流瓶时，应双重夹闭引流管。⑤ 若引流管连接处滑脱或引流瓶破裂，需先双重钳夹闭引流管后，更换引流装置；若引流管从胸膜腔滑脱，立即用手捏闭伤口处皮肤，消毒处理后用无菌凡士林纱布封闭伤口。

2. 保持引流通畅　① 患者应取半卧位并经常改变体位。② 鼓励患者咳嗽、咳痰、做深呼吸运动，有利于促进肺膨胀和胸膜腔气体、液体的排出。③ 定时由近及远（由胸膜腔向引流瓶方向）挤捏引流管，防止引流管折叠、扭曲、受压。④ 引流瓶应低于胸膜腔引流口水平面 60～100 cm，防止瓶内液体逆流入胸腔。

3. 严格无菌操作，防止逆行感染　① 引流装置应保持无菌。② 按常规更换引流瓶和引流接管，操作过程中严格遵守无菌原则。③ 保持胸壁引流口处敷料清洁、干燥，一旦浸湿应及时更换。

4. 妥善固定引流装置　① 引流管长度约为 100 cm，应妥善固定于床旁。可用橡皮筋环绕引流管，再用别针固定于床上，也可将患者床单拉紧形成一凹槽，再用别针固定。② 引流瓶放置应低于胸腔引流口水平并妥善安置。③ 运送患者时，双钳夹管，将引流瓶放置于床上患者双下肢之间，防止滑脱。

5. 观察并记录　密切观察长玻璃管水柱波动情况，水柱波动过高可为肺不张，若水柱不波动提示引流不通，应及时调整；观察并准确记录引流液的量、颜色、性质。一般情况下，开胸术后 24 h 内流出的血性液体不超过 500 ml，且引流量逐渐减少，颜色逐渐变淡。若有大量气泡或血性液体持续溢出，应立即报告医生及时处理；引流量过少，应查看引流管是否通畅。

6. 拔管　① 指征：引流管无气体逸出或引流量明显减少且颜色变淡，即 24 h 引流液＜50 ml 或脓液＜10 ml，X 线检查示肺膨胀良好，患者无呼吸困难，即可拔除引流管。② 方法：嘱患者深吸气后屏气，迅速拔除引流管，并立即用凡士林纱布和敷料覆盖引流处伤口并包扎固定，拔管后注意观察患者有无胸闷、呼吸困难、伤口漏气、渗液、出血、皮下气肿等，若发现异常应及时通知医生处理。

护理专业教学资源库 /资源中心 /媒体属性 /3D /胸腔闭式引流

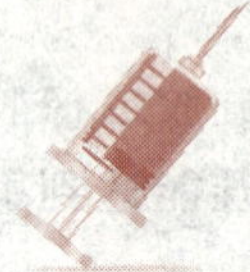

【思考题】

护理胸膜腔闭式引流患者时，如出现下列情况说明什么？如何处理？

(1) 水封瓶长管内水柱波动不明显，患者无自觉不适。

(2) 长管内水柱甚高，且有剧烈波动。

(3) 随呼吸引流管内不断有气泡或鲜红血性液体流出。

(4) 管内水柱不动，患者气促胸闷。

(5) 施行胸膜腔负压吸引时，患者疼痛难忍。

(6) 胸膜腔闭式引流导管连接处滑脱。

（朱正康）

第十五章 腹部疾病患者的护理

第一节 急性化脓性腹膜炎患者的护理

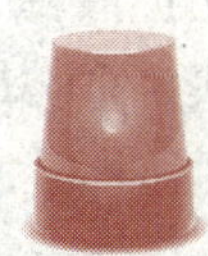

学习内容

1. 急性化脓性腹膜炎患者的病因、病理。
2. 急性化脓性腹膜炎患者的临床表现、治疗原则。
3. 急性化脓性腹膜炎患者的护理措施。
4. 盆腔脓肿患者的临床表现、治疗原则。
5. 盆腔脓肿患者的护理措施。

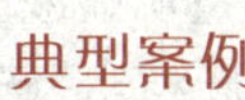

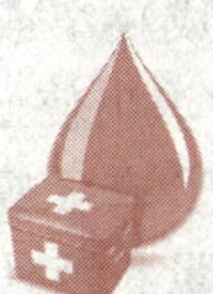

典型案例

患者，男性，36 岁。主因上腹部疼痛 2 h 入院。患者于入院前 2 h，饱食后突感上腹部剧痛，迅速扩展至全腹，伴恶心、呕吐，急来我院。既往消化性溃疡病史 6 年。查体：T 36.9℃，P 124 次/min，R 24 次/min，BP 85/50 mmHg。痛苦面容，全腹肌紧张，压痛、反跳痛，肝浊音界消失，移动性浊音(+)，肠鸣音消失。辅助检查：白细胞 16×10^9/L，中性粒细胞比例 0.90；腹部平片示：两侧膈下有游离气体；腹腔穿刺抽出淡黄色浑浊液体。入院诊断为：急性弥漫性腹膜炎，消化性溃疡穿孔(待查)。急诊行剖腹探查，十二指肠球部溃疡穿孔修补术。术后第 5 天患者体温 38℃，大便次数增多，为黏液便，伴里急后重感。

问题导向：

1. 该患者术后出现了哪种并发症？有何依据？
2. 对该患者应如何处理？

腹膜炎(peritonitis)是腹腔脏腹膜和壁腹膜的炎症，可因细菌性、化学性(如胃液、胆汁、血液)或物理损伤等导致。腹膜炎按病程可分为急性、亚急性和慢性三类；按病因可分为细菌性与非细菌性两类；按发病机制可分为原发性和继发性两类；按炎症累及的范围可分为弥漫性与局限性两类。临床上以急性化脓性腹膜炎(acute suppurative peritonitis)最为多见。

【分类】

1. 原发性腹膜炎　不多见。腹腔内无原发病灶，致病菌多为溶血性链球菌、肺炎双球菌或大肠杆菌，可经血液循环、泌尿道、女性生殖道等途径进入腹腔，引起腹膜炎。血行感染多见于儿童，常见于上呼吸道感染后。当肝硬化并发腹水、肾病、猩红热、营养不良等免疫功能低下时，肠腔内细菌可通过肠壁进入腹膜腔，引起原发性腹膜炎。

2. 继发性腹膜炎　临床常见。致病菌以大肠杆菌最为多见，其次为厌氧拟杆菌、变形杆菌、链球菌等，常为混合性感染。引起的原因有：① 腹内空腔脏器穿孔、外伤引起腹壁或内脏破裂：最为常见，如胃十二指肠溃疡急性穿孔、急性胆囊炎胆囊壁坏死穿孔，穿孔后消化液流入腹腔，先引起化学性腹膜炎，继发细菌感染后成为化脓性腹膜炎。② 腹内脏器缺血坏死：如绞窄性肠梗阻、出血坏死性胰腺炎等。③ 炎症扩散：如急性阑尾炎、化脓性胆囊炎等，含有细菌的渗出液在腹腔内扩散引起腹膜炎。④ 其他：腹部手术时污染腹腔，胃肠吻合口瘘等也可引起腹膜炎。

【病理生理】

腹膜发生炎症时，立即发生充血、水肿，产生大量渗液以稀释毒素；渗液中的大量巨噬细胞、中性粒细胞、坏死组织、细菌和凝固的纤维蛋白使渗液变混浊成为脓液，渗液中的纤维蛋白可促使肠袢、大网膜和其他内脏在腹膜炎症区粘连，限制了炎症的扩散。大多数粘连无不良后果，但一部分肠管之间的粘连造成狭窄或形成锐角，可发生粘连性肠梗阻。腹膜炎形成后，患者呕吐、腹腔内大量炎性渗出使血容量明显减少，可造成脱水和电解质紊乱；腹腔内器官浸泡在炎性渗液中可形成麻痹性肠梗阻，肠腔内大量积气、积液，迫使膈肌上抬而影响心肺功能，肠腔内大量积液使血容量明显减少；细菌入侵和毒素经腹膜吸收，引起全身中毒症状，最终导致感染性休克。

【转归】

腹膜炎的转归取决于患者的抵抗力与细菌的毒力。若机体抵抗力强，而细菌毒力低，感染可被大网膜及邻近肠管包裹，将病灶局限于腹腔内的一个部位成为局限性腹膜炎。若渗出液被逐渐吸收，则炎症消散；如未能完全吸收，脓液积聚于膈肌下、肠袢间或盆腔，则形成腹腔脓肿。若机体抵抗力差，细菌毒力强且数量多，则炎症扩散波及大部分或整个腹腔形成弥漫性腹膜炎，由于肠管浸泡在脓液中，肠壁炎症水肿发生肠麻痹。腹膜炎治愈后可出现粘连性肠梗阻。

【护理评估】

（一）健康史

问题探究：急性化脓性腹膜炎的常见病因是什么？

了解患者有无消化性溃疡、胆囊炎、阑尾炎等明显的原发疾病史；有无手术史或近期腹部外伤史。发病前有无饱食、酗酒、剧烈活动等诱发因素。询问发病后症状、曾有过何种治疗，以及疾病的演变，如空腔脏器穿孔发病很突然，而阑尾炎、胆囊炎等脏器炎症扩散引起者，则逐渐出现腹膜炎症状。

（二）身体状况

问题探究：腹腔穿刺对于诊断急性化脓性腹膜炎有什么意义？如何根据腹腔穿刺液性

质判断病因?

1. 症状

(1) 腹痛:是最主要最常见的症状,多数突然发生,为持续性、剧烈疼痛,常难以忍受,深呼吸、咳嗽、转动身体时疼痛加剧。疼痛多从原发病灶处开始,随炎症扩散而波及全腹,但仍以原发病灶处最显著。

(2) 恶心、呕吐:是早期常见症状。最初由于腹膜受刺激引起反射性恶心、呕吐,呕吐物多为胃内容物;以后并发麻痹性肠梗阻时,呕吐物为棕黄色肠内容物,可有恶臭。

(3) 全身表现:患者多为痛苦面容,双下肢屈曲,腹部拒按。体温逐渐升高,若原发病为急性感染,在发生急性腹膜炎时体温更高。年老体弱患者体温可不升高,脉搏多增快;如脉搏增快而体温下降,常提示病情恶化。随着病情发展,可出现全身中毒和血容量不足症状,如体温骤升或骤降、脉搏细速、呼吸浅促、面色苍白、口唇发绀、四肢发凉、血压下降、神志不清等,严重者发生休克和多器官功能障碍综合征。

2. 体征　可见明显腹胀,腹式呼吸减弱或消失。腹胀加重是病情恶化的重要标志。腹部压痛、反跳痛和腹肌紧张合称为腹膜刺激征,是腹膜炎最重要的体征,弥漫性腹膜炎时全腹压痛、反跳痛及肌紧张持续存在,以原发病灶处最为明显。腹肌紧张程度因病因和全身情况不同而异,如胃穿孔时由于消化液的化学性刺激强,腹壁肌肉呈木板样强直,而脾破裂时由于血液的刺激弱,腹膜刺激征较轻,年老体弱者腹肌紧张常轻微,易被忽视。肠胀气时叩诊呈鼓音;胃肠穿孔时腹腔内有游离气体,肝浊音界缩小或消失;腹腔内积液较多时,移动性浊音阳性。听诊肠鸣音减弱,肠麻痹时肠鸣音消失。

直肠指诊:如触到直肠前窝饱满并有触痛,提示已有盆腔感染或脓肿形成。

(三) 心理、社会状况

急性腹膜炎常突然发病,病情较重,患者多有焦虑、恐惧的表现。如需要急诊手术,患者更易产生恐惧心理。注意评估患者对疾病的认知程度和心理承受能力,以及家庭、社会的关心、支持程度和经济承受能力。

(四) 辅助检查

1. 血常规检查　白细胞计数及中性粒细胞比例增高,严重弥漫性腹膜炎患者白细胞数可不升高,但中性粒细胞比例升高,甚至有核左移及中毒颗粒出现。

2. X线检查　立位腹部X线平片可见:肠麻痹时小肠普遍胀气并有多个小气液平面的征象;胃肠穿孔时多有膈下游离气体。

3. B超、CT　B超显示腹腔内有不等量液体;CT对腹腔内实质性脏器的病变有诊断价值。

4. 诊断性腹腔穿刺　腹腔穿刺抽到脓液即可确诊,抽出液性质有助于判断病因,并可做细菌培养和药物敏感试验。胃、十二指肠溃疡穿孔,穿刺液呈黄色浑浊、无臭味,偶见食物残渣;急性阑尾炎穿孔时,抽出液为白色或微黄稀薄脓性,略带臭味或无臭味;绞窄性肠梗阻,抽出液为血性,腥臭味;出血坏死性胰腺炎,抽出液为血性、淀粉酶含量高;结核性腹膜炎为草绿色透明腹水;若抽出不凝固血液,提示有腹腔实质脏器损伤。

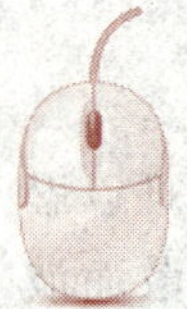

护理专业教学资源库/资源中心/资源类型/虚拟互动/腹腔穿刺术及配合

【护理问题】

1. 疼痛　与腹腔炎症刺激有关。

2. 体液不足　与呕吐、禁饮、胃肠减压、腹腔渗出、发热有关。

3. 焦虑、恐惧　与病情重，担心疾病的预后有关。

4. 潜在并发症：感染性休克、腹腔脓肿等。

【护理目标】

1. 患者疼痛缓解，舒适度增加。

2. 患者血容量恢复正常，能维持体液平衡。

3. 患者情绪稳定，能配合治疗。

4. 患者未发生并发症或并发症能被及时发现并处理。

【护理措施】

（一）一般护理

1. 体位　无休克者取半卧位，以使腹内渗液流向盆腔，因盆腔腹膜吸收能力弱，可以减少毒素吸收和减轻中毒症状，有利于引流使感染局限；并使膈肌下移，减轻腹胀对呼吸和循环系统的影响；同时腹肌松弛，可减轻疼痛。休克患者取中凹位。

2. 禁食、胃肠减压　可以抽出胃肠道内容物和气体，改善胃、肠壁的血液循环，预防或减少消化道内容物继续流入腹腔，利于炎症局限。

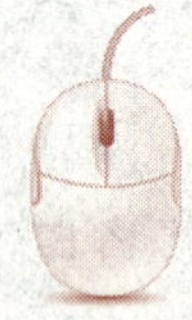

护理专业教学资源库/资源中心/资源类型/虚拟互动/胃肠减压技术

（二）病情观察

监测生命体征的变化，观察患者腹部症状和体征的变化，准确记录 24 h 出入液量。若非手术治疗 6～8 h 后，腹痛和腹膜刺激征不缓解或范围扩大且症状加重，或出现肠麻痹和休克，说明病情加重，需要紧急手术治疗。

（三）静脉输液

建立通畅的静脉输液通道，遵医嘱合理补充液体、电解质和维生素，必要时输新鲜血和血浆。病情严重者需给予胃肠外营养支持，以改善患者的全身状况及增强免疫力。

（四）治疗护理

1. 病情较轻或病程较长已超过 24 h，且腹部炎症已有局限化趋势，或伴有严重心肺疾病不能耐受手术，以及原发性腹膜炎者，可行非手术治疗，包括禁食、胃肠减压、抗感染、对症支持治疗等。

2. 多数继发性腹膜炎需手术治疗，手术原则包括剖腹探查和确定病因，处理原发病灶，彻底清理腹腔和充分引流。

3. 用药护理。抗感染的重要措施是应用足量有效的抗生素，原则上应按细菌培养和药敏试验结果来选用抗生素，应用期间注意观察抗菌药物的疗效及不良反应。疼痛剧烈者，如诊断已经明确，可按医嘱使用止痛药物。诊断不明确者，禁用吗啡类止痛剂，以免掩盖病情，影响病情观察。

（五）手术护理

1. 术前护理　按急诊手术前常规准备进行。

2. 术后护理

（1）卧位：先按麻醉要求安置体位，全麻未清醒者头偏向一侧，注意呕吐情况，保持呼吸道通畅，硬膜外麻醉平卧 6 h。血压平稳者改为半卧位，以利于腹腔引流，减轻腹痛，降低切口张力，改善呼吸循环功能。

（2）禁食、胃肠减压：术后禁食 2～3 天，并做好胃肠减压的护理。待肠蠕动恢复、肛门排气后停止胃肠减压，若无腹胀不适可拔除胃管，开始进少量流质饮食，根据病情逐渐恢复半流质饮食或普食。禁食期间做好口腔护理。

（3）维持体液平衡：禁食期间静脉补液，维持水、电解质和酸碱平衡。给予肠内、外营养支持，以满足机体高代谢和修复的需要，并提高机体抵抗力。

（4）观察病情：严密监测生命体征的变化，危重患者要加强呼吸、循环和肾功能的监测。注意腹部体征的变化，及早发现腹腔脓肿等并发症。

（5）预防腹腔和切口感染：保持切口敷料清洁、干燥，如有渗血、渗液及时更换，观察切口愈合情况，及早发现切口感染的征象。术后继续应用有效的抗生素，控制腹腔内感染。

（6）腹腔引流护理：腹腔引流是腹腔内放置引流管，将腹腔内的渗血、渗液或消化液引流到体外的一种方法，达到排出腹腔内的渗血渗液、坏死组织和脓液，防止感染扩散，促进炎症早日消退的目的。术后应正确连接引流装置，如有多根引流管应贴上标签，并妥善固定。保持引流通畅，经常挤压引流管以防血块或脓痂堵塞，每日更换引流袋，严格遵守无菌操作原则，引流管应低于腹腔引流出口，防止逆行感染。观察并记录引流液的颜色、性质和量，一旦发现引流液突然减少，患者有腹胀伴发热，应及时检查管腔有无堵塞或引流管滑脱。当引流液减少、色清、患者体温及白细胞计数恢复正常，可考虑拔管。

（六）心理护理

注意观察患者的情绪变化，关心、体贴患者，尽量满足患者需求，适当地向患者解释说明病情变化及有关治疗、护理的意义，减轻患者的焦虑和恐惧，帮助患者树立战胜疾病的信心。

（七）腹腔脓肿护理

急性腹膜炎局限后，腹腔内脓液未完全吸收，被大网膜、肠袢及肠系膜等粘连分隔，积聚于某一部位而形成腹腔脓肿，常见有膈下脓肿、盆腔脓肿和肠间隙脓肿。

1. 膈下脓肿　脓液积聚于膈肌下、横结肠及其系膜上的间隙内，称为膈下脓肿，以右膈下脓肿多见。一般多在原发病后又出现明显的全身中毒症状，患侧肋缘下或剑突下持续钝痛，深呼吸时加重，可向肩背部放射；脓肿刺激膈肌可引起呃逆；感染波及胸膜时可出现胸腔积液、气促、咳嗽、胸痛等表现。体检患侧下胸壁肋间隙饱满，有深压痛和水肿，肝浊音界扩大，患侧下胸部呼吸音减弱或有胸膜摩擦音。血常规检查白细胞计数及中性粒细胞比例增高。X线检查可见患侧膈肌升高，肋膈角模糊，或胸腔积液；B超对膈下脓肿诊断价值较大，可明确脓肿的位置及大小。

膈下脓肿较小时，患者取半卧位，应用有效抗生素和支持疗法，或穿刺抽脓并置管引流，脓肿可吸收；较大脓肿需要手术切开引流，也可采取B超引导下穿刺置管引流术，术后保持引流通畅，应用有效抗生素，加强营养支持，补液治疗。

2. 盆腔脓肿　最常见。站立或半卧位时盆腔处于腹腔最低位置，腹腔内炎性渗出物及脓液常积聚于子宫直肠凹、膀胱直肠凹而形成盆腔脓肿。因盆腔腹膜面积较小，吸收毒素能力低，故局部症状明显，而全身中毒症状轻。

主要表现为典型的直肠或膀胱刺激症状，如大便次数增多、里急后重、排黏液便，或尿频、尿急、排尿困难等。直肠指诊时直肠前壁饱满、有触痛，有时可触及有波动感的肿块。B超可明确脓肿的位置及大小。

盆腔脓肿较小或未形成时，可采用非手术治疗，包括应用抗生素、热水坐浴、温盐水保留灌肠、理疗等，脓肿可自行吸收；较大脓肿形成后，应协助医生经直肠前壁（已婚女性也可经阴道后穹隆）穿刺置管引流，或手术切开引流。

3. 肠间隙脓肿　是指脓液被包裹在肠管、肠系膜与网膜之间的脓肿，可为单发或多发，大小不等。患者表现为发热、腹痛、腹胀、腹部压痛或扪及有压痛的包块，B超、CT检查可显示脓肿的范围和大小。肠间隙脓肿可采取全身应用抗生素、物理透热及支持疗法，多数脓肿能吸收消散。若非手术治疗无效或发生肠梗阻时应剖腹探查并行引流术，也可采用B超引导下经皮穿刺置管引流术，术后要做好引流管护理。

（八）健康教育

问题探究：为预防术后肠粘连，应对患者做哪些健康教育？

向患者解释术后早期活动的重要性，手术后鼓励患者多翻身，及早期下床活动，促进肠蠕动恢复，预防肠粘连。指导恢复期患者多进食高蛋白、高热量、高维生素、易消化饮食，以增进营养和机体抵抗力，促进手术切口愈合。保持大便通畅，防止便秘。出院患者应定期门诊随访。告知患者一旦出现腹痛、腹胀、恶心、呕吐等粘连性肠梗阻症状或出现腹腔脓肿的表现应及时来院复诊。

【护理评价】

1. 患者疼痛是否缓解，舒适度有无增加。
2. 患者血容量是否恢复正常，能否维持体液平衡。

3. 患者情绪是否稳定，能否配合治疗。

4. 患者有无并发症发生或并发症能否被及时发现并处理。

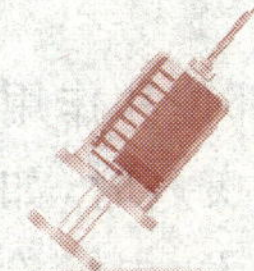

【思考题】

1. 急性腹膜炎的并发症有哪些？

2. 急性腹膜炎患者应如何预防膈下脓肿的发生？

第二节　腹部损伤患者的护理

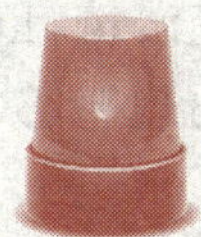

学习内容

1. 腹部损伤患者的临床表现、治疗原则。

2. 腹部损伤患者的护理措施。

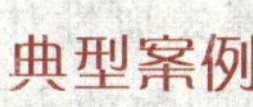

典型案例

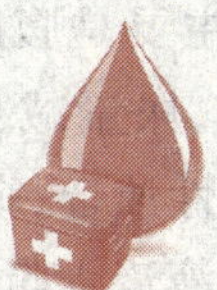

患者，男性，32 岁。主因左上腹受伤后腹痛 4 h 来院急诊。患者于入院前 4 h 被人用刀刺中左上腹，伤后腹痛较剧烈，曾呕吐 1 次，为少量胃内容物。查体：P 88 次/min，BP 100/76 mmHg，神志清，上腹部压痛、反跳痛及肌紧张，移动性浊音(－)，腹腔穿刺(－)。腹部平片示：两侧膈下有游离气体。

问题导向：

1. 该患者存在什么护理问题？

2. 对该患者应实施什么护理措施？

腹部损伤(abdominal trauma)是常见的外科急症，常伴有腹腔内脏器损伤。按腹壁有无伤口分为开放性和闭合性腹部损伤两大类。开放性损伤常由利器或火器所致，有腹膜破损者为穿透伤，无腹膜破损者为非穿透伤；其中投射物有入口、出口者为贯通伤，有入口无出口者为非贯通伤(又称盲管伤)。闭合性腹部损伤多由挤压、冲击、碰撞和爆震等钝性暴力引起，最多见，且病情严重。

无论是开放性还是闭合性腹部损伤，都可能仅有腹壁损伤或同时兼有腹腔内脏器损伤，单纯腹壁损伤一般病情较轻，也无特殊处理。合并腹腔内脏器损伤时有腹腔内出血、休克和急性腹膜炎的表现，病情严重需紧急手术治疗。开放性损伤常见的受损内脏依次为肝、小肠、胃、结肠、大血管等；闭合性损伤常见的受损内脏依次为脾、肾、小肠、肝、肠系膜等。胰、十二指肠、膈肌、直肠等由于解剖位置较深，损伤发生率较低。评估腹部损伤的关键是确定有无腹腔脏器的损伤。开放性腹部损伤往往需要剖腹探查，以发现有无内脏损伤，而闭合性损伤要确定有无内脏损伤则较为困难。

【护理评估】

(一) 健康史

问题探究：什么原因会导致腹部损伤？

询问患者或现场目击者受伤原因、部位、时间，暴力的强度、速度、着力部位和作用力方向，以及受伤后的伤情变化和现场的急救处理措施。当腹内脏器存在疾病时，如脾大、肝癌、腹主动脉瘤等，腹部遭受轻微撞击也可发生破裂。另外，外科手术、内镜检查、介入性诊断和治疗等可导致医源性腹部损伤。

(二) 身体状况

问题探究：判断有无腹腔内脏器损伤最有意义的检查是什么？

1. 单纯腹壁损伤　损伤部位腹壁有局限性肿胀、疼痛和压痛，可见皮下淤斑，以上症状不随时间的推移而加重或扩大，开放性腹壁伤有伤口出血，通常不会出现恶心、呕吐、腹膜炎和休克的表现。

2. 腹腔内脏损伤

(1) 实质脏器损伤(如肝、脾、胰、肾等)或大血管损伤：主要是腹腔内出血表现。患者出现面色苍白、四肢湿冷、脉搏细速、血压下降、脉压变小、尿量减少等失血性休克表现；腹痛多为持续性，不剧烈；出血多者可有明显腹胀和移动性浊音；腹膜刺激征不明显。但肝破裂伴胆管断裂或胰腺损伤伴胰管断裂时，因胆汁或胰液流入腹腔引起胆汁性或胰液性腹膜炎时，则出现剧烈的腹痛和明显的腹膜刺激征，肾损伤时可出现血尿。

(2) 空腔脏器损伤(如肠、胃、胆囊、膀胱等)：腹膜受胃肠液、胆汁、尿液的强烈刺激发生化学性腹膜炎，随后发生细菌性腹膜炎，临床上主要是腹膜炎表现。患者出现持续性剧烈腹痛，伴恶心、呕吐、呕血或便血，腹膜刺激征明显，可有气腹征，即肝浊音界缩小或消失，肠鸣音减弱或消失，可因肠麻痹而有腹胀，严重者可发生感染性休克。

某些闭合性腹部损伤患者早期症状不典型，如肝、脾包膜下破裂者暂时不发生大出血，经过一段时间后，包膜下出血逐渐增多，当患者腹内压增高时致紧张的肝、脾包膜破裂，可迅速出现失血性休克；又如肠道小穿孔被外翻的肠黏膜堵塞，暂时不发生弥漫性腹膜炎，随着时间推移消化液外溢增多，才逐渐出现弥漫性腹膜炎症状。此类患者需要经过严密观察，才能明确诊断。

(三) 心理、社会状况

患者常有焦虑和恐惧心理，应了解患者平时的心理状况以及伤后的心理变化。同时了解患者对腹部损伤的认知程度、家庭社会关心支持程度及经济状况。

(四) 辅助检查

1. 实验室检查　实质脏器破裂时，红细胞、血红蛋白、血细胞比容等数值明显下降，白细胞计数略见升高；空腔脏器破裂时，白细胞计数和中性粒细胞比例明显升高；胰腺损伤时，血、尿淀粉酶多见升高；血尿是泌尿器官损伤的重要标志。

2. 影像学检查

(1) X线检查：若病情允许均应行胸腹部的X线检查，胸部平片可观察到肋骨骨折，立位腹部平片在空腔脏器破裂时，可见到膈下游离气体。

(2) B超、CT：B超主要用于对肝、脾、胰、肾等实质性脏器损伤的诊断，能根据脏器的形状和大小提示损伤的有无、部位和程度，以及周围积血、积液情况。CT能清晰地显示实质性脏器的损伤情况及范围。有条件的还可以进行选择性动脉造影、腹腔镜检查等，但处于休克状态患者，这些检查常受到很大限制。

3. 诊断性腹腔穿刺和腹腔灌洗　诊断性腹腔穿刺对判断腹腔内脏器有无损伤和脏器损伤类型有很大帮助，是诊断准确率较高的一项检查。凡怀疑有腹腔内脏损伤者，一般检查方法尚难明确诊断的情况下，均可进行此项检查。如抽到不凝固血液，提示腹内实质脏器破裂出血，因为腹膜的脱纤维作用使血液不凝。若抽出的血液很快凝固，多系误穿血管所致。若诊断性腹腔穿刺阴性而又高度怀疑腹内有严重损伤，可采取诊断性腹腔灌洗术进一步检查。

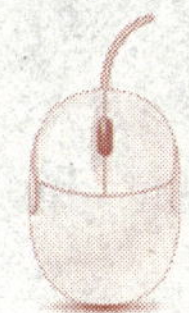

护理专业教学资源库/资源中心/资源类型/虚拟互动/诊断性腹腔灌洗术及配合

【护理问题】

1. 有体液不足的危险　与腹腔内出血、渗出及呕吐有关。

2. 疼痛　与腹膜炎症刺激或手术创伤有关。

3. 焦虑、恐惧　与意外创伤所致的疼痛、出血，及担心疾病的预后有关。

4. 潜在并发症：腹腔脓肿、失血性休克等。

【护理目标】

1. 患者体液平衡能得以维持。

2. 患者腹痛缓解。

3. 患者焦虑、恐惧程度缓解或减轻。

4. 患者未发生并发症或并发症能被及时发现和处理。

【护理措施】

(一) 非手术治疗患者的护理

1. 现场急救　首先处理威胁生命的伤情，如心搏骤停、窒息、开放性气胸或张力性气胸、明显的内出血等。对已发生休克者应迅速建立静脉通道，及时补液，必要时输血；对开放性腹部损伤者，应及时止血并用干净的纱布或毛巾等包扎固定，迅速转送；对有肠管脱出者，应用消毒或清洁器皿覆盖后包扎，切忌将脱出的肠管强行回纳腹腔，以免污染腹腔，如有大量肠管脱出，则可将其送回腹腔，暂行包扎，以免伤口收缩压迫肠管引起缺血坏死，也可避免肠系膜受牵拉而引起休克。经急救处理后，在严密的观察下，尽快护送患者到医院。

2. 严密观察病情　每15～30 min测脉搏、血压、呼吸1次，每30 min检查1次腹部，每

30～60 min 检查1次血常规，动态了解血红细胞数、血红蛋白、红细胞比容及白细胞计数的变化。必要时可重复进行诊断性腹腔穿刺、B超等检查。观察期间应绝对卧床休息，不随意搬动患者，以免加重腹痛；若病情稳定，可取半卧位，使腹肌松弛，减轻疼痛。疑有空腔脏器穿孔者，应做到"四禁"，即禁食禁饮、禁灌肠、禁服泻药、禁用吗啡类镇痛药。

3. 维持体液平衡　患者禁食期间需补充足量的液体，防止水、电解质及酸碱平衡失调。胃肠道功能恢复后，逐渐恢复饮食。

4. 治疗护理　轻度单纯性实质脏器损伤或暂不能确定有无内脏损伤者，采取非手术治疗，对已确诊为腹内脏器破裂者应及时手术治疗，对确认肝脾破裂致腹腔内进行性大出血者，在抗休克的同时紧急剖腹止血。对疑有内脏损伤者，应严密观察病情变化，高度怀疑腹内脏器损伤者，应做好紧急手术前准备，进行剖腹探查术。遵医嘱应用抗生素、破伤风抗毒素，以防治腹腔感染。

5. 心理护理　关心患者，加强交流，向患者解释相关治疗、护理的重要性，减轻患者的焦虑和恐惧，积极配合治疗和护理。

（二）手术护理

1. 术前护理　应尽快完成急诊手术前常规准备，休克患者需快速补充血容量，当腹腔内出血速度很快时，应协助医生在抗休克的同时进行手术。

2. 术后护理　参见急性腹膜炎术后护理措施。

（三）健康教育

1. 提供疾病治疗、护理知识，向患者及家属说明非手术期间禁食、胃肠减压及半卧位的重要性，教会患者观察腹部体征变化的方法。

2. 讲解术后恢复饮食知识，指导患者从流食→半流食→软食→普食，少量多餐、循序渐进，进食高蛋白、高热量及高维生素食物，以促进创伤的修复和切口的愈合。

3. 解释术后早期活动对促进肠功能恢复、防止术后肠粘连的重要性，鼓励患者早期活动。

4. 做好出院患者的健康指导，术后定期门诊随诊。

【护理评价】

1. 患者体液平衡能否得到维持。
2. 患者腹痛是否缓解。
3. 患者焦虑、恐惧程度是否缓解或减轻。
4. 患者有无并发症发生或并发症能否被及时发现和处理。

【知识拓展】

损伤控制外科

损伤控制外科（damage control surgery，DCS）理念作为严重创伤和多发伤治疗的新策略改变了严重创伤患者一定要在首次手术进行确定性手术的概念，更注重创伤后的临时生命救护和控制病理生理性改变。DCS是指针对重伤伤员进行阶段性修复的外科策略，旨在避免由于低体温、酸中毒、凝血障碍互相促进而引起的不可逆性生理损害，是救治严重创伤的一种明智之举。腹部创伤DCS包括3个阶段：① 采用快速临时的措施控制出血与污染；② 进行致死性三联征的进一步纠正；③ 最后进行有计划地再次手术对损伤脏器以确定性修复。

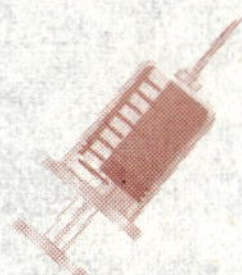

【思考题】

1. 如何鉴别实质脏器损伤和空腔脏器损伤？
2. 对怀疑有腹内脏器损伤的患者应如何护理？

第三节 腹外疝患者的护理

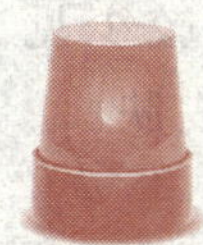

学习内容

1. 腹外疝患者的病因、病理。
2. 腹外疝患者的临床表现、治疗原则。
3. 腹外疝患者的护理措施。

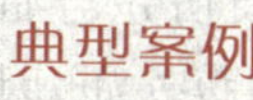

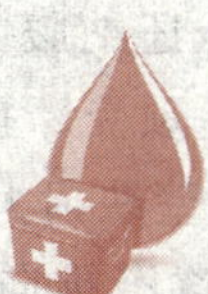

典型案例

患者，男性，48岁。主因右腹股沟肿物8年，加重伴疼痛10 h入院。患者于8年前发现右腹股沟肿物，于站立或腹压增高时反复出现，平卧安静时肿块明显缩小或消失。10 h前因提重物而肿块又出现，伴腹痛、呕吐，肛门停止排气、排便。查体示右阴囊红肿，可见一梨状肿块，约10 cm×8 cm大小，质硬，压痛，平卧后肿块不消失，透光试验阴性。患者有长期便秘史和吸烟史。

问题导向：

1. 对该患者首选的处理方法是什么？
2. 对该患者的观察要点是什么？

腹外疝(abdominal external hernia)是腹内脏器或组织连同壁腹膜经腹壁薄弱点或孔隙向体表突出所形成的，是最常见的腹部疾病之一。常以疝突出的解剖部位命名，其中腹股沟疝发生率最高，股疝次之，其他还有切口疝、脐疝和白线疝。

腹壁强度降低和腹内压增高是腹外疝发病的两个主要原因。

1. 腹壁强度降低　① 先天性因素：某些器官或组织穿过腹壁造成局部腹壁强度降低，如精索或子宫圆韧带穿过腹股沟管，股动静脉穿过股管，脐血管穿过脐环等；某些腹壁的薄弱区，如腹白线发育不全以及腹股沟三角区。② 后天性因素：如腹部手术切口愈合不良，外伤、感染造成腹壁缺损，腹壁神经损伤、年老体弱、久病、肥胖所致肌肉萎缩等，也是腹壁强度降低的原因。

2. 腹内压增高　慢性咳嗽、便秘、排尿困难（如前列腺增生症、膀胱结石、包茎等）、腹水、妊娠、婴儿啼哭、举重、重体力劳动等是引起腹内压增高的常见原因。

先天性存在或后天形成的腹壁薄弱或缺损是腹外疝发病的基础；腹腔内压力增高是腹外疝发病的重要诱因。正常人即使存在腹内压增高因素，如腹壁强度正常，也不致发生腹外疝。

典型的腹外疝包括四个部分：① 疝环：又称疝门，是疝突向体表的门户，也是腹壁的薄弱或缺损处；各种疝多以疝门所在部位命名，如腹股沟疝、股疝、脐疝、切口疝等。② 疝囊：是壁腹膜经疝环向外突出的囊袋状物，由疝囊颈和疝囊体组成，疝囊颈是疝囊比较狭窄的部分，是疝囊与腹腔的连接部，疝囊体一般呈梨形或半球形。③ 疝内容物：是进入疝囊的腹内脏器或组织，最常见的是小肠，其次是大网膜，其他如盲肠、阑尾、乙状结肠、横结肠、膀胱等亦可进入疝囊，但较少见。④ 疝外被盖：是覆盖在疝囊外的各层组织，通常是筋膜、肌肉、皮下组织和皮肤。

腹外疝有易复性、难复性、嵌顿性和绞窄性 4 种类型。

1. 易复性疝　亦称单纯性疝，最常见。凡疝内容物在患者站立、行走、腹内压增高时突出，平卧、休息或用手向腹腔推送时很容易还纳腹腔的，称为易复性疝。

2. 难复性疝　疝内容物与疝囊壁发生粘连而不能完全还纳腹腔但并不引起严重症状者，称为难复性疝。主要因疝内容物反复突出，使疝囊颈受摩擦损伤并与疝囊壁发生粘连所致，此类疝内容物多为大网膜。少数病程长、腹壁缺损大的腹外疝，因疝内容物不断进入疝囊时产生的下坠力量，将囊颈上方的腹膜逐渐推向疝囊，导致腹腔后位器官，如盲肠、阑尾、乙状结肠或膀胱等也随之下移并经疝门而成为疝囊壁的一部分，这种疝称为滑动性疝，也属难复性疝。

3. 嵌顿性疝　疝环较小而腹内压骤增时，疝内容物可强行扩张疝囊颈而进入疝囊，随后因疝囊颈的弹性回缩将内容物卡住，使其不能还纳，称为嵌顿性疝。发生嵌顿后，疝内容物先是静脉回流受阻，导致肠壁淤血和水肿，颜色由正常的淡红转变为深红，如能及时解除嵌顿，疝内容物可恢复正常，如不及时处理，终将发展为绞窄性疝。

4. 绞窄性疝　嵌顿如不能及时解除，疝内容物持续受压，可使其动脉血流减少，最终导致动脉血流完全阻断，称为绞窄性疝。此时肠壁逐渐失去光泽、弹性和蠕动能力，最终坏死变黑。若绞窄时间较长，因疝内容物继发感染，可引起疝外被盖组织的急性炎症和急性腹膜炎，严重者可并发脓毒症。嵌顿性疝和绞窄性疝是同一病理过程的两个阶段，临床上很难截然区分。

【护理评估】

（一）健康史

问题探究：什么原因可导致腹外疝？

了解患者有无慢性咳嗽、习惯性便秘、排尿困难、腹水、多次妊娠、举重、从事重体力劳动等导致腹内压力增高的因素。了解患者的营养状况，有无腹部外伤、手术、切口感染等病史，有无糖尿病或其他慢性病史。

（二）身体状况

问题探究：腹股沟直疝、腹股沟斜疝及股疝如何鉴别？

1. 腹股沟疝　腹腔内脏器或组织从腹股沟区的间隙或薄弱处突向体表者统称为腹股沟疝。男女发病率之比约为 15∶1，右侧比左侧多见。根据疝囊颈与腹壁下动脉的解剖关系，可分为斜疝和直疝。

（1）腹股沟斜疝：疝囊经腹壁下动脉外侧的腹股沟管内环（深环）突出，向内、向下、向前斜行经过腹股沟管，再穿出腹股沟管外环（浅环），并可进入阴囊或大阴唇，称为腹股沟斜疝，是最多见的腹外疝，多见于儿童及青壮年，发生率占全部腹外疝的 75%～90%，占腹股沟疝的 85%～95%。

1）易复性疝：主要表现为腹股沟区疝块突出，偶有胀痛，无其他症状。疝块多呈带蒂的梨形，可降至阴囊或大阴唇，常在站立、行走、咳嗽或用力时出现，患者平卧休息或用手将疝块向腹腔推送时，疝内容物可完全还纳腹腔。检查时，用手指通过阴囊皮肤可触及扩大的腹股沟浅环，嘱患者咳嗽时，可有膨胀性冲击感。疝块还纳后，用手指按压深环，嘱患者站立并咳嗽，疝块不再出现，移去手指可见疝块自外上向内下突出。

2）难复性疝：主要表现是疝块不能完全还纳，同时局部胀痛感加重。滑动性疝是难复性疝的一种，除疝块不能完全还纳外，还伴有消化不良和便秘等症状。

3）嵌顿性疝：多发生于重体力劳动、剧烈咳嗽或用力排便等因素致腹内压骤增时。表现为疝块突然增大，紧张发硬，伴明显疼痛和触痛，平卧或用手推送不能还纳腹腔。如嵌顿的疝内容物为肠袢，可伴有腹部绞痛、腹胀、恶心呕吐等急性机械性肠梗阻表现。

4）绞窄性疝：若嵌顿时间过长，疝内容物缺血坏死，疝块疼痛加剧，如疝内容物发生感染，可出现周围组织的急性炎症和腹膜炎表现，严重者可发生脓毒症。但在肠袢坏死穿孔时，腹痛常因疝块压力骤减而暂时有所缓解，不可轻易认为是病情好转而延误治疗。

（2）腹股沟直疝：腹内脏器或组织经直疝三角突出而形成的疝，称为腹股沟直疝。多见于年老体弱者，患者站立时，在腹股沟内侧端、耻骨结节外上方出现一半球形肿块，不伴有疼痛或其他症状，亦不进入阴囊，平卧时可自行还纳腹腔。由于疝囊颈宽大，故直疝极少发生嵌顿。

2. 股疝　腹内脏器或组织自股环、经股管向卵圆窝突出形成的疝，称为股疝。多见于 40 岁以上的经产妇，表现为站立或咳嗽时，腹股沟韧带下方卵圆窝处有一半球形突起，疝块通常不大，局部仅有胀痛，常不引起患者注意，尤其是肥胖者更易忽视。由于股管几乎垂直向下，股环本身较小，而周围组织为坚韧的韧带，疝块在卵圆窝处向前转折而形成锐角，故股疝是最容易嵌顿的腹外疝。股疝如发生嵌顿，除局部明显疼痛外，常伴有明显的急性机械性肠梗阻症状。腹股沟斜疝、直疝及股疝的鉴别（表 15－3－1）。

表 15-3-1　腹股沟疝斜疝、直疝及股疝的鉴别

鉴别点	斜疝	直疝	股疝
好发年龄	多见于儿童及青壮年	多见于老年人	中年以上经产妇
突出途径	经腹股沟管突出，可进阴囊	由直疝三角突出，不进阴囊	股管
疝块外形	呈梨形，上部呈蒂柄状	呈半球形，基底较宽	半球形，囊颈较狭小
还纳疝块后压住深环	疝块不再突出	疝块仍可突出	疝块仍可突出
与腹壁下动脉的关系	在腹壁下动脉外侧	在腹壁下动脉内侧	腹股沟韧带下方
嵌顿机会	较多	极少	极易发生

3. 切口疝　是指腹腔内器官或组织经腹壁手术切口处突出而形成的疝。主要表现为腹壁切口处逐渐膨隆，有疝块突出，切口疝较大者可有腹部牵拉感，伴食欲减退、恶心、便秘及腹部隐痛等。切口疝的疝环多较宽大，很少发生嵌顿。

4. 脐疝　是指腹腔内器官或组织通过脐环突出而形成的疝，分为小儿脐疝和成人脐疝。成人脐疝多因过度肥胖，或多次妊娠导致腹壁薄弱所致，表现为腹内压增高时脐疝脱出，因疝环较小，且周围有坚韧的瘢痕组织，故成人脐疝容易发生嵌顿。

5. 白线疝　是指疝囊经过白线发育不良所形成的间隙突出而形成的疝，多发生于脐以上。早期疝块较小，无明显症状，疝块逐渐增大后，可因牵拉腹膜而出现明显的上腹疼痛，并伴有消化不良、恶心、呕吐等症状，患者平卧将疝块还纳后，可在白线区扪及缺损的空隙。

（三）心理、社会状况

患者因肿块突出反复发作，而影响工作、学习、生活及社会活动，产生焦虑情绪，高龄患者因担心手术有危险而出现恐惧心理。

（四）辅助检查

嵌顿性疝或绞窄性疝，X 线检查可见不同程度的肠梗阻征象。当疝内容物继发感染时，实验室检查白细胞计数和中性粒细胞比例升高。

【护理问题】

1. 疼痛　与疝内容物嵌顿或绞窄及手术创伤有关。
2. 知识缺乏　缺乏预防疝复发方面的知识。
3. 潜在并发症：阴囊血肿、切口感染、疝复发等。

【护理目标】

1. 患者疼痛减轻，舒适感增强。
2. 患者能叙述手术前后的注意事项和预防疝复发的保健知识。
3. 患者并发症能得到预防或发生时能得到有效处理。

【治疗原则】

腹外疝的治疗包括非手术治疗和手术治疗。2岁以下婴幼儿可暂不手术，因婴幼儿腹壁肌可随生长发育而逐渐增强，疝有自行消失的可能；年老体弱或伴有严重疾病而不能耐受手术者，也应采用非手术治疗；可用医用特制疝带压迫疝环，防止疝块突出；但长期使用疝带可使疝囊颈受到反复摩擦而增厚，易致疝囊与疝内容物粘连，增加嵌顿的机会。手术是治疗腹外疝的最有效方法，基本原则是高位结扎疝囊、加强或修补腹股沟管壁，手术方式包括：单纯疝囊高位结扎术、传统疝修补术、无张力疝修补术及经腹腔镜疝修补术。

嵌顿性疝原则上应立即手术。有下列情况者可先试行手法复位：① 嵌顿时间在3～4 h内，无腹膜刺激征者；② 年老体弱或伴有严重疾病而估计肠袢尚未发生绞窄坏死者。复位方法：患者取头低足高卧位，注射吗啡或哌替啶后，用手缓慢地将疝块推向腹腔。复位后应严密观察腹部情况，一旦出现腹膜炎或肠梗阻表现，应立即手术探查。绞窄性疝则必须紧急手术治疗。

【护理措施】

(一) 一般护理

消除导致腹内压增高的因素，有咳嗽、便秘、排尿困难等情况者，应予相应的处理。注意保暖避免感冒，积极治疗慢性支气管炎；多饮水、多吃蔬菜等粗纤维食物，以保持排便通畅；前列腺增生者应积极治疗，避免参加重体力劳动。

(二) 病情观察

观察患者的腹部情况，若出现明显腹痛，伴疝块突然增大、紧张发硬且触痛明显、不能还纳腹腔，应警惕发生嵌顿性疝的可能。如腹痛剧烈，伴有腹膜炎表现，提示已经发生绞窄性疝，需立即通知医生。嵌顿性疝手法复位时有损伤肠管导致穿孔的可能，复位后应注意观察有无相应的症状和体征。

(三) 手术患者护理

1. 术前护理

(1) 心理护理：向患者解释病因与诱发因素，手术治疗的必要性及手术方法，减轻患者对手术的顾虑。

(2) 术前指导：吸烟者术前2周戒烟，指导患者深呼吸及有效咳嗽、咳痰方法，防止术后发生肺部感染。练习床上排便、排尿方法，防止术后发生排便、排尿困难。疝块较大者应多卧床休息，离床活动时使用疝带。

(3) 术前准备：严格备皮是防止切口感染的重要措施。嘱患者洗澡，剃净会阴部、阴囊皮肤的阴毛。术前晚灌肠，清除肠内积粪，防止术后腹胀及排便困难。送患者入手术室前嘱其排尿，以防术中误伤膀胱。

(4) 嵌顿性或绞窄性疝的术前护理：应做好紧急手术的术前准备。除一般护理外，应予禁食、胃肠减压、营养支持、抗感染、纠正体液平衡失调。

2. 术后护理

(1) 病情观察：嵌顿性、绞窄性疝手术后，应密切观察体温、脉搏、呼吸和血压变化，有无腹膜炎症状和体征；观察手术切口有无渗血、渗液；高龄患者应进行心电监护，防止发生意外。

(2) 体位与活动：术后平卧 3 天，膝下垫一软枕，使膝、髋关节微曲，以减轻腹股沟切口张力和降低腹内压，减轻切口疼痛，有利于愈合。传统疝修补术后 3～5 天患者可离床活动；无张力疝修补术后平卧 6～8 h，2～3 天可恢复正常活动；年老体弱、复发性疝、绞窄性疝、巨大疝患者术后可延迟至 10～14 天下床活动。

(3) 饮食：术后 6 h 无恶心、呕吐可进流质，逐步改为半流质、普食；行肠切除吻合术者应禁食，待肠道功能恢复后方可逐渐恢复饮食。

(4) 预防阴囊血肿：腹股沟手术区放置沙袋压迫 12～24 h，以防止伤口出血，术后用丁字带将阴囊托起，或在阴囊下方垫以手术巾或沙袋抬高阴囊，防止形成阴囊血肿，并密切观察局部情况。

(5) 切口护理：切口感染是疝复发的主要原因之一，绞窄性疝术后易发生切口感染。遵医嘱应用抗生素；保持敷料清洁、干燥，避免大小便污染，发现敷料污染或脱落，应及时更换；注意体温和脉搏变化，若切口有红、肿、热、痛等感染征象，应及时处理。防止腹内压增高，以免影响切口愈合，嘱患者咳嗽时用手按压和保护切口，及时处理术后尿潴留，必要时导尿。

(四) 健康教育

问题探究：为避免腹外疝复发，应指导患者出院后注意哪些问题？

嘱患者出院后 3 个月内避免重体力劳动或提举重物。保持排便通畅，避免用力排便；多饮水、多食粗纤维食物，忌辛辣食物，养成定时排便的习惯。积极预防和治疗使腹内压增高的各种疾病。定期门诊复查，若疝复发，应及早到医院诊治。

【护理评价】

1. 患者疼痛是否减轻，舒适感是否增强。
2. 患者能否叙述手术前后的注意事项和预防疝复发的保健知识。
3. 患者有无并发症发生或并发症能否得到及时发现并有效处理。

【知识拓展】

无张力疝修补术

无张力疝修补术是 20 世纪 80 年代开始出现的一种新的加强腹股沟管后壁的新方法。目前在世界上应用最广泛的补片是聚酯补片、膨化聚四氟乙烯补片、聚丙烯片。聚丙烯片经大量临床观察证明，比其他补片优越，是目前应用最广的补片。开放式无张力疝修补术发展到现在最常用的有平片修补术，巨大补片加强内脏囊术，疝环充填式无张力修补术。现在应用最多的是第三种疝环充填式无张力修补术，该术式操作简单，患者痛苦小，术后恢复快，不需要深部缝合，避免了血管损伤。手术方法：① 充分游离疝囊；② 还纳疝囊；③ 置入充填物（外形为圆锥形，填塞内环使疝囊突入腹腔，可对抗腹压，降低腹压在内环口局部的作用）；④ 将充填物与内环或缺损边缘缝合；⑤ 放置补片。

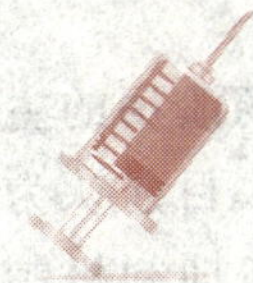

【思考题】

1. 腹外疝术后多长时间可下床活动?

2. 腹外疝术后应如何预防疝复发?

第四节　胃十二指肠溃疡外科治疗患者的护理

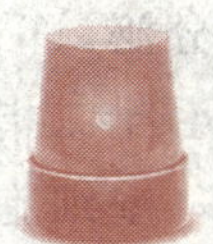

学习内容

1. 胃十二指肠溃疡的病因、病理。
2. 胃十二指肠溃疡患者的临床表现、治疗原则。
3. 胃十二指肠溃疡患者的护理措施。

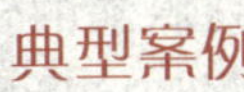

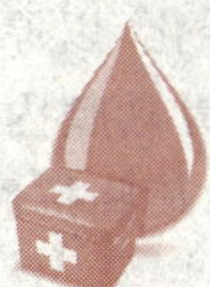

典型案例

患者,男性,35 岁。主因上腹痛 4 年,加重伴呕吐 1 周入院。患者于入院前 4 年开始出现上腹部疼痛,呈间歇性,多出现在夜间,进食可缓解,疼痛呈烧灼样,劳累时易发作,未曾治疗。近 1 周反复呕吐,呕吐大量腐败酸臭味的宿食,呕吐后疼痛减轻。查体:上腹部膨隆,有轻压痛,可闻及振水音。

问题导向:

1. 该患者可能存在什么护理问题?
2. 如需手术治疗,对该患者应进行哪些术前准备?

胃、十二指肠溃疡是指发生于胃、十二指肠黏膜的慢性溃疡,是全球性多发病,临床上十二指肠溃疡比胃溃疡多见。本病可发生于任何年龄,十二指肠溃疡(duodenal ulcer,DU)好发于青壮年,胃溃疡(gastric ulcer,GU)发病年龄平均晚 10 年。其中男性多见,男女之比为(5.23～6.5)∶1,好发于秋冬和冬春之交。大部分患者经内科治疗可治愈,仅少数患者需外科治疗。

发病过程取决于损伤黏膜的侵袭力和黏膜自身的防御力的消长,当侵袭力增强或防御力减弱时,就会产生溃疡。

损伤黏膜的侵袭力是指胃酸-胃蛋白酶对黏膜的消化作用,胃、十二指肠溃疡的最终形成是由于胃酸-胃蛋白酶的自身消化所致,其他如胆盐、胰酶、药物、乙醇等也具侵袭作用。DU 的发病机制中胃酸分泌过多起重要作用。

黏膜自身的防御力包括黏膜-黏液屏障、黏膜丰富的血流、上皮细胞的再生与更新、前列腺素的细胞保护作用等,所以正常情况下各种食物的理化因素和酸性胃液的消化作用均不能损伤黏膜而导致溃疡形成。

导致胃、十二指肠溃疡的病因有以下几个方面。

1. 幽门螺杆菌(helicobacter pylori,HP)感染　HP 感染是胃、十二指肠溃疡的主要病因,在我国,胃、十二指肠溃疡患者的 HP 检出率分别为 70%和 90%。目前认为 HP 的致病原因是胃黏膜被感染,导致局部炎症反应、释放促胃液素的反馈抑制机制发生障碍,并且抑制生长抑素的释放,促进胃酸分泌。

2. 胃酸分泌过多　溃疡只发生于与胃酸长时间接触的黏膜,抑制胃酸分泌可使溃疡愈合,这些充分说明了胃酸的致病作用。胃酸过多,激活胃蛋白酶,可使胃、十二指肠黏膜发生"自身消化"而形成溃疡。胃酸的主要成分是盐酸,由壁细胞分泌,DU 患者壁细胞总数比正常人增加约 1 倍,而 GU 患者壁细胞总数则正常或稍低。十二指肠溃疡可能与迷走神经张力及兴奋性过度增高有关,也可能与壁细胞数增多、壁细胞对促胃液素刺激的敏感性增高有关。而胃溃疡的发病机制中,胃排空迟缓、十二指肠液反流对导致胃黏膜防御力破坏起重要作用。

3. 药物因素　非甾体类抗炎药在酸性环境中不能离子化,以原物溶解于胃酸,可穿透上皮细胞,破坏黏膜屏障,并抑制环氧化酶活性,干扰胃黏膜内前列腺素的合成,使黏膜失去正常的前列腺素保护。另外,肾上腺皮质激素、某些抗肿瘤药、抗痛风药、胆汁酸盐、酒精等均可造成胃黏膜屏障的破坏。

4. 其他因素　胃、十二指肠溃疡有家族聚集性,O 型血者易患 DU,表明胃、十二指肠溃疡与遗传亦有一定关系。常见于神经系统不稳定型、"多愁善感"者,所谓"溃疡素质"。持续精神紧张、劳累、情绪激动等可使症状复发或加剧,应激可引起应激性溃疡;此外,气候因素、吸烟、不良饮食习惯与溃疡发生也有一定的关系。

本病属慢性溃疡,多为单发,也可多个,呈圆形或椭圆形,DU 直径小于 10 mm,GU 稍大。DU 好发于十二指肠球部,前壁常见。GU 多发于胃小弯,胃角多见。溃疡边缘光滑增厚,底部洁净,由肉芽组织构成,上面覆盖有灰白或灰黄纤维渗出物,活动性溃疡周围黏膜常有炎症水肿。典型的胃、十二指肠溃疡可深达黏膜肌层,较难愈合。若溃疡向深层侵蚀,可累及肌层甚至浆膜层,引起出血或穿孔。幽门处较大溃疡愈合后形成瘢痕可导致幽门狭窄。

【护理评估】

(一) 健康史

问题探究:导致胃、十二指肠溃疡的病因有什么?

了解患者有无慢性胃炎、幽门螺杆菌感染史,家族中有无溃疡病史;有无不良饮食和生活习惯,如吸烟、饮食不规律、暴饮暴食或过多食用粗糙、辛辣、过酸、过冷等刺激性食物、常饮过量咖啡等;是否长期口服非甾体类抗炎药、肾上腺皮质激素等药物。了解患者精神、心理状态,长期精神紧张、情绪压力过大、个人遭遇重大的精神创伤以及竞争型的性格倾向(A 型性格)都可成为溃疡的促发因素。

(二) 身体状况

问题探究:胃、十二指肠溃疡临床表现有什么不同?

本病具有慢性过程、周期性发作和节律性上腹部痛三大特点。发病与季节、情绪、饮食等因素有关。

1. 症状　上腹痛是主要症状，性质为钝痛、胀痛、灼痛或饥饿样不适感，多位于中上腹部，可偏右或偏左，一般为较轻或中度持续性疼痛。腹痛具有以下临床特点：① 慢性过程：常有数月至数年的反复发作史。② 周期性：多为发作期与缓解期的相互交替；发作有季节性，常发生于秋冬或冬春之交。③ 节律性：腹痛与饮食之间的关系具有明显的相关性和节律性。十二指肠溃疡主要表现为餐后延迟痛（餐后 3～4 h），称为空腹痛或饥饿痛，部分患者为夜间痛，进食后腹痛可暂时缓解，服用抗酸药物能止痛。胃溃疡多于进餐后 0.5～1 h 开始，持续 1～2 h 后消失，至下次进食后再重复出现上述节律性疼痛，称为餐后痛，进食后疼痛不能缓解，有时反而加重，服用抗酸药物疗效不明显。

患者可伴有反酸、流涎、嗳气、恶心、呕吐等胃肠道症状。还可出现自主神经功能紊乱表现如失眠、多汗等。

胃溃疡经抗酸治疗后常容易复发，易发生大出血、急性穿孔等严重并发症，少数胃溃疡可发生恶变。

2. 体征　发作期若无并发症，可仅有上腹部固定而局限性轻压痛；缓解期无明显体征。疼痛影响进食者可有消瘦、营养不良和贫血。

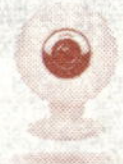

护理专业教学资源库/资源中心/资源类型/视频/腹部检查

3. 常见并发症

（1）胃十二指肠溃疡急性穿孔：DU 好发于十二指肠球部前壁，GU 好发于胃小弯。多数患者既往有长期的胃、十二指肠溃疡病史，于穿孔前数日症状加重。情绪波动、过度劳累、饮食不当或服用皮质类固醇类药物等常为诱因。主要表现为突发性上腹部刀割样剧痛，并迅速波及全腹，患者疼痛难忍，常取两腿屈曲卧位，以减轻疼痛，并有面色苍白、出冷汗、脉搏细速、血压下降、四肢厥冷等表现，常伴恶心、呕吐。腹式呼吸减弱或消失，全腹有明显的压痛和反跳痛，腹肌紧张呈“木板样”强直，肝浊音界缩小或消失，肠鸣音减弱或消失，可有移动性浊音。X 线立位平片可见膈下游离气体，腹腔穿刺抽出液可含胆汁或食物残渣。

（2）胃十二指肠溃疡大出血：由于溃疡侵蚀基底大血管所致，是胃、十二指肠溃疡最常见的并发症，其发生率占本病患者的 20%～25%，十二指肠溃疡多于胃溃疡。出血的常见诱因有感染、劳累、精神紧张、饮酒和服用非甾体类抗炎药。主要表现为呕血和黑便。失血量超过 400 ml 时，可出现面色苍白、口渴、脉搏快速有力、血压正常或略偏高；当失血量超过 800 ml 时，可出现烦躁不安、出冷汗、脉搏细速、呼吸急促、血压降低、四肢厥冷等休克征象。腹部体征不明显，可有轻度腹胀、上腹部轻压痛及肠鸣音亢进。血常规检查红细胞计数、血红蛋白值、血细胞比容呈进行性下降。

（3）胃十二指肠溃疡幽门梗阻：溃疡引起的幽门梗阻有痉挛性、水肿性和瘢痕性三种，其中幽门痉挛和炎性水肿为暂时性幽门梗阻，瘢痕形成引起的为永久性幽门梗阻。由于幽门梗阻使胃排空延迟，患者上腹部饱胀不适，并有恶心、呕吐；呕吐是最突出的症状，常在餐后发生，呕吐量大，呕吐物含大量腐败酸臭味宿食，大量呕吐后症状可暂时缓解；长期呕吐可引起脱水和电解质紊乱（低钾、低氯性碱中毒），严重者有营养不良和消瘦。查体时，上腹部可见胃型和胃蠕动波，用手轻拍上腹部可闻及振水音。胃镜检查可见胃内大量潴留的胃液和食物残渣。X线钡餐检查可见胃高度扩张，24 h后仍有钡剂存留（正常 4 h 内排空）。

（4）癌变：少数胃溃疡可癌变。如疼痛持久而失去原来的节律性，消瘦明显，大便隐血试验持续阳性，应警惕有癌变的可能。

（三）心理、社会状况

精神因素常是溃疡发生和复发的因素之一，而溃疡的反复发作又使患者产生焦虑、忧郁的心理反应，使病情加重；当并发症出现时患者可表现为紧张、恐惧。

（四）辅助检查

1. 内镜检查　胃镜检查是确诊胃、十二指肠溃疡的首选检查方法，可明确溃疡部位，并可在直视下取活组织作病理学检查及幽门螺杆菌检测。

2. X线钡餐检查　在胃溃疡部位显示一周围光滑、整齐的龛影，龛影多见于胃小弯，十二指肠溃疡多显示为球部变形。

3. 粪便隐血试验　粪便隐血试验阳性提示溃疡有活动性，经治疗后逐渐阴转；胃溃疡患者如果粪便隐血持续阳性，提示有癌变可能。

【护理问题】

1. 疼痛　与胃酸刺激溃疡面、溃疡穿孔、手术切口有关。
2. 营养失调：低于机体需要量　与呕吐及疼痛致进食减少有关。
3. 焦虑　与病情反复发作、出现并发症有关。
4. 潜在并发症：胃大部切除术后出血、十二指肠残端破裂、手术后梗阻、倾倒综合征等。

【护理目标】

1. 患者疼痛缓解。
2. 患者营养状况改善。
3. 患者睡眠良好，情绪稳定。
4. 患者未发生并发症或并发症能被及早发现并处理。

【护理措施】

手术治疗的适应证：① 胃十二指肠溃疡急性穿孔；② 胃十二指肠溃疡大出血；③ 胃十二指肠溃疡幽门梗阻；④ 胃溃疡恶变；⑤ 内科治疗无效的顽固性溃疡。

手术方式：胃大部切除术是最常用的方法，手术切除胃远侧的 2/3～3/4，包括胃体的大部、整个胃窦部、幽门和十二指肠球部的近侧。① 毕Ⅰ式：胃大部分切除后，将残胃与十二指肠吻合，优点是重建后的胃肠道接近正常解剖生理状态；② 毕Ⅱ式：胃大部分切除后，缝合十二指肠残端，残胃与上段空肠吻合，优点是术后溃疡复发率低，缺点是胃空肠吻合改变了正常的解剖生理关系，术后胃肠功能紊乱的可能性较毕Ⅰ式大。胃迷走神经切断术可去除对壁细胞群的神经支配，从而减少胃酸的分泌，目前临床已较少应用。另外，可根据患者的病情采取穿孔修补术、胃空肠吻合术。

(一) 术前护理

1. 心理护理 向患者介绍手术目的和手术方式，消除紧张、焦虑情绪，耐心地解答患者及家属的疑问，增强患者对手术的信心。

2. 用药护理 应用抑制胃酸分泌、解痉止痛、抗酸及保护胃黏膜的药物，并观察药物疗效。

3. 饮食指导 指导患者选择营养丰富、高热量、富含维生素、清淡易消化的食物，少量多餐，主食以面食为主，因面食柔软、含碱、易消化，避免牛奶、豆浆等产气食物，忌酸辣、生冷、油炸等食物，忌饮浓茶，戒烟酒。

4. 术前准备 按常规进行术前准备，手术日清晨放置胃管，使胃保持空虚。合并急性穿孔患者取半卧位，禁食、胃肠减压，输液，应用抗生素，严密观察病情变化，做好急症手术前准备。合并出血患者取平卧位，暂禁食，情绪紧张者给予镇静剂，输液、输血，应用止血药物。合并幽门梗阻患者给予静脉输液，纠正脱水和低钾、低氯性碱中毒。术前 3 天，每晚用 300～500 ml 温生理盐水洗胃，以减轻胃壁水肿和炎症，利于术后吻合口愈合。

(二) 术后护理

1. 一般护理 严密观察生命体征、神志、尿量、切口敷料、胃肠和腹腔引流液的量和性质；血压平稳后取半卧位，以保持腹肌松弛，减轻疼痛，利于引流。

2. 营养支持 术后禁食、胃肠减压，做好胃肠减压的护理，保持引流通畅。禁食期间给予胃肠外营养，必要时可输注白蛋白、血浆等。待肠蠕动恢复、肛门排气后可停止胃肠减压。当日可少量饮水，如无不适，第 2 日进半量流质饮食，50～80 ml/次，第 3 日进全量流质饮食，100～150 ml/次，流食以米汤、藕粉为宜，第 4 日可进半流质饮食，如稀饭、面汤，第 10～14 日可进软食。进食后应观察有无腹痛、腹胀、恶心、呕吐等不适。注意少量多餐，避免产气食物，忌生、冷、硬和辛辣刺激性食物。

3. 胃大部切除术后并发症的观察和护理

(1) 术后出血：胃手术后 24 h 内可有少量暗红色或咖啡色液体从胃管引出，一般不超过 100～300 ml，多为术中残留胃内的血液或吻合口渗血，为手术后正常现象。早期出血多发生在术后当天，晚期出血多发生于术后 7～10 天。如短时间内从胃管引流出大量鲜红色血液，或者有呕血和黑便，应警惕有术后出血，严重者可出现休克。可采取禁食、应用止血药物、输液、输新鲜血等措施，若无效或每小时出血量超过 500 ml，应再次手术止血。

(2) 十二指肠残端破裂：是毕Ⅱ式术后早期的严重并发症。多发生在术后 1 周左右，表现为突发性上腹部剧痛、发热和腹膜刺激征，白细胞计数增加，腹腔穿刺可抽出胆汁样液体，应立即手术处理。

(3) 胃肠吻合口瘘：常发生于术后3～7日，多由于吻合口张力过大、低蛋白血症、组织水肿等致组织愈合不良。常引起急性腹膜炎，应立即手术修补或引流。

(4) 术后梗阻：根据梗阻部位可分为输入段梗阻、输出段梗阻和吻合口梗阻，前两者见于毕Ⅱ式胃大部切除术后。输入段梗阻分为急、慢性两类，急性完全性输入段梗阻表现为上腹部剧烈疼痛、频繁呕吐，呕吐量少、多不含胆汁，呕吐后症状不缓解，且上腹有压痛性肿块，属闭袢性肠梗阻，易发生肠绞窄，应紧急手术治疗。慢性不完全性输入段梗阻表现为进食后出现上腹胀痛，呈喷射状大量呕吐，呕吐后症状缓解，呕吐物几乎不含食物，仅为胆汁，呕吐后症状消失。输出段梗阻多因粘连、大网膜水肿、炎性肿块压迫所致，表现为上腹饱胀，呕吐食物和胆汁。吻合口梗阻系吻合口过小或吻合口水肿所致，患者表现为进食后出现上腹饱胀和呕吐，呕吐物为食物且不含胆汁，X线钡餐检查可见造影剂完全停留在胃内。各部位梗阻如经非手术处理，梗阻症状仍不缓解，应做好手术准备。

(5) 倾倒综合征：① 早期倾倒综合征：多发生在进食后半小时内，主要由于胃大部切除术后丧失了幽门括约肌的控制，多量高渗食物快速进入空肠，将大量细胞外液吸入肠腔，使循环血量骤然减少，同时肠道受刺激后释放多种肠源性血管活性物质，引起一系列血管舒缩功能紊乱和胃肠道症状，包括心悸、心动过速、出汗、头晕、乏力、面色苍白、腹部绞痛、恶心、呕吐、肠鸣和腹泻等。主要通过饮食调节，包括少食多餐，避免过甜、过咸、过浓的流质饮食，宜进低糖、高蛋白饮食，餐时限制饮水，进餐后平卧20～30 min。多数患者术后半年至一年内症状减轻或消失而自愈。② 晚期倾倒综合征：又称为低血糖综合征，较少见。主要因进食后，高糖食物迅速进入小肠而刺激胰岛素大量释放，继之发生反应性低血糖，表现为餐后2～3 h，患者出现头昏、心慌、出冷汗、脉搏细弱甚至虚脱等。出现上述症状时稍进食，尤其是糖类即可缓解。饮食中减少碳水化合物含量，增加蛋白质的比例，少量多餐可防止其发生。

(三) 健康教育

问题探究：应对患者做哪些健康指导，以预防胃、十二指肠溃疡发作？

1. 保持心情舒畅，生活有规律，注意劳逸结合，避免精神过度紧张，慎用可能引起溃疡复发的药物，戒烟酒。

2. 少量多餐，食物应易消化，避免酒、浓茶、咖啡、辣椒、油炸等刺激性食物，餐后宜平卧片刻。

3. 定期门诊复查，如出现剑突下持续性疼痛、呕吐、腹泻、营养不良、贫血等，及时到医院诊治。

【护理评价】

1. 患者疼痛是否得到缓解。
2. 患者营养状况有无改善。
3. 患者焦虑减轻程度，情绪是否稳定。
4. 患者有无术后并发症发生或并发症是否得到预防、及时发现和处理。

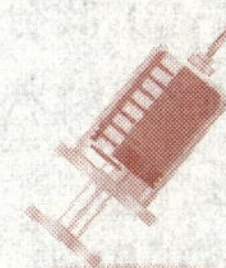

【思考题】

1. 胃大部切除术后并发症有哪些？
2. 如何预防倾倒综合征发生？

第五节　胃癌患者的护理

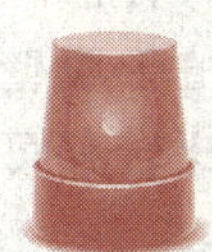

学习内容

1. 胃癌的病因、病理。
2. 胃癌患者的临床表现、治疗原则。
3. 胃癌患者的护理措施。

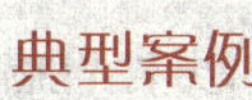

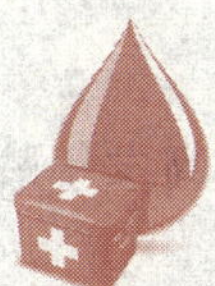

典型案例

患者，男性，46 岁。有胃溃疡病史近 10 年。近 2 个月疼痛加剧且失去节律性，无呕吐，服用多种抑酸剂不能缓解。查体：腹部平软，上腹部轻压痛，可扪及肿块，质硬。

问题导向：

1. 为确诊应做哪些检查？首选什么检查？
2. 对该患者可提出什么护理问题？

胃癌是起源于胃黏膜上皮细胞的恶性肿瘤。在世界范围内，胃癌居肿瘤发病率、癌症死亡率第二位，但其发病率在年龄、地区、种族间有较大差异。在中国，胃癌目前是继肺癌和肝癌之后的第三大常见肿瘤，多见于男性，男女比例约为 2∶1，发病年龄以 55～70 岁最多发，发病地区以西北最高，东南沿海以及东北地区也较高，华北地区次之，华南和西南地区较低。近年来，胃癌发病率在农村有所升高，年轻人发病率升高，女性发病率、死亡率呈上升趋势。

胃癌的病因尚不完全清楚，目前认为可能与地域环境及饮食习惯（如长期食腌制、熏、烤食品）、遗传、幽门螺杆菌感染等有关。此外，胃息肉、胃溃疡、慢性萎缩性胃炎可发生癌变。

胃癌好发于胃窦部，其次为贲门部，发生在胃体者较少。

根据癌肿侵犯胃壁的范围，分为早期胃癌和进展期胃癌，临床上以进展期胃癌较常见。癌灶局限于黏膜或黏膜下层者称为早期胃癌，无论有无淋巴结转移；侵犯肌层或有转移到胃以外区域者称为进展期胃癌。进展期胃癌中癌肿深度超过黏膜下层侵入肌层者称为中期胃癌，侵及浆膜层或超出浆膜层浸润临近脏器或有转移者称为晚期胃癌。早期胃癌中以Ⅱ型最常见，进展期胃癌中以Ⅲ型最多见，Ⅳ型胃癌为弥漫型，如累及全胃，则整个胃壁增厚、变硬，称为皮革胃。

组织学分型根据 WHO 的国际分类法分为:① 乳头状腺癌;② 管状腺癌;③ 低分化腺癌;④ 黏液腺癌;⑤ 印戒细胞癌;⑥ 未分化癌;⑦ 特殊类型癌,包括腺鳞癌、鳞状细胞癌、类癌、小细胞癌等。

胃癌有四种转移途径:① 直接浸润:癌肿可直接侵入腹壁、邻近器官及组织。② 淋巴转移:是胃癌最主要的转移途径,先发生局部淋巴结转移,再到远处淋巴结,晚期癌细胞转移到锁骨上淋巴结,称为 Virchow 淋巴结。③ 血行转移发生于晚期,经门静脉或体循环转移到其他部位,最常见的是肝转移,其次为肺、胰、肾、骨骼及脑等处。④ 种植性转移发生于癌肿侵破胃浆膜层后,癌细胞可脱落并种植于腹壁及脏器浆膜上形成转移结节,如种植于卵巢称 Krukenberg 瘤,如在腹膜广泛转移可出现癌性腹水。

【护理评估】

(一) 健康史

问题探究:胃癌的发生与哪些因素有关?

1. 年龄与性别　发病年龄以中老年居多,55～70 岁为高发年龄段,男性胃癌的发病率和死亡率均高于女性。

2. 饮食与环境　经常食用霉变食品、含亚硝酸盐的腌制食物、熏烤食物、添加防腐剂的食物、高盐食品、热烫食品、吸烟、饮食中缺乏新鲜蔬菜、水果等可能诱发胃癌。胃癌发病率有地区差异,环境因素可能在胃癌发生中起重要作用,如火山岩地带、水土含硝酸盐过多、化学污染或微量元素比例失调等。

3. 幽门螺杆菌感染　有研究称约半数胃癌与幽门螺杆菌感染有关,幽门螺杆菌感染者胃癌发病率高。

4. 遗传因素　胃癌的发病有家族聚集现象,胃癌患者家属中发病率比正常人群高 2～3 倍。

5. 癌前状态　胃癌的癌前状态分为癌前疾病和癌前病变。癌前疾病是指与胃癌相关的胃良性疾病,有癌变倾向,如胃溃疡、慢性萎缩性胃炎、胃息肉、手术后残胃、慢性胃炎并发恶性贫血等;癌前病变是指较易癌变的胃黏膜病理学变化,如胃黏膜的异型增生、肠化生等。

(二) 身体状况

1. 症状　早期胃癌多无明显症状,部分患者可有上腹隐痛、嗳气、反酸、食欲减退等,无特异性。

进展期胃癌最常见的症状是上腹疼痛和体重减轻,患者常有明显的消化道症状,如上腹部饱胀感和沉重感、食欲不振、呕吐、乏力、消瘦等症状,随病情进展逐渐加重而持续。贲门部癌可有胸骨后疼痛和进行性哽噎感,幽门附近的胃癌可有呕吐宿食的表现,癌肿浸润胃壁血管可引起上消化道出血,癌肿溃疡甚至可导致胃穿孔,晚期胃癌患者可出现消瘦、水肿、发热、贫血、营养不良,甚至恶病质等表现。发生并发症或转移时可出现一些特殊的症状,如当癌肿转移至肝及腹膜而产生腹水时可出现腹胀不适,转移至骨骼可出现骨骼剧痛。

2. 体征　早期胃癌多无体征。进展期胃癌常有上腹压痛，部分患者可扪及上腹部肿块，质地坚硬，不规则，可有压痛。发生远处转移时可有肝大、黄疸、腹水、淋巴结肿大等相应体征。

(三) 心理、社会状况

患者因担心手术及预后，常存在焦虑、恐惧、抑郁等心理反应。还应了解患者和家属对疾病和治疗的认知程度，以及家庭的经济承受能力等。

(四) 辅助检查

1. 胃镜检查　是诊断早期胃癌的有效方法，可直接观察病变的部位和范围，并可直接取病变组织作病理学检查，确诊率可达95%以上。对早期胃癌，内镜检查是最佳的诊断方法，超声内镜(EUS)可观察到胃黏膜以下各层次和胃周围邻近脏器的图像，判断侵犯胃壁的范围，区分早期和进展期胃癌。结合黏膜活检是目前最可靠的诊断手段。

2. X线钡餐检查　进展期胃癌可见不规则充盈缺损或腔内壁龛影；气钡双重造影亦可发现较小的病变。

3. 实验室检查　因长期失血或营养缺乏，约半数患者可有缺铁性贫血。如粪便潜血试验持续阳性，药物治疗后不转阴，有辅助诊断意义。

4. 胃液游离酸测定　胃癌患者多显示酸缺乏或减少。

5. 其他　CT检查可了解癌肿侵犯情况及与周围脏器的关系，有助于胃癌的诊断和术前临床分期；腹部超声可观察邻近脏器及淋巴结有无转移。

【护理问题】

1. 焦虑、恐惧　与对疾病缺乏了解，担忧预后有关。

2. 疼痛　与胃十二指肠黏膜受侵袭、穿孔及手术切口有关。

3. 营养失调：低于机体需要量　与摄入不足及消耗增加有关。

4. 有体液不足的危险　与禁食、大量渗出、呕吐导致水和电解质丢失有关。

5. 潜在并发症：出血、感染、吻合口瘘、消化道梗阻、倾倒综合征等。

【护理目标】

1. 患者焦虑、恐惧减轻。

2. 患者疼痛缓解或减轻。

3. 患者营养状况得到改善。

4. 患者能维持水、电解质平衡。

5. 患者并发症得到预防、及时发现和处理。

【护理措施】

胃癌的治疗以手术治疗为首选，术后辅以化疗、放疗、免疫治疗和中医中药等综合治疗。① 手术治疗：是首选的方法，分根治性和姑息性手术两类，根据胃癌的分期和患者的耐受程度选择术式，包括胃大部切除术、全胃切除术、胃癌扩大根治术、空肠造瘘术、姑息性胃切除术、胃空肠吻合术等。② 微创手术：包括内镜下行高频电凝切除术、微波凝固疗法和腹腔镜下的胃楔形、部分或全胃切除术。③ 化学治疗：常用的药物有 5-氟尿嘧啶(5-Fu)、阿霉素(ADM)、丝裂霉素(MMC)、替加氟(FT207)等，给药途径包括：口服、静脉给药、腹腔给药、动脉插管区域灌注给药等，常采用多种药物多种途径联合给药。④ 其他治疗：包括放疗、热疗、免疫治疗、营养支持、中医中药治疗等，此外基因治疗尚处于探索阶段。

1. 心理护理　应与患者建立信任关系，鼓励其表达情绪，以真诚的态度，取得家属的配合，给予患者关心和支持，并鼓励患者参与疾病治疗和护理计划的制订过程，树立患者战胜疾病的信心，使之积极配合治疗和护理。

2. 休息　提供安静、舒适的环境，保证患者充分的休息，中、晚期患者应卧床，避免体力消耗。

3. 营养支持　给予高热量、高蛋白质、高纤维素、易消化饮食，不能进食或禁食者，静脉补充机体所需的营养，必要时可实施全胃肠外营养。营养不良、贫血的患者必要时可输血、输血浆、白蛋白等。

4. 疼痛护理　观察疼痛的部位、性质及持续时间，指导患者减轻疼痛的非药物治疗方法，必要时按医嘱给予镇痛药物，可遵循三阶梯止痛疗法，用药后评估镇痛效果。

5. 手术患者护理　参见本章第四节胃十二指肠溃疡外科治疗患者的护理。

6. 健康教育

(1) 预防胃癌：建立良好的饮食习惯，戒烟，避免咸菜、腌制食品、熏烤及霉变食物，减少食盐的摄入量，多食新鲜蔬菜和水果。对确诊为胃溃疡、胃息肉、慢性萎缩性胃炎、慢性胃炎并发恶性贫血及胃部手术后的患者应定期复查。

(2) 早期就诊：存在以下情况者应行进一步检查并定期复查：原因不明的上腹部不适、隐痛，食欲不振及消瘦；原因不明的大便潜血持续阳性者；既往无胃病史，短期内出现胃部症状的中年以上患者；有长期胃病史，近期症状加重者。

(3) 对放化疗患者的指导：讲解放化疗的必要性、副作用及预防，治疗期间的注意事项。

(4) 嘱患者出院后定期复查，注意休息和适当的体育活动。

【护理评价】

1. 患者焦虑、恐惧有无减轻。
2. 患者疼痛是否得到缓解或减轻。
3. 患者营养状况是否得到改善。
4. 患者有无水、电解质失衡。
5. 患者有无并发症发生或并发症是否得到预防、及时发现和处理。

【知识拓展】

胃癌的早期治疗

胃癌的早期治疗至关重要，其治疗方法很多，包括内镜下黏膜切除术、内镜黏膜下剥离术和腹腔镜下早期胃癌局部切除术、外科根治性手术、基因治疗和化疗等。内镜下黏膜切除术是指在内镜下行黏膜切除，深度可达黏膜下组织，适用于局限在黏膜内的直径较小的早期胃癌。内镜黏膜下剥离术是在胃镜直视下，选择适宜的电刀切开病变周围的黏膜，沿黏膜下层进行剥离切除病变，适用于肿瘤较大，内镜下黏膜切除术不能完整切除者。腹腔镜下早期胃癌局部切除术切除范围更为扩大，包括腹腔镜下胃楔形切除术、腹腔镜下胃内黏膜切除术、腹腔镜辅助根治性胃切除术等。化疗作为辅助治疗手段，基因治疗尚处于实验研究阶段。

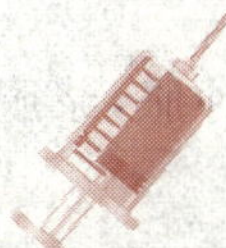

【思考题】

1. 如何护理胃癌疼痛患者？
2. 如何预防胃癌？

第六节　阑尾炎患者的护理

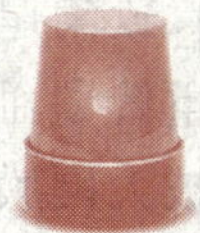

学习内容

1. 阑尾炎的病因及分型。
2. 阑尾炎患者的临床表现。
3. 阑尾炎患者的护理措施及健康指导。

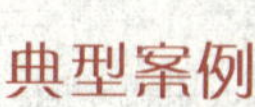

典型案例

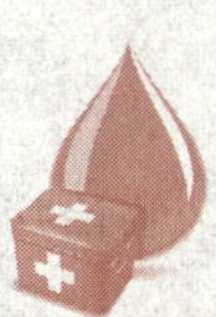

患者，男性，33 岁。主因转移性右下腹疼痛 8 h 入院。患者于入院前 8 h 进食后突然出现上腹部阵发性隐痛，伴恶心、呕吐，自服消炎药物症状无明显缓解，约 2 h 前腹痛转移至右下腹部，伴发热、腹胀，排便有里急后重感。既往体健。查体：T 39℃，P 98 次/min，R 20 次/min，BP 110/70 mmHg，下腹部有压痛、反跳痛及肌紧张，尤以右下腹为重。移动性浊音阴性，肠鸣音减弱。腹腔穿刺抽出少量脓性液体。辅助检查：血常规示：白细胞 16.0×10^9/L，中性粒细胞 0.90；腹部 X 线透视可见中腹部有 2 个小气液平面。

问题导向：

1. 作为患者的责任护士，你如何对患者进行护理评估？
2. 该患者目前的护理措施是什么？

急性阑尾炎（acute appendicitis）是腹部外科中最为常见的急腹症之一，任何年龄均可发生，以 20～30 岁为多见，男性比女性发病率高，绝大多数患者早期手术收到良好的治疗效果，如延误病情，可引起严重并发症。

阑尾位于右髂窝部，盲肠根部，盲肠内后侧壁，三条结肠带汇合于阑尾根部。

阑尾根部的体表投影在脐与右髂前上棘连线中外 1/3 交界处，称麦氏（McBurney）点。阑尾的位置随盲肠位置而变异，分别位于回肠前位、盲肠后位、盲肠内位、回肠后位、盲肠外位、盲肠前位、盲肠下位及回肠下位等位置，其中前三种位置较为多见。

阑尾管腔阻塞是急性阑尾炎最常见的病因，常由于粪石、异物、食物残渣所致。阑尾管腔阻塞后，细菌繁殖并分泌内毒素和外毒素，损伤黏膜上皮，产生溃疡。致病菌多为肠道内的各种革兰阴性杆菌和厌氧菌。

1. 阑尾炎的临床病理分型　分以下 4 种。

(1) 急性单纯性阑尾炎：炎症多限于黏膜和黏膜下层。阑尾外观轻度肿胀，浆膜充血并失去正常光泽，表面有少量纤维素性渗出物。

(2) 急性化脓性阑尾炎：又称急性蜂窝织炎性阑尾炎。常由急性单纯性阑尾炎发展而来。阑尾肿胀明显，浆膜高度充血，表面覆有脓性渗出物。镜下，阑尾黏膜溃疡面增大并深达肌层和浆膜层，各层均有小脓肿，腔内有积脓。阑尾周围的腹腔内有稀薄脓液，形成局限性腹膜炎。

(3) 坏疽性及穿孔性阑尾炎：是一种重型阑尾炎。阑尾病变进一步加剧，致阑尾管壁坏死或部分坏死，呈暗紫色或黑色。由于管腔梗阻或积脓，压力升高，加重管壁血运障碍，严重者发生穿孔，穿孔多发生在阑尾根部和近端；若穿孔后局部未能被大网膜包裹，感染扩散，可引起急性弥漫性腹膜炎。

(4) 阑尾周围脓肿：急性阑尾炎化脓坏疽或穿孔时，大网膜可移至右下腹部，将阑尾包裹并形成粘连，形成炎性肿块或阑尾周围脓肿。

2. 急性阑尾炎的转归

(1) 炎症消退：部分急性单纯性阑尾炎，经及时有效的药物治疗后炎症消退；大部分将转为慢性阑尾炎，易复发。

(2) 炎症局限化：化脓、坏疽、穿孔性阑尾炎被大网膜包裹粘连，炎症局限化，形成阑尾周围脓肿。

(3) 炎症扩散：阑尾炎症重，进展快，未及时手术切除，亦未能被大网膜包裹局限，炎症扩散，可发展为弥漫性腹膜炎；或细菌经血循环扩散至门静脉系统，引起化脓性门静脉炎、细菌性肝脓肿或感染性休克等。

【护理评估】

(一) 健康史

问题探究：什么诱因会导致阑尾炎的发生？

了解疾病发生的诱因，有无急性肠炎、慢性炎性肠病、蛔虫病等，以便做好预防指导。了解既往有无类似发作史，如属慢性阑尾炎急性发作，更应给患者解释手术的必要性。

(二) 身体状况

问题探究：阑尾炎的疼痛加重说明病情发生了什么变化？特殊阑尾炎有什么特点？

1. 症状　主要表现为腹部疼痛，胃肠道反应和全身反应。

(1) 腹痛：典型的腹痛发作始于上腹，逐步移向脐部，数小时(6～8 h)后转移并局限在右下腹，此过程的时间长短取决于病变的程度和阑尾位置，70%～80%的患者具有典型的转移性腹痛的特点，部分患者发病开始即出现右下腹痛。

不同类型的阑尾炎，腹痛特点不同：单纯性阑尾炎仅有轻度隐痛；化脓性阑尾炎表现为阵发性胀痛和剧痛；坏疽性阑尾炎呈持续性剧烈腹痛；穿孔性阑尾炎因阑尾腔压力骤减，腹痛可暂时减轻，但出现腹膜炎后，腹痛又呈持续加剧。

不同位置的阑尾炎，腹痛部位也有差异：盲肠后位阑尾炎，表现为右侧腰部疼痛；肝下区阑尾炎可引起右上腹痛；盆腔阑尾炎，疼痛在耻骨上区；极少数内脏反位者的阑尾炎呈左下腹痛。

(2) 胃肠道反应：发病早期可有厌食、恶心或呕吐的发生，但程度较轻。有些患者可发生腹泻或便秘，如盆腔阑尾炎时，炎症刺激直肠和膀胱，引起排便次数增多、里急后重等症状。弥漫性腹膜炎可致麻痹性肠梗阻而表现为腹胀、排气排便停止。

(3) 全身表现：早期乏力。炎症重时可出现脉速、发热等中毒症状，但体温多在38℃以下。阑尾穿孔形成腹膜炎者，出现寒战、体温明显升高，若发生门静脉炎则可出现高热和轻度黄疸。

2. 体征

(1) 右下腹固定压痛：是急性阑尾炎的重要体征。压痛点通常位于麦氏点，可随阑尾位置变异而改变，但压痛点始终固定在一个位置，压痛程度与病变程度相关。当阑尾炎症波及周围组织时，压痛范围亦相应扩大，但仍以阑尾所在部位的压痛最明显(图 15-6-1)。

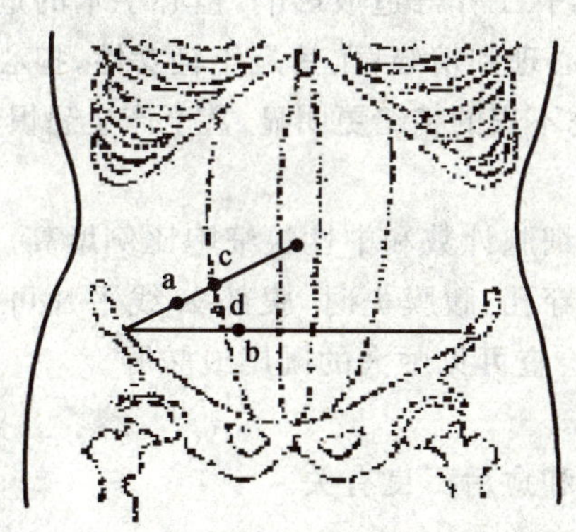

图 15-6-1　阑尾炎压痛点

a. 麦氏点；b. 兰氏点；c. 莫氏点；d. 中立点

(2) 腹部包块：右下腹扪及压痛性包块，边界不清，固定，多见于阑尾周围脓肿形成者。

(3) 腹膜刺激征：包括压痛、反跳痛、腹肌紧张和肠鸣音减弱或消失等，是腹膜受到炎症刺激的一种防御性反应，常表示阑尾炎症加重。但小儿、老人、孕妇、肥胖、虚弱者或盲肠后位阑尾炎时，腹膜刺激征不明显。

(4) 间接体征：临床上还可以检查其他的一些体征如罗氏征等，只要手法正确并获得阳性结果，对阑尾炎的诊断有一定参考价值。

1) 结肠充气试验：患者仰卧位，检查者一手按压左下腹降结肠区，另一手挤压近端结肠，结肠内气体因此被压向盲肠和阑尾，引起右下腹疼痛者为阳性结果。

2) 腰大肌试验：嘱患者左侧卧位，检查者帮助患者将右下肢用力后伸，如右下腹疼痛加重即为阳性，提示阑尾可能位于盲肠后或位于腰大肌前方。

3) 闭孔内肌试验：患者仰卧后，当右侧髋关节屈曲时被动内旋，右下腹疼痛加重即为阳性，表示阑尾位置较低，炎症波及闭孔内肌。

4) 直肠指诊：盆腔位阑尾炎常在直肠右前方有触痛。若阑尾穿孔，炎症波及盆腔直肠前壁时，有广泛触痛。若发生盆腔脓肿，可触及痛性肿块。

护理专业教学资源库/资源中心/媒体属性/动画/急性阑尾炎

3. 特殊类型阑尾炎　小儿急性阑尾炎，病情发展快且较重，穿孔率较高，并发症发生率和死亡率也相应较高。妊娠期急性阑尾炎，炎症刺激子宫，易引起流产或早产，威胁母子安全。老年人急性阑尾炎，因老年人对疼痛感觉迟钝，腹肌薄弱，防御减退，常并发心血管疾病、糖尿病等，使病情复杂严重，容易延误诊断和治疗。

(三) 心理、社会状况

因担心疾病对生活、学习、工作等造成影响，担心手术的危险性和术后并发症等，表现出精神紧张、焦虑不安的心理和情绪；尤其是年轻女性，担心术后腹部留有瘢痕，对形体产生影响，精神紧张、焦虑不安的情绪更明显，甚至产生恐惧心理，希望非手术治疗。

(四) 辅助检查

1. 实验室检查　血白细胞计数和中性粒细胞比例增高。

2. 影像学检查　阑尾穿孔、腹膜炎时，腹部X线平片可见盲肠扩张和气液平面，可辅助诊断。超声或CT检查可见肿大的阑尾或脓肿。

【护理问题】

1. 焦虑　与担心手术和愈后不良有关。
2. 疼痛　与手术切口有关。
3. 潜在并发症：切口感染、粘连性肠梗阻、腹腔脓肿。

【护理目标】

1. 患者焦虑减轻或缓解。
2. 患者主诉疼痛减轻。
3. 患者无并发症发生或并发症能被及时发现和处理。

【治疗原则】

急性阑尾炎诊断明确后，应及早行阑尾切除术；术前和术后应用有效抗菌药予以抗感染治疗。非手术治疗仅适用于早期单纯性阑尾炎或急性阑尾炎的诊断尚未明确，以及有手术禁忌证者。阑尾周围脓肿应先全身应用抗菌药治疗，促进脓肿的吸收，待肿块缩小局限、体温正常3个月后手术切除阑尾。如脓肿无局限趋势，则在应用抗菌药治疗的同时行脓肿切开引流手术，待3个月后再做Ⅱ期阑尾切除术。

【护理措施】

(一) 非手术治疗护理

在非手术治疗期间，患者需禁饮食，注意补液，应用抗生素，禁服泻药及灌肠。

1. 病情观察　非手术治疗期间，定时测量体温、脉搏、呼吸和血压，以及血白细胞计数的变化；加强巡视，观察患者的腹部症状和体征，尤其注意腹痛的变化；禁用镇静止痛剂，如吗啡等，以免掩盖病情。若患者腹痛加剧、出现发热等，应及时通知医生。

2. 避免增加肠内压力　疾病观察期间，避免腹部受凉以免肠蠕动加快，避免剧烈咳嗽增高肠内压力，导致阑尾穿孔或炎症扩散。

(二) 术前护理

急诊手术患者应每15～30 min测量生命体征1次，观察腹痛的部位、性质和有无腹膜刺激征，如腹痛较重患者，疼痛突然减轻，相继出现明显的腹膜刺激征，且范围扩大，提示阑尾已穿孔，应立即通知医生。手术前按急诊腹部手术常规准备。做好病情及手术治疗的解释工作，减轻患者紧张和恐惧的情绪。患者需卧床休息，禁食水，减少肠蠕动，以利于炎症局限，必要时遵医嘱给予胃肠减压，减轻腹胀和腹痛；禁用吗啡或哌替啶，防止因腹痛减轻而掩盖病情；禁服泻药及灌肠，以免肠内压增加致阑尾穿孔；禁止腹部热敷，防止炎症扩散；妊娠型阑尾炎术前给黄体酮，减少子宫收缩，防止流产和早产；老年患者应检查心、肺、肝、肾等重要脏器功能。

(三) 术后护理

1. 体位　患者全麻术后清醒或硬膜外麻醉平卧6 h后，血压、脉搏平稳者，改为半卧位，以减少腹壁张力，减轻切口疼痛，有利于呼吸和引流。

2. 密切监测生命体征及病情变化　定时测量体温、脉搏、呼吸及血压，并准确记录；加强巡视，注意倾听患者的主诉，观察患者腹部体征的变化。

3. 切口和引流管的护理　保持切口敷料清洁、干燥，及时更换被渗血、渗液污染的敷料；观察切口愈合情况及有无出血及感染的征象。若放置引流管，则应妥善固定引流管，防止扭曲、受压，保持通畅；经常从近端向远端挤压引流管，防止血块或脓液堵塞引流管；观察并记录引流液的颜色、性状及量。当引流液量逐渐减少、颜色逐渐变淡至浆液性，患者体温及血象正常，可考虑拔管。

4. 饮食护理　患者术后暂禁食，合并弥漫性腹膜炎者胃肠减压，并经静脉补液，待肠蠕动恢复，肛门排气后，逐步恢复饮食。

5. 抗生素的应用　术后应用有效抗生素，控制感染，防止并发症发生。

6. 早期活动　鼓励患者术后在床上翻身、活动肢体，待麻醉反应消失后即可下床活动，促进肠蠕动恢复，减少肠粘连的发生。

7. 并发症的护理

(1) 切口感染：多见于化脓性或穿孔性阑尾炎。感染可通过术中有效保护切口、彻底止血、消灭死腔等措施预防。

切口感染表现为术后3～5天体温升高，切口局部胀痛或跳痛、红肿、压痛。治疗原则：先试穿刺抽脓液，或在波动处拆除缝线敞开切口，排出脓液，放置引流，定时换药。一般于短期内可愈合。

(2) 粘连性肠梗阻：与局部炎性渗出、粘连性体质和术后长期卧床等因素有关。可采取禁食、胃肠减压，必要时手术治疗。

(3) 出血：多因阑尾系膜的结扎线松脱而引起系膜血管出血。临床表现为腹痛、腹胀和失血性休克等。一旦发生出血，应立即输血、补液，紧急手术止血。

(4) 腹腔感染或脓肿：多发生于化脓性或坏疽性阑尾炎术后，尤其阑尾穿孔伴腹膜炎的患者。因炎性渗出物常积聚于膈下、盆腔、肠间隙而易形成脓肿。多发生于术后5～7天，患者表现为体温升高或下降后又升高，有腹痛、腹胀、腹部压痛、腹肌紧张或腹部包块，亦可出现直肠膀胱刺激症状及全身中毒症状等，应及时和医生联系进行处理。

(四) 健康教育

问题探究：如何指导患者进行早期活动，预防肠粘连的发生？

1. 对非手术治疗的患者，应向其解释禁食的目的，教会患者自我观察腹部症状和体征变化的方法。

2. 指导患者术后饮食，鼓励患者摄入营养丰富的食物，以利于切口愈合；饮食种类及量应循序渐进，避免暴饮暴食；注意饮食卫生，避免进食不洁食品。

3. 向患者介绍术后早期离床活动的意义；鼓励患者尽早下床活动，促进肠蠕动恢复，防止肠粘连。

4. 术后近期内避免重体力劳动，特别是增加腹压的活动，防止形成切口疝。

5. 患者出院后，注意生活规律，劳逸结合，若出现腹痛、腹胀等不适，应及时就诊。

【护理评价】

1. 患者情绪是否稳定，焦虑是否缓解或减轻。
2. 患者疼痛能否得到有效控制，能否充分休息和睡眠。
3. 患者有无并发症发生或并发症能否被及时发现和处理。

【思考题】

1. 如何判断阑尾病变的程度？
2. 阑尾切除术后应观察哪些内容？为什么？
3. 阑尾切除术后高热不退或下降后又升高，应考虑发生了哪些并发症？

第七节　肠梗阻患者的护理

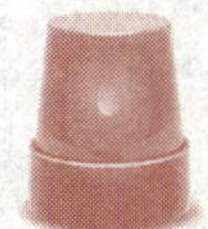

学习内容

1. 肠梗阻患者的护理评估。
2. 肠梗阻患者的护理措施。
3. 常见几种肠梗阻的特点及护理。

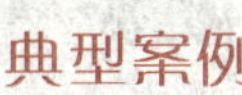

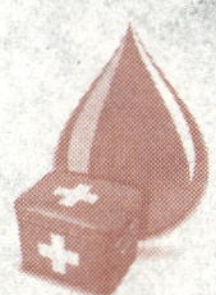

典型案例

患者，男性，20岁。主因右上腹痛伴恶心呕吐1周，加重3天入院。患者于1周前无明显诱因出现右上腹胀痛，伴间断恶心、呕吐，呕吐物为胃内容物。入院前3天起，疼痛加重，呕吐次数增加，伴少量排气排便。患者曾于2年前因急性阑尾炎行阑尾切除术。查体：T 36.8℃，P 84次/min，R 20次/min，BP 90/60 mmHg。皮肤黏膜干燥，眼窝凹陷，中等程度腹胀，全腹轻压痛，无固定压痛点，肠鸣音亢进，移动性浊音阴性。腹部X线平片可见小肠多个气液平面。初步诊断为粘连性肠梗阻。

问题导向：

1. 引起该患者肠梗阻的病因有哪些？
2. 你作为责任护士应做好哪些护理？

肠内容物不能顺利通过肠道，称为肠梗阻(intestinal obstruction)。肠梗阻是外科常见的急腹症之一。肠梗阻不仅能引起肠管本身解剖与功能上的改变，并可导致一系列全身性病理生理改变，病情发展迅速者常危及患者的生命。

【分类】

1. 肠梗阻根据发病的基本原因分类

(1) 机械性肠梗阻：最常见，系各种原因引起肠腔变狭小使肠内容物通过发生障碍。主要原因：① 肠腔堵塞：如寄生虫、粪块、结石、异物等；② 肠管受压：如粘连带压迫、肠扭转、嵌顿疝或受肿瘤压迫等；③ 肠壁病变：如先天性肠道闭锁、狭窄、肿瘤等(图15-7-1)。

(2) 动力性肠梗阻：肠壁本身无病变，是由于神经反射或毒素刺激引起肠壁肌肉功能紊乱，致肠内容物不能正常运行，但无器质性肠腔狭窄。可分为麻痹性肠梗阻与痉挛性肠梗阻两类，前者是肠管丧失蠕动功能所致，常见于急性弥漫性腹膜炎、腹部大手术、腹膜后血肿或感染等；后者比较少见，是由于肠壁肌肉异常收缩所致，可见于肠道功能紊乱或慢性铅中毒引起的肠痉挛。

(3) 血运性肠梗阻：是由于肠系膜血管受压、栓塞或血栓形成，使肠管血运障碍，

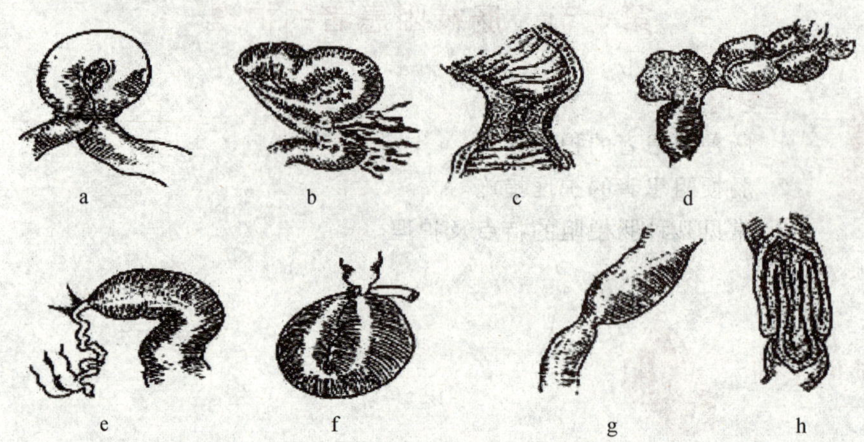

图 15-7-1 常见的机械性肠梗阻

a. 腹外疝；b. 肠粘连和束带；c. 肠腔内肿瘤；d. 肠外肿瘤压迫
e. 先天性肠狭窄或闭锁；f. 肠扭转；g. 肠狭窄；h. 肠套叠

继而发生肠麻痹使肠内容物不能运行。

2. 按肠壁有无血运障碍分类

(1) 单纯性肠梗阻：仅为肠内容物通过受阻，而无肠管血运障碍。

(2) 绞窄性肠梗阻：系指梗阻并伴有肠管血运障碍。

除上述分类外，还可按肠梗阻发生的部位分为高位（空肠上段）和低位（回肠末段和结肠）肠梗阻；根据肠梗阻的程度，又可分为完全性和不完全性肠梗阻；此外按肠梗阻发生的快慢还可分为急性和慢性肠梗阻。若一段肠袢两端完全阻塞（如肠扭转），称为闭袢性肠梗阻，此类梗阻，肠腔高度膨胀，容易发生肠坏死和穿孔。

【病理生理】

1. 局部变化　机械性肠梗阻初期，梗阻以上肠蠕动增加，以克服肠内容物通过障碍，肠腔因积气、积液而膨胀；梗阻以下肠管则塌陷、空虚或仅有少量粪便。肠管膨胀又影响肠壁的血液循环，抑制肠液的吸收，结果加剧了气体和液体在肠腔内的积聚。梗阻部位越低、时间越长，肠管膨胀越明显。急性完全性肠梗阻，肠管迅速膨胀，肠壁变薄，肠腔内压力不断升高，最初可使肠壁静脉回流受阻，肠壁肿胀、充血，使肠壁及毛细血管通透性增加，肠壁有出血点，并有血性渗出液进入肠腔和腹腔。继而动脉血运障碍，肠壁失去活力，肠管变成紫黑色，最终坏死而穿孔。慢性不完全性肠梗阻，梗阻以上肠管扩张，肠蠕动增强，肠壁呈代偿性肥厚。痉挛性肠梗阻肠管多无明显病理生理变化。

2. 全身变化　急性肠梗阻患者由于频繁呕吐，丢失大量液体，潴留在肠腔内的消化液也等于丢失体外，同时肠壁继续有液体向肠腔内渗出，可致严重的脱水、电解质紊乱和代谢性酸中毒。高位肠梗阻大量呕吐的同时丢失大量的胃酸和氯离子，可引起代谢性碱中毒。同时梗阻以上肠腔内的细菌大量繁殖，产生多种强烈的内、外毒素，加之肠壁血运障碍，细菌及其毒素渗透到腹腔内引起严重的腹膜炎和中毒，最终可致失液性或感染性休克。另外，肠膨胀时腹压增高可使膈肌上移，妨碍肺内气体交换，腹内压增高使下腔静脉回流量减少，心输出量减少，从而影响呼吸、循环功能。

【护理评估】

（一）健康史

问题探究：什么原因会导致肠梗阻的发生？

询问患者有无腹部手术或外伤史，有无腹外疝、腹腔炎症、肿瘤病史，有无习惯性便秘，既往腹痛史及本次发病的诱因等。

（二）身体状况

问题探究：出现哪些情况可以说明绞窄性肠梗阻的发生？

1. 腹痛　单纯性机械性肠梗阻的特点是阵发性腹部绞痛，系由梗阻上方的肠管强烈蠕动所致。疼痛多位于腹中部，也可偏于梗阻部位。腹痛发作时，患者自觉有"气块"在腹中窜动，并受阻于某一部位，此刻绞痛最为剧烈。当腹痛的间歇期不断缩短以至成为剧烈的持续性腹痛时，应考虑绞窄性肠梗阻的可能。麻痹性肠梗阻时，为持续性胀痛。肠蛔虫堵塞，是阵发性脐周腹痛。

2. 呕吐　在肠梗阻早期，呕吐呈反射性。根据梗阻部位不同呕吐出现的时间和性质各异。高位肠梗阻时，呕吐出现早且频繁，呕吐物主要为胃液、十二指肠液和胆汁；低位肠梗阻呕吐出现较晚，呕吐物常为带臭味的粪样物。若呕吐物为血性或棕褐色液体，常提示肠管有血运障碍。麻痹性肠梗阻时的呕吐呈溢出性。乙状结肠扭转，呕吐一般不明显。小肠扭转，呕吐频繁。

3. 腹胀　一般在梗阻发生一段时间后出现，其程度与梗阻部位有关。高位肠梗阻由于呕吐频繁，腹胀不明显；低位或麻痹性肠梗阻则腹胀明显，遍及全腹。乙状结肠扭转，腹胀明显。小肠扭转、肠蛔虫堵塞，腹胀不明显。

4. 肛门排气排便停止　不完全性肠梗阻可有数次少量排气、排便。完全性肠梗阻患者多停止排气、排便；但在梗阻早期，尤其是高位肠梗阻时，梗阻以下肠腔内残存的气体和粪便仍可排出，故早期有少量排便时，并不能排除肠梗阻。某些绞窄性肠梗阻，如肠套叠、肠系膜血管栓塞或血栓形成，则可排出血性黏液样粪便。

5. 腹部体征　① 视诊：单纯性机械性肠梗阻常可见腹胀、肠型和异常蠕动波；肠扭转等闭袢性肠梗阻的腹胀多不对称；麻痹性肠梗阻则呈均匀性全腹胀。② 触诊：单纯性肠梗阻可有轻度压痛，但无腹膜刺激征；绞窄性肠梗阻时可有固定压痛和腹膜刺激征；蛔虫性肠梗阻时，常在腹中触及条索状团块。③ 叩诊：绞窄性肠梗阻时腹腔有渗液，可有移动性浊音。④ 听诊：可闻及气过水声或金属音、肠鸣音亢进，为机械性肠梗阻时的表现；麻痹性肠梗阻时，肠鸣音减弱或消失。

6. 全身体征　单纯性肠梗阻早期多无明显全身性改变，晚期可有唇干舌燥、眼窝凹陷、皮肤弹性差、尿少等脱水体征。严重脱水时，可出现脉搏细速、血压下降、面色苍白、四肢发凉等休克征象。绞窄性肠梗阻时，病情发展快，感染中毒症状重，休克出现早或难纠正。

(三) 心理、社会状况

引起肠梗阻的原因多而复杂，多数肠梗阻是突然发病，且病情严重，患者对自己所患疾病的预后顾虑重重，而且担心加重家庭经济负担，容易产生情绪紧张、焦虑不安、恐惧等心理变化。

(四) 辅助检查

1. 实验室检查　单纯性肠梗阻的早期，变化不明显。随病情发展，因脱水、血液浓缩而使血红蛋白值及红细胞压积升高。绞窄性肠梗阻时，可有明显的白细胞计数及中性粒细胞比例增加，呕吐物及粪便检查见大量红细胞或隐血试验阳性。合并电解质、酸碱失衡时可有血钠、钾、氯及血气分析值的变化。

2. X线检查　一般在肠梗阻发生4～6 h后，立位或侧卧位X线平片可见胀气肠袢及数个阶梯状排列的气液平面，但无此征象不能排除肠梗阻的可能。由于肠梗阻的部位不同，X线检查也各有特点：如空肠梗阻、胀气可见“鱼肋骨刺”状的环形黏膜纹。绞窄性肠梗阻时，可见孤立、突出、胀大的肠袢，其位置不因时间而改变。乙状结肠扭转，钡剂灌肠检查时，见钡剂在结肠扭转处受阻，尖端呈“鸟嘴”状。肠蛔虫堵塞，腹部X线平片可见肠腔内成团的蛔虫成虫体阴影。

【护理问题】

1. 疼痛　与肠内容物不能正常运行或通过障碍有关。
2. 体液不足　与呕吐、肠腔积液、禁食、胃肠减压有关。
3. 营养失调：低于机体需要量　与呕吐、禁食有关。
4. 焦虑、恐惧　与环境改变和缺乏疾病知识有关。
5. 潜在并发症：肠坏死、腹腔感染、休克等。

【护理目标】

1. 患者疼痛程度减轻。
2. 患者体液平衡得以维持。
3. 患者营养状况改善。
4. 患者对疾病的焦虑减轻。
5. 患者未发生并发症或并发症能得到及时发现和处理。

【治疗原则】

尽早解除肠道梗阻，纠正梗阻所致的全身生理功能紊乱。

非手术治疗包括禁食禁饮、胃肠减压、镇静解痉、纠正体液失调、防治感染、中医中药和病因治疗(如肠套叠所致肠梗阻早期可用空气或钡剂灌肠复位)。

大多数肠梗阻需要手术治疗，原则是在最短时间内，以最简单的方法解除梗阻或恢复肠腔的通畅。常用方法有：粘连松解术、肠套叠或肠扭转复位术、肠切除肠吻合术、肠短路吻合术、肠造口或肠外置术。

【护理措施】

(一) 非手术治疗及术前护理

1. 严密观察病情　定时测量记录体温、脉搏、呼吸、血压，严密观察腹痛、腹胀、呕吐及腹部体征情况，及时发现绞窄性肠梗阻。出现下列情况者应高度怀疑发生绞窄性肠梗阻的可能：① 起病急，腹痛持续而固定，呕吐早而频繁；② 腹膜刺激征明显，体温升高、脉搏增快、血白细胞计数升高；③ 病情发展快，感染中毒症状重，休克出现早或难纠正；④ 腹胀不对称，腹部触及压痛包块；⑤ 移动性浊音或气腹症(+)；⑥ 呕吐物、胃肠减压物、肛门排泄物或腹腔穿刺物为血性；⑦ X 线显示孤立、胀大肠袢，不因时间推移而发生位置的改变，或出现假肿瘤样阴影。应及时报告医生，积极做好术前准备。

2. 胃肠减压　是治疗肠梗阻的重要措施之一。通过胃肠减压，吸出胃肠道内的气体和液体，从而减轻腹胀，降低肠腔内压力，减少肠腔内的细菌和毒素，改善肠壁血运，有利于改善局部病变和全身情况。胃肠减压期间应注意固定胃管，保持通畅，观察和记录引流液的颜色、性状和量。

3. 饮食与补液　肠梗阻患者禁食期间应及早建立静脉通道，首先输入平衡盐溶液，准确记录 24 h 液体出入量，观察患者口渴、尿少、皮肤弹性及生命体征的变化，并结合血清电解质和血气分析结果，合理安排和及时调整输液种类及输液量。绞窄性肠梗阻常有大量血浆渗出至肠腔，需及时补充血浆或全血。若梗阻解除，如患者排气、排便，腹痛、腹胀消失后可进流质饮食，忌食产气的甜食和牛奶等。

4. 呕吐护理　呕吐时患者应坐起或头偏向一侧，及时清除口腔内呕吐物，防止发生窒息或吸入性肺炎；观察并记录呕吐物的颜色、性状和量；呕吐后给予漱口，定期行口腔护理，保持口腔清洁。

5. 腹痛护理　若无肠绞窄或肠麻痹，可应用阿托品类抗胆碱药物解除胃肠道平滑肌痉挛，使腹痛得以缓解。禁用吗啡类止痛剂，以免掩盖病情。

6. 防治感染　应用抗生素防治细菌感染，减少毒素产生，同时观察用药效果和副反应。

7. 术前护理　除做好术前常规准备外，其他护理措施原则上同非手术治疗的护理。

(二) 术后护理

1. 观察病情　观察患者的生命体征、腹部症状和体征的变化。观察腹痛、腹胀的改善程度，呕吐及肛门排气、排便情况等。

2. 体位与活动　血压平稳后给予半卧位，病情允许，患者应早期下床活动，促进肠蠕动恢复，防止肠粘连。

3. 饮食与补液　禁食期间给予补液，待肠蠕动恢复并有肛门排气后，拔出胃管，可先给温开水，少量多次，以后给米汤、蛋汤、肉汤等，如无腹部不适，3～5 天后改半流质，7～10 天后进软食。

4. 引流管护理　妥善固定引流管，保持引流通畅，避免引流管受压、扭曲。留置胃肠减压和腹腔引流管时，观察和记录引流液的颜色、性状及量。

5. 并发症的观察与护理　观察有无感染、腹膜炎、肠瘘、切口裂开等并发症，一旦发现异常，及时报告医生，协助处理。

(三) 健康教育

问题探究：如何指导患者进行早期活动，预防并发症的发生？

1. 向患者解释术后早期活动对预防肠粘连发生的意义。
2. 告知患者注意饮食卫生，不吃不洁的食物，预防肠道感染；出院后进食易消化食物，少食刺激性食物，避免暴饮暴食。
3. 嘱患者避免腹部受凉和饭后剧烈活动，并保持大便通畅。
4. 老年便秘者应及时服用缓泻剂，以保持大便通畅。
5. 出院后若有腹痛、腹胀、停止排气排便等不适，及时就诊。

【护理评价】

1. 患者疼痛程度是否减轻。
2. 患者能否维持体液平衡。
3. 患者营养状况是否改善。
4. 患者对疾病的焦虑是否减轻。
5. 患者有无并发症发生或并发症能否得到及时发现和处理。

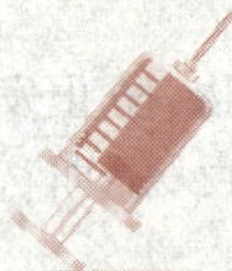

【思考题】

1. 肠梗阻非手术治疗的护理措施有哪些？
2. 如何区别低位和高位肠梗阻？
3. 肠梗阻非手术治疗期间观察到哪些情况应考虑肠绞窄的可能？

第八节　大肠癌患者的护理

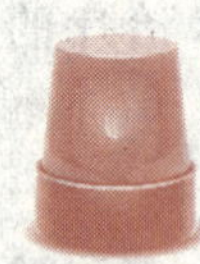

学习内容

1. 大肠癌的病因、病理机制。
2. 大肠癌患者的临床特点、治疗方法、主要辅助检查方法。
3. 大肠癌患者的手术前准备和手术后护理内容。

典型案例

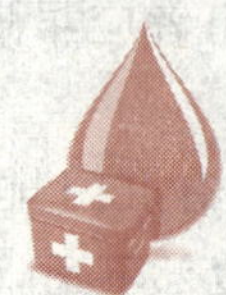

患者，男性，55 岁。主因便中带血 2 年，加重 7 天入院。患者于 2 年前无意中发现便中带血，鲜红色，量少，大便成形，每日 2 次，无腹胀腹痛，无发热，无头痛头晕，无呕吐、腹泻，当时未予诊治，1 年前就诊于当地医院，肠镜检查示：慢性结肠炎。予以抗炎等对症治疗(具体不详),未见明显好转。7天前患者解暗红色稀便,3～4次/日,遂就诊于当地医院,肠镜检查病理示:直-乙状结肠中分化腺癌。今为行手术治疗,门诊以“直肠癌”收住院。患者自发病以来精神可,饮食可,睡眠一般,小便无特殊,体重略有下降。

辅助检查:肠镜检查,进镜约10 cm见菜花状肿块,向上延续9 cm,距离肛门19 cm处肠腔狭窄,并有不规则新生物。病理切片示:直-乙状结肠中分化腺癌。

问题导向:

1. 如何对该患者进行术前护理评估?该患者目前存在哪些护理问题?针对该患者术前存在的问题如何实施护理?

2. 手术后需从哪些方面进一步对该患者进行护理评估?术后可能存在哪些护理问题?如何进行术后护理?

大肠癌包括结肠癌(colon cancer)和直肠癌(carcinoma of rectum),发生在齿状线至直肠与乙状结肠交界处之间的癌称直肠癌,发生在升结肠、横结肠、降结肠和乙状结肠的癌称结肠癌,是消化道常见的恶性肿瘤之一,好发于40～60岁。在我国的大肠癌发病中,以直肠癌为第一位,占56%～70%,其余依次为乙状结肠癌、盲肠癌、升结肠癌、降结肠癌及横结肠癌。

1. 大体形态分型

(1) 肿块型(菜花型):肿瘤向肠腔内生长、瘤体较大,呈半球状或球状隆起,易溃烂出血并继发感染、坏死。该型多数分化较高,浸润性小,生长较慢,好发于右半结肠,特别是盲肠。

(2) 浸润型(缩窄型):肿瘤环绕肠壁浸润,易引起肠腔狭窄和梗阻。该型细胞分化程度较低,恶性程度高,出现转移早,好发于左侧结肠。

(3) 溃疡型:肿瘤向肠壁深层生长并向周围浸润,早期即可出现溃疡,形状为圆形或卵圆形,边缘隆起,底部深陷,易发生出血、感染,并易穿透肠壁。细胞分化程度低,转移早,是结肠癌中最常见的类型。

2. 组织学分型

(1) 腺癌:腺癌细胞可辨认,排列成腺管状或腺泡状,按其分化程度可分为三级,Ⅲ级分化最差。

(2) 黏液癌:在细胞外可见间质内有黏液以及纤维组织反应,癌细胞在片状黏液中似小岛状。分化低,预后较腺癌差。

(3) 未分化癌:癌细胞弥漫成片或团块状,易侵入小血管和淋巴管。分化程度低,预后最差。

(4) 腺鳞癌:又称腺棘细胞癌,肿瘤细胞由腺癌细胞和鳞癌细胞构成。其分化多为中度至低度,主要见于直肠下段和肛管。

3. 扩散和转移方式

(1) 直接浸润:癌肿穿透肠壁后可浸润邻近器官,如横结肠癌可侵犯胃壁,甚至形成内瘘；乙状结肠癌常侵犯膀胱、子宫、左侧输尿管；直肠癌可侵犯膀胱、子宫、输尿管、前列腺、精囊腺、阴道等。

(2) 淋巴转移：是大肠癌最常见的转移方式。先累及邻近病变部位的淋巴结，再至所属的动脉旁淋巴结。晚期患者可出现左锁骨上淋巴结转移。

(3) 血行转移：少见，结肠癌晚期，癌细胞经门静脉系统进入体循环向远处转移，常见部位为肝和肺，少数可有脑或骨骼转移。

(4) 种植播散：脱落的癌细胞可种植于腹膜或其他器官表面。

4. 临床分期

(1) Dukes 分期：① A 期，癌肿限于肠壁内，且无淋巴结转移；② B 期，癌肿穿透肠壁，无淋巴结转移；③ C 期，癌肿穿透肠壁，且有淋巴结转移，其中 C_1 期淋巴结转移仅限于癌肿附近，C_2 期指淋巴结转移至系膜和系膜根部淋巴结；④ D 期，广泛侵及邻近器官或已有淋巴广泛转移或肝、肺、骨等远处器官转移。

(2) 中国分期：我国结、直肠癌临床病理分期标准与 Dukes 分期不同之处是将 Dukes A 期分为 A_1 期：癌肿限于肠壁黏膜下层；A_2 期：癌肿限于肠壁浅肌层；A_3 期：癌肿限于肠壁深肌层。将 DukesC_1、C_2 期合并为 C 期。

【护理评估】

(一) 健康史

问题探究：什么原因会导致大肠癌的发生？

发病原因目前尚不完全清楚，据流行病学调查和临床观察与下述因素有关。

1. 遗传因素　临床观察到许多的大肠癌有家族史，说明大肠癌可能与遗传因素有关，特别是家族性结肠息肉病，发生癌的机会是正常人的 5 倍，多发性息肉者发生癌的机会为单个息肉者的 2 倍。

2. 结肠慢性炎性疾病　如溃疡性结肠炎、血吸虫病使肠黏膜处于反复破损和修复状态而癌变。近年来已被列为癌前病变，其 10 年癌变率为 10%，25 年后可达 45%。

3. 结肠腺瘤　以家族性腺瘤和绒毛状腺瘤癌变率最高。

4. 饮食习惯　高脂肪、高蛋白和低纤维饮食使肠道中致癌物质增加，可诱发结肠癌。

(二) 身体状况

问题探究：临床如何区分结肠癌与直肠癌？

1. 结肠癌　早期仅有排便习惯的改变、腹部隐痛，以后可出现黏液脓血便、腹部肿块、贫血、消瘦、乏力等，主要有下列症状。

(1) 排便习惯和粪便性状改变：是早期出现的症状，最早期可有腹胀不适、消化不良样症状，而后出现排便习惯的改变，表现为排便次数增加、腹泻、便秘，粪便带血、脓或黏液。

(2) 腹痛：也是早期出现的症状之一，常为定位不确切的持续隐痛，或仅为腹部不适或腹胀感，出现肠梗阻时则腹痛加重或阵发性绞痛。

(3) 肠梗阻症状:一般属晚期症状,多表现为慢性低位不完全性肠梗阻,表现为腹胀和便秘,腹部胀痛或阵发性绞痛。当发生完全性梗阻时,症状加剧。体检可见腹膨隆、肠型,局部有压痛,并可闻及亢进的肠鸣音。

(4) 腹部肿块:为瘤体或与网膜、周围组织浸润黏膜的肿块,质硬,形态不规则,有的可随肠管有一定的活动度,晚期时肿瘤浸润较深,肿块可固定。

(5) 全身症状:由于慢性失血、癌肿溃烂、感染、毒素吸收等,患者可出现贫血、消瘦、乏力、低热等。晚期有黄疸、腹水、水肿等肝转移征象,以及全身恶病质,直肠前凹肿块,锁骨上淋巴结肿大等肿瘤远处扩散转移的表现。

左半与右半结肠癌肿,由于二者在生理、解剖及病理方面的差异,其临床特点表现不同:

右半结肠肠腔较宽大,此段肠腔粪便较稀,结肠血运及淋巴丰富,吸收能力强,癌肿多为软癌,易溃烂、坏死致出血感染,故临床表现以中毒症状为主。但在病情加重时也可出现肠梗阻表现。

左半结肠肠腔相对狭小,此段肠腔粪便已黏稠成形,肿瘤多呈浸润生长引起环状狭窄,故临床上较早出现肠梗阻症状,有的甚至可出现急性肠梗阻。中毒症状表现轻,出现晚。

2. 直肠癌　早期无明显症状,即使有少量出血,肉眼也不易觉察到,到癌肿发展为溃疡或感染时才出现症状。

(1) 直肠刺激症状:癌肿刺激直肠产生频繁便意,致排便习惯改变,如便意频繁、下坠、便不尽感,甚者有里急后重感,并可伴腹胀、下腹不适等。

(2) 粪便性状改变:血便是直肠癌患者最常见的症状,癌肿破溃时,大便表面带血及黏液。85%病例早期出现便血,出血量由少到多,感染时可出现脓血便。甚者有粪形变细等。

(3) 肠腔狭窄症状:随肿瘤增大,肠腔变窄,有排便困难、粪少便闭、腹胀、阵发性绞痛。甚者可见肠型并有肠鸣音亢进等。

(4) 晚期症状:若侵犯周围组织器官,可出现相应器官病变的症状,如侵犯肛管可有局部剧痛。肛门括约肌受累可致排便失禁,常有脓血溢出肛外。侵及前列腺时可出现尿频、尿痛、排尿困难。侵犯骶神经丛时,出现骶部、会阴部的持续性剧痛,并牵涉下腹部、腰部及大腿部疼痛。癌转移至肝时,可有肝大、黄疸、腹水等症状。晚期患者可有消瘦、贫血、水肿或恶病质等。

(三) 心理、社会状况

大肠癌是消化道常见的恶性肿瘤,一旦确诊后,患者在心理上会产生不同程度的压力,尤其是部分需要做结肠造口来解决排便问题的患者,很容易导致患者情绪低落,丧失与疾病作斗争的信心,直肠癌患者存在的心理问题有恐惧、怀疑、悲观绝望、烦躁、易怒。

(四) 辅助检查

1. 大便潜血检查　为大肠癌的初筛手段,阳性者再进一步检查。

2. 直肠指检　是最重要且简便易行的方法，约75%以上的直肠癌可于肛门指检时触及。

3. 内镜检查　可通过直肠镜、乙状结肠镜或纤维结肠镜检查，在直视下可观察病灶的部位、大小、形态、肠腔狭窄的程度等，并可作电切、电凝及活检，是诊断大肠癌最有效、可靠的方法。

4. X线检查　X线钡剂灌肠或气钡双重对比造影检查，其病变征象最初可出现肠壁僵硬、黏膜破坏，随之可见恒定的充盈缺损、肠腔狭窄等。

5. B型超声扫描、CT扫描检查　均不能直接诊断结肠癌，可提示癌肿的部位，大小以及与周围组织的关系，对淋巴及肝转移的判定有一定价值。

6. 血清癌胚抗原(CEA)　对大肠癌无特异性，其阳性率不肯定，对判定预后和复发意义较大。

【护理问题】

1. 焦虑或恐惧　与对癌症、手术的恐惧及对疾病的知识缺乏有关。
2. 疼痛　与肿瘤晚期刺激神经有关。
3. 营养失调：低于机体需要量　与癌症消耗、饮食控制有关。
4. 知识缺乏　缺乏术前准备及术后护理方面的知识。
5. 自我形象紊乱　与腹部结肠造口的建立、排便方式改变有关。

【护理目标】

1. 患者对疾病的焦虑或恐惧减轻。
2. 患者疼痛减轻，恢复正常睡眠型态。
3. 患者获得足够的营养，体重维持在一定基础水平。
4. 患者了解疾病的相关知识。
5. 患者能正视造口，适应新的排便方式。

【治疗原则】

手术切除仍然是目前的主要治疗方法，并可辅以化疗、免疫治疗、中药以及其他支持治疗。

手术方式的选择应综合考虑癌肿的部位、大小、活动度、细胞分化程度等因素。

结肠癌根治术包括右半结肠切除术、横结肠切除术、左半结肠切除术及乙状结肠切除术。直肠癌根治术包括：① 局部切除术：适用于早期瘤体小、局限于黏膜或黏膜下层、分化程度高的直肠癌。② 腹会阴联合直肠癌根治术(Miles手术)：主要适用于腹膜返折以下的直肠癌，切除乙状结肠、全部直肠、肛管及肛门周围5 cm直径的皮肤及全部肛门括约肌，于左下腹行永久性结肠造口。③ 经腹腔直肠癌切除术(直肠前切除术，Dixon手术)：适用于癌肿距齿状线5 cm以上者。经腹切除乙状结肠和直肠大部分，做乙状结肠和直肠吻合，保留正常肛门。④ 经腹直肠癌切除、近端造口、远端封闭术(Hartmann手术)：适用于全身情况差、无法耐受Miles手术或因急性肠梗阻不宜行Dixon手术的患者。

姑息性手术适用于晚期癌肿，有远处转移，肿瘤局部浸润广泛，或与周围组织、脏器固定不能切除的晚期病例，包括短路手术或结肠造瘘术等，以缓解症状、延长患者生存时间。

非手术治疗包括：① 化疗：常用的给药途径包括区域动脉灌注、门静脉给药、腹腔内温热灌注化疗、腹腔置管灌注、肠腔内给药、静脉给药等。常用的化疗方案为 5-Fu 加左旋咪唑或四氢叶酸。② 放疗：术前放疗可缩小癌肿体积、降低癌细胞活力及淋巴结转移，提高手术切除率及生存率；术后放疗多用于晚期癌肿、手术无法根治或局部复发者，以降低局部复发率。③ 局部治疗：对于不能手术切除且发生肠管缩窄的大肠癌患者，可局部放置金属支架扩张肠腔；对直肠癌患者亦可用电灼、液氮冷冻和激光烧灼等治疗，以改善症状。④ 其他治疗：中医药治疗、基因治疗、导向治疗、免疫治疗等。

【护理措施】

(一) 术前护理

1. 心理护理 癌肿的诊断、检查时的难堪、手术和诊治的经济负担都可能使患者产生较严重的不良心理反应。若需做结肠造口时，患者承受的打击将更大，会感到自我形象受损及对生活、工作失去信心，有些患者甚至拒绝手术。要随时掌握患者的情绪变化，关心患者，尤其是需做结肠造口的患者。可通过图片、模型、实物向患者解释造口的部位、功能以及护理知识，解释治疗的必要性及意义，以取得患者的理解和合作。同时注意社会、家庭的相互配合，从多方面给患者关怀和心理支持。

2. 肠道准备 术前充分的肠道准备，可减少术中污染，防止术后腹胀和切口感染，有利于吻合口愈合。

(1) 传统肠道准备法：① 术前 3 日进少渣半流质饮食，术前 2 日起进流质饮食。② 术前 3 日，番泻叶 6 g 泡茶饮用，每日上午 1 次，手术前 2 日晚用 1%～2% 肥皂水灌肠 1 次，手术前 1 日晚清洁灌肠。③ 口服肠道不吸收的抗生素，抑制肠道细菌，术前 3 日口服新霉素 1 g，每日 4 次，或甲硝唑 0.4 g，每日 4 次，预防术后感染。④ 因控制饮食及服用肠道杀菌剂，使维生素 K 的合成及吸收减少，需补充维生素 K。

(2) 全肠道灌洗法：于术前 12～14 h 开始服用大量等渗电解质溶液，总量达 6 000 ml 左右，产生容量性腹泻，达到清洁肠道的目的。或经鼻胃管灌注 37℃左右等渗平衡电解质液(由氯化钠、碳酸氢钠、氯化钾配制而成)，灌洗过程需 3～4 h，总灌洗量不少于 6 000 ml，最后 1 000 ml 灌洗液中也可加入甲硝唑等抗菌药物。此法对年老体弱，心、肾等重要脏器功能障碍和肠梗阻者不宜选用。

(3) 甘露醇口服肠道准备法：术前 1 日午餐后 0.5～2 h 内口服 5%～10% 的甘露醇 1 500 ml 左右。甘露醇为高渗性，口服后可吸收肠壁水分，可促进肠蠕动，起到有效腹泻、清洁肠道的效果。此法不改变术前患者饮食和口服肠道抗生素的准备；但因甘露醇在肠道中可被细菌酵解，产生易爆气体，手术中使用电刀时应予注意；肠梗阻患者、年老体弱及心肾功能不全患者禁用。

(4) 有肠道梗阻症状者：肠道准备时间适当延长；直肠癌肠腔有狭窄时，应选择粗细适宜的肛管，在直肠指诊引导下(或直肠镜直视下)，轻轻通过狭窄口至狭窄病变以上肠腔作灌肠。高位直肠癌禁用高压灌肠，以防癌细胞扩散。

(5) 肛门坐浴和阴道冲洗：直肠癌患者术前 2 日每晚用 1∶5 000 高锰酸钾溶液作肛门坐浴；女患者若肿瘤已侵犯阴道后壁，术前 3 日每晚需冲洗阴道。

3. 术日晨安置胃管和尿管　有梗阻症状的患者应及早放置胃管，减轻腹胀；留置导尿管可预防手术时损伤及因直肠切除后膀胱后倾或骶神经损伤所致的尿潴留。直肠癌根治术后需较长时间保留尿管，为防滑出，应放置气囊导尿管。

4. 重要脏器功能检查　全面检查心、肺、肝、肾等，若伴有高血压、冠心病、糖尿病等疾病者，应及时有效的控制病情后手术。

5. 加强营养　大肠癌患者由于长期食欲下降、腹泻及癌肿消耗，可导致营养不良、低蛋白血症。术前给予高蛋白、高热量、丰富维生素、易于消化的饮食。必要时输液、输血或输白蛋白，以纠正贫血和低蛋白血症，增强患者对手术的耐受性。

(二) 术后护理

1. 严密观察病情　术后应每半小时测量血压、脉搏、呼吸 1 次，4～6 次以后改为每小时一次；病情平稳后延长间隔时间。注意观察有无内出血和吻合口瘘的迹象，如发现异常时应及时报告医生并协助处理。

2. 饮食护理　禁食、胃肠减压期间由静脉补充水和电解质，准确记录 24 h 出入水量，防止水和电解质失衡。术后 2～3 日肛门排气或结肠造口开放后即可停止胃肠减压，拔除胃管，进流质饮食。若无不良反应，逐步改为半流质饮食。术后 1 周可进少渣饮食，2 周左右可进普食，应给予高热量、高蛋白、丰富维生素、低渣的食物。为防止腹泻，要注意饮食卫生，并少吃纤维素类食品或生冷、油腻的食物。

3. 会阴部切口护理　① 保持会阴部切口敷料的清洁干燥，如被污染或被血液浸湿，应及时更换。术后 4～7 天开始给予 1∶5 000 的高锰酸钾温溶液坐浴，每天 2 次，以促进局部伤口愈合。② 保持骶前引流管通畅，防止引流管堵塞、弯曲、折叠，及时清洁引流管周围皮肤，观察并记录引流液的量和性质，术后 1 周左右可逐渐拔除骶前引流管，拔管后要填塞纱条，防止伤口封闭，形成死腔。若发生感染，则开放伤口，清创换药，应用抗生素等。

4. 引流管的护理　① 留置导尿管护理，直肠癌手术后常有排尿功能的障碍，留置导尿管 1～2 周，应保持其通畅，防止扭曲、受压；观察尿液情况，详细记录；每日进行尿道口护理 2 次；每日用 1∶5 000 呋喃西林液冲洗膀胱 1～2 次，每周更换导尿管；数天后关闭导尿管，每隔 4～6 h 或有尿意时开放尿管一次，训练膀胱收缩排尿功能；防止排尿功能障碍。② 腹腔引流管的护理，保持骶前引流管通畅，避免受压、扭曲、堵塞，防止渗血、渗液潴留于残腔；Dixon 术式用负压引流，观察记录引流液的色、质、量。

5. 排便护理　大肠癌术后患者，可出现排便次数增多或排便失禁，应指导患者调整饮食；进行肛门括约肌的舒缩练习；便后清洁肛门，并在肛周涂氧化锌软膏以保护肛周皮肤。

6. 结肠造口的护理

(1) 观察造口情况：开放造口前用凡士林或生理盐水纱布外敷结肠造口，及时清洁造口分泌物，保护造口周围皮肤，敷料浸湿后应及时更换，避免感染。观察造口肠段的血液循环和张力情况，若发现有出血、坏死和回缩等异常，应及时报告医生并协助处理。

（2）保护腹壁切口：结肠造口一般于术后 2～3 天开放。造口开放初期，粪便稀薄，次数多；开放后取侧卧位，用塑料薄膜将腹壁切口与造口隔开，以防流出的稀薄粪便污染腹壁切口，导致感染。

（3）正确使用造口袋，保护造口周围皮肤：① 选择大小合适的造口袋，袋口对准造口贴紧，袋囊向下，并用弹性的腰带将造口袋固定于腰间，松紧应适宜。② 更换造口袋，当造口袋内充满三分之一排泄物时，应及时更换和洗净；结肠造口袋是橡胶或塑料制品，难以蒸发水分，应注意观察造口周围皮肤有无红、肿、破溃等现象；更换时先用中性皂液或氯已定溶液清洁造口周围皮肤，再涂上氧化锌软膏，可防止皮炎和皮肤糜烂。③ 除使用一次性造口袋外，患者可备多个造口袋用于更换，使用过的造口袋可用中性洗涤剂和清水洗净，或用 1∶1 000 氯已定溶液浸泡 30 min，擦干、晾干备用。

（4）饮食指导：① 注意饮食卫生，避免食物不清洁引起腹泻；② 避免进食胀气性或有刺激性气味的食物；③ 应摄入富含纤维素的食物。

（5）结肠造口灌洗：目的是清除肠道内积气、黏液和粪便，养成定时排便习惯。灌洗方法：先连接好灌洗装置，在集水袋内装入 37～40℃温水 500～1 000 ml，经管道缓慢匀速灌入造口内，灌入速度为 50～100 ml/min。灌洗液在肠腔内尽可能保留 10～20 min，再开放引流袋，排空肠内容物。每天 1 次或两天 1 次，每次灌洗时间应较固定。因定时结肠灌洗可以训练有规律的肠道蠕动，使两次之间无粪便排出，以期达到人为控制排便并逐渐养成习惯性排便的行为。

7. 术后并发症护理

（1）吻合口瘘：Dixon 手术造成局部血供差、肠道准备不充分、低蛋白血症等都可导致吻合口瘘，术后 7～10 天内不可灌肠，以免影响吻合口的愈合。增加营养，以高蛋白、高热量、富含维生素的少渣食物为主，避免发生便秘。观察有无腹痛、局部压痛和肌紧张等吻合口瘘的症状和体征，一旦发生应及时禁食、胃肠减压，应用抗生素，肠外营养支持，腹腔灌洗等。

（2）造口狭窄：术后因瘢痕挛缩，易引起造口狭窄，应观察患者有无恶心、呕吐、腹痛、腹胀、停止排气排便等肠梗阻症状。为预防造口狭窄，在造口愈合拆线后，可每日定时用示指、中指扩张造口 1 次。若进食后 3～4 天未排便，可将导尿管插入造口不超过 10 cm 灌肠，常用液状石蜡或肥皂水，注意压力不能过大，以防肠道穿孔。

（3）造口坏死：观察造口肠黏膜颜色有无红、肿、热、痛或变暗、变紫等异常情况，及时发现并处理。

（4）切口感染：术后应用抗生素；保持切口周围清洁、干燥，及时换药；对会阴部切口，可于术后 4～7 天用 1∶5 000 高锰酸钾温水坐浴，每日 2 次；密切观察体温变化及局部切口有无红、肿、热、痛，发现感染，早期开放伤口，彻底清创。

（5）尿潴留：直肠癌根治术易损伤骶部神经或造成膀胱后倾，可致尿潴留，每日冲洗膀胱 1～2 次，并清洗会阴部。术后 5～7 天起开始夹闭导尿管，每 3～4 h 开放 1

次，训练膀胱收缩功能，观察患者尿意和排尿量是否正常，一般术后1～2周可拔除尿管。拔管后若有排尿困难，给予下腹部热敷、诱导排尿、按摩等处理。

(三) 健康教育

问题探究：如何指导患者进行结肠造口袋的使用？

1. 积极预防和治疗结直肠癌的癌前病变，如结直肠息肉、腺瘤、溃疡性结肠炎、结肠克罗恩病等；避免高脂肪、低纤维饮食；预防和治疗血吸虫病。应逐步养成定时排便的习惯。如有几天没有大便，可服用导泻药或到医院进行结肠造口灌肠。为防止腹泻，要注意饮食卫生，并少吃纤维素类食品或生冷、油腻的食物。

2. 指导患者做好结肠造口的护理，参加适量活动，保持心情舒畅。参与正常人的生活和社交。建议患者出院后加入造口患者协会，学习交流彼此的经验和体会，学习新的控制排便方式，获得自信心。

3. 帮助患者正视并参与造口的护理。由于结肠造口没有括约肌，不能自行控制，患者常常产生思想负担，因此要多解释和鼓励，并帮助和指导患者做好结肠造口的护理，出院后可每1～2周扩张造口一次，持续2～3个月。若发现造口狭窄、排便困难应及时到医院检查、处理。3个月内避免腹内压增高的活动。

4. 定期随访，一般3～6个月复查一次。化疗的患者，应每周检查白细胞和血小板计数一次。

【护理评价】

1. 患者对疾病的焦虑或恐惧是否减轻。
2. 患者疼痛是否减轻，能否恢复正常睡眠型态。
3. 患者是否获得足够的营养，体重能否维持在一定基础水平。
4. 患者是否了解疾病的相关知识。
5. 患者能否正视造口，适应新的排便方式。

第九节　直肠肛管疾病患者的护理

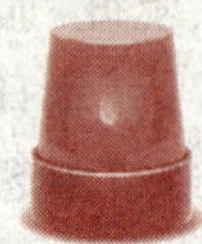

学习内容

1. 直肠肛管患者的护理评估、护理问题。
2. 直肠肛管患者的护理措施。
3. 直肠肛管患者术后常见并发症的防治及健康指导。

典型案例

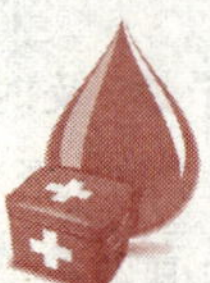

患者，男性，40岁。主因便中带血7年，加重5天入院。患者于7年前开始出现大便带血，鲜红色，量少，覆盖于粪便表面，曾于当地医院就诊，考虑“内痔”并做治疗，具体不详。近1年来，患者自觉排便后肛门口有肿物脱出，有时能自行回纳，但有时需用手回纳，并伴不适、肛周皮肤瘙痒等。5年前感肛门肿物增大，无法用手回纳，且疼痛剧烈难忍。查体：T 37℃，P 84 次/min，R 20 次/min，BP 110/75 mmHg。神志清晰，焦虑不安，营养良好，体型微胖，肛门口见一 4 cm×5 cm×5 cm 大小痔团脱出，明显充血水肿，无法回纳，触感明显。初步诊断为混合痔并嵌顿，拟在骶管麻醉下行痔环状切除术。

问题导向：

1. 作为责任护士，在患者入院后你应做哪些处理？

2. 患者经初步处理后症状缓解，若拒绝进一步治疗，护理人员应给予哪些指导？

一、概述

问题探究：常见的直肠肛管疾病有哪几种？各有何特点？

（一）痔

痔(haemorrhoids)是直肠末端黏膜下或肛管皮肤下的静脉丛淤血、扩张和屈曲所形成的静脉团。该病是成人最常见的肛管疾病，可发生于任何年龄，随着年龄的增长，发病率增高，男性多于女性。

1. 病因

（1）肛垫下移学说：肛垫（又称肛管血管垫）是位于直肠末端的组织垫，由平滑肌、结缔组织及静脉（或称静脉窦）构成的复合体，位于肛管的左侧、右前、右后三个区域，起协调肛管括约肌，完善肛门闭合的作用。肛垫可由于反复便秘、局部组织变性、腹压增高等因素而滑脱、内下移位，其中的纤维间隔逐渐松弛、直至断裂；同时伴有静脉丛淤血、扩张，融合形成痔。

（2）静脉曲张学说：直肠上静脉属门静脉系统的最低位，静脉腔内无静脉瓣使血液不易回流，加上直肠上下静脉丛管壁薄，末端直肠黏膜下组织松弛，易出现血液淤积和静脉扩张。可引起直肠静脉回流受阻的原因很多，如长期坐立、便秘、妊娠、前列腺肥大、腹水及盆腔巨大肿瘤压迫等，发生直肠静脉回流受阻、淤血、扩张而形成痔。

2. 分类和临床表现　按部位分为内痔、外痔和混合痔三种（图 15-9-1）。

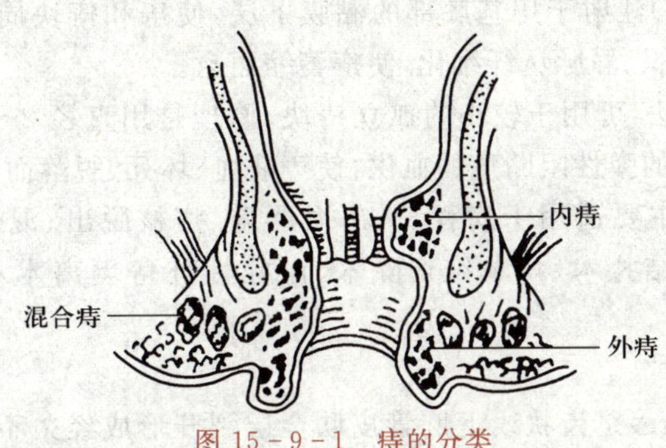

图 15-9-1　痔的分类

(1) 内痔:位于齿状线以上。由直肠上静脉丛迂曲扩张所形成的静脉团,表面为直肠黏膜所覆盖。

1) 便血:便时无痛性间歇性出血是内痔的常见症状,呈鲜红色,出血量一般不多,有时较多,呈喷射状,日久可造成严重贫血。

2) 痔块脱出:内痔第Ⅱ、Ⅲ度即可脱出肛门外,由自行回复变为必须用手推回肛门内,否则容易嵌顿、坏死。

3) 疼痛:单纯内痔无疼痛。当内痔黏膜糜烂、水肿、继发感染可有疼痛,如发生嵌顿绞窄,坏死感染,可有剧痛。

4) 瘙痒:内痔伴有直肠黏膜脱出时有黏液性分泌物流出,可刺激肛门周围皮肤引起瘙痒或湿疹。

内痔需通过肛门镜检查,对有脱垂者,在蹲位或排便后可观察到痔块大小、数目及部位。

(2) 外痔:位于齿状线下方。由直肠下静脉丛迂曲扩张所形成的静脉团,表面为肛管皮肤所覆盖。表现为肛管皮肤下有一至数个椭圆形突出,常无明显的症状。如因过度用力排便,使皮下静脉丛破裂出血,形成血栓性外痔,表现为暗紫色、半球形的血凝块,形成硬结,血块吸收后遗留纤维性皮垂(结缔组织外痔)。

(3) 混合痔:是直肠上下静脉丛均扩张迂曲、互相吻合沟通形成的痔。内痔发展到Ⅲ度以上多形成混合痔,混合痔逐渐加重,呈环状脱出肛门外,脱出的痔块在肛周呈梅花状,称环状痔。

3. 治疗原则

(1) 非手术治疗

1) 一般治疗:对于初期痔和无症状静止期的痔,主要措施有:① 保持大便通畅,调节饮食结构,多饮水,多进膳食纤维,忌酒及辛辣有刺激性的食物。② 便后坐浴以改善局部血液循环。③ 肛管内注入消炎止痛的药膏或痔疮栓剂。④ 血栓性外痔可先予局部冷敷,外敷消炎止痛药物,若疼痛剧烈短期无缓解可手术。⑤ 内痔脱出者,需立即手法复位,若内痔嵌顿,用手轻轻将脱出的痔块推回肛门内,防止再脱出。

2) 注射疗法:治疗Ⅰ、Ⅱ度出血性内痔的效果较好,是将硬化剂(5%苯酚植物油或5%鱼肝油酸钠等)注射于痔基底部的黏膜下层,使痔和痔块周围产生无菌性炎症反应,导致黏膜下组织、静脉丛纤维化,使痔萎缩而愈。

3) 胶圈套扎疗法:可用于较小的孤立痔块,原理是用直径2～3 mm乳胶圈套在内痔根部,利用胶圈的弹性阻断痔的血供,使痔缺血、坏死、脱落而愈合。

(2) 手术疗法:主要适用于病程长、出血严重、痔核脱出、混合痔及外痔血栓形成。手术方法有痔结扎术、痔单纯切除术、血栓性外痔剥离术和吻合器上黏膜环切术。

(二) 肛裂

肛裂(anal fissure)是齿状线下肛管皮肤全层裂开形成经久不愈的溃疡。多见于青中年人,绝大多数肛裂位于肛管的后正中线上,少数发生于前正中线处。

1. 病因 常因干硬粪便通过肛管，引起肛管皮肤撕裂继发感染而形成，是大多数肛裂形成的直接原因。肛裂常为一单发纵向、椭圆形溃疡或感染的裂口。因反复损伤与感染，基底不整齐，色灰白，边缘皮肤较硬，裂口上端的肛瓣和肛乳头水肿，形成肥大乳头；常在溃疡远端可见结缔组织增生形成突出于肛门外的袋状皮垂，形似外痔，称“前哨痔”。肛裂、前哨痔和肛肥大乳头若同时存在，称为肛裂“三联征”。

2. 临床表现

(1) 疼痛：肛裂最为主要的症状是排便时和排便后肛门部剧烈疼痛。疼痛特点是两次高峰，排便时干硬粪便直接挤擦溃疡创面和撑开肛管撕拉裂口及排便后肛门括约肌较长时间的反射性痉挛而引起，常持续几分钟到数小时。

(2) 便秘：便秘是病因，也是症状。肛裂多由便秘引起，肛裂后患者因疼痛惧怕排便，粪便在肠道内停留过久，水分被吸收而又加重便秘，形成恶性循环。

(3) 出血：排便时擦伤或撕拉裂口时，创面可有少量出血。鲜血见于粪便表面、便纸上或便时滴出，大量出血少见。

3. 治疗原则 目前肛裂的治疗有非手术治疗与手术疗法。对初发病者，给予调节饮食，保持大便通畅；制止疼痛，解除肛门括约肌痉挛，促进局部溃疡的愈合。陈旧性肛裂需手术切除。

(1) 非手术治疗

1) 口服缓泻剂：使大便松软、润滑；增加饮水和调节饮食，纠正便秘。

2) 排便后用1∶5 000高锰酸钾温水坐浴、局部涂消炎止痛软膏，以改善局部血液循环，促进炎症吸收，缓解括约肌痉挛及其引起的疼痛，促进裂口愈合。

3) 扩肛疗法：局部麻醉后，患者侧卧位，用示指和中指缓慢、均衡地扩张肛门括约肌，使括约肌松弛，疼痛消失，溃疡愈合。

(2) 手术治疗：适用于非手术治疗无效或经久不愈的陈旧性肛裂者。

1) 肛裂切除术：即切除肛裂缘及周围不健康的组织、“前哨痔”和肥大的肛乳头，术后创口不缝合，经坐浴、更换敷料直至愈合。

2) 肛管内括约肌切断术：肛管内括约肌为环形不随意肌，其痉挛收缩是引起肛裂疼痛的主要原因。手术切断部分内括约肌，同时切除肥大的肛乳头和“前哨痔”；数周后自行愈合，该手术治愈率高，但手术不当可导致肛门失禁。

(三) 直肠肛管周围脓肿

直肠肛管周围脓肿(anorectal abscess)是指发生在直肠肛管周围软组织间隙的急性化脓性感染，并形成脓肿。按脓肿所在部位分为：肛旁皮下脓肿、坐骨肛门窝(坐骨肛管间隙)脓肿、骨盆直肠窝(骨盆直肠间隙)脓肿。多数脓肿在穿破或切开后形成肛瘘。

1. 病因和病理 直肠肛管周围脓肿多数继发于肛窦炎，少数可因肛管直肠损伤后感染引起。肛腺开口于肛窦，肛窦容易被粪便擦伤而发生感染并累及肛腺，形成肛窦肛腺肌间感染。由于直肠肛管周围间隙为疏松的脂肪结缔组织，感染极易蔓延扩散，向上、下、外扩散到直肠肛管周围间隙，形成不同部位的脓肿(图15-9-2)。

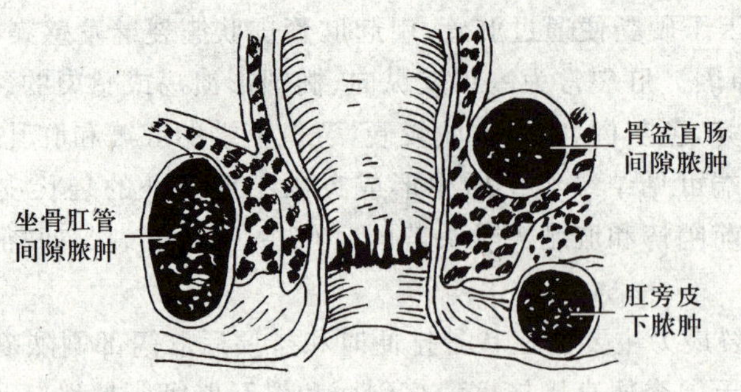

图 15-9-2 直肠肛管周围脓肿

2. 临床表现

(1) 肛旁皮下脓肿：最常见。主要表现为炎症区持续跳动性疼痛，排便时加重，患者行走不便，坐卧不安。局部红肿、触痛，脓肿形成后可有波动感，全身感染症状不明显。

(2) 坐骨肛门窝(坐骨肛管间隙)脓肿：比较常见。位于肛提肌下的坐骨肛管之间的软组织，坐骨肛管间隙较大，形成的脓肿也较大，症状较重，临床表现为局部从持续性胀痛逐渐加重为显著性跳痛，有里急后重感或有排尿困难。随之出现全身感染性症状，如乏力、食欲减退、寒战、高热等。直肠指诊，患侧有明显压痛或波动感。穿刺可抽出脓液。

(3) 骨盆直肠窝(骨盆直肠间隙)脓肿：较为少见。位于肛提肌以上盆腔腹膜反折部以下。此间隙位置较深，空间较大，因此全身性感染症状更为明显而局部症状不明显。患者可出现持续高热、头痛、恶心等，严重时有脓毒症表现。局部表现为直肠坠胀感，便意不尽，常伴排尿困难。直肠指检可扪及局部肿胀、压痛，可有波动感。局部穿刺抽得脓液即明确诊断。

3. 治疗原则　早期应用抗生素控制感染、局部热敷、理疗或坐浴；口服缓泻剂以减轻患者排便时的疼痛。脓肿形成后，应及早切开排脓。

(四) 肛瘘

肛瘘(anal fistula)是指肛管或直肠远端与皮肤间形成的感染性瘘。由内口、瘘管、外口三部分组成，是常见的直肠肛管疾病之一，多见于青壮年男性。

1. 病因　大部分肛瘘由直肠肛管周围脓肿引起，因此内口多在齿状线上肛窦处，外口位于肛周皮肤，原发灶为内口，脓腔逐渐缩小，脓腔周围的肉芽组织和纤维组织增生形成瘘管；粪便经常由原发感染病灶进入，由于肛瘘管道迂曲、引流不畅，而外口皮肤生长较快，常致假性愈合并形成脓肿。脓肿亦可从另处皮肤穿出形成新口，反复发作造成多个瘘口。

2. 分类　按瘘管位置高低分类(图 15-9-3)。

(1) 低位肛瘘：瘘管位于外括约肌深部以下，可分为低位单纯性肛瘘(只有一个瘘管)和低位复杂性肛瘘(有多个瘘管和瘘口)。

(2) 高位肛瘘：瘘管位于外括约肌深部以上，包括高位单纯性肛瘘(只有一个瘘

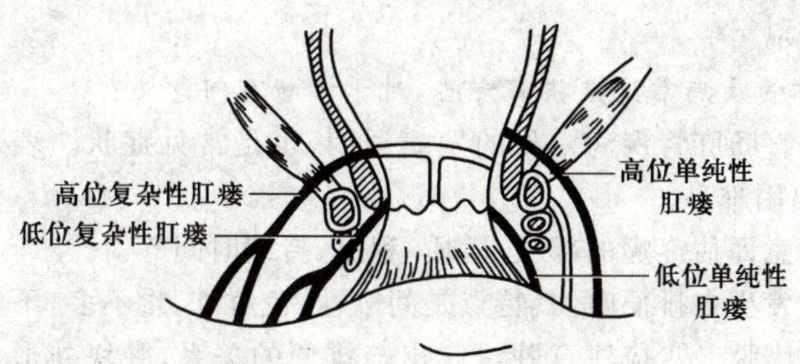

图 15-9-3 各种类型的肛瘘

管)和高位复杂性肛瘘(有多个瘘管和瘘口)。

3. 临床表现

(1) 症状:瘘外口流出少量脓性、血性、黏液性分泌物为主要症状。由于分泌物刺激,使肛门周围部潮湿、瘙痒,严重时出现湿疹。较大的高位肛瘘常有粪便或气体从外口排出。当外口堵塞或假性愈合时,瘘管内脓液不能排出,再次形成脓肿,引起局部疼痛和肿胀,随脓肿破溃,脓液外流,症状缓解。反复形成脓肿是肛瘘的特点。

(2) 体征:局部检查肛周皮肤有突起或稍凹陷,有单个或多个外口,压之有少量脓液或脓血性分泌物排出。直肠指检时在内口处有轻度压痛,自外口向肛门方向可触及条索样瘘管。肛门镜检查有时可发现内口,为判断内口位置,可自外口注入亚甲蓝溶液,观察填入肛管及直肠下端的白色纱布条的染色部位。碘油瘘管造影检查可明确瘘管走向。

4. 治疗原则　肛瘘很难自愈,必须手术治疗。手术时应避免损伤肛门括约肌,防止肛门失禁,同时避免瘘的复发。

(1) 肛瘘切开术:是将瘘管全部切开开放,靠肉芽组织生长使伤口愈合的方法。适用于低位肛瘘。

(2) 挂线疗法:是利用探针引导橡皮筋穿过瘘管,然后将橡皮筋拉紧打结,利用橡皮筋的弹性作用,使结扎处组织发生压迫性坏死。适用于有内外口低位或高位单纯性肛瘘。此法可防止术后肛门失禁,因为切开瘘管后的炎症反应使切断的肌肉与周围组织粘连,肌肉不至于收缩过多而逐渐愈合。

(3) 肛瘘切除术:切开瘘管并将瘘管壁全部切除至健康组织,创面不予以缝合,填入油纱布,使其逐渐愈合。适用于低位单纯性肛瘘。

二、直肠肛管疾病的护理

【护理评估】

(一) 健康史

问题探究:引起直肠肛管疾病的原因有哪些?

询问患者的职业、饮食习惯,便于找出影响直肠肛管疾病发生和发展的因素。还应了解有无慢性咳嗽、习惯性便秘等导致腹内压增高的因素存在。

(二) 身体状况

问题探究：直肠肛管疾病常见症状有哪些，对于诊断有何意义？

1. 便秘　是直肠肛管疾病常见的发病诱因，也是常见症状。表现为排便时间延长，粪便硬结排出困难。

2. 疼痛　注意评估疼痛的部位、性质、程度、持续时间等。

3. 便血　常发生在排便时，其特点是间歇性，色鲜红，量不多，不与粪便相混。

4. 肛门部肿块脱出　应注意肿块脱出与排便的关系，肿块外形、质地、颜色及伴随症状。

(三) 心理、社会状况

评估患者及家属心理状态和承受能力。评估患者及家属对本病及其治疗方法、预后的认知程度。

【护理问题】

1. 疼痛　与血栓形成、痔块嵌顿等有关。
2. 便秘　与不良饮食、排便习惯等有关。
3. 知识缺乏　缺乏有关直肠肛管疾病方面的知识。
4. 潜在并发症：尿潴留、贫血、肛门狭窄等。

【护理目标】

1. 患者疼痛减轻。
2. 患者能改善饮食习惯，便秘减轻。
3. 患者能复述直肠肛管疾病预防的相关知识，且能正确进行自我保健。
4. 患者的并发症未发生或得到及时处理。

【护理措施】

(一) 术前护理

1. 饮食　鼓励患者多饮水，多吃新鲜蔬菜、水果及富含纤维素的食物，少吃辛辣食物，避免饮酒。

2. 保持大便通畅　养成每日定时排便的习惯。习惯性便秘者可增加粗纤维食物、每日服用适量蜂蜜；也可服用缓泻剂，如蓖麻油、液状石蜡等。

3. 肛门坐浴　坐浴是清洁肛门、改善局部血液循环、促进炎症吸收的有效方法，并有缓解括约肌痉挛、减轻疼痛的作用。可用 1∶5 000 高锰酸钾溶液坐浴，温度为 43～46℃，每日 2～3 次，包括便后坐浴，每次 20～30 min。坐浴盆应大而深，能盛放3 000 ml 溶液。

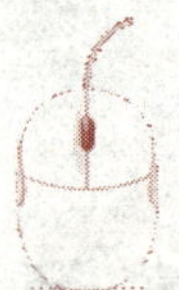

护理专业教学资源库/资源中心/资源类型/虚拟互动/肛门坐浴

4. 肠道准备　术前 3 日进少渣饮食，并口服缓泻剂或肠道杀菌剂，以预防感染。

术前 1 日进全流质饮食,必要时手术前晚或手术日晨进行清洁灌肠。

5. 皮肤准备　保持肛门皮肤清洁,每晚坐浴,女性已婚患者术前冲洗阴道。

(二) 术后护理

1. 病情观察　术后由于创面容易渗血或因结扎线脱落造成出血,需定时观察血压、脉搏、呼吸及伤口渗血情况,警惕内出血的发生。随后,应注意有无肛门失禁、切口感染等其他并发症。

2. 疼痛护理　常因肛管括约肌痉挛或肛管内填塞敷料过紧而引起剧烈疼痛,术后 1～2 天可适当给予止痛剂,必要时放填塞物,并注意防止伤口受压,伤口水肿时可温水坐浴。

3. 尿潴留处理　肛管手术后,局部因手术、麻醉刺激、切口疼痛、肛管内填塞敷料或不习惯床上排便可造成尿潴留。术后止痛,多饮水,解除恐惧情绪或诱导排尿等处理,一般能自行排尿,也可针刺治疗,必要时导尿。

4. 饮食与排便　术后 2～3 日内进流质或少渣半流质饮食,以后逐步改为普食。一般术后不必限制排便,应保持大便通畅,若有便秘,可口服液体石蜡或其他缓泻剂,但禁忌灌肠。

5. 伤口的护理　术后取仰卧位或侧卧位。臀部垫气圈,以防止伤口受压。肛门部手术后,多数伤口敞开不缝合,每日均需换药。排便后用 1∶5 000 高锰酸钾溶液坐浴,然后换药。换药时注意引流通畅,使肉芽组织从基底向上生长,促进伤口愈合。

6. 并发症的观察与处理

(1) 肛门狭窄:注意患者有无排便困难、大便变细或大便失禁。为防止肛门狭窄,术后 5～10 日内可用示指扩肛,每日 1 次。并鼓励患者有便意时即排便。肛门括约肌松弛者,手术 3 日后可做肛门收缩运动。

(2) 感染:当伤口发生红、肿、热、痛时,说明伤口感染,应及时处理,缝合的伤口可做间断拆线,肛门部可理疗、热敷或坐浴,必要时抗菌治疗,一旦脓肿形成,尽早切开引流。

(3) 出血:术后 24 h 内出血,多数经局部止血,如纱布压迫等可止血,少数需重新缝扎止血。若出现脉搏快,血压下降者,应积极抗休克治疗。

(三) 健康教育

问题探究:如何指导患者进行直肠肛管疾病的预防?

1. 预防便秘　饮食中多选用新鲜蔬菜、水果、豆类等富含维生素和纤维素较多的食物,保证足够的水分摄入;避免辛辣刺激性食物;戒烟酒;养成定时排便习惯,避免长时间或用力排便,每次排便控制在 3～5 min 内;对于习惯性便秘者,可通过饮食调节,每天服适量蜂蜜,多吃海带、芹菜、地瓜等,多数症状可缓解。若症状不缓解,可口服适量缓泻剂或液状石蜡,必要时灌肠通便。

2. 保持肛门周围清洁　养成每天或便后清洗肛门的习惯,勤换内裤,避免在肛门周围使用肥皂或用毛巾用力擦洗。

3. 加强锻炼　经常参加各种愉快舒适的体育活动,促进胃肠消化,有助于肛肠疾病的预防和治疗。司机、孕妇、久坐工作人员应经常进行加强肛门括约肌功能的保健锻炼。

4. 定期复查　治疗后4周复查，若有发热或出血等异常情况应随时就诊。

【护理评价】

1. 患者疼痛是否减轻或消失。
2. 患者的排便是否正常。
3. 患者是否学会保持排便通畅的方法。
4. 患者有无并发症发生或并发症是否得到预防或及时处理。

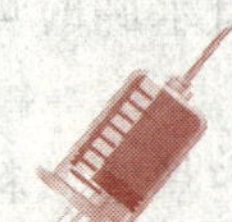

【思考题】

1. 肛门坐浴有何作用？护士对患者如何进行指导？
2. 对肛管手术后患者的伤口疼痛可采取哪些护理措施？
3. 对直肠肛管疾病患者如何进行健康教育？

（刘　萍　常金兰）

第十六章　肝胆胰疾病患者的护理

第一节　门静脉高压症外科治疗患者的护理

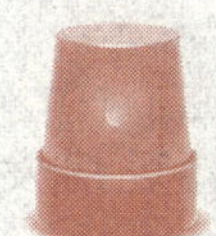

学习内容

1. 门静脉高压症患者的护理评估。
2. 门静脉高压症患者的护理措施。
3. 门静脉高压症患者常见并发症的防治及护理。

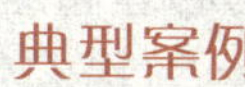

典型案例

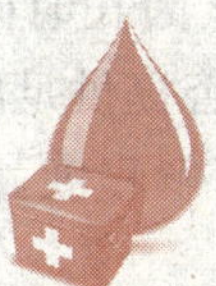

患者，男性，65岁。主因间断性右上腹胀痛8年，加重伴乏力、消瘦1月入院。既往"丙型肝炎"病史8年。查体：T 36.5℃，全身皮肤及巩膜黄染，皮肤色素沉着明显；肝于剑突下5 cm可触及，质韧；脾于左肋下10 cm可触及，质韧无压痛；腹部叩诊鼓音，移动性浊音阴性，肠鸣音正常。辅助检查：WBC 1.00×10^{9}/L，RBC 2.31×10^{12}/L，PLT 28.00×10^{9}/L；食管X线吞钡检查呈虫蚀状改变。

问题导向：

1. 如何对该患者进行护理评估？
2. 该患者存在哪些护理问题？应采取哪些护理措施？

门静脉高压症(portal hypertension)是指门静脉血流受阻、血流淤滞、门静脉系统压力增高，继而引起脾大及脾功能亢进、食管和胃底黏膜下静脉曲张及破裂出血、腹水等一系列症状的临床病症。

门静脉高压症可以分为肝前型、肝内型和肝后型三大类。肝内型门静脉高压症在我国最常见，又分为窦前型、窦型和窦后型。

【护理评估】

（一）健康史

问题探究：什么原因会导致门静脉高压症的发生？

了解患者家族中有无本病的发病史，有无慢性肝炎、血吸虫病病史，有无大量饮酒史；有无黄疸、腹水、黑便、肝性脑病史；是否容易发生感染，是否常有黏膜及皮下出血，有无贫血;近期有无外伤、手术、精神应激、肾上腺皮质激素治疗、抗凝剂治疗等情况;有无用药史或过敏史等。

(二)身体状况

问题探究:门静脉高压症的临床表现有哪些?

1. 脾大及脾功能亢进　脾肿大程度不一,多合并有脾功能亢进,白细胞和血小板可有明显下降,红细胞也有不同程度的减少,可出现牙龈出血、鼻出血、妇女月经过多等出血倾向。

2. 呕血和黑便　食管胃底曲张静脉破裂出血(variceal bleeding)是门静脉高压症患者常见的危及生命的并发症,临床表现为呕血和柏油样便。由于有肝功能不良,凝血功能障碍,出血不易自止,甚至引起失血性休克。

3. 腹水　腹水是门脉高压症的晚期表现,常伴腹胀、气急、食欲减退。

4. 体征　患者可有腹壁静脉曲张、黄疸、面色晦暗、肝掌、蜘蛛痣、男性乳房发育等。

(三)心理、社会状况

患者面对突然大量出血是否感到紧张、恐惧;患者有无因长时间、反复发病,工作和生活受到影响而感到焦虑不安和悲观失望;家庭成员能否提供足够的心理和经济支持;患者及家属对门脉高压症的治疗、预防再出血知识的了解程度。

(四)辅助检查

问题探究:诊断门静脉高压症的依据有哪些?

1. 实验室检查　血常规见红细胞、白细胞和血小板下降。血生化检查示白蛋白降低而球蛋白升高,凝血酶原时间延长,转氨酶和胆红素升高。

2. 影像学检查　X线食管钡餐在钡剂充盈时显示食管下端和胃底有虫蚀状改变,排空时有蚯蚓样或串珠状负影;B超检查有助于了解脾脏大小、有无腹水等。

3. 内镜检查　是诊断食管静脉曲张的重要手段,并且可在直视下做硬化剂及套扎治疗。

【护理问题】

1. 恐惧　与突然大量呕血、便血、病情危重有关。

2. 有体液不足的危险　与食管胃底曲张静脉破裂出血有关。

3. 体液过多:腹水　与肝功能损害致低蛋白血症、血浆胶体渗透压降低及醛固酮分泌增加有关。

4. 潜在并发症:出血、肝性脑病、感染、静脉血栓形成等。

【护理目标】

1. 患者恐惧心理得以减轻或缓解,情绪稳定。

2. 患者的体液不足得到改善。

3. 患者的腹水减少,体液平衡得以维持。

4. 患者未出现出血、感染、肝性脑病、静脉血栓等并发症,或并发症能被及时发现并处理。

【治疗原则】

为提高治疗效果，应根据患者的具体情况，采用药物、内镜、介入放射疗法和外科手术的综合性治疗措施。对于有黄疸、大量腹水、肝功能严重受损的患者应尽量采用非手术疗法，包括补充血容量、药物止血、三腔二囊管压迫止血、硬化剂注射治疗、经颈静脉肝内门体分流术等。对于没有黄疸、没有明显腹水的患者发生大出血，应争取即时或经短时间准备后即行手术。手术是控制出血和防止出现肝性脑病的最有效措施。手术方式有断流术、分流术、肝移植术。其中，断流术的代表术式贲门周围血管离断术临床应用最多。

【护理措施】

(一) 手术前护理

1. 心理护理　护士应沉着冷静地接待患者，在采取各项抢救措施的同时保持安静，避免在床边讨论病情，按医嘱给予镇静剂，稳定患者情绪，帮助患者树立战胜疾病的信心。

2. 急性出血期的护理

(1) 一般护理：① 绝对卧床休息，将患者安置到有抢救医疗设备、安静的病房；② 稳定患者情绪，减轻其紧张恐惧心理；③ 及时清除口腔内血迹和呕吐物，做好口腔护理。

(2) 恢复血容量，纠正水电解质失衡：迅速建立静脉通路，输液、输血，及时恢复血容量，密切观察患者血压、脉搏、呼吸、尿量及中心静脉压。

(3) 止血：① 遵医嘱应用止血药；② 放置三腔二囊管压迫止血。

3. 饮食护理　给予低脂、高糖、高维生素、适量蛋白质饮食；肝功能损害严重者应限制蛋白质的摄入；有腹水者限制水和钠的摄入。以无渣半流质为宜，避免油炸、干硬、粗糙、有骨刺的食物，温度也不宜过热。如患者有贫血或低蛋白血症，可输新鲜血及白蛋白；凝血功能障碍者给予维生素 K。

4. 控制或减少腹水的形成　指导患者注意休息，尽量取平卧位，以增加肝、肾血流灌注；若有下肢水肿，可抬高患肢以减轻水肿；注意补充营养，纠正低蛋白血症；限制液体和钠的摄入；每日测腹围 1 次，每周测体重 1 次；按医嘱使用利尿剂，同时记录 24 h 出入液量，并观察有无低钾、低钠血症。

5. 术前准备　分流术前 2 日口服肠道杀菌剂；术前晚灌肠，禁忌碱性溶液灌肠，防止术后肝性脑病；术前一般不放置胃管。

(二) 手术后护理

1. 体位和活动　分流术者，为使血管吻合口保持通畅，1 周内不下床，取平卧位或低半卧位(<15°)，1 周后可逐步下床活动；断流术和脾切除术后，患者生命体征平稳后取半卧位，可早期下床活动。

2. 病情观察　定时监测生命体征，注意观察术后出血和肝性脑病的症状和体征。脾切除术后 2 周内应每日或隔日复查血小板，若血小板明显升高，应注意观察有无静脉血栓形成。

3. 引流管的护理　腹腔引流管应妥善固定，保持引流通畅，避免扭曲或受压；严格无菌操作，定时更换引流管口处的敷料和引流袋；注意观察记录引流液的性质和量，若发现引流液为血性，量较多，应考虑内出血，立即报告医生处理。引流量逐日减少、色清淡、每日少于 10 ml 时可拔管。

4. 饮食护理　术后 24～48 h 肠蠕动恢复后可进流质，以后逐步过渡到正常饮食。分流术后患者应限制蛋白质摄入量，食物要细软、易消化，忌食粗糙和过热食物。

5. 保护肝功能　给予吸氧和保肝药物，观察肝功能有无进一步损害的表现，如黄疸加深，腹水增多和烦躁不安，要警惕肝性脑病的发生。禁用吗啡、哌替啶、巴比妥类药物及一切对肝脏有损害的药物。

（三）健康教育

1. 生活指导　告知患者要规律生活，按时作息，避免劳累和过度活动；保持心情舒畅，避免情绪波动。进食高热量、丰富维生素饮食，维持足够的能量摄入；肝功能严重受损及分流术后患者，限制蛋白质的摄入；有腹水患者限制水和钠的摄入。进食无渣软食，避免粗糙、干硬及刺激性食物，禁烟酒，避免用力排便、剧烈咳嗽，以免诱发食管胃底曲张静脉破裂出血。有出血倾向者用软毛牙刷刷牙，以防牙龈出血。

2. 用药指导与复查　指导患者遵医嘱服用保肝药物，避免使用对肝脏有损害的药物，定期检查肝功能。

【护理评价】

1. 患者的情绪是否稳定，能否积极配合各项治疗、检查和护理。
2. 患者体液能否维持平衡，生命体征是否稳定。
3. 患者腹水程度有无减轻。
4. 患者是否发生出血、肝性脑病、感染或静脉血栓形成等并发症；若发生，能否得到及时发现和处理。

【思考题】

1. 门静脉高压症的临床表现有哪些？
2. 门静脉高压症术后常见的并发症有哪些？如何护理？

第二节　原发性肝癌患者的护理

学习内容

1. 原发性肝癌患者的护理评估。
2. 原发性肝癌患者的护理措施。
3. 原发性肝癌患者常见并发症的防治及护理。

典型案例

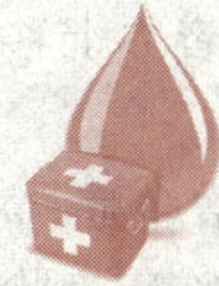

患者，男性，50岁。主因肝区隐痛、食欲减退、消瘦乏力2个月入院。既往有慢性肝炎史21年。查体：贫血貌，右肋下缘可触及肝脏、质硬，有轻度压痛。实验室检查甲胎蛋白阳性，肝肾功能基本正常；B超和CT检查发现肝右叶5 cm大小的硬块。

问题导向：

1. 如何对该患者进行护理评估？
2. 该患者存在哪些护理问题？应采取哪些护理措施？

原发性肝癌(primary liver cancer)是指发生于肝细胞和肝内胆管上皮细胞的癌，是我国常见的恶性肿瘤之一。

原发性肝癌的大体分型可分三型：结节型、巨块型和弥漫型。小肝癌是指肿块直径>2 cm，而≤5 cm。微小肝癌是指肿块直径≤2 cm。组织学分型可分为肝细胞型、胆管细胞型和混合型肝癌3种，我国绝大多数是肝细胞癌。

原发性肝癌肝内血行转移发生最早也最常见，癌栓经门静脉系统形成肝内播散，甚至阻塞门静脉主干引起门静脉高压的临床表现；肝外血行转移最多见于肺，其次为骨、脑等。淋巴转移至肝门淋巴结最多，其次为胰周、腹膜后、主动脉旁及锁骨上淋巴结。此外，向横膈及附近脏器直接蔓延和腹腔种植性转移也不少见。

【护理评估】

(一) 健康史

问题探究：什么原因会导致原发性肝癌的发生？

了解患者的年龄、性别、婚姻和职业；是否居住于肝癌高发区；有无肝炎、肝硬化病史；有无进食含黄曲霉菌的食品、有无亚硝胺类致癌物的接触史等；家族中有无肝癌或其他肿瘤患者；有无其他部位肿瘤病史或手术史；有无其他系统伴随疾病；有无用药史、过敏史等。

(二) 身体评估

问题探究：原发性肝癌的主要症状和体征有哪些？

肝癌早期缺乏特异性表现，可有上腹不适、饱胀、食欲下降、乏力等表现。

1. 肝区疼痛　为最常见和最主要症状，约半数以上患者以此为首发症状，多呈间歇性或持续性钝痛、刺痛或胀痛，左侧卧位明显，夜间或劳累时加重。位于肝右叶顶部的癌肿累及横膈时疼痛可牵涉至右肩背部。

2. 消化道和全身症状　早期常不易引起注意，主要表现为乏力、消瘦、食欲减退、腹胀等。部分患者可伴有恶心、呕吐、发热、腹泻等症状。晚期则出现贫血、黄疸、腹水、下肢水肿、皮下出血及恶病质等。

3. 肝大　为中、晚期肝癌的主要临床体征。肝呈进行性肿大、质地较硬、表面高低不平、有明显结节或肿块。癌肿位于肝右叶顶部者，肝浊音界上移，有时膈肌固定或活动受限，甚至出现胸腔积液。

4. 其他　可有癌旁综合征的表现，如低血糖、红细胞增多症、高胆固醇血症及高钙血症；如发生肺、骨、脑等肝外转移，还可呈现相应部位的临床症状。此外，患者还可出现肝性脑病、上消化道出血、癌肿破裂出血及继发性感染等并发症。

(三) 心理、社会状况

评估患者对拟采取的手术方式、疾病预后及手术前、后康复知识的了解和掌握程度；患者对手术过程、手术可能导致的并发症及疾病预后所产生的恐惧、焦虑程度和心理承受能力；家属对本病及其治疗方法、预后的认知程度及心理承受能力；家庭对患者手术、化疗、放疗等的经济承受能力。

(四) 辅助检查

问题探究：诊断原发性肝癌的依据有哪些？

1. 实验室检查

(1) 甲胎蛋白(alpha-fetoprotein，AFP)测定：对诊断肝细胞癌有相对专一性，是目前原发性肝癌普查、诊断及治疗后随诊最常用的重要方法。

(2) 血清酶学：常用的有血清碱性磷酸酶(ALK)、γ谷氨酰转肽酶(γ-GT)、5′-核苷酸磷酸二酯酶同工酶(AAT)等，各种酶的联合检测可提高诊断价值。

2. 影像学检查　包括B型超声检查、CT和MRI检查、选择性腹腔动脉或肝动脉造影检查。其中，B超是目前检查肝癌最常用的定位检查方法。

3. 肝穿刺活组织检查　多在B超引导下行细针穿刺活检，具有确诊的意义，但有出血、肿瘤破裂和肿瘤沿针道转移的危险。

【护理问题】

1. 预感性悲哀　与担忧疾病预后及生存期限有关。

2. 疼痛　与肿瘤迅速生长导致肝包膜张力增加或手术、放疗、化疗后的不适有关。

3. 营养失调：低于机体需要量　与厌食、化学药物治疗的胃肠道不良反应及肿瘤消耗有关。

4. 潜在并发症：出血、肝性脑病、膈下积液或脓肿等。

【护理目标】

1. 患者愿意表达出悲哀，能正确面对疾病、手术和预后，并参与对治疗和护理的决策。

2. 患者疼痛减轻或缓解。

3. 患者能主动进食富含蛋白、能量、维生素等营养均衡的食物或接受营养支持治疗。

4. 患者未出现出血、肝性脑病、膈下积液、脓肿等并发症，或并发症能被及时发现并处理。

【护理措施】

早期诊断，早期治疗，根据不同病情进行综合治疗，是提高疗效的关键。而早期施行手术切除仍是目前首选的、最有效的治疗方法，手术方法有肝切除术、肝移植术。有明显黄疸、腹水、下肢水肿、远处转移及全身衰竭等晚期症状者不可进行手术，可采用局部治疗，如在B超引导下经皮穿刺肿瘤行射频、微波或注射无水酒精治疗，以及体外高能超声聚焦疗法等。原则上肝癌不做全身化疗，探查发现癌肿不能切除者，可采用肝动脉和（或）门静脉置泵作区域化疗或栓塞化疗。其他的非手术疗法还有放射治疗、免疫治疗、中医中药治疗及基因治疗等。

（一）手术前护理

1. 心理护理　为患者提供舒适的环境，尊重患者，表示同情和理解。适当介绍有关治疗方法和意义，以取得患者的配合。介绍成功病例，鼓励患者间进行积极的讨论和交流，使患者在群体抗癌中得到心理支持和安慰，促进患者树立战胜疾病的信心。

2. 改善肝功能及全身营养状况　术前注意休息，常规使用葡醛内酯、肌苷等保肝药。给予低脂、高糖、高维生素饮食，适当限制蛋白质的摄入。术前3天可以输入新鲜血或静脉滴注维生素K，预防术中、术后出血。避免使用巴比妥类、红霉素类等对肝有损害的药物。

3. 病情观察　加强腹部体征的观察，若患者突然主诉腹痛，伴腹膜刺激征，应高度怀疑肿瘤破裂出血，及时通知医生，积极配合抢救。

4. 肠道准备　术前3天开始口服新霉素或卡那霉素，手术前晚清洁灌肠，以抑制肠道细菌，减少氨的来源和消除术后可能发生肝性脑病的部分因素。

（二）手术后护理

1. 体位及活动　病情稳定后宜取半卧位。肝手术后一般卧床休息1周，避免剧烈咳嗽和过早活动，以防止肝断面出血。

2. 病情观察　肝手术后易发生多种并发症，如出血、肝性脑病、膈下积液及脓肿等，死亡率甚高，故应严密观察。术后48 h内应有专人护理，动态观察患者生命体征的变化，有无切口渗血及加强对引流液的观察。一般情况下，手术后当日可从肝旁引流管引流出血性液体100～300 ml，若血性液体增多，应警惕腹腔内出血。注意观察患者有无肝性脑病的早期症状，若出现性格行为变化，如欣快感、表情淡漠或扑翼样震颤等前驱症状时，应及时通知医生。膈下积液及脓肿多发生在术后1周左右，若患者术后体温在正常后再度升高，或术后体温持续不降，同时伴有上腹部或右季肋部胀痛、呃逆、脉快、白细胞增多、中性粒细胞达90%以上等表现时，应疑有膈下积液或膈下脓肿。

3. 疼痛护理　对肝叶和肝局部切除术后疼痛剧烈者，应给予积极有效的镇痛，如镇痛药、镇痛泵。术后48 h，若病情允许，可取半卧位，以降低切口张力。

4. 引流管护理　保持各种引流管通畅，妥善固定，严格无菌操作，每日更换引流瓶（袋）。观察并记录引流液的色、质、量及变化情况。

5. 饮食护理　术后禁食、胃肠减压，同时维持水、电解质及酸碱平衡，待肠蠕动恢复后逐步给予流质、半流质，直至正常饮食。

（三）介入治疗的护理

1. 常规准备　向患者解释介入治疗的目的、方法及治疗的重要性和优点，帮助患者消除紧张、恐惧的心理。向患者解释肝动脉插管化疗的目的及注意事项。注意出凝血时间、血常规、肝肾功能、心电图等检查结果，判断有无禁忌证。穿刺处皮肤准备，术前禁食 4 h，备好一切所需物品及药品，检查导管的质量，防止术中出现断裂、脱落或漏液等。

2. 导管护理　妥善固定和维护导管；严格遵守无菌操作原则，每次注药前消毒导管，注药后用无菌纱布包扎，防止细菌沿导管发生逆行性感染；为防止导管堵塞，注药后用肝素稀释液 2～3 ml(25 U/ml)冲洗导管。

3. 穿刺部位的护理　术后嘱患者平卧位，穿刺处沙袋加压 1 h，穿刺侧肢体制动 6 h，注意观察穿刺侧肢体皮肤的颜色、温度及足背动脉搏动，注意穿刺点有无出血征象。

4. 栓塞后综合征的护理　肝动脉栓塞化疗后多数患者可出现发热、肝区疼痛、恶心、呕吐、心悸、白细胞下降等，称为栓塞后综合征。发热是由于被栓塞的肿瘤细胞坏死吸收引起，一般为低热，若体温高于 38.5℃，可给予物理、药物降温；肝区疼痛多因栓塞部位缺血坏死、肝体积增大、包膜紧张所致，必要时可适当给予止痛剂；恶心、呕吐为化疗药物的反应，可给予甲氧氯普胺、氯丙嗪等；当白细胞计数$<4\times10^9/L$时，应暂停化疗，并应用升白细胞药物；介入治疗后嘱患者大量饮水，减轻化疗药物对肾的毒副作用，观察排尿情况。

（四）健康教育

1. 注意防治肝炎，不吃霉变食物。有肝炎、肝硬化病史者以及肝癌高发区人群应定期体格检查，做 AFP 测定、B 超检查，以期早期发现，及时诊断。
2. 注意营养，多吃含蛋白质和维生素丰富的食物和新鲜蔬菜、水果。食物以清淡、易消化为宜。
3. 保持大便通畅，防止便秘，可适当应用缓泻剂，预防血氨升高。
4. 嘱患者及家属注意有无水肿、体重减轻、出血倾向、黄疸和疲倦等症状，发现异常及时就诊。定期随访，每 2～3 个月复查 AFP、胸片和 B 超检查。

【护理评价】

1. 患者能否正确面对疾病、手术和预后。
2. 患者疼痛是否减轻或缓解。
3. 患者营养状况是否改善，体重是否稳定或有所增加。
4. 患者有无并发症发生或并发症能否被及时发现并处理。

【思考题】

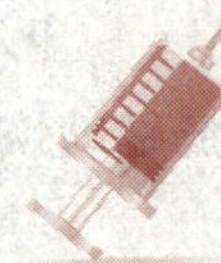

1. 原发性肝癌的主要症状和体征有哪些？
2. 如何护理原发性肝癌术后患者？

第三节　肝脓肿患者的护理

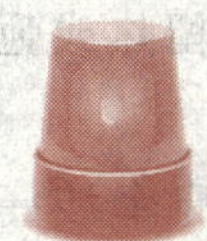

学习内容

1. 肝脓肿患者的护理评估。
2. 肝脓肿患者的护理措施。
3. 细菌性肝脓肿和阿米巴性肝脓肿的鉴别。

典型案例

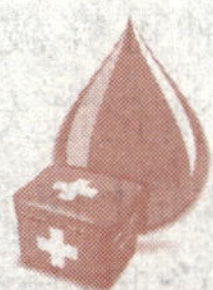

患者，男性，49岁。主因高热、右上腹痛1周入院。查体：T 39.1℃，急性病容，可疑黄疸，右上腹压痛伴轻度肌紧张，肝大。辅助检查：白细胞数 18×10^9/L，中性粒细胞0.95；B超检查和放射性核素扫描发现肝有占位病变。

问题导向：

1. 列出该患者可能存在的护理问题。
2. 列出该患者的护理措施。

肝受感染后形成的脓肿，称为肝脓肿（liver abscess），属于继发感染性疾病。一般根据病原菌的不同分为细菌性肝脓肿和阿米巴性肝脓肿。临床上细菌性肝脓肿较阿米巴性肝脓肿多见。

一、细菌性肝脓肿患者的护理

细菌性肝脓肿（bacterial liver abscess）系指化脓性细菌引起的肝内化脓性感染。细菌可以由下列途径进入肝：① 胆道：细菌沿着胆管上行，是引起细菌性肝脓肿的主要原因；② 肝动脉：体内任何部位的化脓性病变，细菌可经肝动脉进入肝脏；③ 门静脉：化脓性阑尾炎、细菌性痢疾、痔核感染及化脓性盆腔炎等可引起脓毒栓子脱落经门静脉系统入肝引起肝脓肿；④ 邻近器官的感染，如膈下脓肿或肾周脓肿时，细菌可经淋巴系统入侵肝脏；⑤ 肝开放性损伤时细菌直接从伤口入侵。

【护理评估】

（一）健康史

问题探究：什么原因会导致细菌性肝脓肿的发生？

了解患者有无胆囊炎、胆道蛔虫症或胆管结石等病史；有无急性上呼吸道感染、肺炎、骨髓炎、亚急性细菌性心内膜炎、痈等化脓性病变；有无化脓性阑尾炎、细菌性痢疾、痔核感染及化脓性盆腔炎等门静脉系统炎症；有无肝毗邻部位的感染，如膈下脓肿或肾周脓肿；有无肝开放性损伤。

（二）身体评估

问题探究：细菌性肝脓肿会出现哪些症状和体征，并发症是什么？

1. 症状

(1) 寒战和高热：是最常见的早期症状，体温可高达39～40℃，一般为稽留热或弛张热，伴多汗、脉率增快、乏力、食欲减退、恶心、呕吐等症状。

(2) 肝区疼痛和肝大：肝区疼痛多为持续性胀痛或钝痛，有时可伴有右肩牵涉痛或胸痛。

(3) 并发症：脓肿可自发性向腹腔穿破引起腹膜炎；右肝脓肿向上穿破可形成膈下脓肿，也可向右胸穿破，向胸内破溃时形成脓胸；左肝脓肿可穿破心包，发生心包积液，严重者导致心包填塞；少数肝脓肿可穿破血管壁引起上消化道大出血。

2. 体征　若脓肿位于肝前下缘比较表浅部位，可伴有右上腹肌紧张和局部明显触痛；巨大的肝脓肿可使右季肋部呈饱满状态，甚至局限性隆起；局部皮肤呈凹陷性水肿。严重者可出现黄疸。病程较长者，常有贫血。

（三）心理、社会状况

患者因发病急而重，加之对疾病了解不足，担心预后，常存在焦虑、恐惧；发生并发症时反应更为强烈。

（四）辅助检查

白细胞计数及中性粒细胞增多；X线检查示右膈肌抬高和活动受限；B超能显示脓肿的液平面；CT及MRI检查主要用于肝脓肿的鉴别。

【护理问题】

1. 体温过高　与肝脓肿及其产生的毒素吸收有关。
2. 营养失调：低于机体需要量　与进食减少、感染引起分解代谢增加有关。
3. 潜在并发症：腹膜炎、膈下脓肿、胸腔内感染、休克等。

【护理目标】

1. 患者体温恢复正常。
2. 患者营养状况得以改善。
3. 患者未出现腹膜炎、膈下脓肿、胸腔内感染、休克等并发症，或并发症能被及时发现并处理。

【护理措施】

细菌性肝脓肿应立即在支持疗法的基础上排出脓液，治疗方法包括全身支持疗法、抗生素治疗、经皮肝穿刺脓肿置管引流术及切开引流等。

1. 高热护理　给予物理或药物降温，观察体温的动态变化；保持患者舒适；遵医嘱输液，鼓励患者饮水，以维持体液平衡。

2. 用药护理　遵医嘱正确合理应用抗菌药物并注意观察药物不良反应。

3. 病情观察　加强对生命体征、腹部体征和相应并发症的观察，注意脓肿是否破溃引起腹膜炎、膈下脓肿、胸腔内感染等严重并发症。肝脓肿若继发脓毒血症、急性化脓性胆管炎或出现中毒性休克征象时，可危及生命，应立即抢救。

4. 营养支持　应鼓励患者多食高蛋白、高热量、富含维生素和膳食纤维的食物，保证足够的液体摄入量，必要时经静脉输注血制品或提供肠内、外营养支持。

5. 引流管护理　妥善固定引流管，保持引流通畅；置患者于半卧位，以利引流和呼吸；保持有效冲洗，观察和记录引流液的量和性状；每天更换引流瓶；当脓腔引流液少于 10 ml 时，可拔除引流管，改为凡士林纱条引流，直至脓腔闭合。

6. 其他　根据患者的情况给予适宜的止痛措施。

【护理评价】

1. 患者体温是否恢复正常。
2. 患者营养状况是否改善。
3. 患者有无发生并发症或并发症能否被及时发现并处理。

二、阿米巴性肝脓肿患者的护理

阿米巴性肝脓肿(amebic liver abscess)是肠道阿米巴病最常见的并发症。饮食不当、营养障碍、并发其他感染致机体抵抗力减弱时，易诱发本病(表 16-3-1)。

表 16-3-1　细菌性肝脓肿与阿米巴性肝脓肿的鉴别

	细菌性肝脓肿	阿米巴性肝脓肿
病史	继发于胆道感染或其他化脓性疾病	继发于阿米巴痢疾后
症状	病情急骤加重，全身脓毒症，症状明显，有寒战，高热	起病较缓慢，病程较长，可有高热，或不规则发热，盗汗
血液检查	白细胞计数及中性粒细胞可明显增加，血液细菌培养可阳性	白细胞计数可增加，若无继发细菌感染，血液细菌培养阴性，血清学阿米巴抗体检测阳性
粪便检查	无特殊表现	部分患者可找到阿米巴滋养体
脓液	多为黄白色脓液，涂片和培养可发现细菌	大多为棕褐色脓液，无臭味，镜检有时可找到阿米巴滋养体，若无混合感染，涂片和培养无细菌
诊断性治疗	抗阿米巴治疗无效	抗阿米巴治疗有好转
脓肿	较小，常为多发性	较大，多为单发，多见于肝右叶

阿米巴性肝脓肿首先应考虑非手术治疗，以抗阿米巴药物(甲硝唑、氯喹、依米丁)治疗和必要时反复穿刺吸脓以及支持疗法为主。病情较重、脓肿较大、有穿破危险者或经抗阿米巴治疗，同时行多次穿刺吸脓而脓腔未见缩小者应行经皮肝穿刺置管闭式引流或手术切开引流，必要时行肝叶切除术。

在护理方面应遵医嘱使用抗阿米巴药物，做好脓腔引流的护理；鼓励患者多食富含营养的食物，多饮水；密切观察病情变化，及时发现继发细菌感染发生。

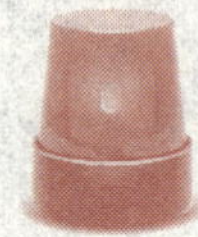

【思考题】

1. 细菌性肝脓肿的感染途径有哪些？
2. 细菌性肝脓肿的主要临床表现有哪些？

第四节 胆道疾病患者的护理

学习内容

1. 胆道疾病患者的护理评估。
2. 胆道疾病患者的护理措施。
3. 内镜在胆道疾病中的应用及其护理要点。

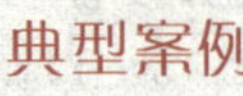

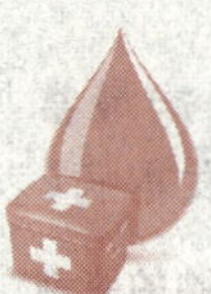

典型案例

患者，男性，41岁。主因间断腹痛5年，加重伴发热、皮肤黄染2天入院。患者于入院前5年反复出现上腹疼痛，给予对症治疗后好转（具体不详），2天前腹痛加重，并出现皮肤、巩膜黄染、畏寒、发热，急来我院，予收住院治疗。既往有胆总管结石病史5年。查体：T 39.5℃，P 125次/min，R 24次/min，BP 80/50 mmHg。神志淡漠，上腹压痛，反跳痛，肌紧张。实验室检查：WBC 25×10^9/L，中性粒细胞0.95，血清总胆红素209 μmol/L，谷丙转氨酶310 U/L。B超提示肝外胆管扩张，内有强光团伴声影。

问题导向：

1. 该患者目前存在的护理问题有哪些？
2. 应对该患者采取哪些护理措施？

一、胆道系统解剖与生理

（一）解剖概要

胆道系统分肝内和肝外两大系统，包括肝内、肝外胆管、胆囊以及Oddi括约肌等。胆道系统起于肝内毛细胆管，开口于十二指肠乳头。

1. 肝内胆管　起自肝内毛细胆管，逐级汇合成小叶间胆管、肝段、肝叶胆管和肝内左右肝管。

2. 肝外胆道　由肝外左、右肝管及肝总管、胆囊、胆囊管、胆总管组成（图16-4-1）。

（1）肝外左、右肝管和肝总管：肝内左、右胆管出肝后称为肝外左、右肝管，两者于肝门下方汇合形成肝总管。肝总管沿肝十二指肠韧带右前下行与胆囊管汇合形成胆总管。

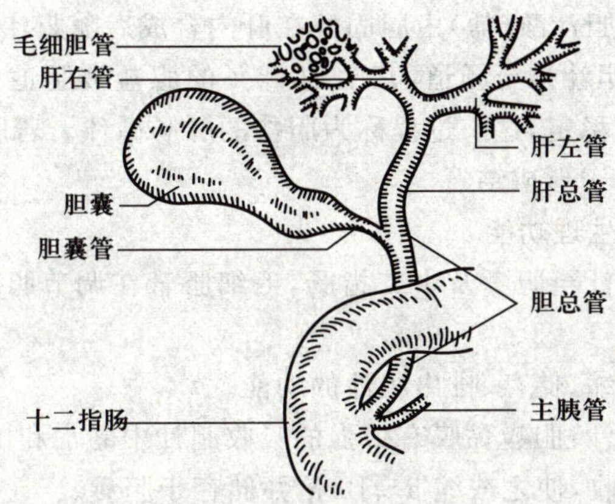

图 16-4-1 肝内、外胆道系统

(2) 胆总管：长 7.0～9.0 cm，直径 0.6～0.8 cm。80%～85%人的胆总管与主胰管在十二指肠壁内汇合形成共同通道，并膨大形成胆胰壶腹，又称乏特(Vater)壶腹，周围有 Oddi 括约肌包绕，开口于十二指肠乳头。Oddi 括约肌具有控制和调节胆汁及胰液排放，以及防止十二指肠内容物反流的作用。

(3) 胆囊和胆囊管：胆囊为一外观呈梨形的囊性器官，位于肝脏面的胆囊窝内，约 8 cm×3 cm×3 cm 大小，容积为 40～60 ml。分底、体、颈三部分。底部圆钝，为盲端；体部向前上弯曲变窄形成胆囊颈，颈上部呈囊性膨大，称为 Hartmann 袋，常是胆囊结石滞留的部位。胆囊管由胆囊颈延伸形成，成锐角与肝总管汇合。肝总管、胆囊管和肝脏下缘之间的三角区域称为胆囊三角(Calot 三角)，内有胆囊动脉、肝右动脉、副右肝管穿行，是胆道手术易误伤的部位。

(二) 生理功能

胆道系统具有分泌、贮存、浓缩和输送胆汁的功能，对胆汁排入十二指肠有重要的调节作用。

1. 胆汁的生成、分泌和代谢

(1) 胆汁的生成和成分：正常成人肝细胞、胆管每天分泌胆汁为 800～1 200 ml，其中约 3/4 由肝细胞分泌。胆汁中 97%是水，其他成分包括胆汁酸、胆盐、胆固醇、磷脂酰胆碱(卵磷脂)、胆色素、脂肪酸、酶类、无机盐和刺激因子等。

(2) 胆汁的生理功能：① 乳化脂肪：胆盐进入肠道后与食物中的脂肪结合使之形成能溶于水的脂肪微粒，从而有利于肠黏膜的吸收；能刺激胰脂肪酶的分泌，并使其被激活，水解脂类，促使脂肪、胆固醇以及脂溶性维生素 A、维生素 D、维生素 E、维生素 K 的吸收。② 抑制肠内致病菌生长和内毒素生成。③ 刺激肠蠕动。④ 中和胃酸。

(3) 胆汁分泌的调节：胆汁的分泌受神经内分泌的调节。迷走神经兴奋，胆汁分泌增加；交感神经兴奋，胆汁分泌减少。十二指肠黏膜分泌的促胰素和促缩胆囊素均可引起胆囊平滑肌收缩、Oddi 括约肌松弛及胰液分泌。

(4) 胆汁的代谢：胆汁酸（盐）由胆固醇在肝内合成后随胆汁分泌至胆囊内贮存并浓缩。进食时胆盐随胆汁排至肠道，其中约95%的胆盐被肠道（主要是回肠）重吸收入肝，以保持胆盐池的稳定，这一过程称为胆盐的肝肠循环。若肝肠循环被破坏，胆汁中的胆盐浓度下降，易于形成结石。

2. 胆管和胆囊的生理功能

(1) 胆管：输送胆汁至胆囊及十二指肠，毛细胆管在调节胆汁流量和成分方面有重要作用。

(2) 胆囊：包括浓缩、储存、排出胆汁的功能。

1) 浓缩和储存胆汁：胆囊黏膜有很强的吸收胆汁中的水和电解质的功能，可将胆汁中约90%的水分吸收，使之浓缩5～10倍并储存于胆囊。

2) 排出胆汁：胆汁的分泌为持续性，但其排放则受神经系统和体液因素（胃肠道激素和代谢产物等）的调节，通过胆囊平滑肌收缩和Oddi括约肌松弛而实现，并随进食与否而断续进行。胆汁排放时间的长短和量与所进食物的种类和量有关。当胆囊长期炎症或Oddi括约肌功能失调时，胆汁排出障碍和胆汁淤滞，易致固体成分析出，形成结石。

3) 分泌功能：胆囊黏膜每天分泌约20 ml黏性物质，主要成分是黏蛋白，具有保护和润滑胆囊黏膜的功能。当胆囊管完全梗阻但未合并感染时，胆汁中的胆红素被吸收，胆囊黏膜分泌的黏液积存在胆囊内成为无色透明状液体，称为白胆汁。此时胆囊被称为胆囊积水。

二、胆石症及胆道感染患者的护理

胆石症(cholelithiasis)指发生在胆囊和胆管的结石，是胆道系统的常见病、多发病。胆道感染是指胆囊壁和（或）胆管壁受到细菌的侵袭而发生炎症反应，胆汁中有细菌生长。胆道感染与胆石症常互为因果关系，胆石症可引起胆道梗阻，梗阻可造成胆汁淤滞、细菌繁殖而致胆道感染；胆道反复感染又是胆石形成的致病因素和促发因素。

【护理评估】

(一) 健康史

问题探究：什么原因会导致胆石症及胆道感染的发生？

了解患者的年龄、性别、出生地、饮食习惯、营养状况、工作环境、劳动强度、妊娠史等；既往有无类似发作史；有无胆石症、胆囊炎和黄疸病史；家族中有无类似疾病史。

(二) 身体评估

问题探究：胆石症患者会出现哪些症状和体征？

1. 胆囊结石及急性胆囊炎　约30%的胆囊结石患者可终身无临床症状，而仅于体检或手术时发现的结石称为静止性结石。单纯性胆囊结石，无梗阻和感染时，常无临床症状或仅有轻微的消化系统症状。当结石嵌顿时，则可出现明显症状和体征。

(1) 腹痛：表现为突发的右上腹阵发性剧烈绞痛，可向右肩部、肩胛部或背部放射。常发生于饱餐、进食油腻食物后或睡眠时。有时可在右上腹部触及肿大的胆囊，可有右上腹部压痛。若继发感染，右上腹部可有明显压痛、反跳痛、肌紧张。检查者将左手平放于患者右肋部，拇指置于右腹直肌外缘与肋弓交界处，嘱患者缓慢深吸气，使肝脏下移，若患者因拇指触及肿大的胆囊引起疼痛而突然屏气，称为Murphy征阳性。

(2) 消化道症状：常伴恶心、呕吐、厌食、腹胀、腹部不适等非特异性的消化道症状。

(3) 中毒症状：根据胆囊炎症反应程度的不同，患者出现不同程度的体温升高、脉搏增快等感染征象，严重者全身中毒症状明显，出现寒战、高热和白细胞计数明显增高征象。

(4) 黄疸：10%～25%的患者可出现轻度黄疸，多见于胆囊炎症反复发作合并Mirizzi综合征的患者。

2. 胆管结石及急性胆管炎　胆管结石的临床表现取决于胆道有无梗阻、感染及其程度。当结石阻塞胆道并继发感染时，可表现为典型的Charcot三联征：腹痛、寒战高热和黄疸。

(1) 腹痛：发生在剑突下或右上腹部，呈阵发性绞痛或持续性疼痛阵发性加剧，疼痛可向右肩背部放射。

(2) 寒战高热：多发生于剧烈腹痛后，体温可高达39～40℃，呈弛张热热型。

(3) 黄疸：黄疸的程度取决于梗阻的程度、是否继发感染及梗阻近段胆管扩张是否导致结石的松动，故临床上黄疸多呈间歇性和波动性变化。

(三) 心理、社会状况

胆道疾病与患者的生活方式、习惯等关系密切，干预其生活习惯或行为，可能使患者有不适应感；症状的反复、并发症的出现，常使患者烦恼和焦虑；当疼痛剧烈、高热或被告知手术时，则易产生精神紧张、恐惧或不安全感。

(四) 辅助检查

白细胞计数及中性粒细胞比例升高；肝细胞损害时，血清转氨酶、血清胆红素升高；B超检查可显示胆囊内结石、胆管内结石影，近端胆管扩张；PTC、ERCP或MRCP等检查可显示梗阻部位、程度、结石大小和数量等。

【护理问题】

1. 疼痛　与胆道结石、胆道感染等有关。
2. 体温过高　与胆道梗阻、胆道感染等有关。
3. 体液不足　与禁食、呕吐、发热、感染性休克等有关。
4. 营养失调：低于机体需要量　与发热、恶心、呕吐、食欲不振、感染等有关。
5. 潜在并发症：胆道出血、胆瘘、急性胰腺炎、肝功能障碍等。

【护理目标】

1. 患者疼痛减轻。
2. 患者体温恢复正常。

3. 患者体液平衡能有效维持。

4. 患者营养状况得到改善。

5. 患者未发生并发症，或发生后能得到及时发现、处理和护理。

【护理措施】

胆石症以手术治疗为主，切除胆囊是治疗胆囊结石的首选方法，根据病情选择经腹或腹腔镜作胆囊切除术。胆管结石治疗原则为取出结石，解除梗阻或狭窄，去除感染灶，常用手术方法为胆总管探查或切开取石术，术后放置T形引流管(图16－4－2)。病情较轻的胆石症患者可予以禁食、胃肠减压、补液、控制感染、解痉止痛等治疗，待症状控制后再择期手术治疗。对年老体弱、全身情况差的患者可考虑溶石疗法。

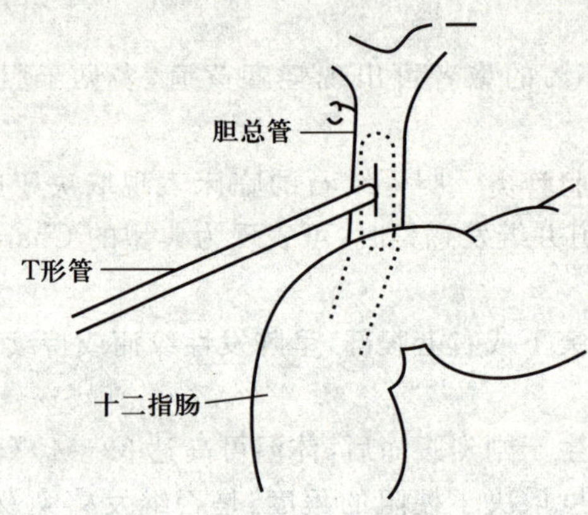

图16－4－2 T形管引流

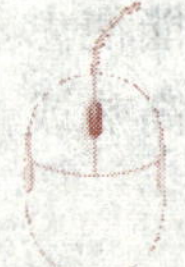

护理专业教学资源库/资源中心/资源类型/虚拟互动/T形管引流护理技术

(一) 手术前护理

1. 病情观察 密切观察患者病情变化，若出现寒战、高热、腹痛加剧、腹痛范围扩大、神志淡漠、嗜睡、脉速、血压下降等，应考虑急性重症型胆管炎，要及时报告医生，积极进行处理。

2. 减轻或控制疼痛 协助患者采取舒适体位卧床休息；对诊断明确的剧烈疼痛者，可遵医嘱通过口服、注射等方式给予消炎利胆、解痉或止痛药，以缓解疼痛。

3. 维持体液平衡 在患者禁食期间，遵医嘱经静脉补充足够的水、电解质和维生素等，以维持水、电解质及酸碱平衡；对于休克患者应迅速建立静脉输液通路，补液扩容，尽快恢复血容量；遵医嘱及时给予肾上腺皮质激素，必要时应用血管活性药物，以改善和保证组织器官的血液灌注。

4. 对症护理 根据患者的体温情况，采取物理降温和(或)药物降温的方法尽快降低患者的体温。若患者呼吸急促、血氧饱和度下降、氧分压降低，提示患者呼吸功能受损，应及时给氧，改善缺氧症状，保证组织器官的氧气供给。

5. 心理护理　观察了解患者及家属对手术的心理反应，耐心倾听患者及家属的诉说。根据具体情况给予详细解释，说明手术的重要性，疾病的转归，以消除焦虑和恐惧心理，积极配合手术。

(二) 手术后护理

1. 病情观察　连续动态监测体温、脉搏、呼吸、血压和尿量；注意有无因肝功能损害、低血糖、脑缺氧、休克等所致的意识障碍；观察有无脱水征，腹部体征是否局限化；观察黄疸消退情况，观察和记录大便的颜色，检测胆红素的含量。若黄疸加重，可能有胆汁引流不畅。

2. 一般护理　禁食水，胃肠减压；禁食期间通过静脉补充液体，记录液体出入量，维持水、电解质及酸碱平衡；根据患者胃肠功能恢复情况，逐步恢复饮食，以清淡饮食为主，忌油腻食物；应用有效抗生素预防感染。

3. T 形管引流的护理

(1) 妥善固定引流管：应用缝线或胶带将 T 管妥善固定于腹壁，避免将管道固定在床上，以防患者在翻身或活动时被牵拉而脱出。对躁动及不合作的患者，应采取相应的防护措施，防止脱出。

(2) 保持引流通畅：避免 T 管扭曲、折叠及受压，定期从引流管的近端向远端挤捏，以保持引流通畅。若引流管阻塞，可用生理盐水低压冲洗。

(3) 预防感染：平卧时引流管的远端不可高于腋中线，坐位、站立或行走时不可高于腹部手术切口，以防止引流液和(或)胆汁逆流而引起感染；严格无菌操作，每日清洁、消毒腹壁引流管口周围皮肤，并覆盖无菌纱布，保持局部干燥，防止胆汁浸润皮肤而引起炎症反应；定期更换引流袋。

(4) 观察引流情况：定期观察并记录引流液的量、颜色及性质。术后 24 h 内引流量为 300～500 ml，恢复进食后，每日可有 600～700 ml，以后逐渐减少至每日 200 ml 左右。术后 1～2 日胆汁的颜色可呈淡黄色混浊状，以后逐渐加深、清亮。若胆汁突然减少甚至无胆汁引出，提示引流管阻塞、受压、扭曲、折叠或脱出，应及时查找原因并处理；若引出胆汁量过多，常提示胆管下端梗阻。术后患者若出现发热、腹胀和腹痛等腹膜炎的表现，或患者腹腔引流液呈黄绿色胆汁样，常提示患者发生胆瘘，应及时与医生联系，并配合处理。

(5) 拔管：一般术后 12～14 日，无特殊情况，可以拔除 T 形管。拔管前先试行夹管 1～2 日，夹管期间应注意观察病情，患者若无发热、腹痛、黄疸等症状，可经 T 管做胆道造影，造影如无异常即可拔管。拔管后残留窦道可用凡士林纱布填塞，1～2 日内可自行闭合。

(三) 健康教育

患者应注意养成正确的饮食习惯，选择低脂肪、高蛋白、高维生素易消化的食物，避免肥胖。宜少食多餐，多饮水。告诫患者结石复发率高，出现腹痛、发热、黄疸时应及时就诊。患者带 T 管出院时，应告知患者留置 T 管引流的目的，指导其进行自我护理。

【护理评价】

1. 患者疼痛是否减轻。

2. 患者体温是否恢复正常。

3. 患者体液平衡能否有效维持。

4. 患者营养状况是否得到改善。

5. 患者是否发生并发症，或发生后能否得到及时发现、处理和护理。

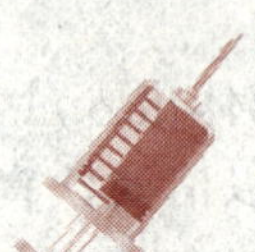

【思考题】

1. 胆石症患者的主要临床表现有哪些?

2. T 形引流管的护理要点有哪些?

【知识拓展】

Mirizzi 综合征

Mirizzi 综合征是特殊类型的胆囊结石，形成的解剖因素是胆囊管与肝总管伴行过长或者胆囊管与肝总管汇合位置过低，结石持续嵌顿和压迫胆囊壶腹部和颈部，可造成胆囊管狭窄或胆囊胆管瘘，以及反复发作的胆囊炎、胆管炎和梗阻性黄疸，称为 Mirizzi 综合征(图 16－4－3)。

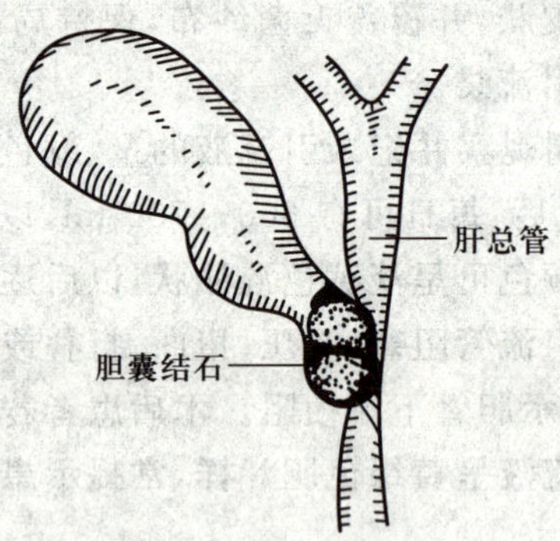

图 16－4－3　Mirizzi 综合征

三、急性梗阻性化脓性胆管炎患者的护理

急性梗阻性化脓性胆管炎(acute obstructive suppurative cholangitis，AOSC)又称急性重症胆管炎(acute cholangitis of severe type，ACST)，是在胆道梗阻基础上并发的急性化脓性细菌感染，急性胆管炎和急性梗阻性化脓性胆管炎是同一疾病的不同

发展阶段。

【护理评估】

(一) 健康史

了解患者有无胆管结石、胆道蛔虫、胆管狭窄、胆管及壶腹部肿瘤等病史。

(二) 身体评估

本病发病急骤,病情进展迅速,除具有急性胆管炎的夏柯(Charcot)三联征(腹痛、寒战高热、黄疸)外,还有休克及中枢神经系统受抑制的表现,如神志淡漠、嗜睡、神志不清,甚至昏迷,故常称为雷诺(Reynolds)五联征。

(三) 心理、社会状况

本病起病急,进展迅速,当全身中毒症状明显时,患者易产生精神紧张、恐惧或不安全感。应了解患者的年龄、职业和文化程度,询问患者和家属对疾病知识的熟悉程度。

(四) 辅助检查

白细胞计数升高,可超过 $20\times10^9/L$,中性粒细胞比例明显升高,可出现中毒颗粒;血小板计数降低;凝血酶原时间延长;B超、CT、ERCP、MRCP、PTC等检查有助于明确梗阻部位、原因和程度。

【护理问题】

1. 疼痛　与胆道结石、胆道感染等有关。
2. 体温过高　与胆道梗阻、胆道感染等有关。
3. 体液不足　与禁食、呕吐、发热、感染性休克等有关。
4. 营养失调:低于机体需要量　与发热、恶心、呕吐、食欲不振、感染等有关。
5. 潜在并发症:胆道出血、胆瘘、急性胰腺炎、肝功能障碍等。

【护理目标】

1. 患者疼痛减轻。
2. 患者体温恢复正常。
3. 患者体液平衡能有效维持。
4. 患者营养状况得到改善。
5. 患者未发生并发症,或发生后能得到及时发现、处理和护理。

【护理措施】

紧急手术抢救患者生命,迅速解除胆道梗阻并引流,以达到尽早而有效降低胆管内压力和减轻感染的目的。手术多采用胆总管切开减压加T管引流术。在准备手术的同时,必须:① 全身支持治疗,积极抗休克,补充血容量,改善微循环,纠正代谢性酸中毒,必要时使用肾上腺皮质激素、维生素、血管活性药物等以维持重要脏器功能,同时给予对症治疗,如降温、吸氧等;② 联合使用足量、有效的抗生素控制感染。

急性梗阻性化脓性胆管炎患者的手术后护理措施参见本节“二、胆石症及胆道感染患者的护理”。

【护理评价】

1. 患者疼痛是否减轻。

2. 患者体温是否恢复正常。

3. 患者体液平衡能否有效维持。

4. 患者营养状况是否得到改善。

5. 患者是否发生并发症，或发生后能否得到及时发现、处理和护理。

【思考题】

1. 急性梗阻性化脓性胆管炎患者的典型表现有哪些？

2. 急性梗阻性化脓性胆管炎患者的术前准备措施有哪些？

四、胆道蛔虫病患者的护理

胆道蛔虫病(biliary ascariasis)是常见的外科急腹症，以儿童及青少年多见，农村比城市多见。随着卫生设施的改善，肠道蛔虫病较少，使本病发病率也明显下降。

蛔虫寄生于小肠中下段，喜碱性环境，有钻孔的习性，当某些因素使寄生环境发生改变，如胃肠道功能紊乱、饥饿、发热、驱虫不当、妊娠、Oddi 括约肌功能失调时，肠道内蛔虫即可上行钻入胆道引起剧烈绞痛。

【护理评估】

(一) 健康史

了解患者有无肠道蛔虫病史。

(二) 身体评估

问题探究：胆道蛔虫病临床表现的特点是什么？

患者常突发剑突下阵发性钻顶样剧烈绞痛，痛时辗转不安、呻吟不止、大汗淋漓，可伴有恶心、呕吐或吐出蛔虫。常放射至右肩胛或背部。腹痛可突然缓解，间歇期可全无症状。疼痛可反复发作，持续时间不一。合并胆道感染时可有胆管炎症状。体征除剑突下深压痛外，无其他异常。这种剧烈的腹痛与较轻的腹部体征不相称是本病的特点。

(三) 辅助检查

B 超检查是诊断本病的首选方法，可见蛔虫影并可见蠕动。

【护理问题】

1. 疼痛　与蛔虫刺激导致 Oddi 括约肌痉挛有关。

2. 知识缺乏　缺乏饮食卫生保健方面的知识。

【护理措施】

胆道蛔虫病以非手术治疗为主，具体措施包括：① 解痉止痛：疼痛发作时，可遵医嘱注射阿托品、山莨菪碱(654－2)等，必要时可应用哌替啶。② 利胆驱虫：可将食醋、乌梅汤、30%硫酸镁或氧气经胃管注入，可有驱虫的作用，驱虫最好在疼痛缓解期。

③ 控制感染：应用足量抗生素，预防和控制感染。

手术治疗主要适用于经非手术治疗无效或症状加重，进入胆道的蛔虫较多，胆囊蛔虫病或有严重并发症，如肝脓肿、急性重症胆管炎、重症急性胰腺炎或胆汁性腹膜炎等。手术方式通常采用胆总管探查取虫及 T 管引流术。

(一) 手术前护理

1. 减轻或控制疼痛 协助患者卧床休息和采取舒适体位；遵医嘱通过口服或注射等方式给予解痉或止痛药，以缓解疼痛。

2. 对症护理 患者呕吐时应做好呕吐的护理，大量出汗时应及时协助患者更衣。疼痛间歇期指导患者注意休息，合理饮食，保证足量水分摄入。

(二) 手术后护理

参见“二、胆石症及胆道感染患者的护理”。

(三) 健康教育

1. 养成良好的饮食及卫生习惯，如不喝生水，蔬菜要洗净煮熟，水果应洗净或削皮后吃，饭前便后要洗手。

2. 正确服用驱虫药，应于清晨空腹或晚上临睡前服用，服药后注意观察大便中是否有蛔虫排出。

【护理评价】

1. 患者疼痛是否减轻。

2. 患者能否说出预防蛔虫病的饮食卫生保健知识。

【思考题】

1. 胆道蛔虫病临床表现的特点是什么？

2. 胆道蛔虫病非手术治疗的措施有哪些？

五、内镜在胆道疾病中的应用及其护理要点

自从 1968 年经内镜逆行胰胆管造影(ERCP)应用于临床以来，内镜技术在临床的诊治应用范围日益扩大，特别是胆道镜、经口胆道子母镜、内镜括约肌切开术、经皮经肝胆道镜技术的开展，使一些较复杂的胆道手术变得简单易行，甚至无须剖腹手术而通过微创技术得以解决，减少了对患者的损伤。因此，在原有传统治疗方法的基础上，合理选择内镜治疗将有助于提高疗效。

内镜治疗胆道疾病痛苦少，恢复快，对生理干扰轻，费用低廉，术后并发症少，但高危患者病情重、年龄大，往往有多次胆道手术史，治疗难度大。因此加强胆道疾病内镜治疗前、后的护理对治疗成功及预防并发症十分重要。

(一) 手术前护理

1. 运用心理护理技巧减轻患者心理压力。

2. 术前常规检查，询问患者有无药物过敏史，行碘过敏试验，术前禁食 8 h、禁水

4 h，术前 20 min 肌内注射解痉剂和镇静剂，做好内镜管道及造影导管和治疗附件的消毒。

(二) 手术中护理

1. 协助患者摆好体位，左侧卧位于检查床上，左手反扣于身体背部，成俯卧位。

2. 医生进镜找到十二指肠乳头后，将乳头切开刀插入乳头选择性造影，护士注射造影剂前应先排尽导管内空气，插管成功后，护士推注 30%～40%泛影葡胺造影剂，如胰管显影则停止推药，以免胰管内压力过大导致胰腺炎。

3. 术中应密切观察生命体征，对于年老体弱者或有高热、腹痛等胆管炎症的患者常规术前建立静脉通道，术中一旦出现异常情况及时抢救。

(三) 手术后护理

1. 一般护理　嘱患者卧床休息，减少活动，避免因引流管刺激咽喉部而引起剧烈呕吐或脱管，保持引流管通畅及有效引流。

2. 饮食护理　暂时禁食，淀粉酶正常和肛门排气后可进低脂半流质饮食，淀粉酶升高>500U 者应按急性胰腺炎处理；禁食期间做好口腔护理(2 次/日)。

3. 并发症的观察和护理　① 观察腹痛情况，有无腹膜刺激征，有无血、尿淀粉酶升高，引流管是否通畅、有效，注意胃液中有无鲜血，防止应激性溃疡的发生。② 术后应严密观察生命体征及神志变化，监测出凝血时间，并积极给予补液，应用广谱抗生素。③ 术后应根据术中出血情况和凝血功能适当延长卧床休息时间 2～3 天。④ 术后密切观察患者的腹胀、腹痛，有无腹膜后气肿等穿孔现象。

第五节　胰腺炎患者的护理

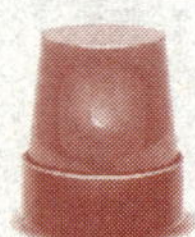

学习内容

1. 胰腺炎患者的护理评估。
2. 胰腺炎患者的护理措施。
3. 胰腺炎常见并发症的防治和护理。

典型案例

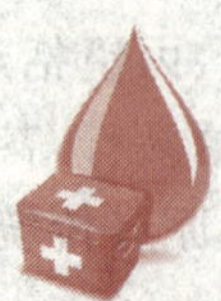

患者，男性，55 岁。主因上腹痛 2 天入院。患者于入院前 2 天酒后出现上腹痛，进行性加重，并向腰背部放射，曾呕吐 1 次，为胃内容物，呕吐后腹痛未减轻，稀便 2 次。既往有“胆石症”病史 10 年，无高血压、糖尿病史。查体：T 37.3℃，P 80 次/min，R 20 次/min，BP 120/80 mmHg，巩膜无黄染，心肺未见异常，腹平软，上腹部轻压痛，肝脾肋下未触及。

问题导向：

1. 该患者目前存在的护理问题有哪些？

2. 对该患者应采取的护理措施有哪些？

一、急性胰腺炎患者的护理

急性胰腺炎(acute pancreatitis,AP)是指胰腺分泌的消化酶在胰腺内被激活后对胰腺组织自身及其周围器官产生消化而引起的急性化学性炎症，是常见的急腹症之一。可分为轻症急性胰腺炎(MAP)和重症急性胰腺炎(SAP)两种。前者病情轻，预后好；后者病情发展快，并发症多，病死率高。

【护理评估】

(一) 健康史

评估患者的饮食习惯，有无嗜油腻饮食和酗酒，发病前有无暴饮暴食；有无腹部手术或外伤史、感染及用药情况等；是否行内镜检查或造影等；既往有无胆道疾病和慢性胰腺炎病史。

(二) 身体状况

问题探究：急性胰腺炎的症状和体征有哪些？

1. 腹痛　是主要症状，常于饱餐和饮酒后突然发作，呈持续性、刀割样剧痛，一般止痛剂不能缓解。位于上腹正中或偏左，并放射至腰背部。有时疼痛呈束带状。

2. 腹胀、恶心、呕吐　与腹痛同时存在。早期呕吐剧烈而频繁，呕吐物为胃十二指肠内容物，呕吐后腹痛不缓解。随病情发展，因肠管浸泡在含有大量胰液、坏死组织和毒素的血性腹水中而发生麻痹性肠梗阻，腹胀更为明显，可出现持续性呕吐，排气排便停止，肠鸣音减弱或消失。

3. 腹膜炎体征　轻症急性胰腺炎时，压痛多只限于中上腹部，常无明显肌紧张；重症急性胰腺炎时，腹膜刺激征明显，移动性浊音阳性，肠鸣音减弱或消失。

4. 其他　体温增高为感染和组织坏死所致；胆源性胰腺炎或胆道结石、感染等胆系疾病或胰头肿大压迫胆总管可引起黄疸；少数重症急性胰腺炎在起病后数日内出现皮下出血，表现为在腰部、季肋部和腹部皮肤出现大片青紫色淤斑，称 Grey-Turner 征，或脐周皮肤出现蓝色改变，称 Cullen 征；由于呕吐和胰液渗出，多数患者可有轻重不等的脱水和代谢性酸中毒，频繁呕吐者也可有代谢性碱中毒。部分病例可因低血钙而引起手足抽搐。

(三) 心理、社会状况

评估患者及家属对疾病的了解程度，患者对疾病的反应，有无焦虑、恐惧等不良情绪。由于本病病程长、治疗期间病情反复、花费较大，需了解患者家庭经济承受能力及家属的配合情况。

(四) 辅助检查

问题探究：诊断急性胰腺炎的依据有哪些？

1. 实验室检查　血清、尿淀粉酶测定最为常用。血清淀粉酶在发病3 h内升高，24 h达高峰，4～5 天后逐渐降至正常；尿淀粉酶在发病 24 h 才开始上升，48 h 达高峰，下降较缓慢，1～2 周恢复正常。血清淀粉酶升高大于 5 000 U/L(正常值 400～1 800 U/L, Somogyi法)或尿淀粉酶超过 3 000 U/L(正常值 800～3 000 U/L, Somogyi 法)，具有诊断意义。但应注意淀粉酶升高的幅度和病变严重程度不一定成正比。其他检查包括：血清脂肪酶、血清钙、血糖测定等，其中血清钙测定能反应病情的严重程度和预后。

2. 影像学检查　首选腹部 B 超，可发现胰腺肿胀；还可显示是否合并胆道结石和腹水；腹部 CT 对急性胰腺炎有重要诊断价值；胸、腹部 X 线平片可见横结肠、胃十二指肠充气扩张，左侧膈肌升高，左侧胸腔积液等。

3. 腹腔穿刺　对有腹膜炎体征而诊断困难者可行腹腔穿刺。腹腔穿刺液中淀粉酶值增高有诊断意义。穿刺液外观呈血性混浊，可见脂肪小滴，并发感染时呈脓性。

【护理问题】

1. 疼痛　与胰腺及其周围组织炎症、胆道梗阻、手术创伤有关。

2. 有体液不足的危险　与炎性渗出、出血、呕吐、禁食等有关。

3. 营养失调：低于机体需要量　与呕吐、禁食、胃肠减压和应激消耗有关。

4. 知识缺乏　缺乏疾病防治及康复方面的知识。

5. 潜在并发症：休克、MODS、感染、出血、胰瘘或肠瘘等。

【护理目标】

1. 患者疼痛减轻或得到控制。

2. 患者体液得以维持平衡。

3. 患者营养状况得以改善。

4. 患者掌握与疾病及康复有关的知识。

5. 患者未发生并发症或并发症得到及时发现和处理。

【护理措施】

急性胰腺炎根据病情选择非手术疗法和手术疗法。非手术疗法包括禁食、胃肠减压，补充液体，加强营养支持，应用抑制胰腺分泌或胰酶活性的药物，如抑肽酶、西咪替丁、生长抑素等，应用抗生素及解痉止痛药等。手术治疗适应证为：① 不能排除其他急腹症时；② 胰腺和胰周坏死组织继发感染；③ 虽经合理支持治疗，而临床症状继续恶化；④ 暴发性胰腺炎经过短期(72 h)非手术治疗多器官功能障碍仍不能得到纠正；⑤ 胆源性胰腺炎；⑥ 病程后期合并肠瘘或胰腺假性囊肿。手术方式最常用的是坏死组织清除加引流术。

(一) 手术前护理

1. 疼痛护理　禁食水、胃肠减压；遵医嘱给予抗胰酶药、解痉药或止痛药；给予腹部按摩，协助患者变换体位，使其膝盖弯曲、靠近胸部以缓解疼痛。

2. 预防休克　及时补充液体，纠正水、电解质及酸碱平衡紊乱，维持有效循环血量，防止休克发生，保证各脏器功能正常。

3. 营养支持　禁食期间，遵医嘱给予完全肠外营养支持。若病情稳定、淀粉酶恢复正常、肠麻痹消除，可通过空肠造瘘管给予肠内营养，多选要素膳或短肽类制剂，不足部分由胃肠外营养补充。肠内、外营养液输注期间需加强护理，避免导管性、代谢性或胃肠道并发症。若无不良反应，可逐步过渡到全肠内营养支持以致经口进食。开始进食少量米汤或藕粉，再逐渐增加营养，但应限制高脂肪膳食。

4. 对症治疗　给予有效抗生素防治感染；体温高者给予物理或药物降温；加强口腔、皮肤、肺部和泌尿系统等基础护理，防治并发症。

5. 心理护理　为患者提供安全舒适的环境，了解患者的感受，耐心解答患者的问题，讲解有关疾病治疗和康复的知识，帮助患者树立战胜疾病的信心。

（二）手术后护理

1. 术后并发症的观察和护理

（1）多器官功能障碍综合征：常见有急性呼吸窘迫综合征和急性肾衰竭。观察患者呼吸型态，根据病情监测血气分析；若患者出现严重呼吸困难及缺氧症状，给予气管插管或气管切开，应用呼吸机辅助呼吸并做好气道护理。记录每小时尿量、尿比重及24 h出入液量。

（2）感染：监测患者体温和血白细胞计数；协助并鼓励患者定时翻身，深呼吸、有效咳嗽及排痰；加强口腔和尿道口护理；加强引流管护理，妥善固定，保持引流通畅，定期更换引流瓶（袋），注意无菌操作，观察和记录引流液的量、色和性质；遵医嘱合理应用抗生素。

（3）出血：重症急性胰腺炎可使胃肠道黏膜防御能力减弱，引起应激性溃疡出血。应及时监测血压、脉搏；观察患者的排泄物、呕吐物和引流液颜色。若引流液呈血性，并有脉搏细速和血压下降，应立即通知医生，遵医嘱给予抗酸、止血和对症治疗，并做好急诊手术止血的准备。

（4）胰瘘、胆瘘或肠瘘：应密切观察引流液的量、颜色和性状，动态监测引流液的胰酶值。

2. 切口的护理　观察切口有无渗液，有无裂开，及时换药；注意保持引流通畅和引流管周围皮肤干燥，清洁后涂以氧化锌软膏，防止胰液对皮肤的浸润和腐蚀。

（三）健康教育

1. 宣传急性胰腺炎的预防方法，帮助患者养成良好的生活习惯，强调饮食卫生，有规律进食，避免暴饮暴食及饮酒，告知患者维持低脂肪饮食和少量多餐的意义。指导并发糖尿病的患者进行饮食控制，并遵医嘱用药。

2. 教育患者积极治疗与急性胰腺炎发生有关的疾病，如胆道疾病和十二指肠疾病等，避免此病的发生。

3. 指导患者遵医嘱坚持服药，并定期门诊复查。

【护理评价】

1. 患者疼痛是否减轻。
2. 患者体液是否得以维持平衡。
3. 患者营养状况是否得到改善。
4. 患者是否掌握与疾病有关的知识，能否复述教育内容并配合护理工作。
5. 患者有无并发症发生或并发症是否得到及时发现和处理。

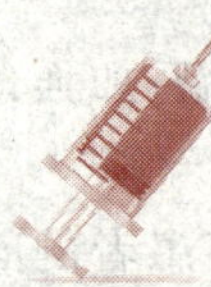

【思考题】

1. 急性胰腺炎的主要临床表现有哪些?
2. 急性胰腺炎非手术治疗的护理措施有哪些?

二、慢性胰腺炎患者的护理

慢性胰腺炎(chronic pancreatitis)是各种原因所致的胰实质和胰管的不可逆性慢性炎症,特点为反复发作的上腹部疼痛伴不同程度的胰腺内、外分泌功能减退或丧失。

【护理评估】

(一) 健康史

了解患者有无长期酗酒;有无胆道疾病、高脂血症、营养不良、代谢紊乱及急性胰腺炎造成的胰管狭窄等病史。

(二) 身体状况

腹痛最常见。疼痛位于上腹部剑突下或偏左,常放射到腰背部,呈束腰带状。疼痛持续的时间较长。可有食欲减退和体重下降。约 1/3 患者有胰岛素依赖性糖尿病,1/4 患者有脂肪泻。通常将腹痛、体重下降、糖尿病和脂肪泻称之为慢性胰腺炎的四联症。少数患者可因胰头纤维增生压迫胆总管而出现黄疸。

(三) 心理、社会状况

评估患者对疾病、拟采取的手术方式及治疗的配合知识了解程度,患者心理承受能力,有无焦虑、恐惧、失望等,患者家属的配合情况及家庭经济承受能力。

(四) 辅助检查

部分慢性胰腺炎急性发作时,血、尿淀粉酶可增高,但多数不增高;B 超、CT、腹部 X 线平片及 ERCP 等检查有助于诊断。

【护理问题】

1. 焦虑　与病程迁延、反复疼痛、腹泻等有关。
2. 营养失调:低于机体需要量　与恶心、呕吐、食欲减退和消耗等有关。
3. 疼痛　与胰腺及其周围组织炎症、胆道梗阻和狭窄等有关。

【护理目标】

1. 患者焦虑情绪得到缓解。
2. 患者营养得到补充,营养状况得以维持。
3. 患者疼痛减轻或得到控制。

【护理措施】

慢性胰腺炎以非手术治疗为主,具体措施包括积极治疗胆道疾病,给予解痉止痛药物,饮食疗法,控制糖和脂肪的摄入,给予胰酶制剂,控制糖尿病等。慢性胰腺炎手术治疗的目的在于减轻疼痛、解除胰管梗阻、延缓疾病进展。手术方法包括胆道手术、胰管引流术、胰腺切除术、全胰切除术。

（一）手术前护理

1. 心理护理　关心理解患者，及时了解患者需要，尽可能满足患者日常生活需要及合理要求，帮助患者树立战胜疾病的信心。

2. 饮食护理　说明合理饮食的重要性，指导患者进低脂膳食，保证热量，少食多餐。严格戒酒、戒烟。指导伴糖尿病患者按糖尿病饮食进餐并采用胰岛素替代疗法。

3. 疼痛护理　疼痛剧烈者，可遵医嘱给予镇痛药物。但注意禁用吗啡和哌替啶，以免引起Oddi括约肌收缩。

（二）手术后护理

具体措施见急性胰腺炎患者术后的护理措施。

【护理评价】

1. 患者焦虑情绪是否得到缓解。

2. 患者营养状况是否得到改善。

3. 患者疼痛是否减轻。

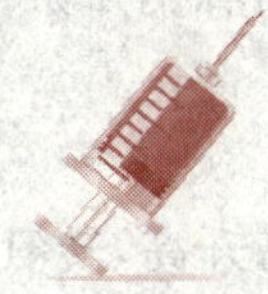

【思考题】

1. 慢性胰腺炎的四联症指的是什么？

2. 慢性胰腺炎非手术治疗的护理措施有哪些？

第六节　胰腺癌和壶腹周围癌患者的护理

胰腺癌(cancer of the pancreas)是消化系统较常见的恶性肿瘤，胰头癌是最常见的一种，其次为胰腺体、尾部癌。胰腺癌的组织类型以导管细胞腺癌多见，其次为黏液性囊腺癌和腺泡细胞癌等。壶腹周围癌(periampullary carcinoma)系指发生于胆总管末端、壶腹部及十二指肠乳头附近的癌肿，主要包括壶腹癌、胆总管下端癌和十二指肠癌。壶腹周围癌的组织类型以腺癌最多见。在临床上与胰腺癌有很多共同之处。最多见的转移方式为淋巴结转移，其次为胰内转移或直接浸润，少数患者经血行转移。

【护理评估】

（一）健康史

了解患者的饮食习惯，是否长期高蛋白、高脂肪饮食；有无吸烟史，吸烟持续的时间及数量；是否长期大量饮酒；有无其他疾病，如糖尿病、慢性胰腺炎；家族中有无胰腺肿瘤或其他肿瘤患者。

（二）身体状况

问题探究：胰腺癌和壶腹部癌在临床表现上的区别是什么？

1. 上腹痛和上腹饱胀不适　是最常见的首发症状。早期由于胰管或胆管部分梗阻，造成胰管及胆道压力增高，出现持续且进行性加重的上腹部钝痛、胀痛，可放射至腰背部；晚期癌浸润神经丛，疼痛症状加剧，夜间尤甚，一般止痛药无法缓解，严重影响睡眠和饮食。

2. 黄疸　梗阻性黄疸是胰头癌的主要症状和体征，由癌肿侵及或压迫胆总管所致。黄疸呈进行性加重，伴皮肤瘙痒、茶色尿，大便可呈陶土色。壶腹周围癌位于胰胆管共同通道的开口处，故早期即可出现黄疸，但随部分肿瘤组织坏死脱落，黄疸呈波动性，是区别于胰头癌的一个重要特征。

3. 消化道症状　患者常有食欲不振、上腹饱胀、消化不良、便秘或腹泻；部分患者可有恶心、呕吐。晚期癌肿侵及十二指肠或胃可出现呕血和黑便。

4. 消瘦和乏力　由于摄食减少、消化吸收障碍、剧烈疼痛影响睡眠及癌肿消耗，患者在短时期内即可出现明显的消瘦和乏力。

5. 其他　癌肿致胆道梗阻一般无胆道感染，若继发感染，患者则出现反复发热，常被误诊为胆石症。黄疸明显的患者，大多能扪及腹部肿大的肝脏和胆囊。晚期患者偶可扪及上腹肿块，质硬，固定，可有腹水或远处转移症状。

(三) 心理、社会状况

评估患者及家属对疾病的认识，对胰腺肿瘤诊断、治疗及预后有无信心；是否有不良情绪反应；家庭经济承受能力如何；是否了解有关术前及术后护理配合的有关知识；患者的社会支持系统如何。

(四) 辅助检查

1. 实验室检查　胆道梗阻时血清总胆红素和直接胆红素、碱性磷酸酶升高，转氨酶可轻度升高，少数患者空腹或餐后血糖升高；血、尿淀粉酶可有一过性升高，尿胆红素阳性；血清癌胚抗原(CEA)、胰胚抗原(POA)、糖类抗原 19-9(CA19-9)等血清学标记物水平可升高。

2. 影像学检查　X 线钡餐、B 超、CT、ERCP 等检查有助于诊断。

3. 细胞学检查　收集胰液查找癌细胞，或在 B 超、CT 引导下，经皮细针穿刺胰腺病变组织，涂片行细胞学检查。

【护理问题】

1. 焦虑　与对癌症的诊断、治疗过程及预后的忧虑有关。
2. 疼痛　与胰胆管梗阻、癌肿侵犯腹膜后神经丛及手术创伤有关。
3. 营养失调：低于机体需要量　与食欲下降、呕吐及癌肿消耗有关。
4. 潜在并发症：出血、感染、胰瘘、胆瘘、血糖异常等。

【护理目标】

1. 患者焦虑减轻。
2. 患者疼痛缓解或消失。
3. 患者营养状况得到改善。
4. 患者未发生并发症，或并发症能被及时发现和处理。

【护理措施】

胰腺癌和壶腹部癌争取手术切除是最有效的方法。手术方式是胰头十二指肠切除术(Whipple 术)，同时清除所属淋巴结。对不能手术切除或不能耐受手术的患者可行姑息性手术，如胃空肠或胆囊空肠吻合术，以解除胆道梗阻。辅助治疗包括化学治疗、免疫治疗、放射治疗及中医中药治疗等。

（一）术前护理

1. **心理护理** 护理人员应关心理解患者，多与患者沟通，了解患者的真实感受，满足患者的精神需要。同时根据患者掌握知识的程度，有针对性地介绍与疾病和手术相关的知识，使患者能配合治疗与护理，促进疾病的康复。

2. **疼痛护理** 对于疼痛剧烈的胰腺癌患者，遵医嘱及时给予有效镇痛。

3. **营养支持** 给予高蛋白、高热量、低脂和丰富维生素的饮食，肠内、外营养支持或输注人体白蛋白等改善营养状况。

4. **术前准备** 术前3天口服抗菌药以抑制肠道细菌，预防术后感染。术前2天给予流质饮食。术前晚清洁灌肠，以减少术后腹胀和并发症的发生。

（二）术后护理

1. **严密监测生命体征。**

2. **严密观察腹部体征** 注意有无腹痛、腹胀，腹部切口及引流管周围有无出血征象。

3. **引流管护理** 妥善固定引流管，保持引流通畅，观察并记录引流液的量、颜色、性状。

4. **防治感染** 合理使用抗生素，及时更换切口敷料，定时更换引流袋。

5. **控制血糖** 胰十二指肠切除术后，常因应激和手术刺激胰腺而出现短暂的高血糖现象，术后早期需密切监测血糖，按医嘱使用胰岛素控制血糖并随时监测血糖变化。

6. **营养支持** 在术后禁食期间，由静脉补充足够的营养，肠功能恢复后先予流质饮食，逐渐过渡到正常饮食。

7. **并发症的观察与护理**

（1）出血：表现为腹痛、呕血、便血及脉搏增快，血压下降等，出血量少者可予以止血药、输血等治疗，出血量大者应再次手术止血。

（2）胆瘘：多发生于术后5～10天，表现为发热、右上腹痛及胆汁性腹膜炎，T形管引流量突然减少，但可见沿腹腔引流管或腹壁切口溢出胆汁样液体。此时应保持T形管引流通畅，做好观察和记录，周围皮肤涂以氧化锌软膏保护。

（3）胰瘘：多发生于术后1周左右，表现为患者突发剧烈腹痛、腹胀、发热、腹腔引流管或伤口流出清亮液体，腹腔引流液内淀粉酶增高，应于早期持续有效引流，引流口周围皮肤涂氧化锌软膏予以保护。

（三）健康教育

1. 年龄在40岁以上，短期内出现持续性上腹部疼痛、腹胀、食欲减退、消瘦等症状时，应注意对胰腺作进一步检查。

2. 饮食宜少量多餐，以均衡饮食为主。

3. 按计划放疗或化疗。放、化疗期间定期复查血常规，一旦血白细胞计数小于

4×10^{9}/L，应暂停放、化疗。

4. 术后每3～6个月复查一次，若出现进行性消瘦、贫血、乏力、发热等症状，及时到医院复诊。

【护理评价】

1. 患者焦虑是否减轻，能否配合治疗护理。
2. 患者疼痛是否得到有效控制。
3. 患者营养状况是否改善。
4. 患者有无术后并发症或术后并发症是否得到预防、及时发现和处理。

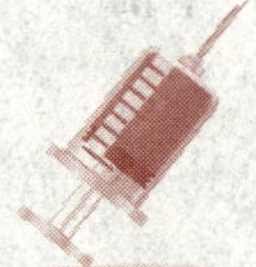

【思考题】

1. 胰腺癌和壶腹部癌的主要临床表现有哪些?
2. 胰腺癌和壶腹部癌应采取的辅助检查有哪些?

（陈婉萍）

第十七章　周围血管疾病患者的护理

第一节　单纯性下肢静脉曲张患者的护理

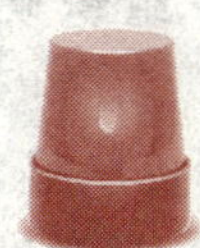

学习内容

1. 下肢静脉曲张的各种检查方法。
2. 下肢静脉曲张的临床表现、处理原则。
3. 下肢静脉曲张的护理。

典型案例

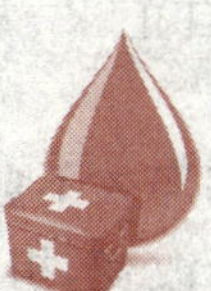

患者，女性，44 岁，商场服务员。主因左小腿酸胀 5 年，加重 2 月入院。患者于入院前 5 年长期站立后，发现左小腿数条蚯蚓状突起，自觉酸胀不适，于站立位时明显，未予诊治，2 个月前上述症状加重，就诊于我院，门诊诊断为“单纯性左下肢静脉曲张”，给予保守治疗，效果欠佳，今为行手术治疗而入住我院。入院查体：左小腿内侧静脉怒张，局部皮肤色素沉着，左侧踝部轻度水肿。

问题导向：

1. 此患者术前还应做哪些检查？有何意义？
2. 若行手术治疗，术后应做好哪些护理？

下肢静脉曲张是指下肢浅静脉扩张、伸长、迂曲形成曲张状态的一种疾病。多见于大隐静脉及其属支，晚期常并发小腿慢性溃疡，是外科的一种常见病。根据病因和病理可分为单纯性（原发性）和继发性（代偿性）两类。

1. 单纯性下肢静脉曲张　最多见，是指单纯涉及浅静脉的迂曲、伸长、曲张。主要病因是：① 静脉壁薄弱和静脉瓣缺陷；② 静脉压力增高，如长期站立工作、从事负重工作、妊娠、慢性咳嗽、习惯性便秘或久坐少动等，引起下肢浅静脉内压力升高，使瓣膜承受过度的压力，以致瓣膜关闭不全，久之形成静脉曲张。

2. 继发性下肢静脉曲张　常继发于深静脉病变，如下肢深静脉瓣膜功能不全、深静脉堵塞等；继发于深静脉以外的病变，如盆腔肿瘤或妊娠子宫等压迫髂外静脉也可引起下肢静脉曲张。

【护理评估】

(一) 健康史

问题探究：单纯性下肢静脉曲张的常见发病因素有哪些？

评估患者是否从事长期站立工作、重体力劳动；有无妊娠、慢性咳嗽、习惯性便秘等病史。

(二) 身体状况

主要表现为小腿内侧浅静脉扩张、迂曲、隆起呈蚯蚓状，站立时更明显。早期仅在站立过久后感小腿酸胀不适，逐渐出现足部、小腿部浅静脉扩张、迂曲、隆起，至后期深静脉和交通静脉瓣膜功能破坏后，可出现踝部肿胀和足靴区皮肤营养障碍的表现，包括皮肤萎缩、干燥、脱屑、瘙痒、色素沉着、皮肤和皮下组织硬结、湿疹和溃疡形成。

主要并发症包括：① 足靴区湿疹或慢性小腿溃疡，经久不愈可恶变为皮肤癌；② 血栓性浅静脉炎，曲张静脉内的血流相对缓慢，静脉壁淤血，静脉内膜变性，易激发血栓形成而导致血栓性浅静脉炎，表现为局部皮肤红肿、疼痛；③ 曲张静脉破裂出血，曲张静脉管壁薄弱，轻微的外伤即可导致破裂出血且较难自止。

(三) 心理、社会状况

静脉曲张病程长，下肢酸胀易疲劳，所形成的慢性溃疡经久不愈，给患者生活和工作带来不便，常使患者苦恼、焦虑。部分患者还因腿部外形改变，担心手术预后而产生恐惧心理。

(四) 辅助检查

1. 传统检查

问题探究：如何进行下肢静脉瓣膜功能的检查？

(1) 大隐静脉瓣膜功能试验(Trendelenburg test)：患者平卧，抬高患肢使静脉排空，在大腿根部扎止血带，阻断大隐静脉，然后让患者站立，10 s 内放开止血带，若出现自上而下的静脉逆向充盈，提示瓣膜功能不全。若未放开止血带前，下方的静脉在 30 s 内已充盈，则表明交通静脉瓣膜关闭不全。应用同样原理，在腘窝部扎止血带，可以检测小隐静脉瓣膜的功能(图 17－1－1a)。

(2) 深静脉通畅试验(Perthes test)：用止血带阻断大腿浅静脉主干，嘱患者连续用力踢腿或做下蹲运动 10 余次。随着小腿肌泵收缩迫使浅静脉血液向深静脉回流而排空。若在活动后浅静脉曲张更为明显，张力增高，甚至出现下肢胀痛，则表明深静脉不通畅(图 17－1－1b)。

(3) 交通静脉瓣膜功能试验(Pratt test)：患者仰卧，抬高受检下肢，在大腿根部扎止血带。然后从足趾向上至腘窝缚缠第一根弹性绷带，再自止血带处向下，扎上第二根弹性绷带。让患者站立，一边向下解开第一根弹性绷带，一边向下继续缚缠第二根弹性绷带，如果在两根绷带之间的间隙内出现曲张静脉，即说明该处有功能不全的交通静脉(图 17－1－1c)。

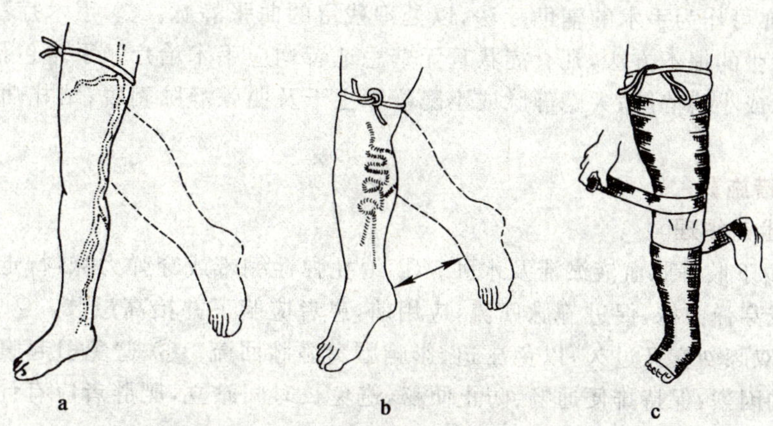

图 17－1－1　下肢静脉瓣膜功能试验

a. 大隐静脉瓣膜功能试验；b. 深静脉通畅试验；c. 交通静脉瓣膜功能试验

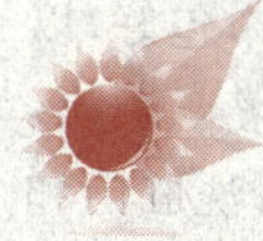

护理专业教学资源库/资源中心/媒体属性/3D/单纯性下肢静脉曲张的评估

2. 影像学检查

(1) 无创性血管检查：多普勒超声检查可明确瓣膜关闭情况及有无逆向血流；下肢静脉压测定可了解有无深静脉瓣膜关闭不全。

(2) 静脉造影：下肢静脉造影能够观察到深静脉是否通畅、静脉的形态改变、瓣膜的位置和形态，是目前确定诊断最可靠的方法。

【护理问题】

1. 活动无耐力　与下肢静脉曲张致血液淤滞有关。

2. 皮肤完整性受损　与皮肤营养障碍及并发感染有关。

3. 知识缺乏　缺乏本病的预防方面的知识。

4. 潜在并发症：湿疹、小腿慢性溃疡、急性出血、血栓性浅静脉炎。

【护理目标】

1. 患者的活动耐力逐渐增加。

2. 患者皮肤营养状况改善。

3. 患者能正确描述本病的预防知识。

4. 患者并发症能得到预防、及时发现与处理。

【治疗原则】

单纯性下肢静脉曲张的治疗有下列三种方法：① 非手术疗法：避免久站、久坐，间歇抬高患肢，穿医用弹力袜或用弹力绷带，使曲张静脉处于萎瘪状态。非手术疗法仅能改善症状，适用于病变局限、症状轻微者、妊娠妇女或估计手术耐受力极差者。

② 硬化剂注射法：将硬化剂注入曲张静脉内引起炎症反应使之闭塞。适用于病变小而局限者，亦可作为手术的辅助疗法，以处理残留的曲张静脉。③ 手术疗法：是治疗下肢静脉曲张的根本方法，凡有症状且无禁忌证者均应手术治疗。手术包括：高位结扎大隐静脉或小隐静脉；大隐静脉或小隐静脉主干及曲张静脉剥脱；结扎功能不全的交通静脉。

【护理措施】

(一) 术前护理

1. 减少下肢静脉血液淤滞及水肿。① 缚扎弹性绷带或穿弹力袜：行走时应使用弹性绷带或穿弹力袜，促进静脉回流，应用前，患者应躺下并抬高患肢。② 维持良好姿势：坐时双膝勿交叉过久，以免压迫、影响腘窝静脉回流。③ 避免引起腹内压和静脉压增高的因素：保持排便通畅、防止便秘，避免长时间站立，肥胖者应有计划地减轻体重。④ 卧床时抬高患肢 30°～40°，以利静脉回流。

2. 加强换药。下肢静脉曲张并发小腿溃疡并有急性水肿者，应予卧床休息，用3%硼酸溶液湿敷或生理盐水纱布换药，保持创面清洁；同时做创面细菌培养及抗生素敏感试验，手术前开始用药。手术日晨将溃疡处再换药 1 次，并用无菌治疗巾包好，以免污染手术野。

3. 严格备皮。认真做好足部皮肤清洁与手术野皮肤准备工作。注意清洗肛门和会阴部。若手术中需植皮时，还应做好供皮部位的皮肤准备。

4. 预画行径　手术前 1 日用甲紫或记号笔画出曲张静脉的行径。

5. 硬化剂注射疗法的患者　注射部位以无菌敷料覆盖，弹力绷带包扎。

(二) 术后护理

1. 一般护理　① 手术后应抬高患肢 20°～30°，同时做踝部伸屈运动，以促进静脉回流。② 手术后将患肢用弹性绷带自下而上包扎，防止静脉剥脱部位出血，并注意保持合适的松紧度，以能扪及足背动脉搏动和保持足部正常皮肤温度为宜，弹性绷带一般需维持 2 周方可拆除。③ 卧床期间指导患者做足背伸屈运动，如无异常情况，术后 24 h 即应鼓励患者下床活动，促进下肢静脉回流，以免下肢深静脉血栓形成。

2. 严密观察　观察手术切口有无渗血，有无红、肿、压痛等感染征象，一旦发现，应及时报告医生，协助妥善处理；手术后第 1 日患侧足背若有水肿，多因静脉回流不畅或患肢绷带加压包扎过紧所致；如患者疼痛应及时松开弹性绷带重新包扎，或穿弹力袜。

3. 有小腿慢性溃疡者　应继续换药，并使用弹性绷带护腿。

(三) 健康教育

问题探究：如何指导患者采取相应措施避免或减少下肢静脉曲张的复发？

1. 避免站立过久，避免外伤，防止便秘。
2. 适当休息，抬高患肢，指导患者正确使用弹性绷带及弹力袜。
3. 保持适当的运动和戒烟。
4. 告知患者术后半年到一年内，还可能有下肢酸痛和麻木感，应适当锻炼。

【护理评价】

1. 患者的活动耐力有无增加。
2. 患者皮肤营养状况有无改善。
3. 患者能否正确描述本病的预防知识。
4. 患者有无并发症发生或并发症能否得到预防、及时发现与处理。

【知识拓展】

弹性绷带的使用方法

1. 注意宽度和松紧度适宜，以能将一个手指伸入缠绕的圈内为宜。
2. 包扎前应排空静脉，故时间最好安排在清晨起床前。
3. 包扎时应从肢体远端开始，逐渐向上缠绕。
4. 使用中应注意观察肢端的皮肤色泽、患肢肿胀情况，以判断效果。

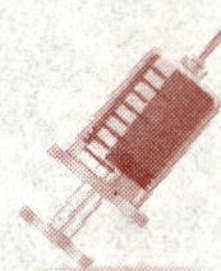

【思考题】

1. 下肢静脉曲张常见表现有哪些？
2. 如何加强下肢静脉曲张术后的护理？

第二节　血栓闭塞性脉管炎患者的护理

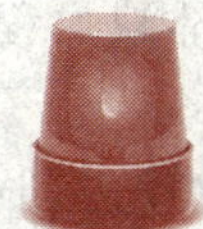

学习内容

1. 血栓闭塞性脉管炎的临床表现。
2. 血栓闭塞性脉管炎的处理原则。
3. 血栓闭塞性脉管炎患者的护理。

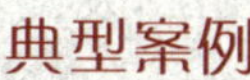

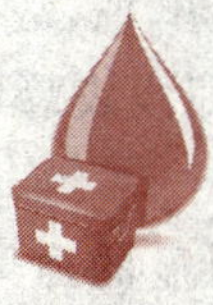

典型案例

患者，男性，36岁。主因下肢麻木、发凉、怕冷3年入院。患者于入院前3年无明显诱因出现下肢麻木、发凉、怕冷，行走一段距离后出现疼痛，休息后缓解，未予重视，后症状逐渐加重。现出现剧痛，以夜间为甚，为进一步明确诊治而入院。入院查体：左下肢皮肤温度明显降低，苍白，足背动脉搏动消失。初步诊断为血栓闭塞性脉管炎。

问题导向：

1. 该患者属于血栓闭塞性脉管炎的哪一期？
2. 如何做好该患者的护理工作？

血栓闭塞性脉管炎(thromboangitis obliterans，Buerger disease)是一种累及血管的炎症性、节段性和周期发作的慢性闭塞性疾病。病变主要累及四肢的中小动静脉，尤其是下肢血管。好发于男性青壮年。

本病的确切病因尚未明确，相关因素主要是两个方面：① 外来因素，主要有吸烟、寒冷与潮湿的生活环境、慢性损伤和感染；② 内在因素，自身免疫功能紊乱、性激素和前列腺素失调以及遗传因素。上述因素中，主动或被动吸烟是参与本病发生和发展的重要环节。大多数患者有吸烟史，烟碱能使血管收缩，烟草浸出液可致实验动物的动脉发生炎性病变，戒烟可使病情缓解，再度吸烟常使病情反复。

本病的病理过程有以下特征：① 通常始于动脉，然后累及静脉，由远端向近端进展；② 病变呈节段性，两段之间血管比较正常；③ 早期以血管痉挛为主，活动期为血管全层非化脓性炎症；④ 后期炎症消退，血栓机化，新生毛细血管形成，血管周围广泛纤维化并有侧支循环形成；⑤随着病程进展，虽有侧支循环建立，但不足以发挥代偿作用，最终动脉完全闭塞，肢体远端发生坏疽和溃疡。

【护理评估】

(一) 健康史

问题探究：什么原因会导致血栓闭塞性脉管炎的发生？

评估患者有无长期吸烟史，是否生活在寒冷潮湿的环境，有无慢性损伤和感染病史；评估患者有无自身免疫功能紊乱，前列腺素和性激素失调以及遗传史。

(二) 身体状况

问题探究：如何根据患者临床表现判断分期？

本病起病隐匿，进展缓慢，多次发作后症状逐渐明显和加重。临床按肢体缺血程度和表现，分为3期。

1. 局部缺血期　主要为动脉痉挛所致，以功能性变化为主，表现为患肢苍白，肢端发凉、麻木、怕冷、小腿部酸痛，足趾麻木感，足背、胫后动脉搏动明显减弱。尤其在行走一段距离后出现小腿肌肉抽痛，下肢麻木无力，以致跛行，被迫停下休息后症状可缓解，但再行走后又可发作，因在这一过程中，跛行间歇性出现，故称为间歇性跛行。此期少部分患者还可表现为反复发作的游走性浅静脉炎，即浅表静脉发红，发热，呈条索状，有压痛。

2. 营养障碍期　此期除血管痉挛继续加重外，还有明显的血管壁增厚及血栓形成，以器质性变化为主。表现为随着间歇性跛行距离的缩短，患肢在静息状态下出现持续的疼痛，称为静息痛，尤以夜间剧烈而无法入睡。患肢皮肤温度显著降低，明显苍白、潮红或紫绀。可伴有营养障碍的表现，如皮肤干燥、脱屑、脱毛、无汗、趾(指)甲增厚变形及小腿肌肉萎缩、松弛，足背及胫后动脉搏动消失。

3. 组织坏死期　患肢动脉完全闭塞，表现为患肢趾(指)端发黑、干瘪、溃疡或坏疽。大多为干性坏疽，先出现于第一趾(指)尖端，可延及其他各趾(指)或更高平面。随后，坏疽的肢端可自行脱落。患者静息痛明显，无法入睡，出现消耗症状，若并发感染，可转为湿性坏疽。严重者出现全身中毒症状。

（三）心理、社会状况

患肢剧烈疼痛、反复发作，劳动能力丧失、严重影响生活等常使患者焦虑、悲观。加之患者对疾病知识的缺乏，往往对生活和治疗丧失信心。

（四）辅助检查

1. 一般检查

问题探究：如何进行 Buerger 试验检查？

（1）皮肤温度测定：双侧肢体对应部位皮肤温度相差 2℃以上，提示皮温降低侧动脉血流减少。

（2）跛行距离和跛行时间测定：可了解动脉血供情况。

（3）肢体抬高试验（Buerger test）：患者平卧，患肢抬高 45°，3 min 后若出现麻木、疼痛、足部尤其是足趾、足掌部皮肤呈苍白或蜡黄色为阳性。嘱患者坐起，患肢自然下垂于床沿以下，若足部皮肤出现潮红或斑片状发绀，提示患肢有严重的循环障碍。

（4）解张试验：通过蛛网膜下腔或硬脊膜外腔阻滞，对比阻滞前后下肢的温度变化。阻滞后皮肤温度升高明显，为动脉痉挛因素；若无明显改变，提示病变动脉已严重狭窄或完全闭塞。

2. 特殊检查

（1）肢体血流图：电阻抗和光电血流检测显示峰值降低、降支下降速度减慢。前者提示血流量减少，后者说明流出道阻力增加，其改变与病变程度成正比。

（2）多普勒超声检查：可了解病变部位和缺血的严重程度。

（3）动脉造影：可确定患肢动脉闭塞的部位、范围、程度及侧支循环建立情况。

【护理问题】

1. 疼痛　与患肢缺血、组织坏死有关。
2. 焦虑　与患肢剧烈疼痛、久治不愈有关。
3. 活动无耐力　与患肢远端供血不足有关。
4. 有皮肤完整性受损的危险　与肢端坏疽、脱落有关。
5. 知识缺乏　缺乏患肢锻炼方法及本病预防方面的知识。
6. 潜在并发症：溃疡与感染。

【护理目标】

1. 患肢疼痛程度减轻。
2. 患者焦虑程度减轻。
3. 患者活动耐力逐渐增加。
4. 患肢皮肤无破损。
5. 患者能正确描述本病的预防知识，并学会患肢的锻炼方法。
6. 患者并发症能得到预防、及时发现和处理。

【护理措施】

多采用中西药物、手术及高压氧等综合治疗。治疗的目的在于解除血管痉挛，促进侧支循环建立及防治局部感染，力求控制病变进展，尽可能保存肢体，减少伤残程度。

（一）术前护理

1. 缓解疼痛　早期轻症患者可应用血管扩张药物，以缓解血管痉挛；对疼痛剧烈的中晚期患者常需使用麻醉类镇痛药。若疼痛难以缓解，可用连续硬膜外阻滞方法止痛。

2. 改善下肢血液循环，预防组织损伤

（1）绝对戒烟：告之患者吸烟的危害，消除烟碱对血管的收缩作用。

（2）肢体保暖：避免肢体暴露于寒冷环境中，以免血管收缩。保暖可促进血管扩张，但应避免用热水袋、热垫或热水为患肢直接加温，因热疗使组织需氧量增加，将加重肢体病变程度。

（3）体位：患者睡觉或休息时取头高脚低位，使血液容易灌流至下肢。告知患者避免长时间维持同一姿势（站或坐）不变，以免影响血液循环。坐时应避免将一腿搁在另一腿膝盖上，防止腘动、静脉受压，阻碍血流。

（4）保持足部清洁、干燥：每天用温水洗脚，告诉患者先用手试水温，勿用足趾试水温，以免烫伤。

（5）保护皮肤：皮肤瘙痒时，可涂拭止痒药膏，但应避免用手抓痒，以免造成开放性伤口和继发感染。

3. 休息与活动

（1）鼓励患者每天多走路，以疼痛的出现作为活动量的指标。

（2）指导患者进行肢体运动，促进侧支循环的建立。

（3）有以下情况时不宜运动：① 腿部发生溃疡及坏死时，运动将增加组织耗氧；② 动脉或静脉血栓形成时，运动可致血栓脱落造成栓塞。

4. 皮肤溃疡或坏死的护理　卧床休息，减少损伤部位的耗氧量；保持溃疡部位的清洁，避免受压及刺激；加强创面换药，可选用敏感的抗生素湿敷，并遵医嘱应用抗感染药物。

5. 心理护理　由于肢端疼痛和坏死使患者异常痛苦和极度焦虑，医护人员应以极大的同情心关心体贴患者，耐心做好患者的思想工作，使其情绪稳定，能配合治疗和护理。

（二）术后护理

1. 体位　静脉疾病术后抬高患肢30°以利回流；动脉疾病术后平置患肢。

2. 病情观察　① 密切观察血压、脉搏、肢体温度及切口渗血情况；② 血管重建术及动脉血栓内膜剥除术后，需观察患肢远端的皮肤温度、色泽、感觉和脉搏强度以判断血管通畅度。若动脉重建术后出现肢体肿胀、皮肤颜色发紫、皮温降低，应考虑重建部位的血管发生痉挛或继发性血栓形成，应报告医生，协助处理或做好再次手术探查准备。

3. 制动　静脉血管重建术后应卧床制动1周，动脉血管重建术后应卧床制动2

周。自体血管移植者若愈合较好，卧床制动时间可适当缩短。

4. 活动　卧床制动患者，应鼓励其在床上做足背伸屈活动，以利小腿深静脉血液回流。

5. 防止感染　应密切观察患者的体温变化和切口情况，若发现伤口有红、肿现象，应及早处理，并遵医嘱合理使用抗生素。

（三）健康教育

1. 告诫患者绝对戒烟　戒烟能消除烟碱对血管的刺激，提高治疗效果。

2. 指导患者进行肢体运动，以促进侧支循环建立　患者平卧，抬高患肢45°，坚持2～3 min，然后双足下垂床边2～3 min，再将患肢平放2～3 min，同时进行踝部和足趾运动，如此反复锻炼5遍为1次，每日3～4次。

3. 注意保护患肢　切勿赤足行走，避免受寒。鞋子必须合适，不穿高跟鞋。穿棉制或羊毛制的袜子，勤换袜子，预防感染和组织受损。

4. 避免长时间维持同一姿势（久站或久坐）。

【护理评价】

1. 患肢疼痛程度是否减轻。
2. 患者焦虑程度是否减轻。
3. 患者活动耐力是否逐渐增加。
4. 患肢皮肤有无破损。
5. 患者能否正确描述本病的预防知识，并学会患肢的锻炼方法。
6. 患者并发症能否得到预防、及时发现和处理。

【知识拓展】

血栓闭塞性脉管炎的干细胞移植治疗

干细胞是一类具有高度自我更新和分化潜能的细胞。随着干细胞研究的深入和基因重组技术的发展，人们对干细胞认识亦越来越深入。研究发现内皮祖细胞不仅参与胚胎期的血管发育，在成年机体的血管新生中也起作用。近年来，运用骨髓、脐带血、外周血来源的干细胞移植进行缺血性疾病的治疗，即治疗性血管新生，已从基础研究逐渐转移到临床运用阶段。目前，血管新生已发展成为一种治疗缺血性疾病的新方法，是血栓闭塞性脉管炎治疗研究的新热点。

【思考题】

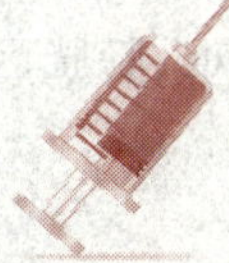

1. 如何评估血栓闭塞性脉管炎患者的临床各期表现？
2. 如何对血栓闭塞性脉管炎患者进行健康教育？

（赵润平　尤雪剑）

第十八章　泌尿及男性生殖系统疾病患者的护理

第一节　概　述

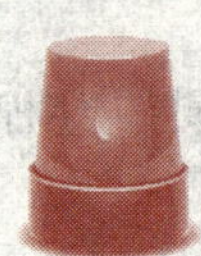

学习内容

1. 尿频、尿急、尿痛、尿失禁、真性尿失禁、假性尿失禁、压力性尿失禁、血尿、脓尿、尿潴留、乳糜尿的概念。
2. 泌尿外科相关诊疗操作护理。

一、泌尿及男性生殖系统疾病常见症状

(一) 排尿异常

1. 尿频　指排尿次数明显增多。一般情况下，正常人排尿白天3～5次，夜间0～1次，每次排出尿量约300 ml。排出量可因饮水量、年龄、气候及个人习惯而不同。尿频的原因有泌尿及生殖道炎症、前列腺增生、肿瘤、膀胱结石、尿崩症、糖尿病等。尿频分两种情况：① 排尿次数增多，每次排出尿量并不减少，而一天的总尿量增多，多见于尿崩症、糖尿病、肾衰竭多尿期等；② 排尿次数增多，每次排出尿量减少，一天的总尿量不变，常见于泌尿、生殖道炎症。

2. 尿急　指有尿意时迫不及待地要排尿而难以自控，但尿量很少。常见于下尿路的急性炎症或膀胱容量显著缩小等情况。

3. 尿痛　指排尿时出现膀胱区疼痛与不适或尿道烧灼样疼痛。可发生在排尿初、排尿中、排尿末或排尿后。多与膀胱、尿道或前列腺炎症有关。临床上把尿频、尿急、尿痛称为膀胱刺激征。

4. 排尿困难　指尿液不能通畅排出，由膀胱以下尿路梗阻引起。有排尿延迟、射程短、排尿费力、尿线变细、无力、滴沥等表现。

5. 尿潴留　指膀胱内充满尿液而不能排出，分急性与慢性两类。急性尿潴留多由膀胱颈部以下的严重梗阻或会阴部、腹部手术后惧怕用力排尿引起。慢性尿潴留是由于膀胱出口以下尿路不完全性梗阻或神经源性膀胱所致。表现为排尿困难、膀胱区不适，膀胱充盈严重时可出现充溢性尿失禁。

6. 尿失禁　指尿液不受主观控制由尿道排出。分为4种类型。

(1) 真性尿失禁：又称完全性尿失禁，指尿液失去控制连续从膀胱中流出，使膀胱空虚。常见于外伤、手术致尿道括约肌受损，还可见于先天性或获得性神经源性

疾病。

(2) 压力性尿失禁:指腹内压力突然增高时(如大笑、咳嗽、喷嚏、突然起立),尿液不随意地从膀胱内流出。常见于多产妇或产伤患者。

(3) 充溢性尿失禁:又称假性尿失禁,指膀胱功能完全失代偿,出现过度充盈使尿液不断溢出。常见于各种原因所致的慢性尿潴留。

(4) 急迫性尿失禁:指严重尿频、尿急,膀胱不受意识控制而尿液流出。多发于膀胱的严重感染。

(二) 尿液异常

1. 血尿　指尿液内含有较多血细胞。血尿有镜下血尿和肉眼血尿两种。

(1) 镜下血尿:指进行离心的尿液,每高倍视野下有 3 个以上红细胞。常由泌尿系慢性感染、结石、急性或慢性肾炎或肾下垂所致。

(2) 肉眼血尿:指肉眼能看到血色或血凝块的尿液。多由急性膀胱炎、泌尿系肿瘤、膀胱结石或创伤等疾病引起。需要注意的是血尿的浓度与疾病严重程度不成正比。可分为初始血尿、终末血尿、全程血尿。① 初始血尿:排尿开始段有血尿,提示尿道或膀胱颈部有出血;② 终末血尿:排尿终末段才有血尿,提示出血部位在膀胱三角区、颈部或后尿道;③ 全程血尿:排尿的整个过程都是血尿,提示膀胱及以上部位出血。

血尿的颜色可因含血量、出血部位及尿 pH 的不同而异。来自膀胱病变的血尿或碱性尿颜色较鲜红;来自输尿管、肾病变的血尿或酸性尿,颜色较暗淡。严重血尿可有不同形状的血凝块排出。来自肾脏、输尿管的血凝块可呈蚯蚓状;来自膀胱的血凝块的形状各异。

值得注意的是,红色尿液不一定是血尿,如酚酞、大黄、利福平等物质可引起红色尿液;别嘌呤醇、环磷酰胺、肝素等可导致血尿。同时,还应注意区别月经血、血红蛋白尿或内痔出血影响尿液的颜色。

2. 脓尿　指进行离心后的尿液,每高倍视野下见到 5 个以上的白细胞。提示有泌尿系感染,也见于泌尿系结核或结石患者。

3. 乳糜尿　指尿液中含有乳糜或淋巴液。尿液中可含有蛋白质、脂肪、红白细胞或纤维蛋白原,呈乳白色。若尿液中含红细胞数量较多,可呈红褐色,称为乳糜血尿。常见于丝虫病。

4. 晶体尿　指尿液内的有机物或无机物呈过饱和状态而沉淀形成结晶。以草酸盐、磷酸盐多见。

5. 无尿或少尿　24 h 尿量少于 100 ml 称为无尿,少于 400 ml 称为少尿。无尿或少尿是肾脏排出量减少引起的,多见于急性肾衰竭。

(三) 疼痛

1. 肾和输尿管疼痛　常位于腰部和上腹部,可呈钝痛或胀痛。绞痛常见于肾盂和输尿管完全梗阻所致的痉挛,结石或血块沿输尿管向下移动时可引起剧烈绞痛,并可向下腹、会阴、大腿内侧放射,临床上称为肾绞痛。

2. 膀胱疼痛　位于耻骨上区，多为隐痛或胀痛，可由于炎症、结石、梗阻、膀胱过度膨胀而引起。

3. 尿道、前列腺、精囊疼痛　由于炎症、结石、尿道狭窄、前列腺炎及精囊炎等所致，尿道疼痛的定位比较明确，前列腺和精囊的疼痛部位常不甚明确，并可有放射痛。

4. 睾丸及其附近的疼痛　急性附睾炎、睾丸炎、急性睾丸扭转、外伤等疼痛较剧烈，精索静脉曲张可有坠胀痛，睾丸肿瘤早期常无疼痛。

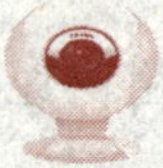

护理专业教学资源库/资源中心/资源类型/教学视频/泌尿系统解剖

二、诊疗操作与护理

(一) 实验室检查

1. 尿常规检查　包括颜色、透明度、酸碱反应、比重、尿糖及显微镜检查。不离心的尿液标本，每高倍镜视野可有红细胞 0～2 个，但不能超过 3 个；白细胞 0～3 个，但不能超过 5 个。尿蛋白测定时当尿中蛋白含量每日超过 150 mg 即为蛋白尿，正常尿液中不含有管型，可偶见透明管型。

2. 尿三杯试验　在一次连续排尿过程中，分别收集初始、中段和末段尿各 10～15 ml，从镜下判断血尿或脓尿的来源和病变部位。第一杯异常，提示病变在尿道；第三杯异常，提示病变在膀胱三角区、膀胱颈部或后尿道；三杯均异常，提示病变在膀胱或上尿路。

3. 尿液细菌学检查　尿标本采集方法：① 消毒尿道外口，收集中段尿；② 无菌导尿；③ 耻骨上膀胱穿刺抽取尿液（最准确）。普通细菌培养，细菌计数每毫升 10 万以上为尿路感染，应同时做药敏试验。检查结核杆菌需收集 24 h 尿，浓缩后抗酸染色，应连续送检 3 天。

4. 尿细胞学检查　应收集新鲜尿液的沉渣，涂片染色，镜检肿瘤细胞，肾盂癌或膀胱癌常可查见瘤细胞。采用荧光显微镜检查可提高检出率。

5. 24 h 尿中内分泌物质测定　尿内儿茶酚胺及其代谢产物 3-甲氧基 4-羟基苦杏仁酸（VMA）、醛固酮、17-羟类固醇、17-酮类固醇等的测定对诊断肾上腺疾病有重要意义。

6. 尿液生化检查　尿液生化检查是留 24 h 尿，测定肌酐、尿素氮、钾、钠、钙、磷等。

7. 肾功能监测　肾功能检查包括尿比重、血肌酐、尿素氮、内生肌酐清除率（正常值为 80～120 ml/min），是肾功能损害的早期指标。

8. 前列腺液检查　经直肠指检按摩前列腺，收集尿道口的前列腺液，正常前列腺液可见多量卵磷脂小体，且每高倍镜视野白细胞数不超过 10 个，如白细胞大于 10 个，提示前列腺炎。

9. 前列腺特异性抗原(prostate-specific antigen,PSA) PSA 正常值为血清小于 4 ng/ml,作为检验前列腺癌的有效指标,当 PSA 血清值大于 10 ng/ml,无论直肠指诊有无异常,均应考虑为前列腺癌的可能,按摩前列腺会使 PSA 升高,故指诊后 2 周才可再进行 PSA 检查。

(二) 经尿道器械检查

1. 导尿检查 可用于收集标本、诊断和治疗。如采集膀胱内尿液做细菌培养,测定膀胱内残余尿;通过插入导尿管、注入造影剂检查尿道内有无梗阻、损伤或狭窄等情况;用于治疗尿潴留、监测尿量、灌注药物治疗膀胱病变等。常用的导尿管有气囊或 Foley 导尿管。以法制 F 为计量单位,例如 18F 表示导尿管的周径为 18 mm,直径为 6 mm。需注意每项操作都应严格执行无菌操作规程。

2. 尿道探子检查 用于扩张狭窄尿道,常选用 18～20 F。操作时必须小心,让探条平滑地通过尿道进入膀胱,不能强行推进,以免损伤或穿破尿道。

3. 尿道膀胱镜检查 是泌尿外科最重要的诊断、治疗方法。可直接窥查尿道及膀胱内有无异常,同时可取活组织做病理检查、钳取异物及碎石等。

4. 输尿管镜和肾镜检查 适用于原因不明的输尿管充盈缺损、肉眼血尿、细胞学检查阳性或尿石症患者。禁用于全身出血性疾病、前列腺增生,病变以下输尿管梗阻及有膀胱镜检查禁忌者。可直接窥视肾盂、输尿管内有无病变,可直视下碎石、取石、电灼或切除肿瘤等。

(三) 影像学检查

1. X 线检查

(1) 尿路平片(KUB):检查范围包括双肾、输尿管、膀胱及尿道部位,能观察肾脏位置、轮廓及大小,尿路结石,肿瘤转移等情况。

(2) 排泄性尿路造影:碘过敏试验阴性者,静脉注射有机碘造影剂(泛影葡胺或醋碘苯酸钠),经血液循环到达肾脏并随尿液排泄,使尿路显影。常在注药后 5 min、15 min、30 min 摄片,观察尿路的形态及肾功能。

(3) 逆行肾盂造影:经膀胱尿道镜行输尿管插管注入有机碘造影剂,适用于禁忌做排泄性尿路造影或显影不清晰的患者。

(4) 肾血管造影:经股动脉穿刺插管行腹主动脉-肾动脉造影、选择性肾动脉造影,可显示双侧肾动脉、腹主动脉等情况,适用于肾实质肿瘤、肾血管疾病,来自肾的血尿而其他检查未确诊的患者。

(5) 顺行肾盂造影:在 B 超引导下,经皮穿刺入肾盂,注入造影剂,显示上尿路形态。

(6) 膀胱和尿道造影:采用导尿管置入膀胱后注入造影剂,可查看膀胱形态及其病变部位和程度,以及尿道病变。

2. 其他检查

(1) 电子计算机 X 线体层扫描(CT):用于肾囊性或实质性疾病的鉴别诊断,确定肾损伤的范围和程度,而且对肾上腺、肾、膀胱、前列腺、腹膜后肿瘤的诊断很有价值,可进行临床分期，了解淋巴结转移情况等。

（2）磁共振成像（MRI）：不需要造影剂，组织分辨率很高，能显示更细致的解剖结构，图像清晰。

（3）B超检查：可确定肾脏位置、大小、有无肾结石。对肾肿瘤、肾积水、肾囊肿等均有诊断价值。彩色多普勒超声检查的可比性强，诊断准确性高。不需要造影剂，超声检查对肾功能无影响，可用于肾衰竭患者。

（四）膀胱冲洗

通过留置导尿管或在耻骨上作膀胱造瘘管，将药液从导管注入膀胱，反复冲洗后再由导管排出，称为膀胱冲洗。多用于长期留置导尿管的预防感染、泌尿外科术前准备、膀胱手术后、前列腺手术等患者。密闭式冲洗法是常用冲洗方法，具体操作是把冲洗液倒入悬挂在床旁输液架上的输液瓶内，瓶高距患者骨盆 1 m 左右，将输液管、三腔气囊导尿管（或膀胱造口导管）和引流管连接，三腔气囊导尿管的高度略低于耻骨联合水平面，利于膀胱彻底排空。

【护理措施】

（一）心理护理

患者常因排尿异常或尿液异常而精神紧张，或有畏惧、自卑心理。护理人员应以高度的热情关心、同情、体贴患者，帮助患者解除精神压力。出现肉眼血尿及乳糜尿的患者多极度恐慌或焦虑不安，应向患者讲解引起血尿、乳糜尿的原因，以消除恐慌或焦虑。鼓励患者积极配合治疗、护理。

（二）对症处理

有尿路刺激症状的患者，应充分休息、多饮水，增加尿量冲刷尿道。禁食辛辣刺激性食物。症状严重患者可服用溴丙胺太林辛或颠茄合剂，也可辅以镇静剂。椎管内麻醉术后所致尿潴留，通过改变体位、下腹部热敷、针刺等方法一般可以解除尿潴留。若无效，可在无菌操作下试行导尿（一次排出尿量不大于 800 ml）。若导尿失败，在耻骨上行膀胱穿刺术或膀胱造瘘术，排出尿液。

（三）生活护理

尿失禁、尿瘘患者的尿液外溢常污染被褥、内裤等，要及时更换。长期卧床的尿失禁、尿瘘患者，要及时更换床单、尿垫，保持床单位的清洁、干燥、无臭味。每天用 0.9%的盐水清洗会阴部 2～3 次，并涂滑石粉等护肤剂，防止皮炎发生。

（四）正确采集留送尿标本

采集尿液标本以清晨第一次尿为宜，留取标本后及时送化验室检查。采集女性尿液时要避开月经期，清洗外阴后取中段尿。采集男性尿液时应翻起包皮后局部清洗，再留取尿液。注意留取 24 h 尿液者，要加防腐剂。密切观察尿液的性质和颜色深浅变化，根据不同情况进行相应处理。

（五）休息

根据引起乳糜尿、血尿、脓尿等的不同情况，应让患者适当休息或限制活动，若有活动性出血者必须绝对卧床。同时，密切观察生命体征变化。

(六) 经尿道做器械检查的诊断、治疗操作护理

1. 术前准备　做上述器械检查前向患者做好解释，消除顾虑，并积极配合检查。做好会阴部皮肤清洗，检查前排空膀胱(除导尿外)，准备好彻底消毒过的检查器械及用品。

2. 协助检查　按不同检查项目的要求，给患者安置好体位，并消毒和铺单。按手术要求，调节膀胱冲洗液，保证所需物品及电源的及时供给。协助操作时应轻柔、仔细、有阻力时不能强行推进。

3. 预防感染　器械检查时应严格按照无菌操作原则进行，术后遵医嘱服用抗生素 2～3 天，以预防感染。密切观察尿道有无出血情况，少量出血者用冷敷或纱布垫压迫会阴部。排尿不畅者热敷，多饮水增加尿量，能减轻尿痛及术后感染。

4. 对持续导尿的术后患者进行护理时注意　① 妥善固定引流管及引流袋，隔日更换；② 肉眼血尿患者，除遵医嘱护理外，嘱患者多饮水，2～3 日后可自愈；③ 保持尿道口及会阴部清洁；④ 密切观察尿液变化情况，并记录尿量；⑤长时间保留导尿管者，用管夹夹管，4～6 h 开放 1 次，避免膀胱挛缩。为减少感染，可 1～2 周更换 1 次导尿管。

(七) X 线检查及各种造影的护理要点

1. 做好护理工作保证 X 线片清晰度。① 在摄片前 2～3 天禁用硫酸钡、铋剂等不透 X 线的药物；② 摄片前 1 天要进少渣饮食；③ 摄片前 1 天晚服用缓泻剂，摄片日晨禁食并灌肠排除肠道内粪块与积气。

2. 静脉肾盂造影前除按肠道常规准备外，一日前应做碘过敏试验，阴性者才能做造影检查；注射造影剂前排空膀胱，避免尿液稀释造影剂影响造影效果。注射造影剂时，密切观察患者反应，若出现眩晕、恶心、呕吐、心悸及胸闷等，可能是碘过敏的早期反应，应立即停止注药，皮下注射 0.1%肾上腺素 1 ml 并吸氧，注意观察患者表现。年迈体弱或耐受力较差的患者，若出现头昏、心悸、血压下降等虚脱症状，立即停止检查，并按医嘱给予相应护理。

3. 逆行性肾盂造影前做肠道常规准备，不必严格禁饮、禁食，无碘过敏史的患者，一般不常规做碘过敏试验。

4. 肾血管造影前常规做肠道准备及碘过敏试验，造影过程中及造影后密切观察脉搏、血压、体温及尿量变化，以便能够及时发现有无血管损伤后出血、血栓形成及造影剂的毒性作用等情况。

(八) 膀胱冲洗护理

冲洗前先排空膀胱，然后夹闭引流管，以每分钟 40～60 滴的速度让冲洗液流入膀胱，每次滴 50～100 ml 后夹住冲洗管，让冲洗液全部排空。注意冲洗时不能压迫膀胱。每次重复冲洗 3～4 遍。

膀胱冲洗注意点：① 常用冲洗液：可根据情况选用 0.02%呋喃西林、0.02%雷佛奴尔、3%硼酸、0.9%盐水。② 水温以 36℃左右为宜，但有膀胱内出血时应用冷冲洗液。③ 每天冲洗次数及每次注入液量根据患者具体情况确定，没有特殊要求的每天

冲洗2～3次，每次冲洗液量50～100 ml。若为膀胱手术后的冲洗，每次注入量不宜超过50 ml。冲洗时按无菌操作规程执行，并密切观察患者反应，若出现新鲜血液流出、剧痛、流出量少于滴入量等，需立即停止冲洗并向医生报告。④ 准确记录液体出入量，以便计算实际尿量。

（九）泌尿外科各种引流导管护理要点

1. 固定　妥善固定各种导管，外接的引流管固定在床旁，患者翻身活动或进行各种操作需搬动时，注意防止脱出。要随时检查导管接口固定情况。

2. 无菌　严格按无菌操作规程操作，保持导管无菌，定时更换引流瓶、引流管。

3. 通畅　保持导管及引流管通畅，必要时间歇或持续冲洗。

4. 观察　注意观察引流物的颜色、量及性状，及时做好记录，有异常情况时及时与医生联系并按医嘱处理。

【知识拓展】

尿路引流管的拔管时间

1. 肾造瘘管需在手术12日以后拔出，拔管前先闭管2～3日，无不良反应，或经肾造瘘管注入造影剂，证明肾盂至膀胱排出通畅，方可拔管。

2. 膀胱造瘘管应在手术10日以后拔管，拔管亦应先夹管，排尿通畅2～3日，方可拔管。

3. 留置导尿管拔管时间根据病种而定：肾损伤病情稳定后即可拔除；膀胱破裂修补术后8～10天拔除；前尿道吻合术后2～3周，后尿道会师复位术后3～4周拔除。

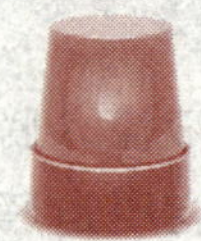

【思考题】

1. 排尿异常有哪些表现？
2. 如何做好膀胱冲洗的护理？

第二节　泌尿系损伤患者的护理

学习内容

1. 肾、尿道及膀胱损伤的概述。
2. 肾、尿道及膀胱损伤患者的护理。

一、肾损伤患者的护理

典型案例

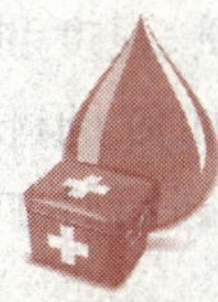

患者，男性，46 岁。主因车祸致腰背部及骨盆部疼痛、不能排尿 2 h，急诊入院。查体：P 116 次/min，BP 60/40 mmHg，呼吸困难，腰背部及骨盆部压痛，试插导尿管失败，有血液流出。CT 示右肾破裂，X 线示骨盆骨折。入院诊断为：右肾破裂，骨盆骨折合并尿道损伤，入院后急诊手术，手术顺利。

问题导向：

作为患者的责任护士，你应如何进行护理？

肾开放伤多见于战时火器贯通伤或刀刃伤，平时则多见于锐器伤，常合并有胸腹脏器损伤；肾闭合伤多见于平时，其原因分为直接暴力和间接暴力。直接暴力：腰腹部受撞击或挤压可造成肾脏损伤，暴力来自后方或前方可使肋骨突然前移或肾脏突然后移，作用于肾脏而导致损伤。多见于交通事故、塌方或从高处坠落腰腹部着力于硬物上。间接暴力：高处跌落、足部或臀部着地及急剧刹车所产生的减速性损伤，这种间接暴力可引起肾蒂的撕裂或肾盂输尿管交界处破裂。腰肌强力收缩可造成肾挫伤，出现血尿。肾积水、肾肿瘤等肾本身病理状态时，肾脏受轻微外力可造成肾破裂，常被称为自发性肾破裂。

肾脏损伤在临床上以闭合性损伤多见。按损伤程度可分四种类型（图 18－2－1）：① 肾挫伤：仅限于肾实质的轻微损伤，形成肾淤斑和（或）包膜下血肿，肾被膜和肾盂黏膜均完整，有轻微的血尿。② 肾部分裂伤：肾实质有部分裂伤，伴有肾盂黏膜或肾被膜破裂，有明显的血尿，可形成肾周围血肿或尿外渗。③ 肾全层裂伤：肾实质深度裂伤，包括肾盂黏膜、肾被膜均破裂，有大量血尿及大量血液、尿液外渗。④ 肾蒂损伤：肾蒂血管损伤较少见，肾蒂或肾段血管部分或全部破裂，血尿不明显，可因大出血抢救不及时而死亡。

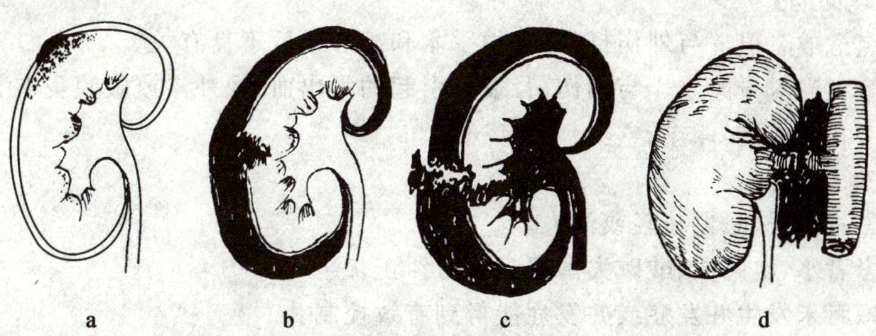

图 18－2－1　肾损伤类型

a. 肾挫伤；b. 肾部分裂伤；c. 肾全层裂伤；d. 肾蒂损伤

【护理评估】

（一）健康史

评估患者受伤的原因、时间、地点、部位、姿势、暴力性质、强度和作用部位，受伤至就诊期间的病情变化以及就诊前采取的急救措施，其效果如何；损伤后是否发生腹痛或腰痛，腹痛、腰痛的特点、程度和持续时间，有无放射痛和进行性加重。

（二）身体状况

1. 血尿　肾损伤患者大多有血尿，表现为全程血尿。肾挫伤时可出现镜下血尿，肉眼血尿常见于肾重度损伤。但需注意血尿与损伤程度有时并不一致。

2. 疼痛　肾包膜下血肿、肾周围软组织损伤、出血或尿外渗引起患侧腰、腹部疼痛；血液、尿液渗入腹腔或合并腹内脏器损伤时，出现全腹疼痛和腹膜刺激征。血块通过输尿管时可发生肾绞痛。

3. 腰腹部肿块　血液、尿液渗入肾周围软组织可使局部肿胀，形成肿块，有明显疼痛和肌强直。

4. 休克　严重肾损伤、肾蒂损伤或合并其他脏器损伤时，因损伤和失血常发生休克，可危及生命。

5. 发热　由于血肿、尿外渗易继发感染，甚至导致肾周脓肿或化脓性腹膜炎，伴有全身中毒症状。

（三）心理、社会状况

患者及家属发现血尿后常出现焦虑、紧张的心理反应。注意评估患者对伤情和并发症产生的恐惧、焦虑程度，家属对伤情的认知程度和对治疗费用的支持能力。

（四）辅助检查

1. 尿常规检查和尿三杯试验　了解出血情况。

2. 血常规检查　红细胞、血红蛋白、血细胞比容下降提示有活动性出血；白细胞数增多提示存在感染。

3. 影像学检查　B型超声、X线、CT等检查可了解肾损伤的部位、程度以及血、尿外渗情况。

【护理问题】

1. 焦虑或恐惧　与外伤打击、害怕手术和担心预后不良有关。

2. 组织灌流量改变　与创伤、肾裂伤引起的大出血、尿外渗或腹膜炎有关。

3. 潜在并发症：休克、感染。

【护理目标】

1. 患者焦虑、恐惧减轻或消失。

2. 患者水、电解质、酸碱失衡得到及时纠正。

3. 患者未发生并发症或并发症能得到有效控制。

【治疗原则】

肾损伤以肾挫伤和肾部分裂伤多见，一般经绝对卧床休息、止血、抗休克、防感染等非手术治疗而愈，注意密切观察病情变化。

手术适应证包括：① 开放性肾损伤；② 难以控制的出血；③ 肾粉碎伤；④ 肾盂破裂；⑤ 肾蒂伤；⑥ 合并腹腔脏器损伤；⑦ 严重尿外渗。此外，在非手术治疗中，出血加剧、腰腹部包块增大、疑有腹腔脏器损伤也应行手术探查。手术方式包括肾修补术、肾部分切除术、肾切除术和肾周引流术。

【护理措施】

（一）非手术治疗的护理

1. 卧床休息　视病情合理安置体位，嘱患者绝对卧床休息 2～4 周，待病情稳定、血尿消失 1 周后方可离床活动，以防过早活动引起继发性大出血。

2. 病情观察　① 生命体征变化：应定时观察和记录患者神志、面色、体温、脉搏、呼吸、血压，直至生命体征平稳。② 排尿情况：严密监测尿量、颜色的变化，并每 4 h 送检 1 次尿常规，动态观察血尿情况，若血尿颜色逐渐加深，说明出血加重；按医嘱做好尿三杯试验的尿液收集，以初步判断血尿的来源。③ 观察疼痛的部位及程度，观察和记录腰腹部肿块的大小，局部有无尿外渗情况，如肾区肿胀、肌紧张、压痛等。④ 动态监测血红蛋白和血细胞比容，以判断出血情况，定时观察体温和白细胞计数，以判断继发感染的情况。⑤观察有无合并其他器官损伤存在，如胸腹部器官损伤。

3. 治疗护理

（1）抗休克：迅速建立静脉输液通路，遵医嘱扩容、止血，必要时输血。

（2）镇静止痛：在诊断明确的前提下，遵医嘱给予镇静止痛药物。

（3）防治感染：遵医嘱应用对肾无毒性的广谱抗生素，护理操作过程中严格遵守无菌原则。

（二）术前护理

手术前除做好非手术治疗的护理外，常规做好术前各项检查准备工作。

（三）术后护理

1. 一般护理　① 为利于引流和呼吸，病情稳定后可取半卧位。肾损伤修补术、肾周引流术后患者需卧床休息 2～4 周。② 禁食 2～3 天，待肠蠕动恢复后开始进食，嘱患者多饮水，每天饮水 2 500～3 000 ml。

2. 病情观察　① 密切观察测量生命体征并及时记录；② 观察伤口有无渗血、渗尿和感染；③ 妥善固定引流管，保持引流通畅，观察记录引流液量、颜色和性状；④ 注意观察尿量、尿色变化。

3. 治疗配合　手术后禁食期间，遵医嘱静脉补液以维持体液平衡；留置引流管者做好引流管的护理；严格执行无菌操作，应用抗生素预防感染；遵医嘱做好术后止痛等对症护理。

（四）心理护理

主动关心、帮助患者和家属了解治愈疾病的方法，解释手术治疗的必要性和重要性，解除其思想顾虑；针对患者产生的焦虑、恐惧、情绪不稳定等心理反应的原因，正确引导和及时纠正异常的心理变化，减轻患者的应激反应，以有效缓解其焦虑和恐惧。

（五）健康教育

1. 出院后 3 个月不宜从事体力劳动或竞技运动。

2. 损伤肾切除术后的患者需注意保护健肾，防止外伤。不使用对肾功能有损害的药物，如氨基糖苷类抗菌药等。

【护理评价】

1. 患者焦虑、恐惧是否减轻或消失。

2. 患者水、电解质、酸碱失衡能否得到及时纠正。

3. 患者有无并发症发生或并发症能否得到有效控制。

二、膀胱损伤患者的护理

膀胱为腹膜外器官，空虚时位于骨盆深处，受骨盆、耻骨联合、盆底筋膜和肌肉以及直肠保护。因此，除骨盆骨折外，一般不易发生膀胱损伤。但当膀胱充盈伸展超出耻骨联合至下腹部时，易遭受损伤。膀胱损伤分为开放性和闭合性。闭合性损伤又可分为两类：① 膀胱挫伤，仅伤及膀胱黏膜或肌层；② 膀胱破裂，可分为腹膜外型和腹膜内型（图 18－2－2）。腹膜外型为膀胱壁破裂，但腹膜完整，尿液外渗至膀胱周围，引起盆腔炎，此型较多见，常发生于骨盆骨折时，尿液与血液混合积聚于盆腔内；腹膜内型为膀胱壁与覆盖的腹膜一并破裂，多发生于膀胱充盈时，尿液流入腹腔，可引起腹膜炎。

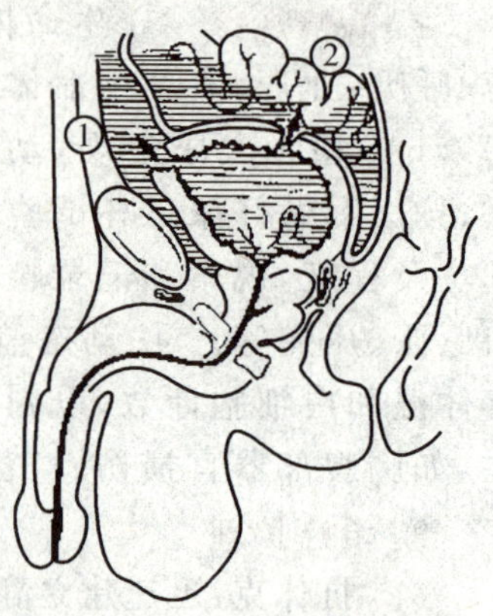

图 18－2－2 膀胱破裂
① 腹膜外型；② 腹膜内型

【护理评估】

（一）健康史

评估患者受伤的原因、时间、暴力性质、强度和作用部位，就诊前采取的救治措施及效果；损伤后是否发生腹痛，腹痛的特点、程度和持续时间，有无放射痛和进行性加重；有无血尿、尿痛或排尿不畅。既往有无膀胱损伤和手术史等。

（二）身体状况

1. 休克　因骨盆骨折大出血或合并器官损伤所致。

2. 血尿与排尿障碍　腹膜外型破裂多有少量血尿；腹膜内型破裂多有尿急，而无尿排出。

3. 腹部疼痛　膀胱腹膜外型破裂疼痛局限在下腹及耻骨后，因尿外渗和组织损伤所致；腹膜内型破裂表现为弥漫性腹膜炎征象。

4. 尿瘘　尿液自异常通道流出，如直肠、阴道或伤口等。

5. 尿外渗　尿液外渗至膀胱周围可引起组织坏死和感染。

（三）心理、社会状况

评估患者对自身伤情的了解程度，对并发症的恐惧、焦虑程度；患者和家属对所需治疗费用的承受能力。

(四) 辅助检查

1. 导尿试验　在无菌操作下导尿管插入顺利，并引流出 300 ml 以上尿液，膀胱破裂可基本排除；不能引流出尿液或仅有少量血尿，则可能有膀胱破裂，此时可经导尿管注入无菌等渗盐水 200 ml，约 2 min 后再回抽，如液体进出量差异很大，提示膀胱破裂。

2. 影像学检查　腹部平片可了解有无骨盆骨折；经导尿管注入造影剂，可证实膀胱破裂位置或程度。B 型超声检查可显示腹腔内液体的多少。

【护理问题】

1. 恐惧与焦虑　与外伤打击、害怕手术和担心预后不良有关。

2. 组织灌流量改变　与膀胱破裂、骨盆骨折损伤血管出血；尿外渗或腹膜炎有关。

3. 排尿形态异常　与膀胱破裂不能贮尿有关。

4. 潜在并发症：感染、休克。

【护理目标】

1. 患者焦虑、恐惧减轻或消失。

2. 患者水、电解质、酸碱失衡得到及时纠正。

3. 患者排尿形态异常解除。

4. 患者未发生并发症或并发症得到有效控制。

【治疗原则】

对膀胱破裂合并休克的患者，应首先纠正休克，待休克纠正以后，需尽早手术，清除外渗血液和尿液，修补膀胱破裂处，修补后作耻骨上膀胱造瘘，充分引流膀胱周围尿液；同时应用抗生素防治感染。

对于膀胱挫伤、膀胱镜检或经尿道电切手术不慎引起的膀胱损伤，尿外渗量少，症状较轻者，可经尿道插入导尿管持续引流尿液 7～10 天，保持尿液引流通畅；同时使用抗生素预防感染，可避免手术而治愈。

【护理措施】

(一) 病情观察

密切观察患者的生命体征，定时测量体温、脉搏、呼吸、血压；准确记录尿量；及时了解血、尿常规检查结果；保持伤口清洁、干燥，注意观察引流物的量、颜色、性状及气味；保持各引流管引流通畅。若发现患者体温升高、伤口疼痛、引流管内容物及伤口渗出物为脓性、血白细胞计数和中性粒细胞比例上升，常提示有继发感染，应及时通知医生并遵医嘱应用抗生素。

(二) 对症护理

患者因膀胱破裂行手术修补后 1 周内不能自行排尿，需留置导尿或膀胱造瘘，对此类患者应加强导尿管或膀胱造瘘的护理。

1. 留置导尿管　定时观察，保持引流通畅，防止逆行感染；定时清洁、消毒尿道外口;鼓励患者多饮水;每周行尿常规化验及尿培养1次。遵医嘱8～10天后拔除导尿管。

2. 膀胱造瘘管　定时观察,保持引流通畅;造瘘口周围定期换药;每周行尿常规及尿培养检验1次。拔管时间一般为10天左右,但拔管前需先夹闭造瘘管,观察患者排尿情况良好后再拔除膀胱造瘘管,拔管后造瘘口适当堵塞纱布并覆盖。

(三) 心理护理

主动关心、帮助患者了解伤情,解释目前采用的治疗方法的可行性,减轻患者及家属的焦虑与恐惧,以取得其配合。

(四) 健康教育

1. 膀胱造瘘或留置导尿管在拔除之前要夹闭导尿管,以使膀胱扩张到一定的容量,达到训练膀胱功能的目的后再拔除导尿管。

2. 膀胱破裂合并骨盆骨折者有部分患者发生勃起功能障碍,患者在伤口愈合后需加强训练心理性勃起,并采取辅助性治疗。

【护理评价】

1. 患者焦虑、恐惧是否减轻或消失。

2. 患者水、电解质、酸碱失衡能否得到及时纠正。

3. 患者排尿形态异常是否解除。

4. 患者有无并发症发生或并发症能否得到有效控制。

三、尿道损伤患者的护理

尿道损伤主要见于男性,是泌尿系损伤中最常见的损伤。男性尿道以尿生殖膈为界分为前、后两部分,前尿道有阴茎部、尿道球部;后尿道有尿道膜部、前列腺部。前尿道损伤多发生在球部,后尿道损伤多发生在膜部。尿道损伤分为开放性损伤和闭合性损伤。锐器、弹片引起开放性损伤,常伴有阴茎、阴囊、会阴部贯通伤。闭合性损伤常因外来暴力所致,多为挫伤或撕裂伤。会阴部骑跨伤可引起尿道球部损伤,骨盆骨折引起尿道膜部撕裂或撕断。器械检查尿道操作不当,也可引起尿道损伤。

【护理评估】

(一) 健康史

评估尿道受伤的暴力性质、强度,受伤时间、地点及受伤程度,有无合并损伤等。

(二) 身体状况

1. 尿道出血　可见患者尿道外口滴血或尿道外口有血迹,少数后尿道损伤尿道外口可无流血。

2. 疼痛、肿胀、淤斑　会阴部疼痛,排尿时尤甚。会阴部、阴囊、阴茎肿胀,局部可见皮下淤斑、血肿,压痛明显。

3. 排尿困难、急性尿潴留　因疼痛、尿道括约肌痉挛,血肿压迫或尿道完全断裂所致。膀胱充盈而无尿排出,或仅少许血尿外滴。

4. 尿外渗　因尿道连续性中断,血和尿将不同程度地渗至周围组织(图18-2-3)。

后尿道损伤:尿液外渗至膀胱颈及前列腺周围;前尿道损伤:尿外渗从会阴部可扩展到阴囊、阴茎,甚至前下腹壁。

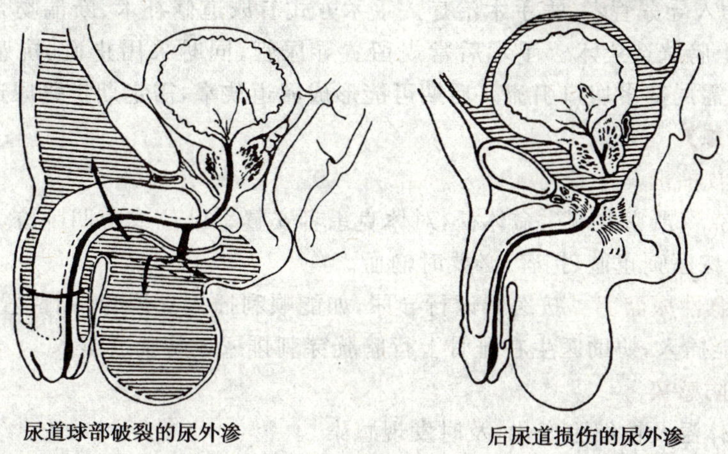

图 18-2-3 尿道损伤及尿外渗

5. 休克 前尿道损伤一般无休克。骨盆骨折致后尿道损伤或合并其他器官损伤可有不同程度的休克。

(三) 心理、社会状况

由于尿道损伤多为突发性暴力损伤,患者及家属无心理准备,患者出现肉眼血尿、疼痛、排尿困难、尿道狭窄等情况时常有恐惧、焦虑不安。需评估患者及家属对疾病的认识和对治疗的支持程度。

(四) 辅助检查

1. 导尿检查 试插导尿管,若插入顺利,提示尿道连续而完整,一旦插入导尿管,应留置导尿1周以引流尿液并支撑尿道。若一次不能插入,不应勉强反复试插,以免加重局部损伤和导致感染。

2. X线检查 骨盆前、后位片可显示骨盆骨折。尿道造影可确定损伤部位。

【护理问题】

1. 恐惧与焦虑 与外伤打击、害怕手术和担心预后不良有关。
2. 组织灌流量改变 与创伤、骨盆骨折损伤血管出血,以及尿外渗或腹膜炎有关。
3. 排尿形态异常 与尿路感染、尿道损伤、尿瘘及尿道狭窄有关。
4. 潜在并发症:感染、休克、尿道狭窄。

【护理目标】

1. 患者焦虑、恐惧减轻或消失。
2. 患者水、电解质、酸碱失衡得到及时纠正。
3. 患者恢复正常排尿形态。
4. 患者未发生并发症或并发症得到有效的控制。

【治疗原则】

严重损伤合并休克者应首先抗休克治疗;能够自行排尿者不需要插导尿管,采用多饮水、使用抗生素预防感染等措施;排尿困难但能够插入导尿管者,留置导尿管7～14天;不能插入导尿管者,需手术治疗。手术方式有尿道修补术、断端吻合术、尿道会师术和耻骨上膀胱造瘘术。手术后常规留置导尿管,同时采用止血、抗感染等措施。有尿外渗者,需局部多切口引流。后期可能形成尿道狭窄,需定期扩张尿道。

【护理措施】

(一) 急救护理

1. 抗休克 严密监测生命体征,对休克患者安置平卧位或中凹卧位,迅速建立静脉输液通路,按医嘱止血、扩容,必要时输血。

2. 解除急性尿潴留 按医嘱试行导尿,如能顺利插入导尿管,则留置导尿管引流尿液。若不能插入,协助医生在耻骨上行膀胱穿刺排尿或膀胱造瘘术。

(二) 预防感染

1. 观察体温及白细胞变化,及时发现感染。

2. 留置尿管者,每日用0.1%苯扎溴铵溶液清洁擦拭尿道口周围2次,无膀胱破裂及膀胱穿刺造瘘者,每日冲洗膀胱1～2次。

3. 对尿外渗引流切口,定时更换敷料,保持清洁干燥。切口内的引流条一般于术后2～3天拔除。

(三) 留置尿管的护理

常规做好留置尿管的护理,严格遵守无菌操作原则,一般需留置尿管7～14天以引流尿液并支撑尿道;对于尿道修补或吻合术者,需延长留置时间至2～3周。尿道会师术后留置的气囊导尿管,需维持牵拉2周方可解除,解除牵拉后再留置1～2周。

(四) 心理护理

对患者进行正确的引导,热情接待,做好入院宣教。和蔼亲切的态度、周到礼貌的语言可使患者感受到关心和尊重,产生信任,减轻负面情绪的影响,可有效缓解焦虑和恐惧。

(五) 健康教育

1. 适当休息,加强营养,提高抵抗力。

2. 坚持多饮水,每日饮水量在2 000～3 000 ml以上,以保证足够的尿量,加强内冲洗作用。

3. 尿道狭窄的患者,出院后应坚持定期进行尿道扩张术。开始每周1次,持续1个月后逐渐延长间隔时间。

4. 对永久性膀胱造口引流的患者,说明其目的和注意事项,如需每2周在无菌操作下换管1次等。

【护理评价】

1. 患者焦虑、恐惧是否减轻或消失。

2. 患者水、电解质、酸碱失衡能否得到及时纠正。

3. 患者能否恢复正常排尿形态。

4. 患者有无并发症发生或并发症能否得到有效的控制。

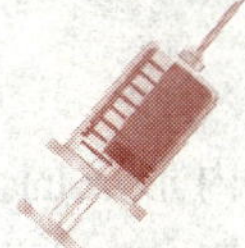

【思考题】

1. 肾、膀胱、尿道损伤的表现有哪些？
2. 如何做好肾、膀胱、尿道损伤患者的护理？

第三节　泌尿系结石患者的护理

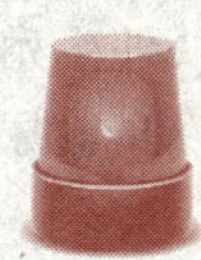

学习内容

1. 泌尿系结石的概述。
2. 泌尿系结石的护理。

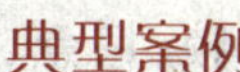

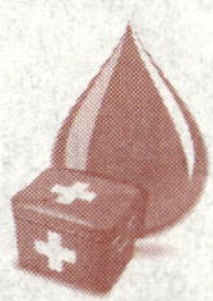

典型案例

患者，男性，28岁。主因右腰痛2 h入院。患者于入院前2 h踢足球时，突然发生右腰腹部阵发性剧烈绞痛，向同侧中下腹部、会阴及大腿内侧放射，面色苍白、出冷汗和恶心、呕吐1次，呕吐物为胃内容物。查体：P 116次/min，BP 125/75 mmHg。腹部无明显压痛及反跳痛，无肌紧张，肾区叩击痛明显。尿常规检查RBC(++)，B超提示右肾结石，可见1枚直径约0.5 cm的结石。

问题导向：

1. 患者出现剧烈绞痛和血尿的原因是什么？
2. 该患者应如何处理？

泌尿系结石(urolithiasis)又称尿石症，包括肾结石、输尿管结石、膀胱结石和尿道结石，是泌尿外科常见的疾病之一，发病有地区性，我国泌尿系结石以长江以南多见，北方相对较少，男性多于女性(约3∶1)，好发年龄为20～55岁。上尿路结石(肾和输尿管结石)较下尿路结石(膀胱和尿道结石)发病率高。上尿路结石多见于青壮年，下尿路结石则多见于儿童。

尿石形成的因素比较复杂，目前尚未明确，大多认为是多种因素共同作用的结果，包括局部因素，如尿路感染、梗阻等；全身代谢异常因素，如内分泌失调，长期卧床，钙、磷代谢异常，尿酸、草酸代谢异常，饮水不足，尿pH改变等，使尿内所含晶体析出沉淀，若附着于坏死细胞、异物等(核心)上，随着时间推移而不断扩大形成尿石。尿石一般都有两种以上尿盐，常以一种为主要成分。

【护理评估】

(一) 健康史

评估患者性别、年龄、职业、生活环境及习惯；评估有无感染、血尿及异物排出史，有无饮食习惯改变、代谢紊乱、长期卧床等情况;评估有无使用糖皮质激素、维生素C、D及磺胺等药物史。

(二)身体状况

1. 肾、输尿管结石　好发于男性青壮年,绝大部分输尿管结石是在肾内形成的。主要表现为疼痛和血尿。其程度与结石的大小、所在部位、活动度、有无梗阻、感染及损伤等因素密切相关。

(1)疼痛:是最突出的症状。在肾盂、肾盏活动度小的结石仅有患侧腰部隐痛,在输尿管内活动度较大或引起输尿管梗阻的结石,常引起肾绞痛。肾绞痛发作时常伴恶心、呕吐,有时大汗淋漓。疼痛多从患侧腰部开始,沿输尿管放射至同侧下腹、外生殖器或大腿根部内侧,疼痛持续数分钟至数十分钟不等。发作时肾区有明显叩痛,输尿管走行区域有深压痛。

(2)血尿:血尿是结石对黏膜压迫、摩擦损伤所致,以镜下血尿多见。绞痛后伴发血尿是肾、输尿管结石的特征性表现。

(3)膀胱刺激征:继发感染者或输尿管膀胱壁段结石会出现尿频、尿急、尿痛症状。

(4)其他:输尿管平滑肌的蠕动和痉挛,可反射性加重恶心、呕吐等胃肠道反应;可继发急性肾盂肾炎,引起肾盂积水、肾积脓等。肾积脓者可有寒战、高热及脓尿出现。双侧肾与输尿管结石引起双侧完全性梗阻时,可导致无尿;输尿管长期阻塞,则会引起严重的肾积水,最终可能导致肾衰竭。

2. 膀胱结石　膀胱结石有明显的地区差异性,原发性膀胱结石多发生于10岁以下男孩。

(1)尿频、尿急和尿痛:疼痛多位于耻骨上及会阴部,表现为排尿突然中断,并伴有剧烈疼痛,变换体位后又可继续排尿,常放射到阴茎头部,小儿常搓拉阴茎,改变体位后可恢复排尿。结石刺激膀胱黏膜常可出现尿频、尿急、尿痛。

(2)血尿:多为终末血尿。

(3)排尿困难:若排尿时结石堵塞尿道内口,可出现尿流突然中断或尿流不畅、急性尿潴留等表现。

3. 尿道结石　典型症状为排尿困难,为点滴状排尿,伴会阴部剧痛有时可发生急性尿潴留。查体时,前尿道结石可沿尿道扪及,后尿道结石经直肠指检可触及。

(三)心理、社会状况

结石绞痛时,患者常坐立不安;且结石复发率较高,患者可出现焦躁或忧虑、悲观情绪;应评估患者及家属对相关知识的掌握程度。

(四)辅助检查

1. 尿常规检查　可见红细胞、白细胞或结晶;尿pH值在草酸盐及尿酸盐结石患者常为酸性,磷酸盐结石患者常为碱性;感染时出现较多的脓细胞,尿细菌培养可明确病菌种类,为应用抗生素提供参考。多发性和复发性结石的患者,测定尿酸水平以及24 h尿的尿钙、尿酸、肌酐、草酸含量可了解代谢情况,判断有无内分泌紊乱。

2. 血液检查　测定肾功能、血钙、磷、肌酐、碱性磷酸酶、甲状旁腺素等，必要时做钙负荷试验，有助于了解结石的成因。

3. 影像学检查

(1) B超：可探及密集光点或光团，可了解尿石部位、大小以及肾、输尿管积水情况。

(2) X线检查：95%以上的结石可在X线平片上显影。排泄性尿路造影及逆行尿路造影可评价尿路梗阻及肾功能损害的程度，并判断有无引起结石的尿路畸形。透光结石可显示充盈缺损。

(3) CT检查：能显示普通影像学检查未能确诊的结石。

4. 内镜检查　包括输尿管肾镜、输尿管镜及膀胱镜检查，可直接观察结石，明确诊断并进行治疗。

【护理问题】

1. 疼痛　与结石刺激引起的炎症、损伤及平滑肌痉挛有关。

2. 有感染的危险　与手术后伤口及各种导管污染等有关。

3. 排尿形态异常　与膀胱、尿道结石嵌顿引起的尿路梗阻有关。

【护理目标】

1. 患者疼痛减轻或消失。

2. 患者未发生感染或感染得到有效控制。

3. 患者恢复正常的排尿形态。

【治疗原则】

1. 肾、输尿管结石

(1) 非手术治疗：适用于直径在0.6 cm以下光滑的肾、输尿管结石、且没有并发症，或年老体弱不宜手术的患者。方法有大量饮水、控制感染、解痉镇痛、调节饮食、调节尿pH、药物治疗、中西医结合等治疗。

(2) 现代排石、碎石、取石治疗：目前在临床上选用体外冲击波碎石术(ESWL)、经皮肾镜取石或碎石术、输尿管镜取石或碎石术、腹腔镜输尿管取石术等新方法，疗效较好，使大多数肾、输尿管结石患者免于开放性手术。体外冲击波碎石术可反复应用，但必须间隔7天以上，最适宜直径小于2 cm的结石。

(3) 开放手术治疗：适用于结石直径在0.6 cm以上的肾、输尿管结石，非手术治疗没有排出结石及伴肾功能受损、肾实质破坏的患者。手术方式可根据患者具体情况选择肾部分切除术、肾切除术、肾实质切开取石术、肾盂输尿管切开取石术等。

2. 膀胱、尿道结石　膀胱小结石可采用经膀胱镜机械、超声、激光、液电波碎石；过大过硬或有膀胱憩室的患者，从耻骨上膀胱切开取石。前尿道结石者，在麻醉下经尿道口注入无菌液态石蜡后，挤出或钩出、钳出结石。后尿道结石者，在麻醉下用尿道探条将结石推入膀胱后，按膀胱结石处理。

【护理措施】

(一) 非手术治疗的护理

1. 解痉止痛　肾绞痛发作期间卧床休息，遵医嘱立即应用解痉止痛药物，如阿托品、哌替啶等。进行局部热敷、针灸等理疗，也可缓解疼痛。膀胱结石引起的疼痛，指导患者通过改变体位缓解疼痛和解除暂时的排尿困难。

2. 调节饮食　根据结石成分，指导患者合理饮食。

3. 促进排石　鼓励患者多饮水增加尿量，每日饮水超过 3 000 ml，尿量每日应在 2 000 ml 以上；在病情允许的情况下适当做一些跳跃运动；遵医嘱用利尿排石中草药和溶石药物等措施，促进结石的排出。

4. 防治感染　遵医嘱使用抗生素防治感染。观察有无体温升高、寒战，尿液浑浊、有异味等感染的表现。

5. 尿液观察　大多数结石可自行经尿道排出体外，因此每次排尿时应该仔细观察、过滤尿液并记录，保留其中结石以便分析其成分，指导药物治疗。观察尿量，定期查尿常规及做尿培养，监测并记录有无血尿、排尿困难及尿路感染等情况。

(二) 体外冲击波碎石术的护理

1. 碎石术前护理　向患者解释体外冲击波碎石的原理、方法、碎石过程，告知患者操作中不能变动体位，争取患者配合治疗。术前测定出凝血时间。术前 3 日禁食肉、蛋等易产气的食物，术前 1 日服缓泻剂或灌肠，术日晨禁食水。

2. 碎石术后护理　① 密切观察病情变化，记录排尿及排石情况，指导患者将每次排出的尿液用数层纱布过滤，了解排石情况。② 鼓励患者多饮水，每日 3 000 ml 以上，促进排石。③ 巨大肾结石碎石后为避免引起“石街”，碎石后应采取患侧卧位 48～72 h，以后逐渐间断起立。④ 若需再次治疗，间隔时间不少于 1 周。

(三) 手术治疗的护理

1. 术前护理　做好术前常规准备；向患者解释操作过程及手术后会出现血尿等情况；应用抗生素控制感染；测定重要器官功能和凝血功能。

2. 非开放性手术后护理

(1) 一般护理：取半坐位并适当变换体位，鼓励患者每日摄入 3 000～4 000 ml 液体，以利于尿液由肾盏、肾盂进入输尿管，促进排石。观察尿量、尿色的变化，过滤尿液，若异常及时送检。

(2) 肾盂造瘘管护理：应妥善固定造瘘管，保持引流通畅。不做常规冲洗，以免引起肾感染；若造瘘管必须冲洗，应严格无菌，低压冲洗，每次冲洗量不超过 5～10 ml。造瘘管一般留置 12 天，拔管前先夹管 2～3 天，如无漏尿，无腰部胀痛，无发热或经造瘘管造影证实肾盂至膀胱通畅，可拔管。拔管后健侧卧位，防止尿液自瘘口流出，影响愈合。

(3) 输尿管镜取石患者护理：取石后，输尿管壁可能发生水肿引起排尿功能障碍，因此需留置输尿管导管引流 2～5 天。手术后应观察尿液，保持引流通畅，遵医嘱使用抗生素。

3. 术后护理

(1) 一般护理：肾部分切除及肾实质切开取石的患者，术后应绝对卧床休息 2 周，以减轻肾的损伤，防止再发出血。适当给予止痛剂，指导患者做深呼吸、有效咳嗽及翻身。保持大便通畅，必要时遵医嘱应用缓泻剂。遵医嘱应用抗生素预防感染。肠功能恢复后可进食，鼓励患者多饮水，血压稳定者可用利尿剂，增加尿量，以便冲洗尿路和改善肾功能。

(2) 病情观察：严密观察并记录生命体征，仔细观察尿量、尿色及性状，发现出血征象应及时报告医生。术后早期尿液大多为血性，2～3天后逐渐趋于正常。若尿液持续鲜红，可能为出血的征象；尿液浑浊可能并发感染，应立即通知医生。随时查看手术切口有无出血及尿漏，若尿液或渗液浸湿敷料，应及时更换。

(3) 引流管护理：妥善固定引流管，保持引流通畅，引流袋每日更换，严格无菌操作，不可随意关闭引流，以防逆行感染。观察引流液的量、性质、色泽并及时记录。

(四) 健康教育

1. 大量饮水　嘱患者多饮水，每日饮水超过3 000 ml，睡前饮250 ml以上，尿量每日应在2 000 ml以上。适当运动，告知患者遵医嘱用药，预防结石再生。

2. 饮食指导　根据结石成分，告诉患者调整饮食。如含钙量高的结石患者多食富含纤维素的食物，少食含钙、草酸成分较多的食物（如马铃薯、菠菜、甜菜等草酸含量高，豆制品、巧克力、坚果、牛奶、奶制品等含钙量高），适量摄取动物脂肪、肉类、精制糖等；含尿酸盐成分多的结石患者，少食嘌呤含量丰富的食物（如动物内脏及豆类嘌呤含量高），同时口服碳酸氢钠以碱化尿液，有利于溶解尿酸盐；含磷酸盐成分多的结石患者少食牛奶及蛋黄等，多食低钙、低磷食物。

3. 药物预防　根据结石成分，血、尿钙磷、尿酸、胱氨酸和尿pH，采用药物降低有害成分，酸化或碱化尿液，预防结石生成和复发。维生素B_6有助于减少尿中草酸含量，氧化镁可增加尿中草酸溶解度。枸橼酸钾、碳酸氢钠等可使尿液碱化，对尿酸和胱氨酸结石有预防意义。口服别嘌醇可减少尿酸形成，对含钙结石有抑制作用。口服氯化铵使尿液酸化，有利于防止磷酸钙及磷酸镁铵结石的生成。

4. 预防骨质脱钙　对于长期卧床患者，鼓励并协助多做床上活动，对预防膀胱结石有一定作用。甲状旁腺功能亢进者，积极进行治疗，预防泌尿系结石。

5. 复诊　体外冲击波碎石的患者，要注意尿量和尿的颜色，有无腰痛等症状。有情况及时来院检查和复诊。

【护理评价】

1. 患者疼痛是否减轻或消失。
2. 患者有无感染发生或感染能否得到有效控制。
3. 患者是否恢复正常的排尿形态。

【知识拓展】

双侧上尿路结石的手术治疗原则

1. 双侧输尿管结石　先处理梗阻严重侧。条件许可，可同时取出双侧结石。

2. 一侧输尿管结石、对侧肾结石　先处理输尿管结石。

3. 双侧肾结石　根据结石情况及肾功能决定。原则上应尽可能保留肾脏，先处理易于取出和安全的一侧。若肾功能极差，梗阻严重，全身情况差，宜先行经皮肾造瘘，待情况改善后再处理结石。

4. 双侧上尿路结石或孤立肾上尿路结石　引起急性完全性梗阻无尿时，在明确诊断后，若全身情况允许，应及时施行手术。若病情严重不能耐受手术，亦可行输尿管插管，若能通过结石，可留置导管引流，或行经皮肾造瘘术，待病情好转后再行治疗。

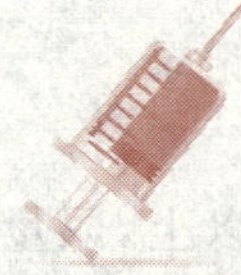

【思考题】

1. 简述肾绞痛的典型表现？
2. 如何做好泌尿系结石患者的护理？

第四节　泌尿、男性生殖系统结核患者的护理

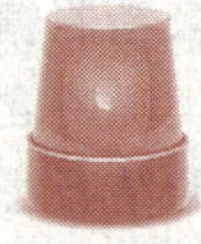

学习内容

1. 泌尿、男性生殖系统结核的临床特点。
2. 泌尿、男性生殖系统结核的护理评估、护理措施。

典型案例

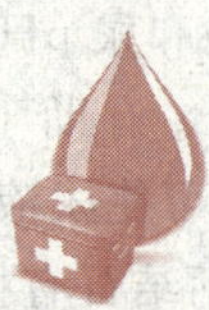

患者，男性，48岁。主因尿频、尿急、尿痛2年入院。既往肺结核病史多年。尿常规示脓血尿；尿查结核菌抗酸染色阳性；B超及CT示右肾大，实质有破坏，膀胱缩小。以泌尿系结核收住院，入院后进一步检查示右肾无功能。行右肾切除，手术顺利。

问题导向：

1. 术后应给患者什么护理措施？
2. 如何预防结核传播？

泌尿、男性生殖系统结核多为继发性结核。肺、骨关节、肠等器官常是原发病灶，结核杆菌经血液循环播散引起肾结核，输尿管、膀胱、尿道结核多继发于肾结核。男性生殖系结核既可继发于肾结核，也可直接由血液循环播散引起。

肾结核主要为继发性结核，是慢性、进行性、破坏性病变，原发病灶大多在肺，其次是骨关节及肠道。肺结核经血液循环播散到肾脏，形成结核病灶要经过3～5年或更长时间，因此，肾结核很少发生在10岁以内的小儿。

结核杆菌从原发病灶经血液循环进入肾小球血管丛，在双侧肾皮质形成多发性微结核病灶。若机体抵抗力强，多能自行愈合，没有明显临床表现。若机体抵抗力低下，肾皮质结核病灶不能自行愈合则从肾皮质进一步侵入肾髓质，多为单侧病变。肾髓质结核不能自愈，病灶进一步融合形成干酪样坏死，坏死物随尿液排出后，形成空洞性肾结核或形成无功能的结核性脓肾。含有结核杆菌的脓液随尿液进入输尿管、膀胱、尿道，在相应部位形成结核。若结核杆菌感染膀胱，可导致膀胱挛缩，引起对侧肾积水。尿道结核常导致尿道狭窄。

男性生殖系统结核包括前列腺结核、精囊结核及附睾结核，好发年龄为20～40岁人群。多继发于肾结核，由后尿道病灶蔓延而来。前列腺结核发病率最高，由于其所在部位隐蔽、又没有明显症状，不易被发现。附睾结核较多见，因其解剖特点易被发现。

男性生殖系统结核的病理改变与一般结核相似。前列腺结核若形成脓肿向尿道内破溃时，整个后尿道可呈边缘不规则的空洞。前列腺、精囊腺纤维化后形成质地坚硬的肿块。输尿管发生结核可导致输尿管堵塞、输精管增粗变硬。附睾及睾丸产生结核病变，是先从附睾尾部开始，逐渐蔓延到整个附睾，之后扩散到睾丸。附睾尾部血运丰富，容易通过血液循环感染。附睾结核常侵犯鞘膜、阴囊等周围组织，若脓肿破溃，形成长时间不愈的窦道。双侧附睾结核患者的精液内多数无精子。

【护理评估】

（一）健康史

评估患者年龄、生活习惯、发病时间，既往有无肺结核病或其他结核病史；询问患者家庭中有无结核病患者，作为评估传染源的依据之一。

（二）身体状况

1\. 膀胱刺激症状　尿频为肾结核最早出现的症状，继后出现尿急和尿痛，为脓尿刺激膀胱黏膜所致，即所谓“病理改变在肾脏，临床表现在膀胱”。晚期膀胱挛缩会加重尿频，严重者甚至表现假性尿失禁。

2\. 血尿　是肾结核的重要症状。多为终末血尿，为膀胱结核溃疡出血所致。肾结核灶破坏血管也可引起全程肉眼血尿。肾结核的血尿常在尿频、尿急、尿痛症状发生以后出现，但也有以血尿为初发症状者。

3\. 脓尿　是肾结核的常见症状。为肾干酪坏死物随尿排出所致，严重者尿呈淘米水样。

4\. 腰痛与肿块　病变波及肾包膜可有腰部胀痛，少数患者因血块、脓栓阻塞输尿管则可引起绞痛。因肾积水、积脓，在肾区可扪及包块。

5\. 全身症状　早期不明显，晚期可出现结核中毒症状，如消瘦、贫血、乏力、低热、午后潮热、盗汗等。肾功能受损晚期可有尿毒症或急性肾衰竭。

（三）心理、社会状况

泌尿系统结核病程长，反复发作，评估患者焦虑的心理反应程度。评估家庭成员对患者疾病的理解及对治疗、护理的支持程度。

（四）辅助检查

1\. 尿液检查　尿呈酸性，尿蛋白阳性、有较多的红细胞及白细胞。晨尿离心沉渣抗酸染色，查找到结核杆菌者，对诊断肾结核具有决定意义。普通细菌培养无细菌生长，尿结核分枝杆菌培养阳性率为80%～90%。

2. X线检查　X线平片可见病肾钙化及肾脏形态；静脉肾盂造影或逆行性肾盂造影可显示肾盏、肾盂、输尿管虫蚀样破坏或空洞。

3. B型超声波检查　了解患病肾脏形态、大小、积水与积脓情况。

4. 膀胱镜检查　早期可见膀胱黏膜充血水肿、结核结节；后期可见结核性溃疡、肉芽肿及瘢痕等病变。可取活组织检查。

5. CT和MRI　对诊断肾结核有帮助。

【护理问题】

1. 焦虑　与病程长、反复发作及影响生殖功能等有关。
2. 营养失调：低于机体需要量　与摄入量下降及消耗量增加有关。
3. 执行治疗方案无效　与病程长、药物毒副作用大等因素有关。
4. 潜在并发症：肾衰竭、手术后出血、感染等。

【护理目标】

1. 患者焦虑减轻或消失。
2. 患者营养状态得到改善。
3. 患者能正确执行治疗方案。
4. 患者未发生并发症或并发症能被及时发现并处理。

【治疗原则】

临床肾结核早期，经全身支持治疗和抗结核药物治疗多数可痊愈。但由于疗程较长，容易引起细菌耐药和毒副反应。抗结核药物易致肝肾功能损害，必须定期检查肝、肾功能。出现细菌耐药时，应换用敏感抗结核药物。正规非手术治疗无效、病肾破坏严重、输尿管狭窄或膀胱挛缩明显时，可酌情选用肾病灶清除术、肾部分切除术、肾切除术、输尿管狭窄段切除术及挛缩膀胱扩大术等。但手术后可有活动性出血、伤口感染等并发症发生。

【护理措施】

（一）术前护理

1. 一般护理　鼓励患者进营养充分、富含维生素饮食，多饮水以减轻结核性脓尿对膀胱的刺激，保证休息，改善全身营养状况。

2. 心理护理　加强对患者心理护理，有针对性地向患者讲解肾、前列腺、精囊及附睾等结核治疗、护理的长期性，使患者能够积极主动配合治疗。给患者安排舒适的休息环境，鼓励其多进行户外活动，并加强营养，以提高机体的免疫力。

3. 用药护理　术前遵医嘱进行抗结核治疗及护理，对肾切除术患者，需进行抗结核治疗2周以上；肾部分切除术患者，需抗结核治疗3～6个月。在使用抗结核药物治疗期间，注意观察抗结核药物的毒性反应，可定期抽血检查肝肾功能。

4. 病情观察　观察患者血尿、脓尿和膀胱刺激症状，以及夜尿情况，如夜尿增多，影响睡眠和休息，可留置尿管引流尿液。

(二) 术后护理

1. 病情观察　术后定时测量血压、脉搏，观察切口渗血情况，保持敷料干燥，同时注意观察伤口引流物的量及性状，观察留置导尿管尿液的变化情况。注意观察术后第一次排尿时间、尿量和颜色，准确记录 24 h 尿量，如果术后 6 h 无尿或 24 h 尿量较少，预示健侧肾功能异常，应及时报告医生并配合治疗。

2. 禁食　术后禁食，待胃肠功能恢复后，逐渐恢复正常饮食。

3. 休息　肾切除术后需要卧床休息 2～3 天，无异常情况，可下床活动；肾部分切除术后需要卧床休息 10～14 天，防止肾下垂和继发性出血。

4. 引流管护理　按泌尿系统引流管常规护理进行。

5. 预防感染　合理应用抗生素，观察体温和白细胞变化，注意伤口和引流管情况，保持引流通畅，减少异物刺激，及时换药和去除渗出物等。

(三) 健康教育

1. 术后向患者讲解遵医嘱坚持药物治疗的重要性，避免结核病灶复发和扩散。注意药物的副作用，不可滥用药物，对肾有损害的药物要慎用或不用。

2. 定期到医院复查，每月进行尿常规和结核菌检查 1～2 次，3～6 月做泌尿系造影检查 1 次，了解愈合情况，5 年不复发可认为治愈。

3. 加强营养和锻炼，适当户外活动，避免劳累，以提高机体免疫力。有肾造瘘者，注意自身护理，防止继发感染。

4. 若并发膀胱挛缩症，要进行正规抗结核药物治疗，等膀胱病变痊愈后再手术，同时加强全身支持疗法，保护肾功能。

【护理评价】

1. 患者焦虑是否减轻或消失。
2. 患者营养状态能否得到改善。
3. 患者能否正确执行治疗方案。
4. 患者有无并发症发生或并发症能否被及时发现并处理。

【思考题】

1. 简述肾结核的典型表现？
2. 如何做好泌尿系结核患者的护理？

第五节　良性前列腺增生患者的护理

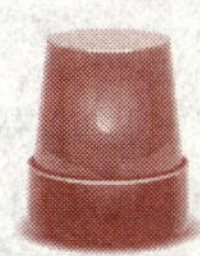

学习内容

1. 良性前列腺增生的概述。
2. 良性前列腺增生患者的护理。

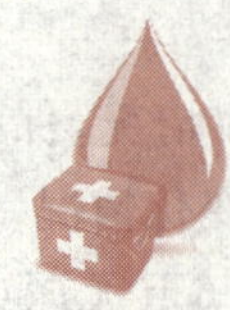

典型案例

患者，男性，63岁。主因尿频、尿急伴排尿困难半年余，加重5 h入院。患者于入院前半年余无明显诱因出现尿频、尿急伴排尿困难，尿道内稍不适，就诊于当地"社区医院"，考虑"前列腺增生"，给予口服"特拉唑嗪片"，未见明显好转，此后出现排尿困难逐渐加重，5 h前患者饮酒后持续无排尿，下腹部憋胀不适，遂急来我院，门诊以"急性尿潴留"收入院。查体：T 37℃，P 62次/min，R 18次/min，BP 166/89 mmHg。腹平坦，下腹部扪及胀大膀胱，轻压痛，其他部位无压痛，未扪及肿块。肛门指检：前列腺增大，质地较硬，未及明显结节，无压痛，中间沟浅，直肠内未及肿块。辅助检查：尿常规：RBC(++)；泌尿系超声示：前列腺增生伴尿潴留。

问题导向：

1. 患者目前存在的尿潴留如何解决？
2. 患者如需手术治疗，如何做好患者的护理？

良性前列腺增生简称前列腺增生，是老年男性的常见病。前列腺是一个环绕于后尿道起始端的粟型器官，由腺体和间质组成，间质又由平滑肌和纤维组织组成。一般认为前列腺增生为间质增生，增生的前列腺组织压迫膀胱出口，使膀胱逼尿肌代偿性肥大，引起逼尿肌不稳定收缩，使膀胱出口梗阻，膀胱内压力增大，甚至出现尿失禁。若逼尿肌失代偿，则不能排空膀胱内尿液，出现残余尿，严重者可有膀胱收缩无力，出现充溢性尿失禁或无症状慢性尿潴留，尿液的反流导致上尿路积水、肾功能损害等。梗阻后的膀胱内尿潴留，容易形成膀胱结石，也可继发感染。

【护理评估】

(一) 健康史

前列腺增生的发病机制尚不十分明了，多认为老龄和有功能的睾丸是前列腺增生的两个重要因素。35岁后的男性开始有不同程度的前列腺增生，50岁以后出现症状。受凉、情绪变化、劳累、进食辛辣刺激性食物及酗酒等情况下常使原有病情加重，可诱发急性尿潴留。

(二) 身体状况

1. 尿频　尿频是早期症状，夜间更明显，随着尿路梗阻的不断加重，残余尿量的增多，膀胱有效容量的减少，尿频症状进行性加重。

2. 排尿困难　进行性排尿困难是前列腺增生的典型症状，轻度梗阻时排尿迟缓、断续、尿后滴沥。重度梗阻时排尿费力、射程缩短、尿线变细。

3. 尿潴留　由于膀胱残余尿量的增多，导致膀胱收缩无力，发生尿潴留，出现充溢性尿失禁。由于前列腺增生，同时受凉、饮酒、劳累等使前列腺充血、水肿，最终发生急性尿潴留。

4. 血尿 前列腺增生由于局部充血严重,可发生无痛性血尿。

5. 其他表现 并发泌尿系感染、结石的患者可出现膀胱刺激症状。少数患者晚期出现肾积水或肾衰竭。由于长期腹压增高,可诱发腹外疝、内痔等。

6. 直肠指检 可触到前列腺肿大,表面光滑及中等硬度。增生分为三度:第一度增生为腺体增大、中央沟变浅;第二度增生为腺体明显增大,中央沟消失或略凸出;第三度增生为腺体显著增大,中央沟明显凸出,甚至手指不能触及腺体上缘。直肠指诊前列腺不大时,不能否定其增生的存在。

(三) 心理、社会状况

评估患者焦虑、烦躁等心理反应及对疾病的认知程度。评估患者家庭对疾病治疗的支持程度。

(四) 辅助检查

1. 血、尿常规及肾功能检查 可了解肾功能受损情况及合并感染的情况。

2. B型超声检查 可测定前列腺的大小,能明确前列腺的体积、内部结构是否突入膀胱,能测量膀胱内的残余尿量,检查前嘱患者先自行排尿且尽量排空膀胱。正常人排尿后膀胱内没有或仅有极少残余尿(5 ml),如残余尿超过 50 ml,则提示膀胱逼尿肌已处于失代偿状态。

3. 尿流动力学检查 测定尿流率可初步判断梗阻程度,最大尿流小于 15 ml/s,表示排尿不畅;小于 10 ml/s 说明梗阻严重。评估尿流率时,排出尿量要大于 150 ml 才有诊断意义。

4. 血清前列腺特异抗原(PSA)测定 前列腺体积较大、有结节或较硬时,应测定血清 PSA,以排除合并前列腺癌的可能。

【护理问题】

1. 焦虑或恐惧 与长期排尿困难、反复出现尿潴留有关。
2. 排尿异常:尿潴留 与前列腺增生导致尿路梗阻有关。
3. 潜在并发症:肾衰竭、尿路出血、感染等。

【护理目标】

1. 患者焦虑、恐惧减轻或消失。
2. 患者尿潴留得到及时解除或发生次数下降。
3. 患者未发生并发症或并发症得到及时发现和处理。

【治疗原则】

1. 非手术疗法 适用于梗阻症状轻或全身情况差,不能耐受手术的患者。遵医嘱选用 α 受体阻滞剂(如特拉唑嗪)、5α 还原酶抑制剂(如非那雄胺)等药物治疗,也可选用经尿道气囊高压扩张术、体外高强度聚焦超声、激光等方法治疗。

2. 手术疗法 适用于尿路梗阻、肾功能损害、反复发生感染或残余尿量超过 60 ml患者。选用耻骨上经膀胱前列腺切除术、经尿道前列腺切除术、经尿道前列腺电切术(transurethral resection of the prostate,TURP)等方法治疗。目前最常用的是经尿道前列腺电切术。

3. 急性尿潴留处理　应导尿并留置导尿管。若导尿失败，行耻骨上膀胱穿刺造瘘术或开放性手术造瘘以排出尿液。

【护理措施】

（一）术前护理

1. 心理护理　给患者讲解疾病的相关知识，消除对疾病的疑虑，取得信任，并积极配合治疗及护理。

2. 一般护理　嘱吸烟患者戒烟、忌饮酒，减少急性尿潴留发生。鼓励患者加强营养，食用粗纤维、易消化食物，以防便秘；观察排尿情况，鼓励患者多饮水，严禁憋尿，以免诱发急性尿潴留。遵医嘱使用有效抗生素防治感染。

3. 急性尿潴留　及时导尿或耻骨上膀胱穿刺抽出尿液。有较重的排尿困难或残余尿多的患者，留置导尿管持续引流尿液，改善膀胱逼尿肌功能和肾功能。

4. 合并肺部、心血管疾病　遵医嘱积极治疗。

（二）术后护理

1. 病情观察　严密观察患者的意识状态、生命体征及重要器官功能状况。注意观察手术野出血、尿量及尿色变化等情况，通常情况下术后 48 h 内有血尿，血尿由深变浅，渐至正常。

2. 饮食　术后 6 h 患者无恶心、呕吐，可进流质，鼓励多饮水，1～2 天后无腹胀即可恢复正常饮食。

3. 气囊导尿管的护理　术后利用气囊导尿管压迫止血，气囊内注液 15～30 ml，压迫前列腺窝，达到止血目的。气囊导尿管固定在大腿内侧并稍加牵引，需告知患者不可自行移开，直至牵引解除为止。术后保留气囊导尿管 10 天左右，无异常情况可拔除。术后 7 天内禁止灌肠和肛管排气，避免损伤前列腺窝引起出血。便秘时，服缓泻剂，解除便秘，以减少出血。

4. 膀胱冲洗的护理　术后鼓励患者多饮水，用生理盐水持续膀胱冲洗 3～7 天，以防血块堵塞尿管。注意事项：① 保持冲洗管道通畅，若引流不畅应及时施行高压冲洗、抽吸血块，以免造成膀胱充盈或膀胱痉挛而加重出血。② 冲洗速度根据尿色而定，色深则快、色浅则慢。前列腺切除术后随着时间的延长，血尿颜色逐渐变浅，若尿色深红或逐渐加深，说明有活动性出血，应及时通知医生处理。③ 准确记录冲洗量和排出量，尿量＝排出量－冲洗量。可遵医嘱在冲洗液内加入止血药物，注入药液后夹管约 30 min，也可全身应用止血药物止血。

5. 耻骨上膀胱造口导管的护理　注意各类导管的观察、固定、无菌操作、是否引流通畅和拔管时间。不同类型的引流管留置时间长短不一：耻骨后引流管术后 3～4 天，引流量很少时可拔除；耻骨上前列腺切除术后 5～7 天、耻骨后前列腺切除术后 7～9天拔出导尿管；术后 10～14 天，若排尿通畅可拔除膀胱造瘘管，拔管后用凡士林油纱布填塞瘘口，排尿时用手指压迫瘘口敷料以防漏尿，一般 2～3 天愈合。

6. 膀胱痉挛的护理　逼尿肌不稳定、导管刺激、血块堵塞冲洗管等原因均可引起膀胱痉挛，从而引起阵发性剧痛，诱发出血。遵医嘱留置硬脊膜外麻醉导管按需定时注射小剂量吗啡，效果良好，也可遵医嘱口服地西泮、硝苯地平、丙胺太林或用维拉帕米加入生理盐水内冲洗膀胱。

7. 并发症的预防与护理

(1) TURP 综合征：因术中大量的冲洗液被吸收使血容量急剧增加，形成稀释性低钠血症（水中毒），患者可在几小时内出现烦躁、恶心、呕吐、抽搐、昏迷，严重者出现肺水肿、脑水肿、心力衰竭等称为 TURP 综合征。术后注意观察，如有 TURP 综合征应减慢输液速度，给利尿剂、脱水剂，对症处理。术后 3～5 天尿液颜色清亮，即可拔除导尿管。

(2) 感染：因患者手术后免疫力低下加之留置导尿管，易引起尿路感染和精道感染，应注意观察体温及白细胞变化，若有畏寒、发热症状，应注意观察有无附睾肿大及疼痛。早期应用抗生素，每日用消毒棉球擦拭尿道外口 2 次，以防感染。

(3) 出血：术后出血与组织坏死、用力排便及久坐等有关。TURP 术后可因感冒、刺激及活动量增加致电凝痂皮脱落出血。术后保持大便通畅，避免腹压增高及便秘，1 周内禁止灌肠。手术 1 周后，逐渐离床活动，以防前列腺窝出血。

(4) 血栓和栓塞：鼓励患者早期下床活动，必要时在床上翻身和活动上下肢，预防血栓形成。

(5) 尿频、尿失禁：术后 2～3 天嘱患者练习收缩腹肌、臀肌及肛门括约肌；也可针灸或理疗。

(三) 健康教育

1. 生活指导 非手术治疗者，应避免受凉、劳累、饮酒、便秘，以防急性尿潴留。术后进食高纤维、易消化食物，预防便秘。术后 1～2 个月内避免剧烈活动，如提重物、跑步、骑自行车、性生活等，防止继发性出血。

2. 康复锻炼 术后前列腺窝的修复需 3～6 个月，可能会有排尿异常现象。定期行尿液检查、复查尿流率及残余尿量。若有尿失禁，应指导患者进行肛提肌锻炼，以尽快恢复尿道括约肌功能。方法：吸气时缩肛，呼气时放松肛门括约肌。

3. 心理指导 术后常会出现逆行射精，但不影响性交。少数患者出现阳痿，可采取心理治疗，查明原因，做针对性治疗。前列腺经尿道切除术后 1 个月、经膀胱切除术 2 个月后，原则上可恢复性生活。

4. 定期复诊 TURP 术后患者有可能发生尿道狭窄。术后如尿线变细应及时复诊，可定期到医院复查进行尿道扩张。

【护理评价】

1. 患者焦虑、恐惧是否减轻或消失。
2. 患者尿潴留能否得到及时解除或发生次数下降。
3. 患者有无并发症发生或并发症能否得到及时发现和治疗。

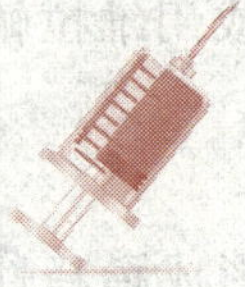

【思考题】

1. 前列腺增生患者的急性尿潴留如何解除?
2. 如何做好前列腺增生患者的护理?

第六节 泌尿系肿瘤患者的护理

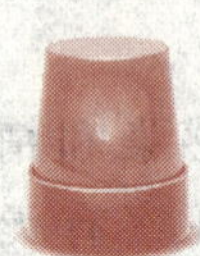

学习内容

1. 肾癌、膀胱癌、前列腺癌的概述。
2. 肾癌、膀胱癌、前列腺癌的护理。

泌尿及男性生殖系统各部分均可发生肿瘤,最常见的是膀胱癌,其次是肾癌。

一、肾癌患者的护理

肾癌也称肾细胞癌,是起源于肾实质泌尿小管上皮系统的恶性肿瘤。高发年龄为50～60岁,男女发病比例为2∶1。肾癌的病因尚不清楚,可能与吸烟、某些化学物质(如二甲胺、铅、镉等)、遗传等因素有关。肾癌由肾小管上皮细胞发生,常累及一侧肾脏,多数为单发,瘤体呈类圆形,外有假包膜,切面呈黄色,可有出血、坏死和钙化,少数为囊状结构。肾癌可直接侵犯肾周围组织,也可通过肾静脉扩散至邻近脏器。最常见的转移部位是肺,其他为肝、骨、肾上腺、对侧肾及同侧邻近淋巴结。

【护理评估】

(一) 健康史

评估患者性别、年龄、职业及生活经历。了解有无家族遗传史及其他伴随疾病,有无吸烟嗜好等。

(二) 身体状况

1. 血尿　主要症状是间歇性、无痛性全程肉眼血尿。

2. 肿块　肿块较大时可在腹部或腰部触及,质地坚硬。

3. 疼痛　疼痛常为腰部钝痛或隐痛,血凝块阻塞输尿管时可引起肾绞痛。约15%的晚期肾癌患者可同时出现血尿、肿块、疼痛三方面的表现,称为肾癌三联征。

4. 肾外表现　除上述表现外,还可有恶心、呕吐、血压升高、发热等肾外表现。肾癌的晚期可出现恶病质表现。

(三) 心理、社会状况

评估患者对病情、排尿型态改变、拟采取的手术方式等的认知程度。评估患者家庭对疾病的支持程度。

(四) 辅助检查

1. B超　能检出肾内直径1 cm左右的肿瘤,且能鉴别肾肿块是囊性还是实性。目前已作为一种普查肾肿瘤的方法。

2. CT　可明确肿瘤部位、肾门情况、肾周围组织与肿瘤的关系、局部淋巴结等，有助于肿瘤的分期和手术方式的确定。

3. 静脉尿路造影　能显示肾盂、肾盏受压的情况，并能了解双侧肾功能，是患者能否接受手术的重要参考指标之一。

4. 肾动脉造影　可显示肿瘤新生血管，也可同时进行肾动脉栓塞，能降低手术难度和减少术中出血。

【护理问题】

1. 焦虑或恐惧　与对所患疾病预后的担忧和害怕手术有关。

2. 营养失调：低于机体需要量　与肿瘤消耗及放化疗的副作用有关。

3. 疼痛　与肿瘤组织向周围扩大、压迫周围组织有关。

4. 潜在并发症：术后出血、感染等。

【护理目标】

1. 患者的焦虑和恐惧减轻或消失。

2. 患者营养状况得到改善。

3. 患者疼痛减轻或消失。

4. 患者未发生并发症或并发症能被及时发现并处理。

【治疗原则】

早期行根治性肾切除术是肾癌最主要的治疗方法，切除范围包括肾周围筋膜、脂肪及肾门淋巴结。目前肾癌直径小于 3 cm，可行保留肾组织的局部切除术，手术前后辅以化疗、放疗、中草药、免疫治疗等提高疗效。

【护理措施】

（一）术前护理

1. 心理护理　消除紧张和悲观心理，树立治疗信心。

2. 病情观察　每日观察和记录排尿的量、性状和血尿程度；观察疼痛的性质。

3. 其他　纠正贫血、改善患者的营养状况。

（二）术后护理

1. 病情观察　遵医嘱测量体温、脉搏、呼吸、血压。密切观察有无内出血表现。同时监测尿量、尿比重及做尿液的生化检测，监测肾功能，记录 24 h 尿量。

2. 体位与活动　麻醉作用消失、血压平稳者取半卧位；肾部分切除术后患者卧床 2 周，避免过早下床活动引起手术部位出血。

3. 引流管护理　保持引流通畅，观察记录引流物的量及性状。术后 2～3 日若无引流液流出，可拔管。

4. 饮食和补液　术后禁食，维持水、电解质及酸碱平衡。待肠功能恢复后可进食，需加强营养。

5. 疼痛护理　可遵医嘱给镇静止痛剂等，减轻痛苦，提高舒适度，促进脏器功能恢复。

6. 维持呼吸道通畅　注意观察患者有无呼吸困难、发绀，保持呼吸道通畅，鼓励咳嗽和咳痰，协助翻身拍背，防治肺部并发症。若痰液多应雾化吸入，必要时采取其他措施。

7. 预防感染　观察切口情况、造瘘口情况、肺部情况，合理使用抗生素以及采取其他防止肺炎发生的措施。

（三）健康教育

1. 指导患者术后进行适当锻炼，加强营养，增强机体免疫力。
2. 嘱患者加强劳动保护，减少或避免直接接触致癌物质。
3. 术后定期到医院复查，及早发现复发和转移。
4. 观察尿液情况，慎用对肾脏有毒的药物。

【护理评价】

1. 患者的焦虑和恐惧是否减轻或消失。
2. 患者营养状况是否得到改善。
3. 患者疼痛是否减轻或消失。
4. 患者有无并发症发生或并发症能否被及时发现并处理。

二、膀胱癌患者的护理

膀胱癌是泌尿系最常见的肿瘤，男女之比约为 4∶1。病因尚不明确，一般认为与以下因素有关：① 染料、橡胶和塑料等工业中的氨基苯酚及其他芳香族胺类物质；② 吸烟是常见因素，约 1/3 的膀胱癌与吸烟有关；③ 色氨酸、烟酸代谢障碍的中间代谢产物；④ 膀胱慢性感染（膀胱白斑、腺性膀胱炎、结石）、异物长期的慢性刺激及长期大量服用镇痛药非那西丁等。

膀胱癌主要为起源于移行上皮细胞的乳头状癌，占 95%以上，而鳞癌与腺癌仅占 2%～3%，肉瘤则罕见。膀胱肿瘤主要分布在膀胱侧壁和后壁，其次是膀胱三角区和顶部，肿瘤在膀胱内可呈多中心生长，若累及输尿管、尿道及肾盂可并发尿路梗阻。肿瘤的扩散主要向膀胱壁内浸润，继续扩散可累及膀胱外组织及周围组织。淋巴转移是向远处转移的最主要途径，血行转移常发生在晚期，主要转移到肝、肺、骨和皮肤等处。

【护理评估】

（一）健康史

评估患者性别、年龄、职业及生活经历。了解有无家族遗传史及其他伴随疾病，有无吸烟嗜好等。

（二）身体状况

1. 血尿　为早期最主要症状，患者常以间歇性、无痛性肉眼血尿就诊。血尿的严重程度与肿瘤大小及恶性程度无关。血尿常为全程血尿，终末加重，可自行停止，很容易造成已经治愈的错觉而延误诊治。

2. 膀胱刺激征　肿瘤病灶有坏死、溃疡或合并感染时可引起尿频、尿急、尿痛，多见于肿瘤细胞已经侵入肌层的较晚期患者。

3. 排尿困难　肿瘤侵及或阻塞膀胱出口可发生排尿困难或尿潴留。

4. 其他表现　膀胱肿瘤晚期，癌细胞侵犯膀胱外周组织或盆腔时，出现下腹部及会阴部疼痛、下腹部肿块，可伴有下肢水肿、消瘦、乏力、发热、贫血、肾积水等表现。

(三) 心理、社会状况

评估患者对病情、排尿型态改变、拟采取的手术方式等的认知程度。评估患者家庭对疾病治疗的支持程度。

(四) 辅助检查

1. 实验室检查　尿常规和尿脱落细胞检查可用于血尿患者的初步筛选。

2. B超检查　可发现直径 0.5～1 cm 以上的膀胱肿瘤，并可显示肿瘤浸润的深度，对肿瘤的临床分期有帮助。

3. X线检查　可了解上尿路系统有无肿瘤及肿瘤对肾功能的影响。

4. CT、MRI 检查　除能观察到肿瘤大小、位置外，还能观察到肿瘤与膀胱壁的关系。

5. 膀胱镜检查　对膀胱肿瘤的诊断最为重要，可直接看到肿瘤的大小、数目、部位以及形态，并可在镜下取活检以明确诊断。

【护理问题】

1. 恐惧与焦虑　与对癌症的恐惧、害怕手术、如厕自理缺陷有关。

2. 自我形象紊乱　与膀胱全切除手术后尿流改道、造瘘口或引流装置的存在，以及不能主动排尿有关。

3. 排尿形态异常　与肿瘤浸润膀胱，坏死组织、血块、瘤体刺激有关。

4. 潜在并发症：出血、感染等。

【护理目标】

1. 患者焦虑与恐惧减轻或者消失。

2. 患者能接受自我形象改变的现实。

3. 患者能恢复正常排尿形态。

4. 患者未发生出血或感染等并发症或并发症能被及时发现与处理。

【治疗原则】

早期根治性切除是治疗膀胱癌的主要手段。根据病变情况，可选用膀胱镜电灼或电切除术、膀胱部分切除术、全膀胱切除术或根治性膀胱切除术等。化疗和放疗是治疗膀胱癌的辅助疗法，配合手术，选用噻替哌或丝裂霉素进行膀胱内灌注或静脉注射。也可采用放疗作局部体外照射或膀胱内照射。

【护理措施】

(一) 手术前护理

1. 消除患者的焦虑和恐惧。需做全膀胱切除术者，向其解释尿流改道的必要性。

2. 注意观察患者尿量、尿色、排尿时间等，注意有无膀胱刺激症状。

3. 予患者进食高蛋白、易消化、营养丰富的食物，以纠正贫血，改善全身营养状况。

4. 膀胱全切后肠管代膀胱术的患者，按结肠直肠手术进行术前肠道准备。

(二) 术后护理

1. 病情观察　密切观察生命体征的变化，遵医嘱测量体温、脉搏、呼吸、血压。密切观察有无内出血表现。

2. 预防感染　观察伤口情况、造瘘口情况，注意患者有无呼吸困难、发绀，观察体温及血白细胞变化。保持切口和造瘘口的清洁，鼓励咳嗽和咳痰，定时翻身、叩背。若痰液黏稠，予雾化吸入，遵医嘱应用抗菌药物。

3. 膀胱肿瘤电切术后护理　常规冲洗1～3天，保证膀胱功能不受血凝块的影响。应密切观察膀胱冲洗引流液的颜色，根据引流液颜色的变化，及时调整冲洗液速度，防止血块堵塞尿管，确保尿管通畅。停止膀胱冲洗后应指导患者多饮水，起到自然冲洗的作用。

4. 回肠代膀胱术后护理　应持续胃肠减压，观察腹部症状如肠梗阻的发生等。标记各引流管，妥善固定，分别记录引流液的颜色、性状和量，保持引流通畅。掌握各引流管的拔管时间：腹腔引流管一般在术后3～4天拔除；输尿管支架管和代膀胱引流管一般在术后14天左右拔除。代膀胱多用回肠做成，可分泌肠黏液，易堵塞引流管，注意及时挤压将黏液排出，并定期用5%碳酸氢钠溶液冲洗代膀胱。

(三) 健康教育

1. 康复指导　适当锻炼，加强营养，增强体质。禁止吸烟，避免接触联苯胺类致癌物质。

2. 术后治疗　坚持膀胱灌注化疗药物，膀胱保留术后能憋尿者，即行膀胱灌注免疫抑制剂BCG(卡介苗)或抗癌药物(丝裂霉素等)，可预防或推迟肿瘤复发。开始每周灌注1次，共6次；以后每2周灌注1次，共6次；膀胱镜复查无复发改为每月1次，持续2年。灌注时插导尿管，排空膀胱内的尿液，用等渗盐水稀释的药液灌入膀胱后取仰、俯、左、右侧卧位，每30 min变换1次体位，保留2 h后排出。

3. 定期复查　浸润性膀胱癌根治术后定期复查肝、肾、肺等器官功能，及早发现转移病灶；放疗、化疗期间，定期查血、尿常规，一旦出现骨髓抑制，应暂停放化疗；保留膀胱的膀胱癌术后患者需定期复查膀胱镜。

4. 自我护理　尿流改道术后腹部佩戴接尿器者，应学会自我护理，避免接尿器的边缘压迫造瘘口。保持清洁，定期更换尿袋。可控膀胱术后，开始每2～3 h导尿一次，逐渐延长间隔时间至3～4 h一次，导尿时要注意保持无菌，定期冲洗集尿袋，清除黏液及沉淀物。

【护理评价】

1. 患者焦虑与恐惧是否减轻或消失。
2. 患者能否接受自我形象改变的现实。
3. 患者能否恢复正常排尿形态。
4. 患者有无发生出血或感染等并发症或并发症能否被及时发现与处理。

三、前列腺癌患者的护理

前列腺癌是老年男性常见疾病，在欧美发病率极高。随着我国人均寿命的不断增长，饮食结构的改变及诊断技术的提高等，近年前列腺癌发病率迅速增加。前列腺癌的发病率与年龄有密切关系。前列腺癌多发生于50岁以上的男性，随年龄增加而发病率增加，81～90岁为最高。发病的危险因素有：生活习惯改变、长期接触镉等化学物质、进食高热量动物脂肪和维生素A、维生素D、酗酒等。前列腺癌大多数为激素依赖型，其发生、发展与雄激素的调控关系密切。前列腺癌常从腺体外周带发生，很少单纯发生于中心区域。约95%的前列腺癌为腺癌；其余的5%中，90%是移行细胞癌，10%为神经内分泌癌和肉瘤。较常见的转移途径是淋巴及血行转移。

【护理评估】

(一) 健康史

评估患者性别、年龄、职业及生活习惯。了解有无家族遗传史及其他伴随疾病等。

(二) 身体状况

早期无症状，常在直肠指诊、B超检查或前列腺增生手术标本中偶然发现。当前列腺癌增大阻塞尿道时可引起尿频、尿急、尿流中断、排尿不尽、排尿困难、尿潴留、尿毒症等。转移性病变时常有下肢水肿、淋巴结肿大、贫血、骨痛、病理性骨折、截瘫等。

(三) 心理、社会状况

评估患者对病情、排尿型态改变、拟采取的手术方式等的认知程度。评估患者家庭对疾病治疗的支持程度。

(四) 辅助检查

1. 直肠指诊　对前列腺癌的诊断和分期有重要价值。触到硬结者应疑为癌，但也应与前列腺结石和前列腺结核鉴别。

2. 实验室检查　前列腺特异抗原(PSA)作为前列腺癌的标记物在临床上有很重要的作用，可作为前列腺癌的筛选检查方法。正常男性的血清PSA浓度应<4 ng/ml。

3. 影像学检查　B型超声检查能够对前列腺癌进行较可靠的分期，有重要的诊断意义，还可为前列腺穿刺活检进行精确定位，同时也能观察到前列腺周围的肿瘤浸润情况。X线检查可发现胸部和骨骼的转移灶。CT和MRI能显示前列腺与周围组织结构的解剖关系，用于分期诊断。

4. 前列腺穿刺活检　在超声引导下经直肠或经会阴行前列腺穿刺活检已成为临床常规检查方法。对血清PSA浓度>10 ng/ml，或在4～10 ng/ml之间，而F(游离PSA)/T(总PSA)比值升高，或直肠指诊可疑的患者均应行活检穿刺。

【护理问题】

1. 营养失调：低于机体需要量　与癌肿消耗、手术创伤等有关。
2. 焦虑与恐惧　与对癌症的恐惧、害怕手术等有关。
3. 潜在并发症：出血、感染等。

【护理目标】

1. 患者的营养状况得到改善。

2. 患者的焦虑与恐惧减轻或消除。

3. 患者未发生并发症或并发症能被及时发现并处理。

【治疗原则】

前列腺癌一般发展缓慢，对于偶然发现的小病灶且细胞分化好的Ⅰ期癌可观察等待不作处理。对于局限于前列腺内的Ⅱ期癌可行根治性前列腺切除术。第Ⅲ、Ⅳ期癌应以内分泌治疗为主，可行睾丸切除术，必要时配合抗雄性激素制剂治疗。

【护理措施】

（一）营养护理

前列腺癌早期无症状，患者有症状就医时多属中晚期，且多有不同程度的机体消耗。对这类患者在有效治疗疾病的同时，需给予营养支持，告知患者保持丰富的膳食营养，尤其多食富含维生素的食物，多饮绿茶。必要时给予肠内外营养支持。

（二）术前、术后护理

同良性前列腺增生患者的护理。

（三）健康教育

1. 康复指导　适当锻炼，加强营养，增强体质。避免高脂肪饮食，特别是进食动物脂肪、红色肉类是前列腺癌的危险因素；豆类、谷物、蔬菜、水果、绿茶对预防本病有一定作用。

2. 用药指导　雌激素、雌二醇氮芥、缓退瘤或拮抗剂去势、放射治疗对抑制前列腺癌的进展有作用，但也有较严重的心血管、肝、肾、肺的不良反应，故用药期间应严密观察。

3. 定期随访复查　定期监测 PSA 可作为判断预后的重要指标。若有骨痛，应进行骨扫描检查，确定有骨转移者可加用放射治疗。

【护理评价】

1. 患者的营养状况有无改善。

2. 患者的焦虑与恐惧是否减轻或消除。

3. 患者有无并发症发生或并发症能否被及时发现并处理。

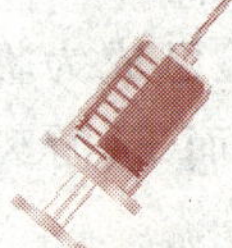

【思考题】

1. 如何做好肾癌患者的健康教育？

2. 对于做暂时性或永久性膀胱造口引流尿液的患者进行护理时应注意哪几方面？

（高希海）

第十九章 骨与关节疾病患者的护理

第一节 骨折患者的护理

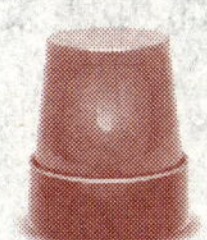

学习内容

1. 骨折的概念、病因、分类以及骨折愈合相关知识。
2. 常见骨折患者的护理评估、护理问题、护理措施。
3. 脊柱骨折与脊髓损伤病因、临床表现、处理原则、护理措施。
4. 关节脱位病因、分类、临床表现、处理原则、护理措施。

典型案例

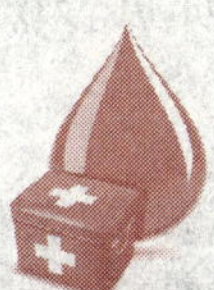

患儿，10 岁。主因摔伤后肘部疼痛 2 h 入院。患儿于入院前 2 h 在与伙伴们游戏过程中不慎侧身向右摔倒，跌倒时右侧肘关节屈曲、肘后着地，当即出现肘部疼痛、肿胀、肘后凸起以及皮下淤斑，肘关节主动活动功能丧失，局部触碰后疼痛加剧。

问题导向：

1. 分析患儿极可能出现什么状况？

2. 如果你在现场，应怎样护送患儿尽快前往就近医院诊治？

3. 为明确诊断，需指导患儿进一步完善哪些检查？

4. 该患儿入院后先行手法复位、石膏绷带外固定术，24 h 后因手法复位失败而拆除石膏，拟改行手术切开复位加内固定术。请问：

(1) 对行石膏绷带固定术后的患者应采取哪些护理措施？如何加强病情观察？

(2) 试述该患儿的术前、术后护理措施？

(3) 手术后如何指导该患儿进行功能锻炼以促进康复、预防并发症？

一、概述

骨折(fracture)是指骨的完整性或连续性中断，常见的有四肢骨折、脊柱骨折、颅骨骨折、肋骨骨折、骨盆骨折等。

(一) 病因

问题探究：哪些原因可导致骨折？

骨折多由直接或间接暴力作用所致，称为创伤性骨折。一些骨骼疾病使骨质破坏，在轻微外力作用下即可发生骨折，称为病理性骨折。

1. 直接暴力　暴力直接作用部位发生骨折，常伴有不同程度的软组织损伤或开放性伤口。如头部受到剧烈撞击导致颅骨骨折，车轮碾过下肢引起股骨骨折。

2. 间接暴力　暴力通过传导、旋转、杠杆作用或肌肉收缩牵拉而引起远离受伤处发生骨折。如跌倒时手掌撑地，暴力向上传导可导致桡骨远端骨折；运动中骤然跪倒时，由于股四头肌猛烈收缩牵拉可导致髌骨骨折。

3. 积累性劳损　长期、反复、轻微的直接或间接损伤可致使躯体某一特定部位发生骨折，亦称为疲劳性骨折。如远距离行军容易造成第2、3跖骨疲劳性骨折及腓骨干下1/3骨折。

4. 骨骼疾病　骨骼在原有病损的基础上，受轻微外力或在正常活动时都可能发生骨折。如骨髓炎、骨结核、骨肿瘤、骨质疏松症。

(二) 分类

骨折可有多种分类方法。

1. 根据骨折处皮肤黏膜的完整性分类

(1) 闭合性骨折：骨折处皮肤或黏膜完整，骨折断端不与外界相通。

(2) 开放性骨折：骨折处皮肤或黏膜破裂，骨折断端与外界直接或间接相通。

2. 根据骨折的程度及骨折线的形态分类(图 19－1－1)

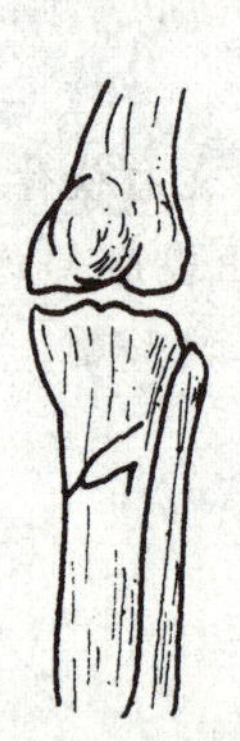

裂缝骨折

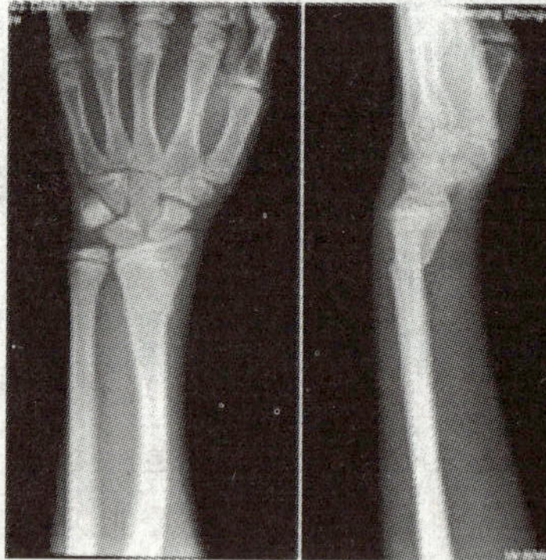

青枝骨折

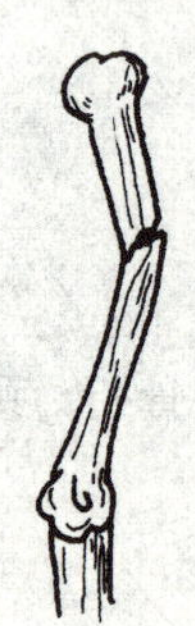
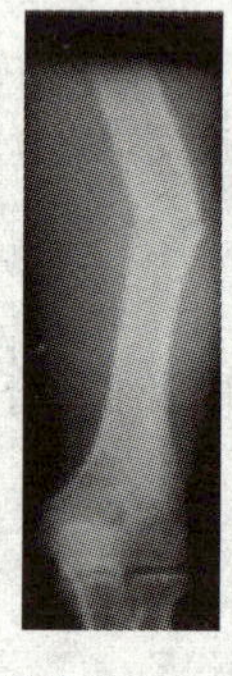

横形骨折

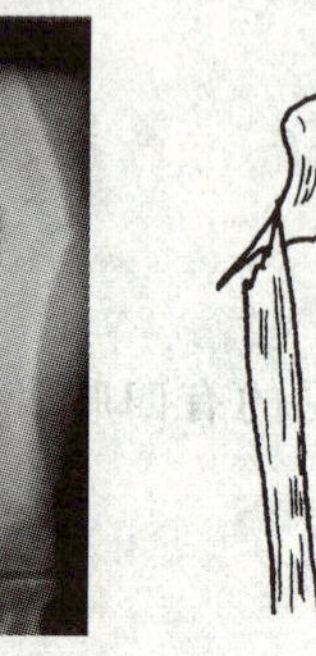
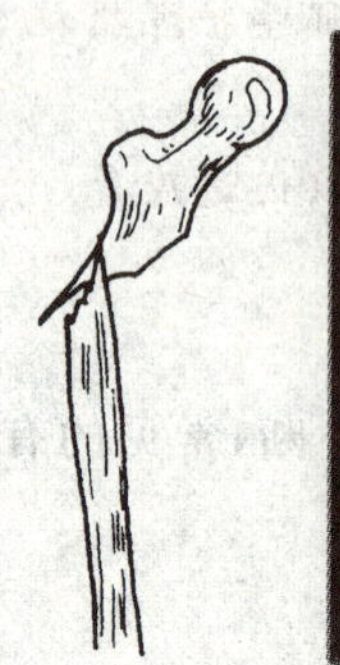

斜形骨折

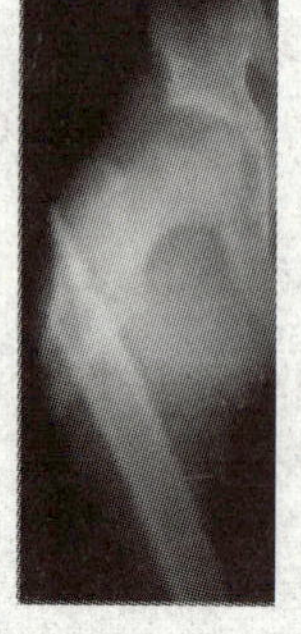
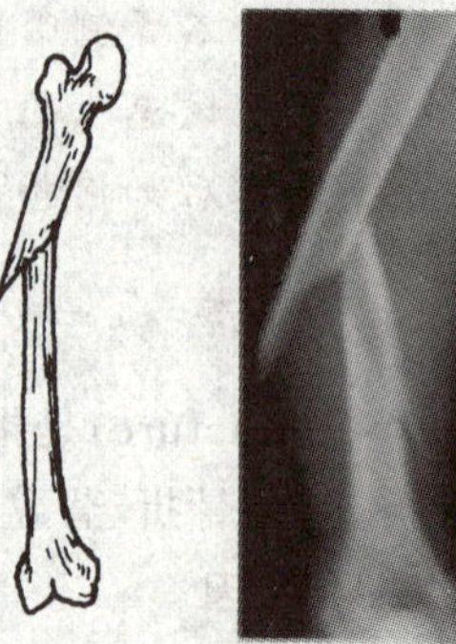

螺旋形骨折

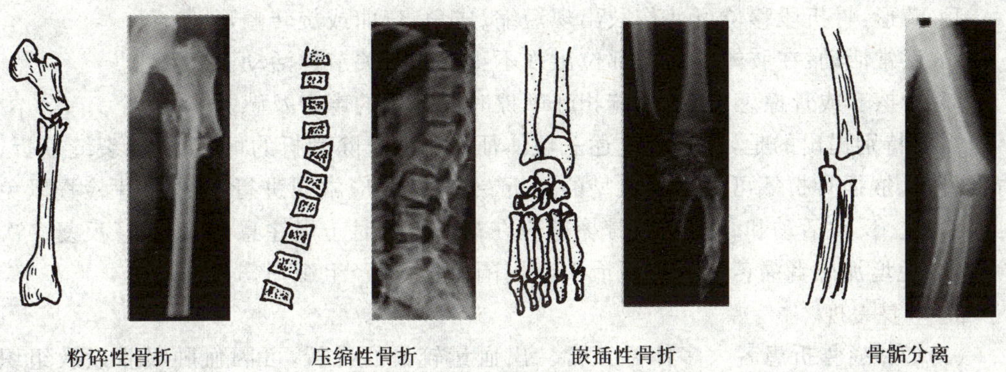

图 19-1-1　骨折的形态分类

(1) 不完全骨折：骨的完整性或连续性部分中断，按照骨折线形态不同可分为裂缝骨折、青枝骨折、骨膜下骨折。

(2) 完全骨折：骨的完整性或连续性全部中断，根据骨折线的方向及形态可分为横形骨折、斜形骨折、螺旋形骨折、粉碎性骨折、压缩性骨折、凹陷性骨折、嵌插性骨折、骨骺分离等。受暴力作用、肌肉牵拉及不恰当搬运等影响，完全性骨折常出现骨折端不同程度的移位，包括成角移位、侧方移位、缩短移位、分离移位及旋转移位。

3. 根据骨折的稳定程度分类

(1) 稳定性骨折：骨折端不易移位或复位固定后不易再移位的骨折，如裂缝骨折、青枝骨折、横形骨折、嵌插骨折、压缩性骨折。

(2) 不稳定性骨折：骨折端易移位或复位固定后易再移位的骨折，如粉碎性骨折、螺旋形骨折、斜形骨折。

(三) 临床表现

骨折患者的临床表现依据骨折的位置、形状、附着肌肉的力量和受伤的组织不同而有所差异，大多数骨折一般只有局部表现，严重骨折和多发性骨折可引起全身表现。

1. 局部表现

(1) 一般表现

1) 局部肿胀和淤斑：骨折时，由于局部骨髓、骨膜及周围血管破裂出血而形成血肿，以及软组织损伤所致水肿，伤肢可出现不同程度的肿胀，甚至有张力性水疱和皮下淤斑。血肿表浅时，伤后 1～2 天血红蛋白分解，皮下淤斑由青紫色逐渐褪变成黄色而消退。

2) 疼痛和压痛：骨折局部出现剧烈疼痛，尤其在移动伤肢时加剧，伴明显压痛。经妥善复位、固定后疼痛可减轻。对伤肢远端叩击或冲击可诱发骨折部位疼痛。

3) 功能障碍：骨折后局部肿胀、疼痛使伤肢活动受限，完全性骨折可使肢体的支撑和运动功能丧失。

(2) 骨折的特有体征：局部畸形、反常活动、骨擦音或骨擦感被称为骨折的特有体征，只要患者具有三者之一即可诊断为骨折。

1）畸形：骨折段移位可使伤肢出现短缩、成角、弯曲或旋转畸形。

2）反常活动：在肢体非关节部位出现不正常的假关节样活动。

3）骨擦音或骨擦感：骨折断端相互摩擦时所产生的声音及感觉。

需要特别提出的是，未发现上述三项体征并不能排除骨折的可能，例如裂缝骨折、青枝骨折、嵌插骨折等可不出现典型的骨折专有体征，应常规进行X线摄片检查以免延误诊治。反常活动和骨擦音或骨擦感应在初次检查时予以注意，不可故意反复多次检查，以免增加患者痛苦以及加重或引起周围血管、神经组织损伤。

2. 全身表现

（1）发热：骨折患者大多体温正常。出血量较大的骨折，可因血肿吸收以及组织损伤后的反应，出现体温略有升高，一般不超过38℃。开放性骨折并发感染时，可出现高热。

（2）休克：骨折所致的休克多为大量出血引起的低血容量性休克，少数患者亦可因剧烈疼痛导致神经源性休克。多见于多发性骨折、骨盆骨折、股骨骨折、严重的开放性骨折，以及伴有广泛软组织损伤或合并重要内脏器官损伤的骨折患者。

（四）影像学检查

临床上凡怀疑是骨折的患者应常规进行X线摄片检查，以明确骨折的诊断和指导治疗，尤其是关节内骨折、深部骨折、不完全性骨折和小的撕脱性骨折等单凭临床表现难以发现，及时的X线摄片检查可避免漏诊、误诊及延误治疗。某些骨折如髋臼骨折、脊柱骨折等，需借助CT检查进一步明确诊断。对于脊柱骨折合并脊髓损伤的患者，MRI检查能更清楚地显示骨折类型和脊髓损伤的程度。

（五）并发症

骨折患者可出现多种并发症，轻者致残，重者危及生命。

（1）早期并发症

1）感染：开放性骨折，特别是污染较重或伴有较严重的软组织损伤者，若清创不彻底，坏死组织残留或软组织覆盖不佳，可能发生感染。处理不当可导致化脓性骨髓炎或脓毒血症等。

2）脂肪栓塞综合征：多发生于成年人，由于骨折时骨髓腔被破坏，脂肪滴释出后进入破裂的静脉窦内，随血液循环进入肺、脑、肾等器官而引起栓塞，可危及生命。肺脂肪栓塞征表现为烦躁不安、呼吸困难、发绀、血压下降、心率增快等，胸部X线摄片有广泛性肺实变。脑脂肪栓塞征表现为意识障碍、瞳孔改变、肌肉抽搐等。肢体脂肪栓塞征主要表现为肢体苍白、冰冷和麻木。

3）骨筋膜室综合征：即由骨、骨间膜、肌间隔和深筋膜形成的骨筋膜室内肌肉和神经因急性缺血而产生的一系列早期症候群，最多见于前臂掌侧和小腿。常因创伤骨折的血肿和组织水肿使其室内内容物体积增加，或是外包扎过紧、局部压迫使骨筋膜室容积减少，导致骨筋膜室内压力增高所致，当压力达到一定程度（前臂65 mmHg、小腿55 mmHg）可使供应肌肉的小动脉关闭，形成缺血-水肿-缺血的恶性循环。早期表现为患肢持续性剧烈疼痛、麻木，指（趾）呈不自觉屈曲状态，被动伸指（趾）时局部肿胀、触痛明显。如得不到及时处理，缺血继续加重，则可发展为缺血性肌挛缩，严重影响肢体功能，甚至发展为坏疽而需截肢。

4）重要周围组织损伤：包括周围神经和重要血管损伤。如肱骨中、下1/3交界处骨折极易损伤紧贴肱骨走行的桡神经，腓骨颈骨折易致腓总神经损伤，伸直型肱骨髁上骨折易造成肱动脉损伤，股骨髁上骨折可致腘动脉损伤。

（2）晚期并发症

1）损伤性骨化（骨化性肌炎）：常见于关节脱位或关节附近骨折。由于关节扭伤、脱位或关节附近骨折，骨膜剥离形成骨膜下血肿，处理不当使血肿扩大、机化并在关节附近软组织内广泛骨化，造成严重的关节活动功能障碍。

2）创伤性关节炎：多见于髋、膝、踝等负重关节骨折，由于关节面遭到破坏，又未能准确复位，骨愈合后使关节面不平整，长期磨损易引起创伤性关节炎，致使关节活动时出现疼痛。

3）关节僵硬：是骨折和关节损伤最为常见的并发症。受伤的肢体长时间固定而又缺少适当功能锻炼，静脉和淋巴回流不畅，关节周围组织中浆液纤维性渗出和纤维蛋白沉积，发生纤维粘连，引起关节挛缩及活动障碍。及时拆除固定和积极进行功能锻炼是预防和治疗关节僵硬的有效方法。

4）缺血性骨坏死：由于某一骨折段的血液供应遭到破坏而引起，常见的有腕舟状骨骨折后近侧骨折段缺血性坏死，股骨颈骨折后股骨头缺血性坏死。

5）缺血性肌挛缩：是骨折最严重的并发症之一，多为骨筋膜室综合征处理不当的严重后果，亦可由骨折和软组织损伤直接所致。一旦发生则难以治疗，效果极差，常致严重残疾。提高对骨筋膜室综合征的认识并及时予以正确处理是防止缺血性肌挛缩发生的关键。

6）其他并发症：如坠积性肺炎、压疮、下肢深静脉血栓形成等。

（六）骨折的愈合

1. 骨折的愈合过程 为逐渐演进的修复过程，可分为3个时期。

（1）血肿机化演进期：2～3周。骨折后，骨折断端及周围软组织内形成血肿，新生的毛细血管、成纤维细胞、巨噬细胞等逐渐侵入血肿，进而机化为纤维结缔组织，把骨折两端连在一起达到纤维组织性连接，又称纤维愈合期。

（2）原始骨痂形成期：4～8周。骨折断端通过骨内、外膜的成骨细胞形成骨样组织并逐渐钙化而形成内、外骨痂，称骨膜内骨化。填充于骨折断端间和髓腔内的纤维组织逐渐转化为软骨组织，并随着成骨细胞的侵入而发生变性、钙化、骨化，即软骨内骨化，形成环形骨痂和髓腔内骨痂（连接骨痂）。内、外骨痂与连接骨痂汇集融合形成桥梁骨痂，标志着原始骨痂形成。原始骨痂不断钙化加强，当其达到足以抵抗由肌肉收缩引起的各种应力时，则骨折达到临床愈合。此时可以去除外固定，逐步恢复日常活动，此期又称临床愈合期。

（3）骨痂改造塑形期：8～12周。随着肢体的活动和负重，在应力轴线上的骨痂得到不断加强和改造，在应力轴线以外的骨痂逐渐被吸收清除，骨髓腔沟通，原始骨痂改造塑形为永久性骨痂，骨的原形和结构恢复，又称骨性愈合期。

2. 影响骨折愈合的因素

(1) 全身性因素：年龄及健康状况影响骨折愈合。儿童生长活跃因而骨折愈合较成人快，老年人骨折愈合尤其慢。营养不良及糖尿病等代谢障碍性疾病患者骨折愈合较慢。

(2) 局部性因素：包括骨折局部血液供应、损伤程度、有无并发感染等因素。骨折断端血供良好则愈合快，否则愈合迟缓或难以愈合；骨折严重错位、骨缺损过多、周围软组织损伤严重、骨折断端分离或有软组织嵌入以及并发局部感染等，均可引起骨折愈合延迟或不愈合。

(3) 医源性因素：治疗方法也与骨折愈合的速度有关。不正确、不恰当的治疗和护理将影响骨折的顺利愈合，如复位或固定不当、牵拉过度、反复多次的手法复位、过早或不恰当的功能锻炼等均可影响骨折愈合。

3. 骨折愈合标准

(1) 骨折的临床愈合标准：① 局部无压痛和纵向叩击痛；② 谨慎适力摇动或扭转患肢，骨折处无反常活动；③ X 线摄片显示有连续性骨痂通过骨折线，骨折线模糊；④ 外固定解除后伤肢能满足以下要求：即上肢能向前平举 1 kg 重物达 1 min，下肢能在不扶拐的情况下平地连续行走 3 min 且不少于 30 步；⑤ 连续观察 2 周骨折处不变形。

(2) 骨折的骨性愈合标准：① 具备临床愈合标准的条件；② X 线摄片显示骨痂通过骨折线，骨折线消失或接近消失，骨髓腔连通。

(七) 治疗

骨折的治疗遵循三大原则：复位、固定和功能锻炼。

1. 复位　复位旨在重建骨骼的支架作用，是治疗骨折的首要步骤，也是骨折固定和康复治疗的基础。将移位的骨折段完全恢复到正常的解剖关系，对位、对线良好，称为解剖复位；骨折段虽未达到解剖关系的对合，但对线良好，骨折愈合后对肢体功能无明显影响，称为功能复位。复位标准有：完全矫正旋转、分离移位；成人下肢短缩不超过 1.0 cm，儿童不超过 2.0 cm；侧方无成角，或是与关节活动方向一致的成角成人 $\leqslant 10^{\circ}$，儿童 $\leqslant 15^{\circ}$；骨干要求对位 1/3 以上，干骺端至少对位 3/4 以上，以免影响骨骼生长。常用的复位方法有 3 种。

(1) 手法复位：应用最广泛，也较安全，大多数骨折均可通过手法复位而获得满意效果。一般在适当的麻醉下进行，以拔伸、回旋、端提、捺正等手法形成双向牵引的方式使骨折复位。复位后需 X 线摄片以了解复位情况。

(2) 牵引复位：主要用于手法不能复位或复位后不稳定的骨折，包括皮牵引术和骨牵引术。持续牵引兼有复位与固定双重作用。

(3) 手术复位：通过手术切开骨折部位的软组织以暴露骨折段，在直视下将骨折复位，并进行内固定。手术复位的指征有：骨折端之间有肌肉或肌腱等软组织嵌入，手法复位失败者；关节内骨折，手法复位后对位不良可能影响关节功能者；手法复位未能达到功能复位标准,将严重影响患肢功能者;骨折并发主要血管、神经损伤者;多处或多段骨折者。

2. 固定　骨折愈合需要一定的时间,因此需要将骨折部位维持在复位后的位置,使其在良好对位情况下达到牢固愈合,这是骨折愈合的关键。骨折固定方法有内固定和外固定之分。

(1) 内固定:指用于伤肢内部的骨折固定方法,主要用于切开复位后,采用金属内固定物,如接骨板、螺丝钉、髓内钉或带锁髓内钉、加压钢板等,将骨折段于解剖复位的位置予以固定(图 19-1-2)。有些骨折,如股骨颈骨折,可于手法复位后,在 X 线监视下,从股骨大转子下方,向股骨颈穿入三刃钉或钢针作内固定。

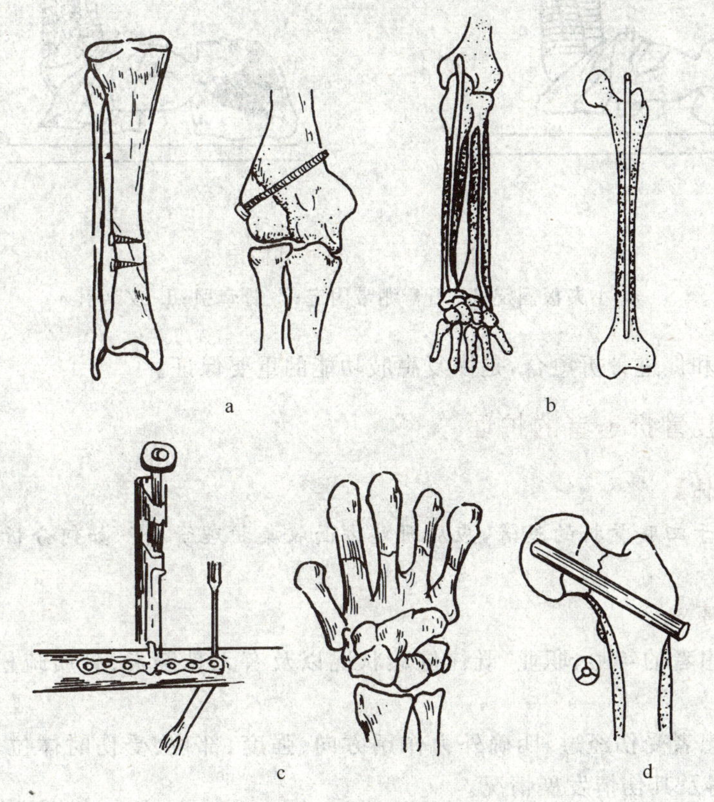

图 19-1-2　骨折内固定

a. 接骨板、螺丝钉内固定;b. 髓内针内固定;c. 钢板内固定;d. 钢针内固定

(2) 外固定:即用于伤肢外部的固定方法,主要用于手法复位后,或是手术复位内固定术后需加用外固定者。目前常用的外固定方法有小夹板固定术、石膏绷带固定术、外展架固定术以及持续牵引固定术、外固定器固定术等(图 19-1-3)。

3. 功能锻炼　是骨折治疗的重要组成部分,旨在不影响固定的情况下,使患者尽早和最大范围地恢复患肢肌肉、肌腱、韧带、关节囊等软组织的舒缩活动。早期合理的康复治疗,可促进患肢血液循环,消除肿胀;减少肌萎缩、保持肌肉力量;防止骨质疏

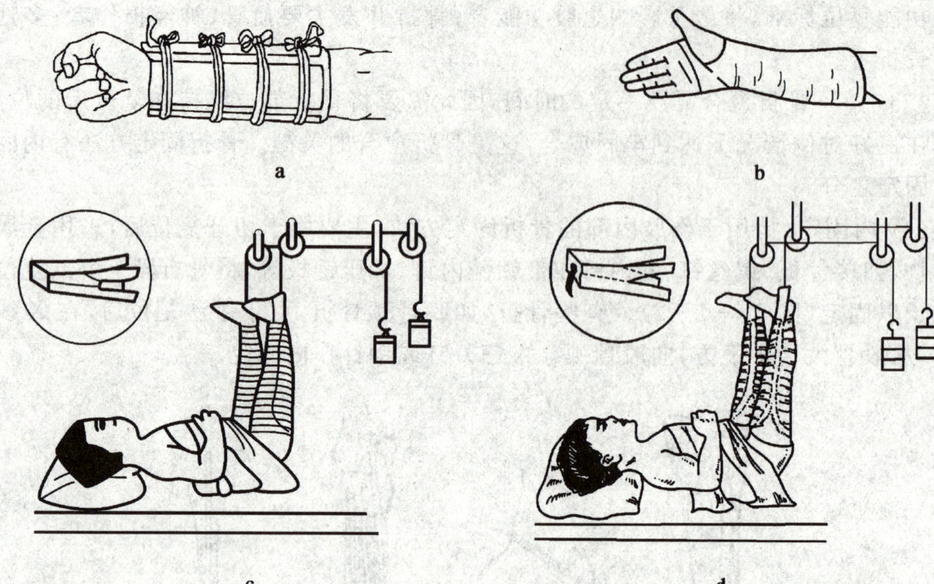

图 19-1-3　骨折外固定

a. 小夹板固定；b. 石膏绷带固定；c. 骨牵引；d. 皮牵引

松、关节僵硬和促进骨折愈合，是恢复患肢功能的重要保证。

二、四肢骨折患者的护理

【护理评估】

问题探究：对于四肢骨折的患者，应从哪些方面收集护理资料？如何分析、整理这些护理资料？

(一) 健康史

1. 了解患者的年龄、职业、既往健康状况以及有无骨髓炎、骨质疏松症等骨骼疾病史。

2. 询问患者受伤经过，明确外力作用方向、强度、部位、受伤时体位、伤后立即发生的功能障碍及其伤情发展情况。

3. 了解患者伤后的急救处理、搬运和运送方式等。

(二) 身体状况

临床常见的四肢骨折主要有锁骨骨折、桡骨远端骨折、尺桡骨干双骨折、肱骨髁上骨折、肱骨干骨折、胫腓骨干骨折、股骨干骨折、股骨颈骨折等，护理评估中不仅要注意骨折的局部表现，还要注意有无全身表现及骨折早期或晚期并发症。常见四肢骨折的主要临床表现如下。

1. 锁骨骨折　多见于青少年，以锁骨中外 1/3 处骨折较常见，多因间接暴力引起，如侧方摔倒时肩部着地，力量传导至锁骨可导致锁骨斜形骨折。胸部上方遭受直接暴力撞击时，也可发生锁骨横形甚至粉碎性骨折，但较少见。临床表现为局部疼痛、肿胀、皮下淤斑，肩关节活动时疼痛加剧。为避免疼痛加重，患者头部常向患侧偏斜，并用健侧手扶托伤侧肘部。检查时可扪及骨折端，有局限性压痛及骨擦感。儿童锁骨骨折多为青枝骨折。

2. 桡骨远端骨折　是指发生在距桡骨下端关节面 3 cm 范围内的骨折，多见于中年或老年人，常因间接暴力所致，可分为伸直型骨折（Colles 骨折）和屈曲型骨折（Smith 骨折）。伤后局部疼痛、肿胀、腕部活动受限，检查局部压痛明显。Colles 骨折因近端向掌侧移位、远端向背侧及桡侧移位，侧面观手腕呈“餐叉”样畸形，正面观手腕呈“枪刺刀”畸形（图 19－1－4）。而 Smith 骨折移位方向与 Colles 骨折相反，其骨折近端向背侧移位、远端向掌侧及桡侧移位，因其畸形与 Colles 骨折相反，亦称为反 Colles 骨折。

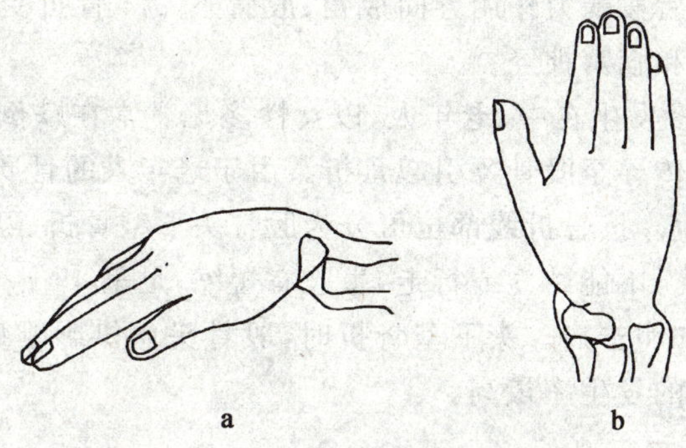

图 19－1－4　Colles 骨折后的手

a.“餐叉”畸形；b.“枪刺刀”畸形

3. 尺桡骨干双骨折　较多见，尤其常见于青少年，可因直接暴力、间接暴力或旋转暴力引起，易并发前臂骨筋膜室综合征。临床表现为前臂疼痛、明显肿胀、皮下淤斑严重，以及功能障碍，不能旋转活动。检查有局部压痛、畸形、纵轴叩击痛、骨擦音及骨擦感。严重者出现进行性疼痛加剧、肢体高度肿胀、手指呈屈曲状、皮肤苍白发凉、毛细血管充盈时间延长等骨筋膜室综合征的早期表现。

4. 肱骨髁上骨折　指肱骨远端内外髁上方的骨折，以 5～12 岁儿童多见，根据暴力来源和移位不同可分为伸直型和屈曲型，以伸直型骨折最多见。临床表现为伤肢肘关节明显肿胀、皮下淤斑、功能障碍、疼痛及压痛，但保持正常的肘后三角关系。骨折断端易损伤正中神经及肱动脉，发生缺血性肌挛缩，如处理不当可导致肘内翻畸形或“爪形手”畸形。

5. 肱骨干骨折　指肱骨外科颈下 1～2 cm 至肱骨髁上 2 cm 段内的骨折，可因直接暴力打击导致横形或粉碎性骨折，亦可因间接暴力作用导致中下 1/3 段斜形和螺旋形骨折。临床表现为伤侧上臂肿胀、皮下淤斑、疼痛及压痛，活动功能丧失，有假关节活动、骨擦音及骨擦感，可出现成角、短缩或旋转畸形。合并桡神经损伤时出现垂腕畸形，各手指掌指关节不能背伸，拇指不能伸，前臂旋后障碍，手背桡侧皮肤感觉减退或消失。

6. 胫腓骨干骨折　指自胫骨平台以下至踝上的部分发生骨折，多见于10岁以下儿童及青壮年。间接暴力可致斜形或螺旋形骨折，直接暴力可致横断、短斜或粉碎性骨折。骨折局部有疼痛、肿胀、反常活动和畸形。开放性骨折可见骨折端外露。胫骨上1/3骨折易压迫腘动脉，造成小腿缺血或坏疽；中1/3骨折易导致骨筋膜室综合征；下1/3骨折，由于血运差，软组织覆盖少，易发生骨折延迟愈合，甚至不愈合。腓骨上端骨折易损伤腓总神经。

7. 股骨干骨折　多见于青壮年，常因强大的暴力作用而引起。直接暴力可引起股骨横断或粉碎性骨折，间接暴力可引起股骨的斜形骨折或螺旋形骨折。主要表现为大腿局部疼痛、肿胀、畸形、活动障碍，有假关节活动。股骨上1/3骨折时，受臀中肌、臀小肌、髂腰肌和髋外旋肌、内收肌的牵拉使骨折端屈曲、外展、外旋，向外成角和短缩畸形；股骨中1/3骨折后按暴力作用方向成角；股骨下1/3骨折受腓肠肌的牵拉向后屈曲，易损伤腘动静脉和腘窝神经。

8. 股骨颈骨折　多发生在中、老年人，以女性多见。常在跌倒时，下肢突然扭转、臀部着地，暴力沿下肢传导至股骨颈引起骨折。由于老年人的骨质疏松，肌肉退变，有时无明显外伤也可发生。按骨折线部位可分为股骨头下型骨折、经颈型骨折和基底型骨折。表现为髋部疼痛，不能站立或行走，患肢有短缩，足呈45°～60°外旋畸形。股三角和大粗隆部有压痛和叩击痛。头下型骨折时，股骨头血供影响最大，骨折最不易愈合，股骨头缺血性坏死的发生率最高。

(三) 心理、社会状况

骨折常事发突然，且多由意外伤害性事故引起，患者往往缺乏心理准备。受伤后局部疼痛明显、肢体活动受限，而且骨折愈合时间长，患者生活难以自理，以及担心学习、工作中断，有致残顾虑等因素影响，患者常出现焦躁、疑虑、恐惧等心理反应。若是伤后肢体缺失，或是遗留伤肢功能残障，患者可出现悲观失望，甚至有轻生念头。

(四) 辅助检查

1. 影像学检查　四肢骨折的确诊首选X线摄片，可明确骨折部位、类型、移位以及畸形情况，检查时必须包括正、侧位片及邻近关节。CT检查可更准确地显示小关节骨折、髋臼骨折等。

2. 血液检查　常规血液检查，明确术前、术后生理过程的变化，以预防或早期发现并发症。

【护理问题】

1. 疼痛　与骨折局部软组织创伤、肿胀、骨折端移位以及肌紧张、固定措施不当等因素有关。

2. 躯体移动障碍　与患肢疼痛、肢体固定，以及医嘱要求卧床等因素有关。

3. 知识缺乏　缺乏骨折的治疗、护理及术后功能锻炼等方面的知识。

4. 焦虑、恐惧　与突发变故、肢体活动受限、生活不能自理以及担心残疾、经济负担等因素有关。

5. 有感染的危险　与开放性骨折、皮肤受损及外固定等导致局部或全身抵抗力下降有关。

6. 潜在并发症：休克、脂肪栓塞综合征、骨筋膜室综合征等早期并发症；关节僵硬、损伤性骨化、创伤性关节炎、缺血性肌挛缩等晚期并发症。

【护理目标】

1. 患者疼痛缓解，舒适感增加。

2. 患者生活得到照顾，经过指导和训练，生活自理能力提高。

3. 患者了解骨折的治疗、护理、预后及术后功能锻炼的相关知识，能配合医护工作。

4. 患者情绪稳定，焦虑、恐惧程度减轻或消失。

5. 患者住院期间未发生骨折局部感染。

6. 患者未发生并发症或并发症能被及时发现并处理。

【护理措施】

（一）急救护理

骨折急救遵循生命第一、先重伤后轻伤、先止血后包扎、先固定后搬运等基本原则。主要目的在于抢救生命，用简单而有效的方法固定和保护伤肢，减轻伤者痛苦，避免进一步损伤与污染，及早、迅速且安全地将伤者转送至附近有条件的医院，使伤者尽快获得妥善治疗。

1. 抢救生命　首先抢救危及生命的紧急情况，如心脏骤停、大出血、休克、窒息、昏迷、严重呼吸困难等。

2. 有效止血　对于有活动性出血者，根据出血部位、出血量和现场条件，尽早采取指压止血法、加压包扎止血法、止血带止血法等有效控制出血，防止失血性休克。

3. 伤口包扎　如有开放性伤口，应立即用三角巾、绷带、无菌敷料或现场能得到的清洁布类材料妥善包扎。若发现骨折断端外露，切勿回纳，以免将污物带进创口深处。包扎过程中如外露骨折断端自行滑回伤口内，应向负责医生说明。

4. 妥善固定　骨折或可疑骨折患者，应就地取材，用夹板、木板或木棍、树枝、自身肢体等妥善固定伤肢。若肢体明显畸形，应先行手法牵引复位后再做固定，防止再度损伤，以及减轻疼痛，便于转运。怀疑合并颈、胸、腰椎骨折或脱位时，需保护脊柱限制其活动，搬运及转送过程中保持患者脊柱伸直位并需平卧于硬质担架或木板上，以避免引起或加重脊髓损伤。

5. 迅速转运　患者经以上处理后，迅速平稳地送往有治疗条件的医院，做好病情、物品、特殊用药等交接工作。

6. 其他护理措施　做好心理护理，安慰、鼓励以稳定患者情绪；注意保暖；保持呼吸道通畅；必要时给予吸氧、输液、输血。

（二）非手术治疗及术前护理

1. 一般护理

（1）体位：维持肢体功能位，防止畸形。肢体肿胀时，可在不影响固定的前提下适度抬高患肢，促进淋巴和静脉血液回流，减轻肿胀不适。

（2）生活护理：给予患者生活上的照顾，满足基本的生活需要。保证足够营养摄入，增强抵抗力，促进康复。长期卧床的患者易发生骨质脱钙，应多饮水，预防泌尿系结石和感染的发生。摄入充足的膳食纤维，病情允许时多下床活动，防止便秘。

（3）病室环境：保持病室空气新鲜，温度、湿度适宜，环境整洁无异味，增进患者舒适。

2. 病情观察　观察患肢情况，注意肿胀、疼痛、肢体及指（趾）端感觉与运动功能等发展变化情况，制动措施是否有效。对病情严重的患者需严密监测生命体征和全身变化，警惕出血、休克、呼吸功能不全等危急情况，如有异常需及时报告医生，并遵医嘱协助处理。

3. 疼痛护理

（1）密切观察，辨别疼痛的性质、部位、程度及原因，评估疼痛时患者局部及全身情况，及时发现感觉异常、放射痛、出血、水肿、发热、意识障碍等病情变化。

（2）采取有效措施以减轻疼痛。对剧烈疼痛者，遵医嘱应用镇痛药物，注意不可滥用镇静、镇痛药物。如持续疼痛用药后仍不缓解，或肢体有感觉异常，应及时报告医生。

（3）在进行护理操作时动作轻柔，尽量少移动肢体，以免引起或加重患者疼痛。若必须移动，应事先向患者说明原因，取得配合，移动时小心托扶、保护伤肢。

（4）妥善固定并适当抬高患肢，有利于减轻肿胀引起的疼痛。

4. 特殊情况护理　对接受小夹板固定、皮牵引或骨牵引、石膏绷带固定等特殊措施的患者加强相应护理。

5. 用药护理　遵医嘱用药，观察疗效与药物不良反应。

6. 心理护理　尊重患者，给予理解、同情、关心、鼓励，增强其自信心。

7. 术前准备　骨科手术前应特别重视皮肤准备，预防手术后骨质感染。一般在手术前 2 天开始，每天将皮肤准备范围内的皮肤清洗，擦干后，涂擦碘伏，然后用无菌巾包扎。手术当天给予备皮，皮肤准备时要小心，勿刮伤皮肤，再涂擦碘伏，然后用无菌巾包扎。

（三）术后护理

1. 一般护理

（1）搬运：注意保护患肢，采用三人或四人平托法，以保持患者躯体轴线平直。

（2）体位：四肢手术后应抬高患肢，以利于血液回流，减轻或预防患肢肿胀。手术后有石膏外固定者应用枕头、沙袋等衬垫妥当。肢体位置以有利于静脉回流，不引起石膏断裂，尽量舒适为原则。

2. 病情观察　观察患肢血液循环，随时观察患肢有无疼痛、肿胀、肢端麻木。检查局部皮肤的温度、颜色、感觉及活动度。

3. 防止意外伤害　加强基础护理，为患者提供方便、安全的医疗护理环境，以防止患者由于躯体活动受限发生跌倒等意外伤害。

4. 功能锻炼　应在不影响固定的前提下指导患者早期进行功能锻炼。

(1) 宣传锻炼的意义及方法,使患者意识到功能锻炼的重要性,消除思想顾虑,主动运动锻炼。

(2) 各关节功能位:① 腕关节:背伸20°~30°;② 肘关节:屈曲90°;③ 肩关节:外展45°,前屈30°,外旋15°;④ 踝关节:0°;⑤ 膝关节:屈曲5°;⑥ 髋关节:前屈15°~20°,外展10°~20°,外旋5°~10°。

(3) 制定锻炼计划,遵循循序渐进原则,功能锻炼活动范围由小到大,次数由少到多,时间由短至长,强度由弱到强。

1) 骨折早期:伤后1~2周内,功能锻炼原则上要求骨折部上、下关节不活动,身体其他部位均应正常活动,主要目的是促进患肢血液循环,以利消肿和稳定骨折。主要形式是:在关节不活动的情况下,主动地使肌肉收缩和舒张,每天数次,每次5~20 min。上肢肌肉锻炼的方法是用力握拳和充分伸直五指。下肢肌肉锻炼的方法是用力收缩和放松股四头肌,以及用力使踝关节背伸,趾屈及伸屈足趾。

2) 骨折中期:伤后2周后至8~10周左右,运动强度、运动量及运动时间可逐步增加,防止关节僵硬、肌肉萎缩、骨质疏松等。锻炼的形式除继续增强患肢肌肉等长舒缩活动外,在医护人员或健肢的帮助下进行骨折部上、下关节的活动,并逐渐由被动活动转为主动活动。每天2~3次做关节的全范围活动。

3) 骨折后期:此期骨愈合已较坚固,已达临床愈合,外固定已解除。功能锻炼的主要形式是加强患肢关节的活动和负重,使各关节迅速恢复正常活动和肢体正常力量。

(4) 注意事项:功能锻炼以恢复肢体的生理机能为主,上肢以增强手的功能为主,下肢以增强负重、行走能力为主;功能锻炼以骨折部位不发生疼痛,患者不感到疲劳为原则;功能锻炼应严格控制不利于骨折端稳定的活动。

5. 鼓励患者自理　有利于增强患者康复的信心。

(四) 健康指导

1. 指导患者进食含钙丰富的食物,亦可适当补充钙剂,促进骨折愈合及预防骨质疏松。

2. 带石膏出院的患者,应向患者及其家属详细讲解有关的护理知识及可能发生的问题,指导患者及其家属保持石膏的清洁、干燥,加强观察。如发现石膏松动、裂开、石膏下有异味或出现肢体肿胀、疼痛加重、骨折远端肢体发凉、麻木等异常状况,应立即回院复查。

3. 根据患者病情和骨折愈合情况,指导患者出院后继续按照计划坚持肢体功能锻炼,鼓励患者保持良好的心态,在不影响骨折康复的前提下最大限度地自理,积极预防骨折后期并发症。

4. 遵医嘱向出院患者交代回院复查的时间,指导患者定期复查。如有出院带药或是其他特殊注意事项,应向患者及其家属耐心交代清楚。

【护理评价】

1. 患者疼痛有无缓解或消失。

2. 患者生活自理能力是否提高。

3. 患者是否了解骨折的治疗、护理等相关知识，能否配合医护工作。

4. 患者情绪是否稳定，焦虑、恐惧程度是否减轻或消失。

5. 患者住院期间有无感染发生。

6. 患者有无并发症发生或并发症能否被及时发现并处理。

三、脊柱骨折患者的护理

典型案例

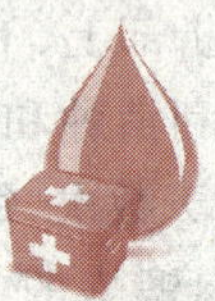

患者，男性，32岁，建筑工人。主因高处坠落伤后腰痛1 h入院。患者于入院前1 h，施工过程中不慎从约10 m高的脚手架上跌下，足跟最先着地，当时卧地不起，直喊腰痛，双下肢不能活动，由同事背驮至医院。查体：第2腰椎处后突畸形、压痛明显，双下肢感觉及运动丧失，大小便失禁。

问题导向：

1. 请分析现场急救措施是否妥当？

2. 请分析该患者存在及潜在的主要护理问题，并制定护理计划。

脊柱骨折又称脊椎骨折，是临床上较常见的创伤，其发生率约占全身骨折的5%～6%，伤情常较严重且复杂。可发生在颈椎、胸椎或腰椎，以胸腰段脊柱骨折最多见，可并发脊髓或马尾神经损伤。颈椎骨折、脱位合并有脊髓损伤者，能严重致残，甚至危及生命。

脊柱骨折可分为多种类型：根据受伤时暴力作用方向不同，分为屈曲型、伸直型、屈曲旋转型、垂直压缩型脊柱骨折；根据损伤程度和部位不同，分为颈椎骨折与脱位、胸腰椎骨折与脱位和附件骨折；根据骨折的稳定程度不同，分为稳定型脊柱骨折与不稳定型脊柱骨折。

【护理评估】

（一）健康史

评估患者受伤的时间，暴力性质、方向、大小、作用部位，受伤时体位，伤后抢救措施，搬运方法及转送工具等。

1. 间接暴力　绝大多数脊柱骨折由间接暴力引起，如从高空坠落，头、肩、臀部或足跟着地，地面对身体的阻挡使脊柱猛烈过度屈曲，发生颈、胸、腰椎体压缩骨折；弯腰工作时，重物下落打击头、肩、背部，脊柱屈曲，造成椎体压缩骨折。

2. 直接暴力　少数脊柱骨折由直接暴力引起，如战伤、爆炸伤、直接撞击伤等。

（二）身体状况

1. 受伤局部疼痛和脊柱活动受限。

2. 损伤部位肿胀、血肿、畸形，棘突间隙增宽，以及局部触痛、压痛和叩击痛。

3. 合并脊髓损伤时，有相应的症状和体征。应检查四肢的感觉、运动、肌张力和腱反射有无异常，评估患者大小便情况。

4. 严重损伤者可出现神志及生命体征改变，应注意休克征兆及有无并发严重的复合伤。

（三）心理、社会状况

评估患者的精神状态，有无紧张、焦虑、恐惧等不良心理反应。

（四）辅助检查

影像学检查有助于明确诊断，确定损伤部位、类型和移位情况。

1. X线摄片　包括脊柱受伤部位的正侧位片，必要时加拍斜位片。

2. CT检查　可明确小关节的骨折及椎管内受压情况。

3. MRI检查　可显示脊髓受损的程度和范围。

【护理问题】

1. 躯体移动障碍　与疼痛及神经损伤有关。

2. 有引起或加重脊髓损伤的危险　与脊柱骨折可能压迫脊髓有关。

3. 潜在并发症：压疮、肺部感染、泌尿系感染、下肢静脉血栓形成等。

【护理目标】

1. 患者生活得到照顾，经过指导和训练，生活自理能力提高。

2. 患者无脊髓损伤发生或脊髓损伤程度减轻。

3. 患者无并发症发生，或并发症能被及时发现并处理。

【治疗原则】

脊柱骨折患者应先挽救生命，后处理骨折情况，治疗方法根据脊柱骨折损伤的部位、类型及程度不同而有所差异。对于稳定型脊柱骨折，脊髓无损伤或无受压者，采用卧硬板床休息，持续牵引，腰背肌锻炼；对于不稳定型脊柱骨折及脱位严重、伴脊髓受压及损伤者，采用手术复位内固定术。一般胸腰椎骨折患者如椎体压缩不超过1/3，可采取仰卧于硬板床上，在骨折部位加厚枕垫，使脊柱过伸，2～3周后开始进行腰背肌锻炼，第3个月可开始下地活动。严重胸腰椎骨折和脱位患者，可适当采取腰背肌功能锻炼使骨折获得一定程度的复位，或用两桌法、双踝悬吊法复位后，用腰围或支架固定。若复位后不稳定或关节交锁者，可采取手术治疗，做植骨术和内固定术。颈椎骨折患者如有椎体压缩或脱位，较轻者用颌枕带行卧位牵引复位；较重者用持续颅骨骨牵引复位，牵引重量3～5 kg，复位牵引2～3周后用头颈胸石膏固定或颈托固定3个月；合并有神经症状者应早期手术。

【护理措施】

（一）妥善急救搬运，避免引起或加重脊髓损伤

1. 脊柱骨折伴有休克的患者不宜立即搬动，应就地抢救，待休克纠正后再行搬运。

2. 搬运工具选用木板、门板或专用担架，搬运中必须保持脊柱伸直位，不得使脊

柱扭转、屈曲。先将患者两上肢贴于躯干两侧，两下肢伸直并拢，担架放于患者一侧，三人一起平托患者至担架。或沿纵轴方向使患者躯干及四肢成一整体滚动，把患者移至担架。禁止一人背送或一人抬头侧、一人抬足侧的方法，避免导致躯干扭曲，加重脊柱骨折和脊髓损伤的程度。

3. 对疑有颈椎损伤的患者，搬运时需有一人保护患者头颈部，沿纵轴向上略加牵引，使头、颈随躯干一起缓慢搬动。移至木板上后，头部应用颈托、沙袋或衣物加以固定。切记勿扭曲或旋转患者的头颈，以免加重神经损伤引起呼吸肌麻痹导致死亡。

（二）一般护理

1. 患者平卧硬板床，在骨折处垫软枕使脊柱过伸。指导或协助患者床上翻身时注意保持受伤局部固定，不得弯曲或扭转，保持脊柱轴线功能位。

(1) 对能自行翻身的患者，可告知患者及家属翻身的方法和注意事项，注意翻身时必须使肩部和骨盆一起翻，不可扭曲脊柱。

(2) 对不能自行翻身的患者，护士要协助完成。具体方法为轴式翻身：一手托肩，一手托臀，双手向上向外用力，将患者由仰卧位变为侧卧位，或由侧卧位变为仰卧位。

2. 监测患者的活动功能，鼓励并指导患者生活逐步自理。

3. 如有复位和固定措施，遵照相应护理常规。

4. 需用轮椅者教会患者及家属正确使用轮椅的方法。

5. 重视心理护理，鼓励患者树立战胜疾病的信心。

（三）术前护理

1. 行颈椎前路手术者，术前需指导并协助患者行气管推移训练，以适应术中牵拉气管、食管操作。方法：用 2～4 指在颈部外插入拟做切开一侧的内脏鞘与血管神经鞘间隙处，持续地向非手术侧推移。开始每天 3 次，每次 10～20 min，每次间隔 2～3 h；以后逐渐增至每天 4 次，每次 30～60 min，气管推过中线。

2. 颈后路手术者，应练习俯卧位，以适应术中体位；开始每次 30～40 min，逐渐增加至 3～4 h。

（四）术后护理

1. 加强术后病情监测，密切观察生命体征和四肢感觉、运动恢复以及排泄情况。如有伤口引流管，需注意观察引流液颜色、性质与引流量，保持引流管通畅，防止积血压迫脊髓。及时观察有无脑脊液漏。

2. 颈椎手术后搬动患者时需有专人扶持头部，防止旋转及屈伸活动，保持颈部中立位，平卧 2 h 以压迫止血。腰椎手术后患者需平卧 8 h 以压迫止血。翻身时应保持肩、髋在同一平面上，严防扭曲。

3. 颈椎手术后，要警惕窒息发生。如出现声音嘶哑、呼吸表浅，提示有喉头水肿的可能，易并发窒息，需严密观察并妥善处理。若出现呼吸困难、口唇发绀及鼻翼扇动，伴颈部肿胀，提示血肿压迫气管，应立即配合医生剪开缝线，清除积血。不伴颈部肿胀的呼吸困难，多系喉头水肿所致，应准备行气管插管或气管切开。

4. 手术后可出现血肿压迫或水肿反应而致肢体感觉、运动及括约肌功能障碍，应密切观察。当出现瘫痪平面上升、肢体麻木、肌力减退或不能活动时，应立即报告医生及时处理。

5. 脊柱手术拆线后应用石膏绷带固定者，按相应常规护理。

6. 正确指导并督促患者早期进行腰背肌功能锻炼，方法有仰卧挺腹训练和俯卧背伸训练。遵循循序渐进原则，合理制定功能锻炼计划，指导患者采取正确的锻炼方法。

7. 卧床期间加强基础护理，预防并发症。

（五）健康指导

1. 功能锻炼　第1个月主要在床上进行四肢活动和腰背肌锻炼，2～3个月后逐渐下床进行步行及适度的活动。

2. 定期复查　了解内固定有无移位及骨折愈合情况。

【护理评价】

1. 患者是否达到最大限度生活自理。
2. 患者有无脊髓损伤发生或脊髓损伤程度是否减轻。
3. 患者有无并发症发生，或并发症能否被及时发现并处理。

四、脊髓损伤患者的护理

脊髓损伤是脊柱损伤的严重并发症，由于椎体的移位或碎骨片突入椎管内，使脊髓或马尾神经产生不同程度的损伤。受伤平面以下的感觉、运动、反射完全消失，括约肌功能完全丧失，称完全性截瘫，部分丧失时称不完全性截瘫。根据脊髓损伤的部位和程度，可分为如下类型：

1. 脊髓震荡　是最轻微的脊髓损伤。脊髓震荡是指脊髓遭受强烈震荡后立即发生暂时性的弛缓性瘫痪，持续数分钟或数小时后即可完全恢复，脊髓在组织形态学上并无病理变化。

2. 脊髓挫伤与出血　为脊髓的实质性破坏，脊髓外观虽完整，但内部可有出血、水肿、神经细胞破坏和神经传导纤维束的中断，其预后因脊髓挫伤的程度不同而差别较大。

3. 脊髓断裂　指脊髓的连续性分为完全性或不完全性中断。脊髓不完全断裂常伴有挫伤，又称挫裂伤。脊髓完全断裂者预后极差。

4. 脊髓受压　脊柱骨折移位、碎骨片与破碎的椎间盘挤入椎管内可直接压迫脊髓，而皱褶的黄韧带与急速形成的血肿亦可以压迫脊髓，使脊髓产生一系列损伤的病理变化。

5. 马尾神经损伤　第2腰椎以下骨折脱位可引起马尾神经损伤，表现为受伤平面以下弛缓性瘫痪。

【护理评估】

（一）健康史

评估患者有无脊柱严重损伤的病史；评估患者受伤的时间，暴力性质、方向、大小、作用部位，受伤时体位，伤后抢救措施，搬运方法及转送工具等。

(二) 身体状况

1. 脊髓损伤　在脊髓损伤期间表现为受伤平面以下出现弛缓性瘫痪，运动、反射及括约肌功能丧失，有感觉丧失平面及大小便不能控制。2～4 周后逐渐演变成痉挛性瘫痪，表现为肌张力增高，腱反射亢进，并出现病理性锥体束征。胸段脊髓损伤表现为截瘫，颈段脊髓损伤则表现为四肢瘫痪，简称“四瘫”。

2. 脊髓圆锥损伤　正常人脊髓终止于第 1 腰椎体的下缘，因此第 1 腰椎骨折可发生脊髓圆锥损伤，表现为会阴部皮肤鞍状感觉缺失，括约肌功能丧失致大小便不能控制和性功能障碍，双下肢的感觉和运动功能仍正常保留。

3. 马尾神经损伤　马尾神经损伤很少为完全性的，表现为损伤平面以下弛缓性瘫痪，有感觉、运动功能障碍及括约肌功能丧失，肌张力降低，腱反射消失，无病理性锥体束征。

4. 营养状况改变　可出现消瘦、下肢水肿、血浆蛋白低下等营养不良表现。

5. 并发症　呼吸衰竭、呼吸道感染、泌尿生殖系感染与结石、压疮、体温失调。

(三) 心理、社会状况

患者截瘫后，生活自理能力丧失，需要他人照料，给患者带来心理压力，表现为紧张激动、焦虑恐惧、不愿正视现实，甚至有些患者产生轻生念头。

(四) 辅助检查

X 线、CT、MRI 检查有助于明确脊柱骨折以及脊髓、神经受损情况。

【护理问题】

1. 自理能力缺陷　与肢体瘫痪有关。
2. 排便型态异常：排便失禁或便秘　与肛门括约肌功能障碍及肠麻痹有关。
3. 排尿型态异常：尿失禁或尿潴留　与括约肌功能障碍或排尿反射障碍有关。
4. 潜在并发症：压疮、泌尿系感染、呼吸系统感染等。

【护理目标】

1. 患者生活自理能力提高。
2. 患者排便型态恢复正常。
3. 患者排尿型态恢复正常
4. 患者无并发症发生，或并发症能得到早期发现、及时处理。

【治疗原则】

及早解除对脊髓的压迫，尽可能恢复脊髓功能。对脊椎骨折或脱位，应尽早复位、固定，进行物理治疗及功能锻炼。主要措施是：① 尽早解除脊髓压迫是避免脊髓损害加重，恢复脊髓功能的首要措施，具体方法有脊柱骨折脱位的复位、取出骨折片、清除血肿等。② 根据骨折的具体情况选择合适的固定方法稳定脊柱，防止骨折的再移位损伤。③ 应用糖皮质激素、脱水剂、营养神经的药物，高压氧疗等治疗方法，减轻脊髓水肿和继发性损害，保护脊髓神经细胞，改善微循环，促进脊髓功能恢复。

【护理措施】

（一）改善呼吸功能

1. 病情观察　观察患者呼吸情况，听诊肺部呼吸音，了解有无呼吸困难及呼吸道梗阻。床旁备急救药品和器械。

2. 保持呼吸道通畅　及时清理呼吸道分泌物，痰液黏稠难以排出时可给予雾化吸入以稀释痰液，必要时吸痰，以保持呼吸道通畅。鼓励并协助患者翻身、叩击胸背部，指导患者进行深呼吸及有效咳嗽、排痰训练，促进痰液排出。对于肋间肌麻痹者，鼓励患者采用腹式呼吸。

3. 氧疗　给予缺氧患者吸氧，提升血氧含量与血氧饱和度。必要时遵医嘱使用呼吸机辅助呼吸，做好呼吸机的相应护理。

4. 其他　高位颈髓损伤的患者常早期行气管切开术，应按气管切开术后常规护理，减少呼吸道梗阻和肺部感染的发生。

（二）生活护理

加强基础护理，满足患者的生活需求，做好口腔护理、皮肤护理、排泄护理等，增进舒适，预防并发症。根据患者受伤后消化功能状况给予营养支持，以肠内营养支持为主，必要时采取肠外营养支持，保证机体所需能量和营养素的摄入，改善全身状况，增强机体抵抗力。鼓励患者进行力所能及的自主活动，提高生活自理能力。为患者翻身时需采用正确的方法，如颈椎骨折患者早期需三人协助翻身，胸腰椎骨折患者早期需两人协助翻身，注意保护脊柱（尤其是颈椎），避免引起或加重脊髓损伤。

（三）心理护理

重视对脊髓损伤患者的心理支持，主动关心患者，多与患者交谈，鼓励倾诉，解除其思想顾虑，帮助患者树立乐观的生活态度，使其能主动配合治疗和护理。指导患者家属积极应对，多陪伴、鼓励患者，与医护人员一起努力，帮助患者提高社会适应能力和生活自理能力，提高生活质量。

（四）预防并发症

1. 肺部感染　注意为患者保暖，避免因受凉而诱发上呼吸道感染。鼓励患者进行深呼吸及有效咳嗽训练，定时翻身，拍背，以利于痰液排出。痰液黏稠时，给予超声雾化吸入，每天 2～3 次，每次 15～20 min。雾化液中可加入庆大霉素、糜蛋白酶、地塞米松等，以达到抗感染、稀释痰液的目的。对于年龄较大，分泌物多，且不易排出者，应早期行气管切开术，以防肺部感染。

2. 压疮　脊髓损伤的患者，因长期卧床、皮肤感觉减弱或消失、自主神经功能紊乱导致局部缺血，身体的骨隆突处易发生压疮且极难愈合。应提高警惕，建立床头或床尾翻身记录卡，定时评估患者皮肤状况，详细制定压疮预防计划，认真执行各项压疮防治措施，并做到严格床边交接班。一旦发现患者局部皮肤有早期压疮征象，应立即采取有效措施进行处理，防止继续恶化。

压疮防治措施具体如下：① 床褥平整柔软，可用气垫床，保持皮肤清洁干燥；② 每2～3 h 翻身 1 次，日夜坚持。③ 对骨隆突部位每天用 50%乙醇擦洗，滑石粉按摩。④ 浅表压疮可用红外线灯烘烤，但需注意避免发生继发性灼伤。⑤ 深度压疮应剪除坏死组织，勤换敷料。⑥ 控制局部炎症，肉芽新鲜时，可做转移皮瓣缝合术。

3. 泌尿系感染　脊髓损伤的患者因膀胱功能障碍、尿潴留、长期留置尿管，或液体摄入不足等，易发生泌尿系感染。具体防治措施：① 会阴擦洗，每天2次，保持会阴部清洁。② 尿潴留和排尿失禁的患者应留置尿管，严格执行无菌操作，注意观察尿管有无受压、扭曲、堵塞等，保持尿管引流通畅。③ 长期留置尿管者，应按常规进行膀胱冲洗，定期更换导尿管，防止逆行感染。④ 损伤早期，留置尿管应持续开放，使膀胱排空，减少感染发生的机会，2～3周后应夹闭导尿管，每4～6 h开放1次，使膀胱充盈，以训练自主膀胱，避免膀胱萎缩。⑤ 鼓励患者多饮水，每天争取饮水3 000 ml，使尿量保持在每天1 500 ml以上，以利于尿液的稀释，避免结石形成。⑥ 根据情况，可采取体外手法按摩以刺激膀胱排尿，指导患者每2 h在腹部由外向内均匀按摩膀胱，压出尿液。

4. 体温失调　颈脊髓损伤后，自主神经系统功能紊乱，受伤平面以下皮肤不能出汗，对气温的变化丧失调节和适应能力，常出现高热（40℃以上）或低温（35℃以下）。防治措施：① 严密监测体温变化，体温异常是病情恶化的征兆。② 高热时，可采用物理降温法或药物降温法，如使用冰袋冷敷、乙醇擦浴、冰水灌肠、冬眠药物等，同进调节环境温度、通风散热等。③ 低温时应注意对患者进行保暖，如加盖毛毯、关闭门窗、升高室温等。

（五）加强功能锻炼

1. 根据患者病情，制定合理的功能锻炼计划。

2. 指导和协助患者进行未瘫痪肢体的主动锻炼。按脊柱骨折的训练方法做颈部活动、上肢各关节活动，深呼吸运动、腰背肌功能锻炼等。

3. 对瘫痪肢体，应指导患者及家属做关节的被动活动和肌肉按摩，每天2～3次，每次30～60 min，防止肌肉萎缩。

4. 注意适度锻炼，活动度从小到大，手法轻柔，力度适中，不可过急过猛以加重损伤。锻炼时间及次数应以患者不感到疲惫为宜。

（六）健康指导

1. 普及外伤搬运急救知识，已有或怀疑有脊柱骨折或脊髓损伤的患者，应在硬板床或硬板担架上进行搬运，颈部外伤者尤其要注意头颈部制动，搬运时保持脊柱的正常轴线，切忌前屈、后伸或旋转动作。

2. 加强安全防护，防止损伤等意外情况。应特别对家属强调，截瘫患者因皮肤感觉丧失及行动不便，在家中不仅要防止烫伤、冻伤、跌伤、碰伤等意外伤害，而且要预防自伤、自杀等行为。不可长时间无人陪伴，若暂时无人陪伴，各种用具应方便患者拿取，物品放置应牢靠，告诉患者应加强自我保护意识，调整心理情绪。

3. 指导患者合理饮食。截瘫患者由于长期卧床，导致肠蠕动减慢，易发生便秘，应指导患者多吃水果、蔬菜等易消化食物，不要依赖缓泻剂或肛门栓剂。另一方面，截瘫患者肛门括约肌功能丧失，可导致排便失禁，如饮食不当可引起腹泻，应尽量避免。

4. 指导患者坚持功能锻炼，根据康复的要求及患者的情况、兴趣，逐渐增加训练强度，增加肌肉力量和神经系统的协调训练，预防肌肉萎缩、关节强直或屈曲挛缩等并发症。家属应帮助患者经常进行肢体被动运动，保持关节的功能位置，防止足下垂畸形。

【护理评价】

1. 患者生活自理能力是否提高。
2. 患者排便形态能否恢复正常。
3. 患者排尿形态能否恢复正常
4. 患者有无并发症发生，或并发症能否得到早期发现、及时处理。

五、骨折外固定患者的护理

（一）小夹板固定患者的护理

小夹板一般选用木板、竹片或树皮作材料制作而成，四边刨光，棱角修圆，肢体面衬以毡垫，外包纱套。有一定的弹性和韧性，常用于四肢骨折的外固定。其优点是：固定范围一般不超过骨折部上、下关节，便于固定期间功能锻炼；不妨碍肌收缩，操作简便，费用低廉。

1. 操作要点 骨折复位后，在助手协助下，术者用绷带自肢体远心端向近心端包扎1～2层，以保护皮肤；再将压力垫放在肢体的适当部位，用胶布固定；然后再安放适宜的小夹板，首先安置对骨折起主要固定作用的两块主要小夹板，再放置其他小夹板；最后从近心端到远心端捆扎3～4根横带绷带，松紧要适宜。

2. 护理措施

（1）患肢应抬高以利于静脉血液回流，防止肢体肿胀。上肢固定后，立位时将肘关节屈曲90°，三角巾或前臂吊带悬吊于胸前；卧位时自然伸肘并将前臂垫枕，使其高于心脏水平位。下肢固定后抬高15°～20°，膝关节屈曲10°。

（2）观察患肢血运情况，特别是固定后1～4天更应注意观察肢端的温度、颜色、感觉、肿胀情况、手指及足趾主动活动等，发现异常及时放松横带，逐一重新结扎，以防止发生缺血性肌挛缩。

（3）每日检查横带的松紧度，伤后4天内注意防止太紧，5天后注意防止太松，一般以横带能上下移动1 cm为宜。

（4）加垫部位、夹板两端及骨隆突部应防止压疮发生。

（5）定期作X线透视或摄片检查，了解骨折是否发生再移位，特别是复位后2周内要勤于复查。若发生移位，应再次进行复位。

（6）鼓励患者早期进行功能锻炼。

3. 健康教育

（1）固定后若回家休养，应告知患者及家属如何观察患肢血液循环情况及有无移位发生。

（2）指导患者尽早进行适当的功能锻炼，防止肢体肌肉萎缩，关节强直、粘连，骨质疏松。

(二) 石膏绷带固定患者的护理

石膏绷带是以熟石膏的细末撒在稀孔纱布绷带上制成。主要用于:① 骨折整复后固定;② 骨与关节炎症的局部制动;③ 关节损伤和关节脱位复位后固定;④ 周围神经、血管、肌腱断裂或损伤,手术修复后的制动;⑤ 矫形手术后固定。

1. 操作要点

(1) 根据需要摆好患者体位,在包石膏前必须先放置衬垫,以保护骨隆突部的皮肤和软组织不受石膏所压。

(2) 将所需石膏卷平放于约 40℃的温水中,让石膏卷完全浸没于水中,待气泡完全排净,手握其两端取出,挤出多余水分。

(3) 石膏管型操作:① 操作者以右手握住石膏绷带卷,左手将石膏绷带卷的起始端抚贴于患者肢体上,右手握石膏绷带卷围着肢体由近心端向远心端迅速向前滚动,严禁加压包扎,每层互相重叠 2/3,左手随即将包上肢体的石膏绷带按抚妥帖。石膏绷带的各层需贴合紧密,无空隙且平滑无褶。② 包的层次要均匀,但在边缘及关节部可多缠 2~3 层。③ 厚度以不致断折为标准,一般 9~12 层。④ 若肢体上下周径不等,包缠时用打摺来保持平整。⑤ 关节屈伸部,必要时可在包缠 2~3 层后加石膏条来加固。⑥ 四肢石膏绷带应露出指、趾,以备观察血运情况。

(4) 石膏包扎后处理:① 捏塑:在石膏绷带包至一定厚度而尚未硬固时,可用手掌在石膏绷带表面施以适当而均匀的、平面性的压力,使石膏绷带与肢体轮廓相符合,以增强固定性能。② 修理:绷带包成后,要进行修理,使边缘整齐、表面光滑。③ 包边:石膏修理后应包边,以免石膏毛边摩擦皮肤和石膏粉屑脱落。④ 标记:石膏包边处理后,用红笔在石膏上画出骨折形状,注明包石膏和预拆石膏日期,创口位置或开窗位置。

2. 护理措施

(1) 石膏固定前的护理:① 向患者讲解石膏固定的必要性及相关知识,使其配合治疗。② 洗净患肢皮肤,更换伤口敷料,胶布粘贴方向应与肢体长轴平行,以便石膏开窗时,方便揭掉。③ 协助患者摆好体位,注意使患者舒适,避免受凉。

(2) 石膏固定时的护理:石膏固定时,须用手掌托起患肢,避免在局部石膏上留有凹陷,形成对患肢的压迫点;在搬动患者时,亦应给予适当支托,不牵拉、压迫石膏,以免出现凹陷压迫局部血管、神经和软组织。

(3) 石膏固定后护理:① 要维持石膏固定的位置直至石膏完全凝固,为了加速石膏干固,可适当提高室温,或用灯泡烤箱、红外线照射烘干,因石膏传热,温度不宜过热,以免烫伤。② 在协助患者翻身或改变体位或搬动运送伤员时,须注意保护,注意避免折断石膏,如有折断应立即及时补救。③ 保持石膏清洁,特别是会阴及臀部附近的石膏;若石膏表面染有污垢,可用软毛巾蘸肥皂及清水擦洗干净，严重污染的石膏应及时更换。④ 天气冷时，要注意石膏固定部位保暖，以防因受冷伤肢远端肿胀。⑤ 要密切观察肢体远端血液循环、感觉和运动情况，如有剧痛、麻木、或血液循环障碍等不适情况，应立即通知医生行局部开窗减压、更换石膏，甚至拆除石膏找出病因对症处理。⑥ 石膏边缘应修剪光滑、整齐，避免皮肤受卡压或摩擦形成压疮；每日用手指蘸取酒精按摩石膏内侧边缘。⑦ 告知患者不可随意将物品伸至石膏内抓痒，以免损伤皮肤。⑧ 鼓励和协助患者翻身、更换体位，保持床单位和被服的干燥、整洁。⑨ 指导患者加强未固定部位的功能锻炼及固定部位的肌肉等长收缩活动；定时翻身，置患肢于功能位；以防废用性骨质疏松、关节僵硬等并发症。

3. 健康教育

(1) 石膏固定肢体应处于功能位。

(2) 摄入高热量、高蛋白、高维生素、易消化的高钙食物，并多饮水，多食蔬菜和水果，防止便秘。

(3) 保持石膏干燥清洁，避免大、小便污染；防止局部受压断裂；保持有效固定，以达到治疗目的。

(4) 指导正确的功能锻炼方法，积极进行主动锻炼。

(5) 定期到医院复查，发现异常及时就诊。

(6) 拆除石膏后，先用油脂涂抹石膏内皮肤，6～8 h 后再用肥皂液清洗，每日按摩局部肌肉 2～4 次。

(三) 牵引固定患者的护理

牵引是骨科应用较广的一种治疗方法，它是利用持续适当的牵引力和对抗牵引力，达到骨折复位和维持复位的目的。

1. 操作要点

(1) 皮牵引：又称间接牵引，是指利用胶布或乳胶海绵条，贴于患肢远侧皮肤上，通过滑车装置，用重锤施加持续牵引力，以对抗肌肉的拉力，使骨折复位、固定的方法。此法适用于小儿、老年患者的骨折牵引或关节炎症时的矫形与固定。牵引时间不宜过久，一般为 2～4 周。

1) 胶布牵引：常用于四肢牵引。胶布的宽度为患肢最细部位周径的 1/2。胶布粘贴范围以上肢为例：上臂牵引自上臂中部至腕部；前臂牵引自桡骨小头下缘至腕部。胶布下端绕肢体远端以远 10 cm 左右，在远端胶布中央贴一块比远端肢体稍宽且有中央孔的扩张板，从中央孔穿一牵引绳备用；将近侧胶布纵向撕开 2/3，粘贴时稍微分开，使牵引力均匀分布于肢体。剃净患肢汗毛，洗净后涂上苯甲酸酊，在未完全干燥前，沿肢体纵轴将胶布平行贴于肢体两侧，不可交叉缠绕，骨隆突处应加纱布衬垫，以免局部受压。胶布按压贴紧后，用绷带包扎肢体，防止胶布松脱，半小时后加牵引锤，进行牵引。重量不宜超过 5 kg。

2) 海绵带牵引：适用于对胶布过敏的患者。利用市售泡沫塑料布，包压于患肢皮肤，远端也置有扩张板，从中央穿一牵引绳进行牵引。

(2) 兜带牵引：利用布带或海绵兜带托住身体突出部位施加牵引力。

1) 枕颌带牵引：适用于颈椎骨折、脱位，颈椎间盘突出症和神经根型颈椎病等。用枕颌带托住下颌和枕骨粗隆部，向头顶方向牵引，牵引时使枕颌带两上端分开，保持比头稍宽的距离，用一金属棒穿入枕颌带远端孔内，中央系一牵引绳，置于床头滑轮上牵引，重量 3～10 kg。

2) 骨盆带牵引：适用于腰椎间盘突出症及腰神经根刺激症状者。用骨盆牵引带包托于骨盆，保证其宽度的 2/3 在髂嵴以上的腰部，两侧各一个牵引带，在足侧系于滑轮上。所牵重量相等，总重量为 10 kg，床脚抬高 20～25 cm，使人体重量作为对抗牵引。

3) 骨盆悬吊牵引：适用于骨盆骨折有明显分离移位或骨盆环骨折有向上移位和分离移位的患者。使用骨盆悬吊带通过滑轮及牵引支架进行牵引，同时可进行双下肢的皮肤或骨牵引。牵引时以臀部抬离床面 5 cm 为宜。

(3) 骨牵引：常用于颈椎骨折、脱位，肢体开放性骨折，肌肉丰厚处骨折等。把不锈钢针穿入骨骼内，通过牵引钢针直接牵拉骨骼，故又称直接牵引法。骨牵引力量较大，持续时间长，牵引时必须有相应的对抗牵引，才能达到有效调节的目的。骨牵引常用的穿针部位是：股骨髁上、胫骨结节、尺骨鹰嘴、颅骨骨板以及跟骨等。牵引的重量一般为自身重量的 1/10～1/7。

2. 护理措施

(1) 牵引前准备

1) 在牵引治疗前，护理人员应向患者及家属说明牵引的目的、体位、持续时间及可能出现的不适等，争取患者的配合。

2) 剃净患肢汗毛，皮肤用肥皂、清水洗净，涂擦苯甲酸酊。

(2) 牵引时护理

1) 每日检查牵引装置及效果、包扎的松紧度、有无滑脱或松动。

2) 应保持牵引锤悬空、滑车灵活。

3) 牵引治疗期间患者必须保持正确的体位，牵引方向与近端肢体成直线。小儿双腿悬吊牵引时臀部必须离开床面，以产生反牵引力。

4) 嘱咐患者及家属不要擅自改变体位，不能随便增减牵引重量。

5) 颅骨牵引者应每日将颅骨牵引弓靠拢压紧，螺母拧紧 0.5～1 圈，防止颅骨牵引弓松脱。

6) 牵引重量不可随意增减；不随意放松牵引绳；肢体牵引时，应每日测量两侧肢体的长度，避免发生过度牵引。

(3) 牵引后护理

1) 观察肢端血液循环，若患者出现肢端疼痛、麻木、皮肤色泽变深、温度降低、毛细血管充盈缓慢、被动活动指(趾)时有剧痛者，应及时检查有无局部包扎过紧、牵引重量过大等，并予以对症处理。

2) 行双腿悬吊皮牵引的患儿无故哭闹不安时，应检查是否系牵引胶布和绷带移位所致。

3）肱骨髁上骨折者，肘部肿胀明显，若置肘于屈曲位，易因血液循环障碍而出现肢端肿胀、苍白、发冷、麻木、剧烈疼痛等症状。牵引时须加强观察，不断调整屈肘角度（45°为宜），以防发生缺血性挛缩。

（4）并发症的预防和护理

1）胶布过敏或因粘贴不当出现水疱者应及时处理；胶布边缘溃疡，若面积大，须去除胶布暂停皮牵引，或改为骨牵引；长期卧床者应在骨隆突部位放置气垫，每日温水擦浴，定时按摩，保持床单位清洁、平整和干燥。

2）骨牵引穿针时，如果进针部位不准确、方向不当或过度牵引均可导致周围血管神经损伤。故牵引期间应加强观察，以便及时处理。

3）牵引针眼感染：① 严格无菌技术操作，保持牵引针眼清洁干燥；针眼处每日滴75%乙醇溶液2次，无菌敷料覆盖，针眼处有分泌物或结痂时，应用棉签拭去，以免发生痂下积脓。② 避免牵引针滑动移位；骨牵引针两端套上木塞或胶盖小瓶，以防伤人及钩挂被褥；定期加强观察，发现牵引针偏移时，局部经消毒后再调整至对称位或及时通知医生，切不可随手将牵引针推回。③ 继发感染时，积极引流；严重者，须拔去钢针，换位牵引。

4）关节僵硬：牵引期间应鼓励和协助患者进行功能锻炼，包括肌肉等长收缩，关节活动，并辅助按摩关节，进行被动运动等，以促进血液循环，维持肌肉和关节的正常功能活动。

5）足下垂：若患者出现足背伸无力时，应高度警惕腓总神经损伤的可能。故下肢牵引时应注意：① 在膝外侧垫棉垫，防止压迫腓总神经；② 应用足底托板或沙袋将足底垫起，保持踝关节于功能位；③ 加强足部的主动和被动活动；④ 经常检查局部有无受压，认真听取主诉，应及时去除致病因素。

6）坠积性肺炎：协助患者定期翻身，拍背，促进痰液排出。鼓励患者利用牵引床上的拉手做抬臀运动；练习深呼吸，用力咳嗽；注意保暖，防止呼吸系统、泌尿系统的感染。

3. 健康教育

（1）指导患者以高蛋白、高维生素、高钙饮食为主。

（2）指导进行正确的功能锻炼。

（3）出院2周后复诊。

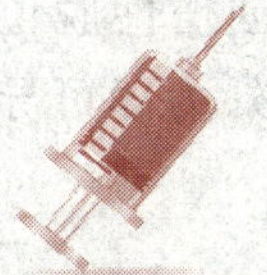

【思考题】

1. 骨折的局部表现有哪些？试比较常见四肢骨折的临床表现有何异同？
2. 如何正确指导骨折患者进行功能锻炼？
3. 对于明确已有或疑有脊柱损伤者，在搬运和转送过程中需注意哪些问题？

第二节　关节脱位患者的护理

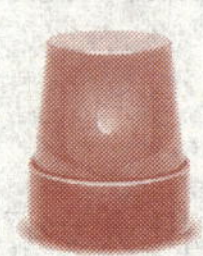

学习内容

1. 关节脱位的定义、分类、常见原因、治疗原则。
2. 常见关节脱位患者的护理评估、护理问题、护理措施。

典型案例

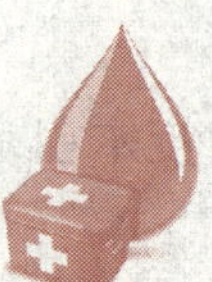

患者，女性，32 岁。主因摔伤致左膝疼痛半小时入院。患者于入院前半小时，骑电动车回家途中被一摩托车撞伤左侧膝部，当即出现局部青紫，左侧髋部疼痛，不能行走，"120"救护车赶到后送来医院。查体：左髋关节屈曲、内收和内旋畸形，股骨大转子上移，左臀部饱满，左膝关节屈曲，左足各种运动障碍，左侧大腿后侧、小腿外侧及足部感觉消失。

问题导向：

1. 患者可能出现了什么情况？为明确诊断，需指导患者进一步完善哪些检查？
2. 请列出该患者的护理问题。
3. 针对主要护理问题制定护理计划。

关节脱位是指关节面失去正常的对合关系，俗称脱臼，有半脱位与全脱位之分，多见于青壮年和儿童。常见的脱位关节有肩关节、肘关节及髋关节，临床中上肢关节脱位多于下肢关节脱位。

（一）病因与分类

1. 按发生脱位的原因分类

（1）创伤性脱位：正常关节受到外来暴力作用所引起的脱位。

（2）先天性脱位：胚胎发育异常致关节发育不良，出生后即出现脱位，且逐渐加重，称先天性脱位，如髋臼先天发育不良或异常引起的先天性髋关节脱位。

（3）病理性脱位：关节有病变，骨端遭到破坏，不能维持正常的关节面对合关系，称为病理性脱位，如骨关节结核或化脓性关节炎所致的关节脱位。

（4）习惯性脱位：反复多次发生的关节脱位，如习惯性肩关节脱位。创伤性脱位后，由于关节囊及韧带松弛或在骨附着处被撕脱，使关节结构不稳定，轻微外力即可导致再脱位，反复多次而形成习惯性脱位。

2. 按脱位发生的时间分类

（1）新鲜脱位：伤后未满 3 周的脱位为新鲜脱位。

（2）陈旧脱位：伤后超过 3 周的脱位为陈旧脱位。

3. 按脱位后关节腔是否与外界相通分类

(1) 开放性脱位：脱位处皮肤及皮下组织、关节囊破损，关节腔与外界相通。

(2) 闭合性脱位：局部皮肤完好，脱位处不与外界相通。

(二) 临床表现

1. 一般症状　脱位的关节局部疼痛、肿胀、淤斑、压痛及功能障碍。

2. 特有体征

(1) 畸形：关节的移位造成局部形态异常，如关节变粗大、患肢变短或变长。

(2) 弹性固定：脱位后由于关节囊周围韧带及肌肉的牵拉，使患肢保持在异常的位置，被动活动时感到弹性阻力。

(3) 关节盂空虚：脱位后发现关节所在的部位有空虚感，在邻近处可触及移位的骨端。

3. 血管、神经损伤

(1) 肘关节后脱位时，偶可损伤肱动脉，可合并正中神经或尺神经损伤。

1) 动脉受压可出现患肢苍白、发冷、大动脉搏动减弱或消失等患肢血液循环障碍的表现。

2) 正中神经损伤表现为拇指、食指、中指的感觉迟钝或消失，不能屈曲拇指，不能对掌和外展，后期形成典型的"猿手"畸形。

3) 尺神经损伤主要表现为手部尺侧皮肤感觉消失，后期小鱼际肌及骨间肌萎缩，拇指不能内收，掌指关节过伸，其余四指不能外展及内收，呈"爪状手"畸形。

(2) 髋关节后脱位时，可合并坐骨神经损伤，表现为足部、小腿后侧及外侧、大腿后侧全部感觉消失，膝关节的屈肌、足部和小腿全部肌肉瘫痪，足部出现神经营养性改变。

(三) 影像学检查

X线检查可明确脱位的类型、方向、程度、有无合并骨折。对于陈旧性脱位，能明确有无缺血性骨坏死或骨化性肌炎。髋关节脱位必要时可行CT检查，进一步了解髋臼骨折类型及股骨头骨折情况以指导治疗。

(四) 治疗

原则是尽早复位、固定、功能锻炼，以恢复关节的正常解剖关系和功能。

1. 复位

(1) 手法复位：以手法复位为主，应在无痛和肌肉松弛的条件下进行，严禁动作粗暴及反复复位，避免加重损伤或造成骨折及血管神经损伤。一般在伤后3周内进行。复位成功的标志是被动活动恢复正常，骨性标志复原，X线检查显示已复位。

(2) 切开复位：适用于关节内骨折手法复位失败者、有软组织嵌入以及陈旧性脱位手法复位失败者。

2. 固定　复位后将关节固定于稳定位置2～3周，陈旧性脱位应适当延长固定时间。

3. 功能锻炼　在固定期间要经常进行关节周围肌肉的收缩活动和患肢其他未固

定关节的主动活动。解除固定后逐渐加大受伤关节的活动范围，同时配合热敷、理疗、中药烫洗等，促使关节功能恢复。严禁粗暴的被动运动，以免增加损伤，继发骨化性肌炎等。

【护理评估】

（一）健康史

1. 外伤史　以暴力因素所致的创伤性脱位较多见，包括间接暴力和直接暴力。

2. 骨关节疾病史　骨肿瘤或关节结核等疾病可使关节结构破坏，导致关节病理性脱位。

3. 先天性因素　胎位不正、羊膜早破等因素可造成先天性关节畸形，如先天性髋关节脱位。

（二）身体状况

脱位以创伤性脱位多见，多发生于青壮年。上肢脱位多于下肢脱位。以肩关节脱位最为多见，其次为踝、肘、髋关节等。

1. 肩关节脱位　呈“方肩”畸形（图 19－2－1），患肢较对侧长。肱骨头可在肩关节外触及。患肢轻度外展不敢活动，杜格（Dugas）征阳性，即让患侧手掌搭到健侧肩部时，肘部不能贴近胸壁或患侧肘部紧贴胸部时，手掌不能达到健侧肩部。

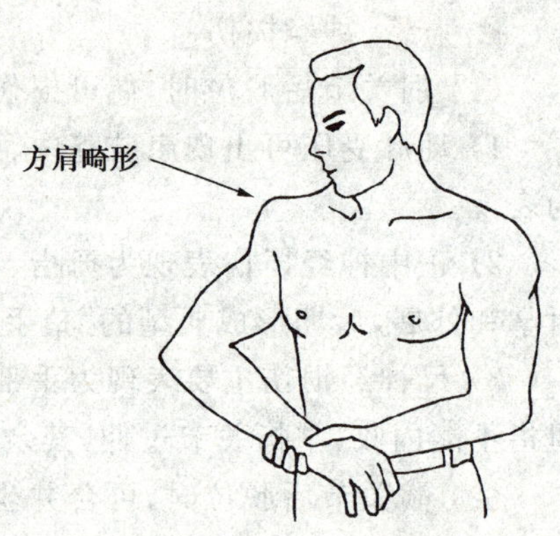

图 19－2－1　肩关节前脱位方肩畸形

2. 肘关节脱位　肘部变粗，上肢变短，肘后可摸到凹陷，鹰嘴后突显著，肘后三角失去正常关系（图 19－2－2）。肱骨下端可在肘窝前方触及。关节弹性固定于半伸直位，肿胀明显，易压迫周围血管神经。

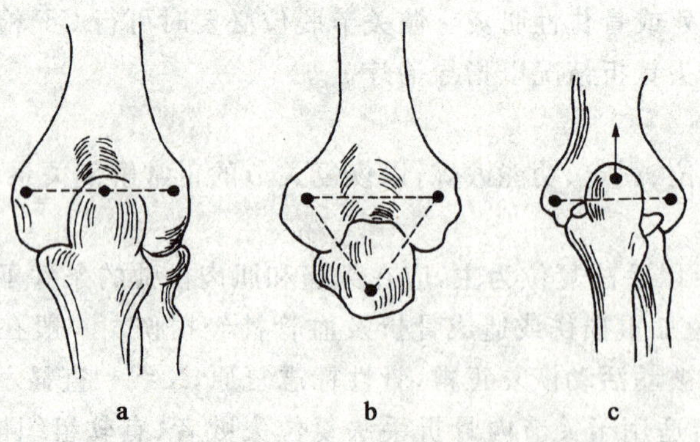

图 19－2－2　肘后三点关系

a. 正常伸直位；b. 正常屈曲位；c. 脱位后三点不在一直线

3. 髋关节脱位　关节功能障碍明显，患部疼痛，患肢弹性固定于屈曲、内收、内旋位，伤肢短缩畸形。脱位的股骨头、大转子上移可在臀部触及。局部肿胀不明显。

（三）心理、社会状况

评估患者及家属对脱位的心理反应、认知状况及配合程度。

（四）辅助检查

X线或CT检查可明确有无关节脱位及脱位类型、方向、程度，有无合并骨折。

【护理问题】

1. 焦虑、恐惧　与创伤、疼痛、制动及神经血管受压有关。
2. 疼痛　与关节局部组织损伤有关。
3. 躯体移动障碍　与关节损伤及伤肢固定有关。
4. 知识缺乏　缺乏复位后期治疗及正确功能锻炼方面的知识。
5. 有血管、神经受损的危险　与关节脱位压迫血管、神经有关。

【护理目标】

1. 患者情绪稳定，焦虑、恐惧程度减轻或消失。
2. 患者自述疼痛缓解或消失。
3. 患者生活自理能力提高，肢体感觉、运动和血液循环情况良好。
4. 患者能说出复位后治疗的重要性及正确功能锻炼的相关知识。
5. 患者血管、神经受损得到及时发现与正确处理。

【护理措施】

（一）疼痛护理

1. 及时给患者精神安慰，关心患者，减轻其紧张心理，并遵医嘱适当给予镇痛剂，缓解疼痛。
2. 早期正确及时复位。
3. 脱位早期局部冷敷，超过24 h后宜行局部热敷、中药熏洗或理疗以减轻肌肉的痉挛。
4. 在移动患者时需托扶患肢，动作轻柔，避免因活动患肢引起疼痛。

（二）保持有效的固定

1. 向患者讲解关节脱位后固定的重要性，以及不固定的危害，取得其配合。
2. 观察患者固定位置有无变动、是否出现局部压迫症状，保持患肢于功能位置。
3. 告诉患者固定时限。若合并骨折可适当延长时间。
4. 做好悬吊牵引或石膏固定的相应护理。

（三）病情观察

移位局部的骨端可压迫邻近的神经和血管，引起患肢感觉、运动障碍和患肢缺血。

1. 定时观察患肢末端的血液循环，发现患肢苍白、冰冷、大动脉搏动消失等，提示有大血管损伤的可能，应及时通知医生处理。
2. 对皮肤感觉功能障碍的肢体使用暖水袋、红外线照射时要注意防止烫伤。
3. 定时观察患肢的感觉和运动，以了解神经损伤程度及恢复情况。
4. 固定期间经常观察肢体固定的位置是否正确，保持固定有效。

（四）功能锻炼

向患者及家属讲解功能锻炼的必要性和重要性，指导正确功能锻炼的方法，以减少盲目性。常见关节脱位复位后的功能锻炼如下。

1. 肩关节

（1）复位后用三角巾悬吊患肢于胸前。疼痛、肿胀减轻后，可指导患者健侧缓慢推动患肘外展与内收活动，活动范围以不引起患肩疼痛为度。

（2）3周后指导患者进行弯腰、垂臂、甩肩锻炼。具体方法：患者弯腰90°，患肢自然下垂，以肩为顶点作圆锥形环转，开始范围小，逐渐扩大画环的范围。

（3）4周后指导患者做手指爬墙和举手摸顶锻炼，使肩关节功能完全恢复。

2. 肘关节

（1）固定时期可做伸指、握拳等锻炼，同时在外固定保护下做肩、腕关节、手指活动。

（2）外固定去除后，练习肘关节的屈伸活动、前臂旋转活动及肘关节周围肌力的锻炼。锻炼时应注意观察患肢血液循环及手指的活动和感觉。

3. 髋关节

（1）复位后持续皮牵引固定3周，固定期间行未固定关节的活动及患肢踝关节的活动。

（2）4周后，去除皮牵引，指导患者用双拐练习下地活动。

（3）由于髋关节脱位后有发生股骨头缺血性坏死或因受压而变形的可能，因此，3个月内患肢不负重。观察3个月后，经X线检查证实股骨头血液循环良好后方可尝试弃拐步行。

（4）习惯性脱位应严格遵医嘱进行功能锻炼，为避免复发，应使患者了解发生再脱位的原因。

（五）心理护理

1. 给予患者安慰和鼓励，耐心做好解释，减轻紧张心理，使其配合治疗和护理。

2. 将日常生活用品置于患者方便取用处，减少患者因活动受限而带来的心理问题。

3. 鼓励患者尽可能参加家庭和其他社会活动。

（六）健康教育

1. 向患者和家属宣教疾病的治疗和康复知识，使其增强对复位后治疗的重视。

2. 指导患者进行外固定的护理及正确功能锻炼的方法。

3. 告知患者及家属可能出现的并发症及相应的临床表现，若有相关表现需立即来医院复查。

4. 根据发生脱位的原因，告知患者平时要注意安全，减少或避免事故发生。

【护理评价】

1. 患者情绪是否稳定，焦虑、恐惧程度有无减轻或消失。

2. 患者疼痛是否缓解或消失。

3. 患者生活自理能力有无提高，肢体感觉、运动和血液循环情况是否良好。

4. 患者能否说出复位后治疗的重要性及正确的功能锻炼方法。

5. 患者是否发生血管、神经损伤。

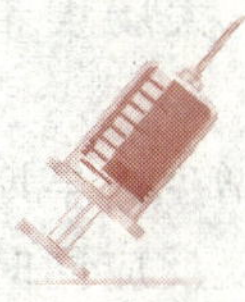

【思考题】

1. 何谓关节脱位？常见原因有哪些？

2. 关节脱位的局部表现有哪些？试比较常见关节脱位的临床表现有何异同？

3. 试述肩、肘、髋关节复位后的固定要求？如何指导患者进行相应的功能锻炼？

第三节 急慢性骨髓炎患者的护理

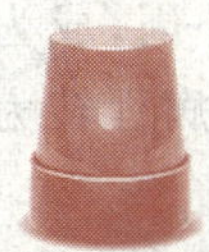

学习内容

1. 急慢性骨髓炎的病因、病理。
2. 急性骨髓炎的临床表现、治疗原则。
3. 急性骨髓炎患者的护理评估、护理问题、护理措施。

化脓性骨髓炎（suppurative osteomyelitis）是化脓性细菌感染引起的骨膜、骨密质、骨松质及骨髓的炎症。可分为急性和慢性骨髓炎。感染途径如下。

1. 血源性　身体远处化脓性病灶中的细菌经血液循环播散至骨骼。

2. 外源性　邻近软组织的感染直接蔓延至骨骼，如脓性指头炎引起指骨骨髓炎，慢性小腿溃疡引起胫腓骨骨髓炎。

3. 创伤性　细菌经骨折的开放性伤口进入引起感染或骨折手术后出现感染。

一、急性骨髓炎患者的护理

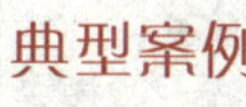

典型案例

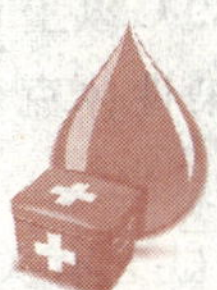

患者，女性，40岁。主因右侧肢体活动受限伴畏寒发热、疼痛1周入院。查体：T 38.9℃，P 110次/min，R 22次/min，BP 130/80 mmHg。右下肢畸形，右髋关节、右膝关节活动范围减少，有明显的肿胀、压痛，未见皮肤溃疡。辅助检查：白细胞、中性粒计数增高；血培养阳性；X线片未见明显异常。

问题导向：

1. 该患者入院后应进行哪些护理？

2. 如何避免患者住院期间并发症的发生？

急性血源性骨髓炎是由身体其他部位的化脓性病灶中的细菌经血流播散引起骨膜、骨皮质和骨髓的急性炎症。多发生于儿童和少年的长骨的干骺端，如胫骨上端、股骨下端、肱骨、桡骨等。常见的致病菌有金黄色葡萄球菌、化脓性链球菌、大肠埃希菌等。

基本病理变化是骨质破坏、骨吸收和死骨形成，同时出现反应性骨质增生。早期以骨质破坏为主，晚期以修复性新生骨增生为主。骨质破坏、坏死和骨修复反应同时并存是其特点。长管状骨的干骺端因血管网丰富，血流缓慢，致病菌首先滞留于此，生长繁殖产生毒素引起炎性反应导致骨组织发生坏死，进而形成局限性骨脓肿，可由此扩散蔓延。脓肿形成后的张力可使脓液沿哈佛管蔓延进入骨膜下间隙将骨膜掀起形成骨膜下脓肿，致外层骨密质失去骨膜血供而缺血坏死。脓液穿破骨膜流向软组织筋膜间隙则形成深部脓肿。脓肿也可穿破皮肤排出体外，形成窦道。脓液也可在骨髓腔内蔓延，破坏骨髓组织、骨松质及内层骨密质的血液供应，形成大片死骨。在死骨形成的同时，病灶周围的骨膜因炎性充血和脓液刺激而产生新骨，包围在骨干外周，成为“骨性包壳”，将死骨、脓液和炎性肉芽组织包裹，形成感染的骨性死腔，此时病程转为慢性骨髓炎。

【护理评估】

（一）健康史

急性骨髓炎发病前身体其他部位大多有原发性感染病灶，如疖、痈、中耳炎、咽喉炎、扁桃体炎、开放性伤口等，化脓性致病菌由病灶进入血液而引起。

（二）身体状况

1. 局部表现　早期为患肢局部皮肤温度升高、肿胀、有局限性深压痛，患者因疼痛而抗拒做主动与被动活动。数天后局部肿胀、疼痛明显，提示该处形成骨膜下脓肿。当脓肿穿破骨膜形成软组织深部脓肿时，疼痛反而减轻，但局部红、肿、热和压痛更为明显。附近关节可有反应性积液，若脓液扩散至骨髓腔，则疼痛和肿胀范围更大；若整个骨干均受破坏，则易并发病理性骨折。

2. 全身表现　起病急骤，全身中毒症状明显，高热达39℃以上，伴有寒战、脉搏加快、口干、头痛、烦躁不安、呕吐或惊厥等，重者有昏迷或感染性休克。

（三）心理、社会状况

急性骨髓炎患者大多起病急骤，病情重，患者和家属因缺乏有关疾病的知识，常有焦虑、恐惧等心理，再加上高热、疼痛的折磨，以及住院后环境陌生等，患者常表现为不知所措、恐惧、紧张，对预后高度担忧。

（四）辅助检查

1. 实验室检查　周围血白细胞计数升高，血细菌培养可阳性。

2. 影像学检查　X线摄片早期表现不明显，发病2周后可见骨破坏征象及骨膜反应。CT检查可以较早发现骨膜下脓肿。MRI检查可在病变早期发现小于1 cm的骨骺内脓肿，对早期诊断有重要意义。

3. 脓肿分层穿刺　在脓肿部位穿刺，逐层深入，边抽边吸。抽出脓液或涂片中发现脓细胞或细菌即可明确诊断。同时可做细菌培养和药物敏感试验。

4. 核素骨显像　病灶部位的血管扩张和增多，使"锝"早期浓聚于干骺端的病变部位，一般于发病后48 h即可有阳性结果。

【护理问题】

1. 焦虑　与起病突然、疼痛有关。
2. 疼痛　与炎症刺激有关。
3. 体温过高　与急性感染有关。
4. 自理缺陷　与肢体肿胀、疼痛及功能障碍有关。
5. 知识缺乏　缺乏疾病的治疗及康复等方面的知识。

【护理目标】

1. 患者情绪稳定，焦虑减轻或消失。
2. 患者疼痛减轻或消失。
3. 患者体温恢复正常。
4. 患者在家属及护理人员的协助下能进行日常生活。
5. 患者及家属了解有关疾病的治疗和康复知识，能配合疾病治疗。

【治疗原则】

尽早控制感染，防止炎症扩散，及时切开减压引流脓液，防止死骨形成及演变为慢性骨髓炎。

1. 非手术治疗　① 支持疗法：加强营养，提高机体抵抗力。② 抗感染：根据细菌培养和药敏试验结果，早期联合使用足量有效的抗生素。③ 患肢制动：用石膏绷带或皮牵引固定患肢于功能位，可减轻疼痛，防止关节挛缩畸形和病理性骨折。

2. 手术治疗　目的在于引流脓液、减压和减轻毒血症症状，防止急性骨髓炎转变为慢性骨髓炎。若经非手术治疗2～3日仍不能控制炎症，即应尽早手术治疗。手术分为局部钻孔引流或开窗减压术。在钻孔或开窗的骨洞内，留置2根导管做连续冲洗与引流，近端导管供滴入含抗生素的冲洗液，远端导管进行负压吸引引流。

【护理措施】

（一）术前护理

1. 一般护理　患者应卧床休息，鼓励多饮水，给予高热量、高蛋白、高维生素的流质或半流质饮食。

2. 病情观察　注意观察患者生命体征及神志变化；观察伤口引流情况；观察邻近关节有无红、肿、热、痛或积液出现。

3. 控制感染　遵医嘱正确应用抗生素。注意观察药物的疗效和不良反应。一般用药至体温正常后2～3周。

4. 患肢护理

(1) 抬高患肢以利静脉回流,减轻肿胀和疼痛。

(2) 限制患肢活动,局部用石膏托或皮牵引妥善固定,使其固定于功能位,以减轻疼痛和防止肢体挛缩、关节僵硬畸形等。

(3) 移动或搬运患肢时动作要轻,以免发生病理性骨折。保护患肢,尽量减少物理刺激。

(4) 患肢局部有窦道形成时,应加强皮肤护理,预防压疮发生。

5. 对症护理　高热时给予物理降温,或遵医嘱药物降温;加强口腔护理;疼痛严重者遵医嘱给予药物止痛。

6. 术前准备　执行骨科手术前常规护理准备,保持窦道口周围皮肤清洁,手术部位备皮要彻底。加强营养,提高机体抵抗力,必要时输血。

(二) 术后护理

1. 切口护理　及时更换敷料,保持创口清洁和干燥,促进切口或创面愈合。

2. 引流管护理　保持引流系统无菌,冲洗滴入管高出床面60～70 cm,引流瓶应低于患肢50 cm,防止引流液逆流。保持引流通畅,做好引流管持续冲洗。术后早期(12～24 h)加快冲洗速度,渗血减少后减慢至50～60滴/min,避免血凝块堵塞引流管,冲洗液用生理盐水或加有效抗生素;应24 h连续滴入含抗生素的溶液1 500～2 000 ml;持续到体温正常,引流液清亮,或连续3次细菌培养结果阴性,即可拔管。先拔滴注管,1～2天后再拔引流管。冲洗期间,密切观察并记录冲洗液的量,引流物的颜色、量及性状等。

3. 疼痛护理　让患者听音乐、与人交谈等,分散其对患处的注意力;遵医嘱给予镇痛药物。

4. 功能锻炼　急性炎症控制后,指导患者进行适当功能锻炼,防止肌肉萎缩和关节僵硬,但需注意锻炼强度,防止发生病理性骨折。病情痊愈,X线检查见局部骨包壳坚固时方可负重活动。

(三) 健康教育

1. 向患者及家属解释彻底治疗的必要性,并强调出院后继续服用抗生素的重要性,保证出院后的继续抗感染治疗。

2. 注意饮食调节,注意摄入高蛋白、高热量、高维生素、易消化食物,以增强机体免疫力,促进伤口愈合。

3. 指导患者日常活动时注意预防意外伤害及病理性骨折的发生,有计划地进行功能锻炼。

【护理评价】

1. 患者情绪是否稳定,焦虑是否减轻或消失。

2. 患者疼痛有无减轻或消失。

3. 患者体温是否正常。

4. 患者能否在家属及护理人员的协助下进行日常生活。

5. 患者及家属是否了解有关疾病的治疗和康复知识,能否配合疾病治疗。

二、慢性血源性骨髓炎患者的护理

慢性血源性骨髓炎多因急性骨髓炎治疗不及时或不彻底而形成。主要病理改变是病灶区内遗留死腔、死骨、窦道。由于骨质的破坏、坏死和吸收,局部可形成死腔,腔内有死骨、脓液、坏死组织和炎性肉芽组织;在其周围有广泛的新生骨性包壳;局部形成慢性窦道。有时死骨、脓液经窦道排出后,窦道可暂时闭合;当机体抵抗力降低时,炎症又可急性发作。窦道周围皮肤因长期受炎性分泌液的刺激,可出现色素沉着,甚至恶变。

【护理评估】

(一) 健康史

大多数慢性骨髓炎是急性骨髓炎治疗不当或不及时,随病情发展的结果。如急性骨髓炎的致病菌毒力较低,或患者抵抗力较强,也可能起病初始即为亚急性或慢性,并无明显急性期症状。

了解患者的发病情况,有无其他部位感染和受伤史,病程长短,疾病有无反复;采取过哪些治疗措施,效果如何。有无药物过敏史和手术史等。

(二) 身体状况

1. 全身表现　呈慢性消耗性疾病表现,持续或间断低热,全身消瘦、贫血。急性发作时,可有发热、畏寒等症状,静止期无全身症状。

2. 局部表现　局部红、肿、痛及窦道流脓,皮肤色素沉着。肢体局部增粗、变形,患肢由于骨骺受到炎症刺激或破坏而增长或短缩或内、外翻畸形,因肌挛缩出现邻近关节畸形。

(三) 心理、社会状况

患者常因发热、患肢疼痛及变形,病程迁延不愈而产生焦虑、恐惧、自卑心理。家属也常因对本病缺乏了解以及对患者的担忧而焦虑。

(四) 辅助检查

1. X 线检查　平片可见骨质增生、增厚、硬化,骨腔不规则,有大小不等的死骨。死骨致密,周围可见一透明亮带,为肉芽组织或脓液将死骨与正常组织分离所致,此为慢性骨髓炎的特征。将造影剂注入窦道内造影,可了解窦道的深度、径路、分布范围及其与死腔的关系。

2. CT 检查　慢性骨髓炎可显示脓腔及小型死骨。

【护理问题】

1. 体温过高　与化脓性感染有关。

2. 疼痛　与化脓性感染和手术有关。

3. 焦虑或恐惧　与担心致残有关。

4. 组织完整性受损　与化脓性感染和骨质破坏有关。

【护理目标】

1. 患者体温维持在正常范围。

2. 患者疼痛减轻。

3. 患者焦虑减轻，情绪稳定。

4. 患者感染得到控制，创面得到有效护理，逐渐愈合。

【护理措施】

治疗首先彻底清除病灶，去除死骨，清除增生的瘢痕和肉芽组织；消灭死腔，改善局部血液循环，为愈合创造条件。

(一) 术前护理

1. 稳定患者和家属的情绪，给患者以关心、同情和安慰。

2. 加强营养，给予高热量、高蛋白、高维生素饮食；遵医嘱静脉补液或少量多次输新鲜血。

3. 高热时采用物理降温。

4. 观察患者生命体征的变化。

(二) 术后护理

1. 维持体温在正常范围

(1) 休息：患者高热期间，嘱其卧床休息，以减少消耗。

(2) 物理降温：患者发热且体温较高时，可用冰袋枕于头部，50％乙醇擦浴，冷水或冰水灌肠等措施降温。

(3) 药物降温：遵医嘱给予退热药物，并观察和记录用药后的体温变化。

(4) 控制感染：遵医嘱应用抗菌药，以控制感染，避免发热。

(5) 加强观察：加强对出现昏迷、惊厥、谵妄等中枢神经系统紊乱症状的患者的观察，必要时根据医嘱给予镇静药物。

2. 疼痛护理

(1) 制动：抬高患肢，促进静脉回流；限制患肢活动，维持肢体于功能位，以有利于局部病灶修复，防止关节畸形和病理性骨折及减轻疼痛。如必须移动患侧肢体时，应给予协助，动作要轻稳，做好支撑与支托，尽量减少刺激，避免患处产生应力。

(2) 转移患者的注意力：如让患者听音乐、与人交谈等，使之分散对患处的注意力。

(3) 按医嘱给予镇痛药物。

(4) 妥善处理局部伤口：加强对创面的护理，及时更换敷料，保持创面清洁、干燥。

3. 加强全身和局部的护理，促进创口的愈合

(1) 饮食调理：保持能量和蛋白质的摄入量，提供易消化、富含维生素的食物。高热期间经口摄入不足时，可给予静脉营养支持。

(2) 加强创口护理：及时更换敷料，保持创口清洁、干燥；保持引流通畅，对术后做药物灌注、冲洗和负压引流的患者应注意：① 观察引流液的量、颜色和性质，保持引流管通畅，防止引流液逆流；② 保持引流管与一次性负压引流袋或负压引流瓶紧密相

连，并处于负压状态，引流袋（瓶）位置应低于患肢 50 cm；③ 维持合适的药物灌注滴速，创口冲洗量一般每日 3 000～5 000 ml，根据冲洗后引流液的颜色和清亮程度调节灌注速度。

（3）用药护理：遵医嘱及时应用抗生素：① 合理安排用药次序，注意药物浓度和滴入速度，保证药物在单位时间内有效输入；② 密切注意患者有无用药后的不良反应。

（三）健康教育

1. 加强饮食营养，提高机体抵抗力，防止疾病反复。
2. 向患者及家属讲解疾病的症状以及疾病的相关知识。
3. 告知患者每日进行肌肉的等长舒缩练习及关节被动或主动活动，避免患肢功能障碍。
4. 教会患者使用辅助器材，如拐杖、助行器等，减轻患肢负重，防止发生病理性骨折。
5. 骨髓炎患者易于复发，出院后应注意自我观察，定期复诊。

【护理评价】

1. 患者体温是否维持在正常范围。
2. 患者疼痛是否减轻或消失。
3. 患者焦虑是否减轻或消除。
4. 患者的感染是否得到控制，创面是否逐渐愈合。

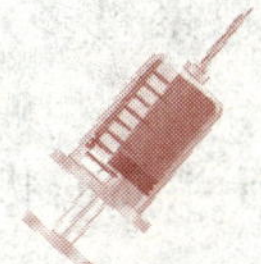

【思考题】

1. 简述急性骨髓炎患者的术后护理要点。
2. 简述慢性骨髓炎患者的护理要点。

第四节　骨关节结核患者的护理

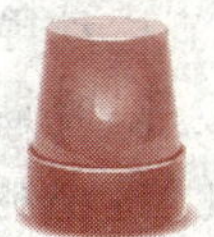

学习内容

1. 骨关节结核的临床表现、治疗原则。
2. 骨关节结核患者的护理评估。
3. 骨关节结核患者的护理措施。

骨与关节结核是结核菌侵入骨或关节内繁殖引起的感染性疾病，多为继发性病变，在我国约 90%继发于肺结核。儿童与青少年发病率高。发病部位多在脊柱，约占全部比例的 50%，其次是膝关节、髋关节和肘关节。

骨关节结核多为血源性，少数可通过淋巴管、胸膜或纵隔淋巴结病灶直接侵犯椎体、肋骨、胸骨等引起。有 3 种类型，即单纯骨结核、单纯关节结核和全关节结核。早期病灶多为单纯骨结核或单纯关节结核，关节软骨面完整，经及时而正确的治疗后病灶可消失，关节功能可部分或全部得到恢复。若病变进一步发展，可发展为全关节结核。受累的骨与关节出现结核性浸润、肉芽组织增生、干酪样坏死、寒性脓肿和窦道，虽经治疗，亦常遗留关节纤维或骨性强直，丧失关节功能。晚期可导致病理性关节脱位、骨折、肢体畸形或残疾。

【护理评估】

（一）健康史

问题探究：骨关节结核的常见病因是什么？

1. 年龄因素　好发于青少年及儿童。

2. 结核病史或结核接触史　患者常有结核病接触史，或者有肺结核等结核病史。在身体抵抗力较差时易形成骨、关节结核。

3. 诱发因素　慢性劳损、外伤、营养不良和全身抵抗力下降等因素可降低局部抵抗力，是结核菌侵入骨质的诱因。

（二）身体状况

问题探究：骨关节结核的常见体征有哪些？

1. 全身表现　起病缓慢，有低热、乏力、盗汗、食欲不振及贫血等症状；也可有起病急骤、高热及毒血症状，一般多见于儿童患者。

2. 疼痛　病变部位早期即有轻度疼痛，随病变发展疼痛加重，每于活动后加剧。儿童患者常有"夜啼"。部分患者因病灶内脓液突然破向关节腔而产生急性症状，此时疼痛剧烈。髋关节与膝关节的关节神经支配有重叠现象，髋关节结核患儿可以指认膝关节部位有疼痛。单纯骨结核者髓腔内压力高，脓液积聚过多，疼痛也很剧烈。

3. 关节肿胀　浅表关节可以查出有肿胀与积液，并有压痛，关节常处于半屈曲状态以缓解疼痛；至后期，肌萎缩，关节呈梭形肿胀。

4. 不同部位关节结核的体征　① 脊柱结核：脊柱生理弯曲改变，胸腰段椎体结核可明显后突成角畸形，呈"驼背"状；局部软组织可有压痛及叩击痛。② 髋关节结核：早期患肢外展、外旋、屈曲、相对变长；后期由于关节面软骨破坏，患肢出现内旋、内收、屈曲畸形，相对变短；髋关节前后方有压痛，粗隆部有叩击痛，关节运动障碍。③ 膝关节结核：局部肿胀，膝关节上下肌肉因废用而萎缩，肿胀可呈梭形；晚期全关节结核时，膝关节处于屈曲位。当十字韧带被破坏时，发生膝关节脱位，小腿向后方移位，并出现膝外翻畸形。

5. 寒性脓肿和窦道　脊柱结核脓肿可沿肌肉及筋膜间隙向远处流注形成椎旁软组织间隙脓肿，如颈椎结核的咽后壁脓肿，胸腰椎结核的腰大肌间隙脓肿等。髋关节结核脓肿多在股三角区或臀部。膝关节和肩关节结核脓肿形成后一般局限在病灶附近。寒性脓肿破溃后形成经久不愈的窦道，易并发混合性感染。

6. 瘫痪　脊柱结核的冷脓肿会压迫脊髓而产生肢体瘫痪。

7. 病理性骨折或脱位　由于关节或骨质破坏所致。

(三) 心理、社会状况

骨关节结核病程较长,由于活动受限,肢体疼痛、畸形,甚至残疾,患者常会表现出不同程度的焦虑、恐惧、悲观失望,对未来生活失去信心等情绪反应。

(四) 辅助检查

1. 实验室检查　可见贫血,血沉增快;混合感染时白细胞增多。

2. 影像学检查

(1) X线摄片:初期表现为受累关节邻近的骨质有稀疏改变,有渗出和脓液形成时,关节间隙加宽或软组织致密阴影。晚期可见骨质破坏、死骨或空洞形成。

(2) CT检查:一般只用于比较隐蔽或难以明确诊断和定位的脊柱结核和髋关节结核。

(3) 超声波检查:可以探查深部冷脓肿的位置和大小。

3. 关节镜检查及滑膜活检　对诊断滑膜结核有一定价值。

【护理问题】

1. 焦虑或悲哀　与病程长而影响学习和工作、担心预后等因素有关。

2. 营养失调:低于机体需要量　与结核病慢性消耗及补养不足有关。

3. 躯体活动障碍　与患肢制动或关节破坏、疼痛、僵直等因素有关。

4. 有中毒的危险　与长期使用抗结核药物所致毒副作用有关。

【护理目标】

1. 患者情绪稳定,能主动配合治疗。

2. 患者营养状况改善,抵抗力增强。

3. 患肢功能得到良好保护和尽早恢复。

4. 患者用药过程中的药物毒性反应及副作用能及时监测和有效处理。

【治疗原则】

1. 支持治疗,注意休息,补充营养。

2. 局部制动,适当固定。

3. 合理使用抗结核药物,合并感染给予抗生素治疗。

4. 非手术治疗不能控制病变发展,或有明显死骨、较大脓肿、经久不愈的窦道,或合并截瘫时,应在积极术前准备下行结核病灶清除术及关节融合术。

【护理措施】

(一) 术前护理

1. 一般护理

(1) 饮食护理:加强营养,给予高蛋白、高热量、高维生素、易消化的饮食,保证充足的营养供应,提高机体的抵抗力。

(2) 体位与活动:卧床休息,适当限制活动。一般采取石膏或石膏管型及皮肤牵引做患肢制动,有利于缓解疼痛,预防病理性脱位或骨折。固定时注意保持肢体的功能位,防止关节畸形。患者活动时注意防止跌倒,避免关节脱位或骨折等意外发生。

2. 心理护理　青少年患者正处在学习或工作年龄，患结核后病程漫长、乏力、活动受限，会表现有不同程度的焦虑；肢体疼痛、畸形或残疾会使患者悲观失望，对生活或前途丧失信心。因此，对骨与关节结核的患者应重视心理护理。

3. 生活护理　长期卧床的患者，加强皮肤护理及生活照顾。

4. 伤口护理　窦道换药时，应严格无菌操作，注意消毒隔离措施，避免混合感染的发生。

5. 用药护理　遵医嘱合理应用抗结核药物，注意药物毒性反应及副作用的发生。

6. 术前准备　除按骨科术前常规护理外，遵医嘱用抗结核药物。手术前使用抗结核药物至少 2 周。对有窦道者应使用广谱抗生素至少 1 周。积极改善手术的耐受能力，纠正贫血，进行适应性训练。

（二）术后护理

1. 病情观察　严密监测生命体征，注意观察肢端的颜色、温度、感觉及毛细血管充盈时间等，发现异常及时报告医生并协助处理。

2. 妥善固定　脊柱结核术后脊柱很不稳定，尤其脊柱融合术后，必须局部确切制动，避免继发损伤及植骨脱落等。关节融合术后，多采用石膏固定，注意石膏固定的护理。

3. 功能锻炼　鼓励患者早期适当主动活动病变关节以外的关节，防止关节僵直。原则是循序渐进，持之以恒，以达到最大限度地恢复肢体功能。

4. 用药护理　术后继续应用抗结核药物 3～6 个月。无化脓感染者，可用广谱抗生素 1 周左右；有混合感染者继续使用抗生素 2～3 周，直至切口愈合。

5. 防止交叉感染　开放性结核病患者的排泄物、被结核菌污染过的器皿、敷料及被服，均应严格消毒处理，以杀灭结核菌，避免交叉感染。

（三）健康教育

1. 改善卫生条件，养成良好的卫生习惯，防止结核传染。

2. 出院后继续使用抗结核药物 2 年左右，防止复发。解释长期服用抗结核药的必要性，指导患者坚持服药，讲明药物的用法和保存方法，教会患者和家属观察药物的毒副作用。

3. 用药期间如出现耳鸣、听力异常等应立即停药，及时就诊。同时注意肝、肾功能受损及多发性神经炎的发生。

4. 鼓励患者继续坚持进行功能锻炼。

【护理评价】

1. 患者情绪是否稳定，能否主动配合治疗护理。

2. 患者营养状况是否得到改善，抵抗力有无增强。

3. 患者患肢功能是否得到恢复。

4. 患者有无出现药物毒副作用。

第五节　骨肿瘤患者的护理

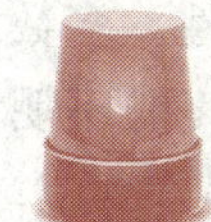

学习内容

1. 骨肿瘤的分类。
2. 骨肿瘤的治疗原则。
3. 骨肿瘤患者的护理评估、护理问题和护理措施。

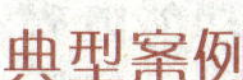
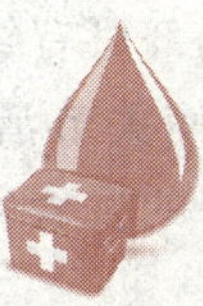

典型案例

患者，女性，79岁。主因右下肢肿大伴疼痛1个月入院。患者于1个月前无明显诱因出现右股骨下端内侧肿大伴疼痛，关节活动受限，无发热、红肿等，在当地诊所治疗后（具体用药不详），症状无缓解。今来我院，门诊以“右股骨肿块”收入院。入院查体：T 36.4℃，P 76次/min，R 20次/min，BP 140/80 mmHg。右股骨下端可触及一肿块，大小约为8 cm×9 cm，边界不清，局部皮肤温度稍高。

问题导向：

该患者入院后作为责任护士你能正确对患者的病情作出评估吗？

发生于骨内或起源于各种骨组织的肿瘤统称骨肿瘤。骨肿瘤的发病年龄具有特异性，如骨肉瘤多见于青少年，骨巨细胞瘤多见于青壮年，骨髓瘤多见于老年人。长管状骨的干骺端是骨肿瘤的好发部位。骨肿瘤分为良性和恶性两种，以良性多见。发病率男性比女性略高。

【分类】

1. 根据骨肿瘤的原发部位分类　可分为原发性和继发性两类。直接起源于骨组织及其附属组织本身的骨肿瘤称原发性骨肿瘤；由其他组织或器官的瘤细胞通过血液循环、淋巴转移到骨骼组织上而发生的肿瘤为继发性或转移性骨肿瘤。

2. 根据骨肿瘤组织的形态、细胞分化程度分类　骨肿瘤分为良性、中间性和恶性三类。良性肿瘤多见，如骨软骨瘤、骨血管瘤等；恶性肿瘤以骨肉瘤占首位。

【护理评估】

（一）健康史

问题探究：骨肿瘤的发病情况与什么有关？

了解患者的年龄、性别、职业、工作环境和生活习惯，特别注意有无发生肿瘤的相关因素，有无外伤和骨折史。评估患者的一般状况，是否有食欲减退、低热和肢体疼痛等病史，肢体疼痛的性质、程度，加重或缓解的相关因素。既往有无其他部位肿瘤史，家族中有无类似病史者。

（二）身体状况

问题探究：骨肿瘤的常见症状、体征有哪些？需要与什么疾病鉴别？

1. 疼痛　患处局部疼痛是恶性骨肿瘤的主要症状，为肿瘤对敏感的骨外膜和骨内膜产生的张力和压力所致。初始较轻，多呈间歇性，逐渐加重，发展为持续性。多数患者在夜间疼痛加剧以致影响睡眠，需服用止痛剂。良性骨肿瘤病程缓慢，疼痛不明显。疼痛也可以向远处放射。

2. 肿胀或肿块　肿块是良性肿瘤的首发症状，坚实无压痛，生长缓慢。恶性骨肿瘤多在长骨干骺端一侧出现肿胀，增大迅速，可有局部皮温增高和浅静脉怒张。成软骨细胞瘤可出现关节肿胀、积液，位于扁平骨或长骨的尤文肉瘤局部可有红、肿、热、痛。

3. 功能障碍和畸形　邻近关节的肿瘤，因疼痛肿胀而使关节活动功能障碍，脊柱肿瘤可因压迫脊髓而出现肢体瘫痪。因肿瘤影响肢体骨骼的发育及坚固性而合并畸形，以下肢为明显，如髋内翻、膝外翻及膝内翻。

4. 压迫症状　向颅腔和鼻腔内生长的肿瘤，可压迫脑组织和鼻腔，而出现颅脑受压和呼吸不畅的症状；盆腔肿瘤可压迫直肠与膀胱，产生排便及排尿困难。

5. 病理性骨折　肿瘤组织破坏骨质，易发生病理性骨折，轻微外力即可引起骨折。发生于骨干骺端的肿瘤易发生病理性关节脱位。

6. 全身症状　恶性骨肿瘤可经血液或淋巴发生远处转移，出现相应表现，如骨肉瘤发生肺转移，患者有咳嗽、呼吸困难、胸闷等表现。晚期可出现进行性消瘦、贫血、乏力、食欲不振等恶病质表现。

（三）心理、社会状况

患者因害怕肿瘤造成肢体残缺而致永久性残疾，内心承受巨大痛苦。应认真评估患者及家属对疾病的认知程度，恐惧、焦虑的程度，心理承受能力及经济承受能力等。

（四）辅助检查

1. 影像学检查

（1）X线检查：对骨肿瘤诊断有重要价值。能显示骨与软组织的基本病变。良性肿瘤呈膨胀性骨病损，密度均匀，边界清楚。恶性肿瘤表现为病灶不规则，密度不均，边界不清，可见软组织阴影和骨膜反应。

（2）CT、MRI：为骨肿瘤的存在及确定骨肿瘤的性质提供依据。

2. 实验室检查　骨肿瘤患者大多有血沉加快，骨质破坏严重时血钙往往升高，成骨性转移性骨肿瘤碱性磷酸酶升高。

3. 病理检查　是确诊肿瘤最可靠的检查，分为切开活检和穿刺活检两种。

（1）切开活检：分为切取式和切除式两种。软组织的肿瘤可在术中做冰冻切片，即可得出病理报告；带骨的硬标本需经脱钙后石蜡包埋再做切片。

（2）穿刺活检：此法简单、安全、损伤小，用于脊柱及四肢的溶骨性损伤。

【护理问题】

1. 疼痛　与肿瘤的压迫、浸润有关。

2. 恐惧　与担心病情预后及医疗费用有关。

3. 躯体移动障碍　与疼痛、病理性骨折、关节脱位有关。

4. 自我形象紊乱　与肿瘤引起的肢体畸形、药物的不良反应等有关。

【护理目标】

1. 患者疼痛缓解或消失。
2. 患者恐惧减轻或消除。
3. 患者关节活动得到恢复或重建。
4. 患者逐渐接受现实，情绪稳定，心态平衡。

【护理措施】

良性肿瘤以手术切除为主，手术方式有刮除植骨术及外生性骨肿瘤切除术。恶性肿瘤采用手术治疗、化疗、放疗、栓塞治疗和免疫等综合治疗手段。

(一) 术前护理

1. 一般护理　鼓励患者摄取足够营养，合理进食高蛋白、高热量、富含维生素饮食。饮食宜清淡，易消化。必要时进行少量多次输血和补液，以增强抵抗力，为手术治疗创造条件。

2. 活动与休息　嘱患者下床时患肢不要负重，以免发生病理性骨折或关节脱位；脊柱肿瘤的患者应绝对卧床休息，指导患者做松弛活动，不要坐起或行走，以防止脊柱骨折造成截瘫。对允许下床活动而不能走动的患者，利用轮椅帮助患者进行室外活动。对无法休息和睡眠的患者，应注意改善环境，必要时睡前给予适量的镇静止痛药物，以保证患者休息。

3. 病情观察　观察患者生命体征、精神状况、肢体运动状况及疼痛情况，对症处理。

4. 疼痛护理　可按照“三级止痛”方案用药，注意按时给药，配用镇静剂增强止痛效果。提供患者增进舒适的方法，如选择舒适的体位，指导患者做肌肉松弛活动，转移患者注意力，如看电视、听音乐等。

5. 心理护理　充分了解患者的心理变化，及时给予心理安慰和支持，消除紧张和焦虑，使患者情绪稳定。耐心向患者解释病情，通过语言、表情、举止和态度给患者以良好印象，并鼓励患者家属给予情感支持，使患者树立坚定的治疗信心。

6. 术前准备　按骨科术前护理常规进行术前准备，并指导患者做深呼吸、有效咳嗽，练习床上大小便，保证充足的休息。

(二) 术后护理

1. 一般护理　抬高患肢，注意患肢血运情况。注意手术切口的护理，及时更换敷料；防止关节屈曲、痉挛，指导患者进行残肢锻炼，以增强肌力，保持关节活动的正常功能；鼓励患者使用辅助工具（拐杖），早期下床活动，为安装假肢做准备。

2. 病情观察　密切观察术后生命体征变化，尤其是血压的变化；床旁备橡胶止血带，并注意观察切口渗血情况，引流液的色、质、量，以防截肢残端大出血；合理安排补液速度和抗生素的使用，必要时输血，防止体液不足的发生和切口感染。用石膏外固定时，注意肢端血运情况，鼓励患者适当做肌肉收缩活动；石膏解除后，加强锻炼，促进功能恢复。

3. 心理护理　恶性骨肿瘤截肢或关节离断术后，患者往往出现某些精神失常症状，称为“创伤性精神病”，要有专人护理，防止患者发生意外。术后出现幻肢痛应解释原因，对症处理。

4. 截肢术后护理

(1) 体位：术后 24～48 h 抬高患肢，预防和减轻肿胀。

(2) 伤口护理：观察残端有无水肿、发红、水疱、皮肤坏死或感染及切口渗血和引流管通畅情况，记录引流液的量、性质及颜色，及时更换切口敷料。

(3) 幻肢痛：截肢术后患者仍感到已切除的肢体有疼痛或异常感觉，称为幻肢痛。出现幻肢痛应以放松、理疗、封闭、神经阻滞等方法缓解或消除，同时可通过对肢体残端进行轻叩、按摩、冷热敷等使患者接受截肢的事实。

(4) 功能锻炼：一般术后 2～3 周，伤口愈合后开始进行残肢功能锻炼。用弹性绷带每日反复包扎，促进软组织收缩。进行残端按摩、拍打、蹬球，增加残端的负重能力，同时鼓励患者早下床活动，为尽早安装、使用义肢做准备。

(三) 健康教育

1. 向患者讲解骨肿瘤的疾病常识，使患者保持情绪稳定，消除消极的心理反应，树立战胜疾病的信心。

2. 注意饮食调节，向患者宣教保证营养物质摄入和增强抵抗力的重要性。

3. 指导患者进行功能锻炼，锻炼要循序渐进，最大限度地让患者提高生活自理能力。

4. 嘱患者按时回院复查，如发现特殊情况和病情变化应随时复诊。

【护理评价】

1. 患者疼痛是否缓解或消失。

2. 患者恐惧是否减轻或消除。

3. 患者关节活动能否得到恢复或重建。

4. 患者是否逐渐接受现实，情绪稳定，心态平衡。

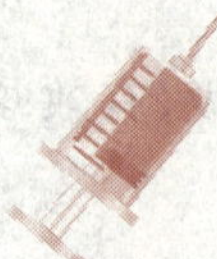

【思考题】

1. 简述骨肿瘤的“三级止痛”方案？

2. 如何做好骨肉瘤截肢术后护理？

第六节　颈肩痛及腰腿痛患者的护理

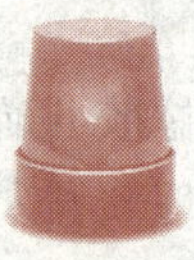

学习内容

1. 颈椎病、腰椎间盘突出症的分类、临床表现、辅助检查、治疗原则。

2. 颈椎病、腰椎间盘突出症的护理评估、护理问题、护理措施、健康教育。

一、颈椎病患者的护理

典型案例

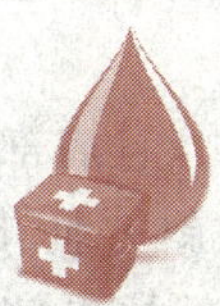

患者，男性，66岁。主因颈肩部疼痛伴右侧肢体功能障碍1周入院。查体：生命体征稳定，双侧瞳孔正大等圆，对光反射灵敏，颈软、颈肩部有压痛，脊柱无畸形，无明显压痛点，右上肢及手部皮肤感觉减退麻木，右肩关节及肘关节屈伸肌力Ⅳ级，右腕关节及指间关节屈伸肌力Ⅲ级，生理反射稍减弱，病理反射未引出。

问题导向：

颈椎病的病因及分类？

颈椎病(cervical spondylosis)指颈椎间盘退行性变及继发性椎间关节退行性变所致脊髓、神经、血管损害的相应症状和体征。好发部位依次为$C_{5\sim6}$、$C_{4\sim5}$、$C_{6\sim7}$。

颈椎病与以下因素有关。

1. 颈椎间盘退行性变　是颈椎病发生和发展中最基本的原因。由于椎间盘发生退变，一是使椎间隙变窄，关节囊和韧带松弛、钙化，刺激或压迫脊髓、血管、神经；二是造成颈椎力学功能发生紊乱，引起椎体、椎间关节及其周围韧带发生变性、增生、钙化。

2. 损伤　慢性损伤可加速其退变过程。急性损伤如颈椎不协调的活动可使原已退变的颈椎和椎间盘损害加重而诱发本病。但暴力所致颈椎骨折、脱位并发的脊髓或神经根损害不属于颈椎病范畴。

3. 颈椎先天性椎管狭窄　椎管矢状内径小于正常(14～16 mm)，即使退行性变比较轻，也可产生临床症状和体征。

【护理评估】

(一) 健康史

1. 年龄　颈椎病多发生于中年人。但颈椎先天性椎管狭窄或先天性颈椎畸形者青少年时期即可发病。

2. 慢性损伤　职业与颈椎病的发生有一定的关系，长期伏案或低头工作可造成颈部慢性损伤，例如办公室文员、IT行业工作者、驾驶员容易患颈椎病。

3. 其他　患者有无突然转动颈部或颈部长时间处于某一位置；有无眩晕、头痛、视物模糊、耳鸣、心搏加速或猝倒等。以往有无类似情况发生，采取过何种治疗手段；以往是否有高血压、心脏病、糖尿病等病史。

(二) 身体状况

1. 神经根型颈椎病　在颈椎病中发病率最高，占50%～60%。是由于椎间盘向后侧突出，钩椎关节或椎间关节增生、肥大，刺激或压迫单侧或双侧神经根所致。

(1) 症状：患者常先有颈痛及颈部僵硬，继而向肩部及上肢放射。咳嗽、打喷嚏及活动时疼痛加剧；当头部或上肢姿势不当，或突然牵、撞患肢即可发生剧烈的闪电样锐痛；上肢有沉重感；皮肤可有麻木、过敏等感觉异常；上肢肌力和手握力减退，手指动作不灵活。

(2) 体征：颈部肌痉挛，颈肩部有压痛，头部喜偏向患侧，且肩部上耸；可有上肢肌萎缩；患肢上举、外展和后伸等有不同程度的受限；在横突、斜方肌、肱二头肌、短头腱、肩袖及三角肌等处有压痛。上肢牵拉试验阳性：检查者一手扶患侧颈部，一手握患侧腕部外展上肢，双手反向牵引，诱发已受压的神经根出现放射痛与麻木感。压头试验阳性：患者端坐，头后仰并偏向患侧，检查者用手掌在其头顶加压，出现颈痛并向患侧手臂放射。

2. 脊髓型颈椎病　占颈椎病的10%～15%。由于后突的髓核、椎体后缘的骨赘、增生肥厚的黄韧带及钙化的后纵韧带等压迫脊髓所致。

(1) 症状：根据脊髓受压部位和程度不同，可出现不同的临床症状，如上肢表现有手部麻木，活动不灵，精细活动失调，握力减退；或下肢麻木，步态不稳，有踩棉花样感觉，足尖拖地；躯干部有紧束感；随病情加重，可出现排尿排便功能障碍。

(2) 体征：随病情加重可发生自下而上运动神经元性瘫痪。

3. 椎动脉型颈椎病　由于颈椎横突孔增生狭窄，上关节突增生肥大和颈椎失稳等直接刺激、牵拉或压迫椎动脉所致。颈椎退变后稳定性降低，在颈部活动椎间关节产生过度移动而牵拉椎动脉；或颈交感神经兴奋，反射地引起椎动脉痉挛等所致。当患者原有动脉硬化等血管疾病时则更易发生本病。

(1) 症状：眩晕是主要症状，可表现为旋转性、浮性或摇晃性眩晕，头部活动时可诱发或加重。枕部、顶枕部疼痛，也可放射到颞部，多为发生性胀痛，系椎－基底动脉供血不足，侧支循环血管代偿性扩张所致。视觉障碍为突发性弱视或失明、复视，短期内自动恢复。猝倒多在头部突然旋转或屈伸时发生，倒地后再站起即可继续正常活动；另有不同程度运动及感觉障碍，以及精神症状。

(2) 体征：颈部有压痛、活动受限。

4. 交感神经型颈椎病　由于颈椎各种结构病变的刺激或压迫颈椎旁的交感神经节后纤维所致。

(1) 交感神经兴奋症状：头痛或偏头痛、头晕，特别在头转动时加重，有时伴恶心、呕吐、视物模糊、视力下降、瞳孔扩大或缩小、眼后部胀痛；心搏加速、心律失常、血压升高、心前区痛；耳鸣、听力下降、发音障碍；头颈及上肢出汗等。

(2) 交感神经抑制症状：头昏、眼花、流泪、鼻塞、心动过缓、血压下降，以及胃肠胀气等。

(三) 心理、社会状况

各种类型的颈椎病都会给患者造成严重不适，由于病程长，对学习、工作、生活等影响较大，甚至造成生活不能自理，难以坚持工作。手术治疗时，患者常担心手术预期效果和手术风险。

（四）辅助检查

1. 影像学检查

(1) X线检查：神经根型颈椎病者和脊髓型颈椎病者，X线正侧位摄片可显示颈椎生理前凸减小或消失，椎间隙变窄，骨质增生，钩椎关节增生；左右斜位片可见椎间孔变形、缩小；过伸过屈位片可见颈椎不稳等征象。

(2) CT：对骨结构及其轮廓显示清晰，优于MRI。然而对脊髓、神经根、椎间盘突出的影像显示不清。

(3) MRI：无X线损害，对身体无害，可清晰显示脊髓、椎间盘以及黄韧带等的形态。

2. 脑脊液动力学试验　脊髓型颈椎病者显示椎管有梗阻现象。

【护理问题】

1. 焦虑、恐惧　与疾病影响生活和担心预后有关。

2. 疼痛　与颈椎病发作有关。

3. 知识缺乏　缺乏疾病防治和手术后康复等方面的知识。

4. 躯体活动障碍　与颈椎病所致神经根或脊髓损害有关。

5. 潜在并发症：废用性肌萎缩、肺部感染、压疮或泌尿系感染等。

【护理目标】

1. 患者情绪稳定，能正视疾病带来的不适。

2. 患者疼痛减轻或消失。

3. 患者能说出疾病防治和手术后康复的有关知识。

4. 患者能按计划进行功能锻炼，肢体感觉和活动能力逐渐恢复正常。

5. 患者无并发症发生或并发症能被及时发现和处理。

【治疗原则】

非手术治疗可采用颌枕带牵引、使用颈托、推拿按摩、理疗、药物治疗等，目的在于解除肌痉挛，减少椎间盘的压力，减轻对神经根的压迫和对椎动脉的刺激。手术治疗适用于诊断明确、经非手术治疗无效和反复发作，或脊髓型颈椎病压迫症状进行性加重者。手术可分前路手术、前外侧手术和后路手术三种。手术的目的是通过切除对脊髓、神经造成压迫的组织、骨赘、椎间盘和韧带，或椎管扩大成形，使脊髓和神经得到充分减压；或通过植骨、内固定颈椎融合，稳定颈椎。常用的术式有颈椎间盘摘除、椎间植骨融合术、前路侧方减压术、颈椎半椎板切除减压或全椎板切除术、椎管成形术等。

【护理措施】

（一）术前护理

1. 一般护理　卧床休息2～4周，减少颈椎负荷，使椎间关节的创伤炎症消退，症状可以消除或明显减轻。颈托、颈领可限制颈椎过度活动，充气型颈托除可固定颈椎，还有牵张作用，但不如卧床更可靠。鼓励患者生活自理。在患者的饮水杯中插入吸管，放于床边。指导患者穿戴衣物，不用纽扣改用搭扣，用勺进餐。保持房间地面干燥，有痉挛步态患者行走时应陪同，并提供手杖、步行器等帮助行走，防止摔倒受伤。

2. 心理护理　向患者解释颈椎病的恢复过程比较长，并且在恢复过程中可能还会有反复，应做好心理准备，但不必过分担心。帮助患者树立战胜疾病的信心。

3. 疼痛护理

(1) 颌枕带牵引：目的是解除颈部肌肉痉挛，增大椎间隙以减轻椎间盘对神经根的压迫，减轻神经根的水肿，增加舒适。牵引期间，必须做好观察，防止过度牵引造成颈髓损伤。取坐位或卧位，头前屈15°左右，牵引重量4～6 kg，每日1～2次，每次1 h；也可做持续牵引，每日6～8 h，2周为一疗程。脊髓型颈椎病一般不宜做此牵引。

(2) 热敷、理疗、推拿按摩等可促进局部血液循环，促进局部水肿消退，减轻肌肉痉挛，也可缓解疼痛。疼痛明显患者可口服非甾体类消炎镇痛药。推拿手法需轻柔，次数不宜过多，否则会增加损伤。

4. 指导患者活动时保护颈部的方法

(1) 帮助患者挑选合适型号的颈领，示范正确佩戴方法。起床活动时需要带上颈领，卧床时可以不用。

(2) 指导患者进行加强颈部肌肉的功能锻炼，方法是先慢慢向一侧转头至最大旋转度处，停留数秒钟，然后缓慢转至中立位，再转向对侧。每天重复至少十次。

(3) 睡眠时选用合适的枕头，要求平卧时颈椎不前屈为宜；侧卧枕头高度以肩的宽高为宜，以保持颈部肌肉处于松弛状态。告知患者不要使颈部固定在任何一种姿势时间过长，避免猛力转头动作。

5. 术前准备　做骨科手术前常规准备。颈前路手术患者需练习床上大小便，进行气管推移训练；颈后路手术患者需进行体位训练以适应术中的体位。另需帮助患者挑选合适型号的颈领。

(二) 术后护理

1. 颈部制动　体位对于维持手术效果十分重要。颈椎手术后患者需绝对卧床1～2周。应注意颈部的固定制动，回病房后，取平卧位，前路手术患者维持颈部稍前屈位置，用大沙袋放在两侧颈肩部。搬运患者时应采用轴式翻身，保持头部与躯干长轴一致，避免颈部扭曲，以防植骨块脱落。应用颈领、头颈胸石膏等固定时，应注意松紧适宜，保证固定牢靠；用枕颌带或颅骨牵引时，做好牵引的护理。咳嗽、打喷嚏时用手轻按颈前部。离床活动时应戴好颈托，限制颈部的活动，保持手术后颈部的绝对固定。

2. 病情观察　严密监测患者生命体征的变化，特别是呼吸的变化。若出现呼吸费力、张口状急速呼吸、应答迟缓、口唇发绀等症状，及时通知医生，并采取措施。床旁常规备气管切开包。卧床期间，应了解患者感觉平面和运动的恢复情况。嘱患者加强四肢活动，每天锻炼3次，每次10～20 min。

3. 切口护理　观察颈部有无肿胀，切口敷料有无浸透，渗出液的量、颜色和性状等。患者切口渗血多、颈部明显肿胀、增粗，并出现呼吸困难、烦躁和发绀等症状时，需警惕局部出血或水肿，应立即通知医生，同时协助医生拆除颈部缝线，迅速除去血肿。若消除血肿后患者呼吸仍无改善，需做气管切开术的准备。

4. 引流管的护理　① 观察引流管是否通畅，引流物的量和颜色，若引流出大量血性液体，应立即报告医生，采取措施。② 保持引流通畅，随时注意引流管有无扭曲、受压和滑脱。

5. 加强功能锻炼　颈领固定 2～3 个月。术后早期应协助患者做好生活护理，如穿衣、洗脸、梳头、大小便等。指导患者双手做捏橡皮球、健身球或毛巾的练习，手指进行对指、系纽扣等各种锻炼，逐渐加大活动范围，使患者恢复自理能力。每日进行四肢与关节的锻炼，防止肌萎缩和关节僵硬。

（三）健康教育

问题探究：对于住院患者，作为护士你如何指导患者进行康复训练？

1. 选择正确的睡眠体位和合适的枕头　选择高低合适的枕头，保证颈部及脊柱正常的生理弯曲，避免颈部长期悬空、屈曲或仰伸。枕头以选择中间低两端高，透气性好，长度超过肩宽 10～16 cm，高度以头颈部压下后一拳头高为宜。

2. 保持正确的姿势　在工作、学习和日常生活中，保持颈部平直、定时改变姿势，劳逸结合，避免颈部长期屈曲或仰伸。

3. 加强功能锻炼　长期伏案工作者，应定期远视，缓解颈部肌肉的慢性劳损。在工作之余，应进行颈部及上肢活动或体操锻炼，以使颈部及肩部肌放松，改善局部血液循环。

4. 避免损伤　行走或劳动注意避免颈肩部的外伤。一旦发生损伤，应尽早诊治。

【护理评价】

1. 患者情绪是否稳定，能否正视疾病带来的不适。
2. 患者疼痛是否减轻或消失。
3. 患者能否说出疾病防治和手术后康复的有关知识。
4. 患者能否按计划进行功能锻炼，肢体感觉和活动能力能否逐渐恢复正常。
5. 患者有无并发症发生或并发症能否被及时发现和处理。

二、腰椎间盘突出症患者的护理

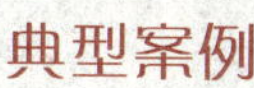
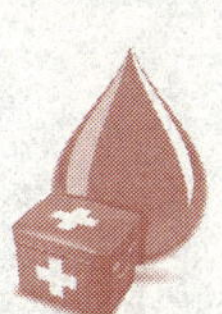

典型案例

患者，男性，73 岁。主因左大腿外侧麻木、胀痛 5 天余入院。查体：T 36.2℃，P 76 次/min，R 20 次/min，BP 124/70 mmHg。神志清楚，精神差，心肺腹查体未见异常。腰背部无压痛，左大腿外侧、左臀部及左膝部肿痛、感觉麻木。左下肢直腿抬高试验（＋），左足趾血运感觉尚可。CT 检查示 L_3～S_1 多个节段椎间盘突出；腰椎 MRI 示腰椎退变，$L_{3\sim4}$、$L_{4\sim5}$、L_5～S_1 椎间盘变性突出。

问题导向：

如何对腰椎间盘突出症患者进行疼痛护理？

腰椎间盘突出症(herniation of lumbar intervertebral disk)是指由于椎间盘变性、纤维环破裂、髓核组织突出刺激和压迫马尾神经或神经根所引起的一种综合征，是腰腿痛最常见的原因之一。可发生在任何成年人，最多见于中年人，以20～50岁为多发年龄，男性多于女性。腰椎间盘突出以$L_{4\sim5}$，$L_5\sim S_1$间隙发病率最高。

【病因】

1. 椎间盘退行性变　是基本因素。随年龄增长，纤维环和髓核含水量逐渐减少，弹性降低，椎间盘结构松弛、变薄，抗震荡能力下降。

2. 损伤　积累伤是椎间盘变性的主要原因，也是椎间盘突出的诱因。积累伤中，反复弯腰、扭转动作最易引起椎间盘破坏。故本病与某些职业、工种有密切关系。

3. 遗传因素　有色人种发病率低；小于20岁的青少年患者中约32%有阳性家族史。

4. 妊娠　由于妊娠期盆腔、下腰部组织充血明显，各种结构相对松弛，而腰骶部又承受较平时更大的重力，增加了椎间盘损害的可能。

【分型】

1. 根据椎间盘突出的位置分型

(1) 后外侧突型：突出的椎间盘位于中线偏外、神经根的前方，往往压迫相应部位的神经根。

(2) 中央型：突出的椎间盘位于中线，可压迫脊髓、马尾神经和累及两侧神经根。

2. 根据病理变化和CT、MRI所见分型

(1) 膨隆型：纤维环部分破裂，但表层完整，髓核因压力面向椎管局限性膨出。

(2) 突出型：纤维环完全破裂，髓核突入椎管，仅有后纵韧带或一层纤维膜覆盖，表面高低不平。

(3) 脱垂游离型：破裂、突出的椎间盘组织或碎块脱入椎管内或完全游离，可引起神经根症状，且易压迫马尾神经。

(4) Schmorl结节及经骨突出型：前者是髓核经上下软骨板裂隙突入椎松质骨内；后者是髓核沿椎体软骨终板和椎体间的血管通道向前韧带方向突出，形成椎体前缘的游离骨块。此两型无神经根症状。

【护理评估】

(一) 健康史

问题探究：*腰椎间盘突出症的病因有哪些？*

了解患者的一般情况，如年龄、职业和患者对运动的喜好等；既往有无外伤病史、长期腰部劳损及其他疾病病史，如经常弯腰动作、搬运重物和慢性腰部损伤史等；有无腰椎退行性变、骨关节炎及肥胖；是否经常处于不良姿态；成年女性患者的腰痛与妊娠的关系；患者有无急性腰扭伤或损伤史。

(二) 身体状况

1. 腰痛　最先出现的症状常为腰部急性剧痛或慢性隐痛，有时亦延及臀部。由于髓核突出、压迫和刺激纤维环外层及后纵韧带所致；一旦髓核突破纤维环和后纵韧带，腰痛反而可减轻。

2. 坐骨神经痛　绝大部分患者是 $L_{4\sim5}$、$L_5\sim S_1$ 椎间盘突出，故会发生坐骨神经痛。疼痛从下腰部向臀部、大腿后方、小腿外侧足背或足外侧放射，并可伴麻木感。约60%患者在喷嚏或咳嗽时因腹压增高疼痛加剧。早期为痛觉过敏，病情较重者出现感觉迟钝或麻木。少数患者可有双侧坐骨神经痛。

3. 马尾神经受压综合征　中央型突出的髓核或脱垂游离的椎间盘组织可压迫马尾神经，出现鞍区感觉异常，大、小便障碍。

4. 压痛　在相应的病变椎体间隙，棘突旁侧 1 cm 处有深压痛、叩痛，并可引起下肢放射痛。

5. 脊柱变形和活动受限　约 60%的患者脊柱正常生理弯曲消失，呈现腰椎侧凸、前凸或后凸，因腰骶部骶棘肌痉挛，使腰部固定在强迫体位，腰部各方向的活动受限，以腰椎前屈时最为明显。

6. 直腿抬高试验及加强试验阳性　患者仰卧、膝伸直、被动抬高患肢至 20°～40°时，即出现坐骨神经痛，为直腿抬高试验阳性。当缓慢放下患肢，待疼痛缓解后再将踝关节被动背屈，若又出现坐骨神经痛，称为加强试验阳性。

7. 感觉、肌力和腱反射改变　当神经根受压时，受压神经支配的相应部位出现异常或麻木、肌力减退，部分患者表现为膝反射或跟腱反射减弱或消失。

（三）心理、社会状况

评估患者的心理状态，对疾病的治疗有无信心。患者所具有的疾病知识和对治疗、护理的期望。

（四）辅助检查

1. 影像学检查

（1）X 线检查：能直接反映腰部有无侧突、椎体退行性变和椎间隙有无狭窄等。

（2）CT：可用于鉴别有无椎间盘突出或突出方向等。

（3）MRI：可显示椎管形态，全面反映出各椎体、椎间盘有无病变及神经根和脊髓受压情况。

（4）脊髓造影：可间接显示有无椎间盘突出及其程度。因该检查有一定并发症，应慎用。

2. 电生理检查　如肌电图、神经传导速度及诱发电位，可协助确定神经受损范围及程度，观察治疗效果。

【护理问题】

1. 疼痛　与椎间盘突出、髓核受压水肿、神经根受压及肌痉挛有关。
2. 知识缺乏　缺乏疾病治疗和预防方面的知识。
3. 躯体活动障碍　与椎间盘突出、牵引或手术有关。
4. 潜在并发症：脑脊液漏、尿潴留或感染等。

【护理目标】

1. 患者疼痛减轻或消失。
2. 患者能说出预防疾病再发的知识。

3. 患者活动能力和舒适度改善。

4. 患者未发生并发症或发生后能得到及时发现和处理。

【治疗原则】

80%的患者可经非手术治疗缓解或治愈。其目的是使椎间盘突出部分和受到刺激的神经根的炎性水肿迅速消退，从而减轻或解除对神经根的刺激或压迫，以缓解症状。方法包括绝对卧床休息、持续牵引、理疗或推拿、皮质激素硬膜外注射、髓核化学溶解法等。对诊断明确、症状严重、经严格非手术治疗无效或有马尾神经受压症状者应考虑手术治疗，可采用经皮髓核切除术或髓核摘除术等。

【护理措施】

(一) 术前护理

1. 一般护理

(1) 休息与体位：急性期绝对卧硬板床休息，要求患者吃饭、排尿排便均在卧床体位下进行，以减轻负重和体重对椎间盘的压力，缓解或消除疼痛。3 周后戴腰围起床活动。病情缓解后可抬高床头 20°、膝关节屈曲的体位，以放松背部肌肉，增加舒适感。3 个月内不做弯腰持物活动。

(2) 饮食与饮水：给予患者富含膳食纤维但易消化的饮食；鼓励患者多饮水以减轻粪便干结。

(3) 排便训练：训练患者在床上排便，指导患者使用便盆。患者排便时为其拉上隔断帘，建立适宜的排便环境和提供足够的时间。

2. 疼痛护理　根据医嘱给患者应用镇痛药或非甾体类消炎止痛药，消除患者的紧张情绪。

3. 心理护理　患者因病程较长，并且反复发作，腰腿疼痛伴感觉异常，严重影响肢体的生理功能，不能正常工作和学习而产生焦虑心理。护理人员应给予安慰和解释，提示预后较好，增强患者治疗疾病的信心，解除焦虑。

4. 骨盆牵引的护理　骨盆牵引可使椎间隙略增宽，减少椎间盘内压，扩大椎管容量，从而减轻对神经根的刺激或压迫，减轻疼痛。牵引重量根据个体差异而定，在 7～15 kg，以持续牵引 2 周为佳，需抬高床尾 15～30 cm 以做反牵引。若用间断牵引，每天 2 次，每次 1～2 h。牵引前，在牵引带压迫的部位加垫，预防压疮。牵引期间注意观察患者体位、牵引力线及重量是否正确，牵引带压迫部位的皮肤有无疼痛、发红、压疮等。

5. 术前准备　重点是术后适应性训练。教会并鼓励患者进行腰背肌锻炼，拟行植骨术者使其练习床上大小便，以适应术后卧床限制。

(二) 术后护理

1. 一般护理

(1) 搬运：患者从手术室回病房后，应用 3 人搬运法将患者移至硬板床上平卧。搬运人员分别位于病床与患者的外侧，托起肩背部、腰臀部及下肢，保持身体轴线平直。

(2) 体位:术后 24 h 内平卧,不翻身,以压迫止血,利于伤口恢复。一般需卧床1~3周。术后 24 h 后可协助患者翻身,采用双人轴式翻身法,使患者保持脊柱平直的状态下翻身。留在原位的护士在患者头下、肩部、臀部及胸前垫枕头。

2. 病情观察　观察生命体征,注意引流是否通畅,伤口有无疼痛,双下肢感觉和运动有无异常,与术前相比有无改善。

3. 腰椎间盘突出症的并发症与护理

(1) 马尾神经根损伤:为腰椎间盘突出症术后严重的并发症之一,多因术中神经根过度牵拉、误将神经根作为突出物按压及椎管内填塞物使用不当有关。

护理:术后 24 h 严密观察双下肢感觉、运动功能及排尿情况,麻醉作用消失后用大头针轻触患者会阴部及双下肢皮肤,观察有无知觉,指导患者平卧,膝关节伸直,双脚上举,观察双下肢有无活动功能等。

(2) 硬膜外血肿:术后发生硬膜外血肿虽不多见,但是一种严重的并发症,多与术中止血不彻底,术后切开引流不畅及翻身不当有关。

护理:① 术后至少平卧硬板床 4~6 h,以达到止血的目的,防止过早翻身,引起伤口活动性出血,采用轴式翻身,避免脊柱过度扭曲造成术后伤口出血形成血肿。② 保持伤口引流管持续负压引流通畅,妥善固定,避免迂曲、折叠、嵌压,注意观察引流液量、色、性质。

4. 功能锻炼　手术后要求患者定时活动四肢,尤其是双下肢,以防关节僵硬;给予小腿、大腿肌肉按摩,每天温水洗脚 1 次,以预防静脉血栓形成及静脉炎的发生。术后第 1 天开始进行股四头肌的舒缩和直腿抬高练习,以防止神经根粘连。术后 7 天开始指导鼓励患者进行腰背肌锻炼,以增加腰背肌肌力,预防肌萎缩,增强脊柱稳定性。先用飞燕式,然后用五点支撑法,1~2 周后改为三点支撑法;每日 3~4 次,每次 50 下,循序渐进,逐渐增加次数。但腰椎有破坏性改变、感染性疾患、内固定物植入、年老体弱及心肺功能障碍的患者不宜进行腰背肌锻炼。

(三) 健康教育

问题探究:如何指导腰椎间盘患者进行正确的功能锻炼?

1. 指导患者及家属采取正确的坐、卧、立、行和劳动姿势,以减少急、慢性损伤发生的机会。卧硬板床,避免腰部脊柱屈曲和旋转扭曲,避免同一姿势长时间站立或坐位。纠正患者的错误姿势,如拾物时屈膝下蹲,将重物从地上抬起时用腿部肌的力量站起,不从仰卧位直接起床等,增加自我保护知识。穿平跟鞋,以对身体提供更好的支持。积极参加体育锻炼,增加脊柱的稳定性。

2. 告诉患者出院后行走和外出时需戴腰围,平日仍要坚持进行腰背肌锻炼。

3. 超重或肥胖者在必要时应控制饮食量和减轻体重。

4. 制订康复计划和锻炼项目,坚持锻炼。锻炼要有规律,指导患者做医疗体操,以增加腰背肌的力量。

(1) 骨盆倾斜:仰卧平躺在地板或床上,收缩腹部和臀部肌,骨盆向前倾斜,使背部平贴在地板上;保持 3 s,重复数次。

(2) 背部躺在硬垫上，将脚向地板方向压，收缩腹部肌，上身卷曲离开地板，保持3 s，重复数次。

(3) 背部躺在硬垫上，屈膝抬向胸部，手放在膝关节周围，臀部离开地板，保持3 s，重复数次。

(4) 挺直坐在地板或硬垫上，一腿伸直，另一腿膝部弯曲并向直腿的脚趾方向伸展，两侧交替进行，重复数次。

(5) 站直，屈髋屈膝，蹲下。挺直背部、伸直膝部站直；重复数次。

5. 按时到医院复诊。

【护理评价】

1. 患者疼痛是否减轻或消失。
2. 患者能否说出预防疾病再发的知识。
3. 患者活动能力和舒适度有无改善。
4. 患者有无并发症发生或发生后能否得到及时发现和处理。

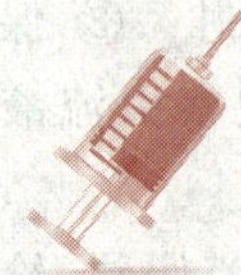

【思考题】

1. 简述颈椎病的护理措施？
2. 列出腰椎间盘突出症手术治疗患者的护理计划。

（杨桂荣　吴小红）

参考文献

曹伟新,李乐之.外科护理学.第4版.北京:人民卫生出版社,2006.

曹月敏.腹腔镜外科学.石家庄:河北科学技术出版社,1998.

陈传波,余晓齐.外科护理学.郑州:郑州大学出版社,2008.

陈孝平.外科学.北京:人民卫生出版,2003.

陈月琴,申小青.外科护理学.北京:北京大学医学出版社,2007.

党世民.外科护理学.北京:人民卫生出版社,2006.

郭爱敏,张波.成人护理.北京:人民卫生出版社,2009.

李国芳,张玥.外科护理学.西安:第四军医大学出版社,2007.

李建民,袁崇华.外科护理学.北京:清华大学出版社,2006.

李梦樱.外科护理学.北京:人民卫生出版社,2003.

梁力建.外科学.第6版.北京:人民卫生出版社,2009.

刘振铮.外科护理学.第2版,上海:上海科学技术出版社,2007.

路潜,王兴华.外科护理学.北京:北京大学医学出版社,2008.

马秀芬.成人护理.北京:高等教育出版社,2005.

倪国华,汪婉南.成人护理.北京:高等教育出版社,2005.

全国护士执业资格考试编写委员会.2011全国护士执业资格考试指导.北京:人民卫生出版社,2011.

田敏,丁洪琼,刘义兰等.肝胆胰外科护理.北京:中国协和医科大学出版社,2005.

王慧玲,张爱芳.外科护理学.西安:第四军医大学出版社,2011.

王顺祥,窦剑,刘建华等.肝癌.北京:军事医学科学出版社,2007.

王兴华,袁爱华.外科护理学.北京:人民卫生出版社,2010.

吴阶平,裘法祖,黄家驷外科学.第6版.北京:人民卫生出版社,2000.

吴孟超,吴在德.黄家驷外科学.第7版.北京:人民卫生出版社,2008.

吴在德,吴肇汉.外科学.第7版.北京:人民卫生出版社,2008.

熊云新.外科护理学.第2版.北京:人民卫生出版社,2006.

尤黎明,吴瑛.内科护理学.第4版.北京:人民卫生出版社,2010.

张爱芳,陈魁元.外科护理.西安:第四军医大学出版社,2009.

张建中.外科学.西安:第四军医大出版社,2006.

张燕生,路潜.外科护理学.北京:中国中医药出版社,2005.

赵德伟.外科护理.北京:高等教育出版社,2009.

朱丹,周力.手术室护理学.北京:人民卫生出版,2009.

朱建军,韩文军.现代临床外科护理学.北京:人民军医出版社,2008.

护理微信教学平台

护理专业教材配套建设基于微信的学习平台。您可以打开手机微信，查找公众号“护理专业资源库”，或者扫描教材封底的二维码添加关注。

该微信平台融医护最新信息推送与护理专业资源库教学内容于一身，对应护理专业多门主干课程，可直接查询课程各知识点、技能点对应的微课、图片、动画、视频、虚拟仿真等全媒体资源，并支持学生在线自测以及错题汇总，能有效服务于移动教学的需求。